DIE KNOCHENGESCHWÜLSTE

DIE KNOCHENGESCHWÜLSTE

VON

PROF. DR. HANS HELLNER
DIREKTOR DER CHIRURGISCHEN UNIV.-KLINIK GÖTTINGEN

ZWEITE
VERBESSERTE AUFLAGE

MIT 461 ABBILDUNGEN

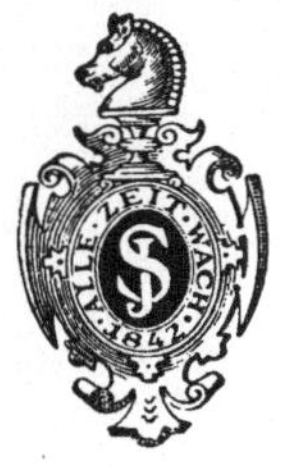

Springer-Verlag Berlin Heidelberg GmbH
1950

ISBN 978-3-642-49397-3   ISBN 978-3-642-49675-2 (eBook)
DOI   10.1007/978-3-642-49675-2

Vorwort zur ersten Auflage.

Die vorliegende Darstellung umfaßt die Knochengeschwülste. Sie ist die Frucht einer 10jährigen Befassung mit dem Gegenstand. Auf dem bearbeiteten, wie auf jedem Gebiet des großen chirurgischen Fachgebietes, ist nach Ansicht des Verfassers strengste schulmedizinische Diagnostik die Vorbedingung für eine erfolgversprechende Behandlung des Kranken. Im Gegensatz zu einer modernen, von naturheilerischen Ärzten ausgesprochenen Doktrin, daß es auf die Diagnose nicht oder erst in zweiter Linie ankommt, muß also auf die Darstellung der Erkennung der Art der Knochengeschwülste größter Wert gelegt werden. Die chirurgische Diagnostik ist nicht Selbstzweck, sondern sie dient lediglich dem Heil des Kranken. Sie setzt sich aus den *drei gleich wichtigen Teilen der klinischen Beobachtung, der Röntgenuntersuchung und der feingeweblichen Sicherstellung der Knochengeschwulst zusammen.* Erst aus der gesicherten Diagnose ergibt sich die Art des Vorgehens bei der Behandlung. Diese ist und muß zum überwiegenden Teil eine chirurgische sein. Hieraus erwächst dem Chirurgen die Pflicht, alle Teilgebiete der Diagnostik möglichst weitgehend zu beherrschen. Eine 11jährige klinische Tätigkeit hat den Verfasser in den Stand gesetzt, alle Knochengeschwulstkranken *einer* Klinik, *der Chirurgischen Universitätsklinik Münster* (Professor H. COENEN), zu sehen, über die zugehörigen Röntgenbilder zu verfügen, die anatomischen Präparate untersuchen und die feingewebliche Bearbeitung selbst vornehmen zu können. Es ist das der große Vorzug der gleichen Schule. Das beobachtete Krankengut der Klinik wurde der Bearbeitung zugrunde gelegt. Die langjährige Tätigkeit an der gleichen Klinik brachte den weiteren Vorteil, daß alle Knochengeschwulstkranken auch möglichst lange, bis zur sicheren Heilung oder bis zum Tod, verfolgt werden konnten. Das Entschwinden des Kranken aus dem Blickfeld des Arztes wurde in letzter Zeit wiederholt mit Recht beklagt. Es ist auch für den Kliniker durchaus möglich, seine Kranken in Beobachtung zu halten. Das Vertrauensverhältnis, das beim alten Hausarzt zwischen Kranken und Arzt bestand, ist bei Erfüllung bestimmter äußerer und innerer Bedingungen auch jetzt noch vorhanden.

Bei der Darstellung wurde auf eine bildliche Ausstattung besonderer Wert gelegt, zumal die Niederschrift durch eine zweckmäßige Bildwiedergabe kürzer gehalten werden kann. Mit ganz wenigen Ausnahmen entstammen alle Röntgenbilder dem *Röntgenarchiv der Chirurgischen Universitätsklinik Münster.* Die mikrophotographischen Aufnahmen sind mit dem *Leitz-Panphot* in der Klinik angefertigt. Klinische Einzelangaben (Krankengeschichten) wurden in der Darstellung vermieden, die notwendigsten klinischen Angaben in die Beschriftungen der Abbildungen eingefügt. Im Verdeutschen der Niederschrift nahm sich der Verfasser HEINRICH BRAUN zum Vorbild. Am Schluß befindet sich ein Verzeichnis, das sich auf die Diagnosen und einzelne Hauptpunkte in der Darstellung, sowie auf die Abbildungen bezieht. Für diese ist nicht nur nach Art der Knochengeschwülste, sondern auch für den Vergleich der Abbildungen nach dem *Ort* unterschieden. Dem Verlage Julius Springer bin ich für sein Entgegenkommen und die großzügige Ausstattung zu besonderem Dank verpflichtet.

Münster (Westf.), im Februar 1938.

HANS HELLNER.

Vorwort zur zweiten Auflage.

Seit der 1. Auflage sind 12 Jahre vergangen. Der Verfasser hat sich trotz der Unterbrechung durch den Kriegsdienst ständig weiter mit dem Gebiet der Knochengeschwülste befaßt. Durch Leser der 1. Auflage wurde er reichlich mit Anfragen und Röntgenbildern versehen. Er ist diesen Kollegen nur zu Dank verpflichtet! Das Anschauungsgut hat sich hierdurch vervielfacht. Hinzu kam ein ständig anwachsendes eigenes Beobachtungs- und Operationsgut.

Im Handbuch der speziellen pathologischen Anatomie von HENKE-LUBARSCH ist der entsprechende Band „Knochengeschwülste" in der ausgezeichneten Bearbeitung von GEORG HERZOG 1942 erschienen. Es hat den Verfasser in seiner Auffassung bestärkt, daß für den Kliniker die Diagnose der Knochengeschwülste eine klinische, röntgenologische und pathologisch-anatomische in enger Zusammenschau sein muß, weil sich nur so verhängnisvolle Mängel in der Behandlung vermeiden lassen.

Von einem Kritiker der 1. Auflage wurde bemängelt, daß die Ostitis fibrosa generalisata unter den Knochengeschwülsten abgehandelt wurde. Der Verfasser hat sie selbst niemals dazu gerechnet. Sie wurde deshalb jetzt als „Anhang" gebracht, und ein neues Kapitel über die Begrenzung der Ostitis fibrosa wurde geschrieben, das notwendig erschien, um dem unverständlichen Wirrwarr über „Ostitis fibrosa" zu begegnen. Das Kapitel Knochencysten und Riesenzellgeschwülste ist stark überarbeitet. Neu sind weiter ein Abschnitt über die Differentialdiagnose des Sarkoms, über den allgemeinen Untersuchungsgang bei der Diagnose der Knochengeschwülste, und über die Indikation und Technik der Knochengeschwulstoperationen.

Dem Verlag ist der Verfasser dieses Mal noch mehr als bei der 1. Auflage für sein besonderes Entgegenkommen unter den heutigen schwierigen Verhältnissen zu großem Dank verpflichtet.

Göttingen, den 1. Mai 1950.

HANS HELLNER.

Inhaltsverzeichnis.

Einleitung und Einteilung.

Knochengeschwülste können sich ableiten vom *Knochengewebe selbst*, also von einem bindegewebigen Muttergewebe, das Knorpel und Knochen bilden kann. Diese Gewächse können in einer *ersten* Hauptgruppe zusammengefaßt und als *osteogene* bezeichnet werden (A.). Zu ihnen gehören auf der Seite der *gutartigen* Geschwülste *Chondrome, Osteochondrome, Osteome*. Ihnen anzureihen sind die *Knochencysten* und *Riesenzellgeschwülste*. Auf der *bösartigen* Seite der osteogenen Geschwülste befinden sich die *osteogenen Sarkome* und die *bösartig gewordenen Riesenzellgeschwülste*, letztere ebenfalls echte bösartige Geschwülste mit allen ihren Kennzeichen.

Die *zweite* große Gruppe der Knochengeschwülste (B) stammt *nicht* vom Knochengewebe, sondern hauptsächlich vom *Knochenmarkgewebe*, sei es von eigentlichen Knochenmarkszellen oder von Retikulumzellen, sowie vom Fettgewebe oder von Lymph- und Blutgefäßen ab. Hier stehen auf der Seite der gutartigen Gewächse *Hämangiome* und *Lipome*. Auf der Seite der bösartigen Gewächse das *Myelom*, das Ewing-*Sarkom*, die Knochenveränderungen bei *Hämatoblastosen* (Lymphogranulomatose, Lymphosarkome, Leukämien) und *Lipoidgranulomatosen*, jenen Lipoidstoffwechselstörungen, die als Hand-Schüller-Christiansche, als Gauchersche und Niemann-Picksche Erkrankung bekanntgeworden sind, wobei für das Skelet hauptsächlich die erstgenannte Erkrankung von Bedeutung ist. An die gutartigen Gewächse nichtknöchernen Ursprungs sind noch die *odontogenen* Gewächse anzuschließen, die sich vom Zahnkeimgewebe, entweder dem epithelialen (Adamantinome, Follikelcysten) oder dem bindegewebigen (Odontome) herleiten. Unter die bösartigen Gewächse nicht knöchernen Ursprungs sind die *Chordome* miteingereiht, die ektodermalen Ursprunges sind.

Die *vorletzte große Abteilung* der Knochengewächse umfaßt die *auf den Knochen übergehenden Weichteilsarkome, Schleimhaut- und Fistelkrebse*, sowie die ganz seltenen Knochengeschwülste auf dem Boden embryonaler Keimversprengungen (C).

Als *letzte große Gruppe* sind die *Ablegergeschwülste (Metastasen)* von anderen Organkrebsen aufgeführt (D).

Die hier gegebene Einteilung sieht *tafelmäßig* dargestellt folgendermaßen aus:

A. Gewächse knöchernen Ursprungs. Osteogene Geschwülste.

Gutartige
1. Chondrome
2. Osteochondrome
3. Osteome
4. Riesenzellgeschwülste und Knochencysten
   Riesenzellgeschwülste — Knochencysten — Polycystische eingliedrige (monomele) Form der jugendlichen Knochencystenbildung

5. **Anhang.** Ostitis fibrosa generalisata RECKLINGHAUSEN
6. **Anhang.** Ostitis deformans PAGET
7. **Anhang.** Begrenzung der Ostitis fibrosa
    a) Juvenile Knochendysplasie mit Pubertas praecox
    b) Renale Rachitis oder renale Ostitis fibrosa der Kinder

Bösartige

8. Osteogene Sarkome
Osteolytisches Sarkom — Primäres Chondromyxosarkom — Chondroblastisches Sarkom — Osteoblastisches (sklerosierendes) Sarkom — Sekundäre osteogene Sarkome. Knochensarkome auf dem Boden gutartiger und entzündlicher Vorerkrankungen (Osteochondrome, PAGETS Ostitis deformans, Strahlenostitis usw.)
9. Bösartige Riesenzellgeschwülste

B. Gewächse nichtknöchernen Ursprungs.

Gutartige

10. Hämangiome
11. Lipome
12. Odontogene Kiefergeschwülste
Adamantinome — Odontome — Kieferfibrome und Myxome — Follikelcysten — Anhang Wurzelcysten

Bösartige

13. Chordome
14. Myelome
15. EWING-Sarkome (Reticulosarkome)
16. Hämatoblastosen
Leukämien, Chlorom — Lymphogranulomatose — Lymphosarkom
17. Lipoidgranulomatosen
HAND-SCHÜLLER-CHRISTIANSche Erkrankung — Morbus GAUCHER — NIEMANN-PICKSche Erkrankung

C. Auf den Knochen übergreifende Gewächse.
Übergreifende Weichteil-, Schleimhaut- und Fistelkrebse.

18. Parostale Sarkome. Sogenanntes periostales Fibrosarkom
19. Knochenkrebse aus epithelialen Keimen
Schleimhautkrebse mit Übergang auf den Knochen
Unterkieferkrebse — Oberkieferkrebse
20. Fistelkrebse
21. Hirngeschwülste mit Beteiligung der Schädelknochen

D. Ablegergewächse.

22. Carcinommetastasen
23. Sarkommetastasen

Hinsichtlich der *Unterteilung* der Knochencysten und Riesenzellgeschwülste. sowie der osteogenen Sarkome ergeben sich die Einzelheiten aus den betreffenden Abschnitten. Chordome haben hauptsächlich insofern klinische Bedeutung. als sie bösartig verlaufen können; die gutartigen und bösartigen Chordome sind darum nur an *einer* Stelle besprochen. Auch von Adamantinomen sind bösartige Abwandlungen bekannt; sie sind ebenfalls nur an einer Stelle besprochen. Die bösartig gewordenen Riesenzellgeschwülste sind dagegen ihrer klinischen Bedeutung entsprechend für sich gesondert unter den bösartigen osteogenen Gewächsen besprochen. Sie schließen sich eng an die osteogenen Sarkome an.

Zum Vergleich möchte ich an dieser Stelle die beiden maßgeblichen Einteilungen von amerikanischer und deutscher Seite anführen. GESCHICKTER und COPELAND versuchen eine rein *histogenetische* Einteilung und unterscheiden als Hauptgruppen Geschwülste, die in Beziehung zur Knochenbildung stehen und solche nichtknöchernen Ursprungs.

Die erste Gruppe unterteilen sie in solche Geschwülste, die sich von einem präcartilaginären Bindegewebe ableiten, und in solche, die zum folgenden cartilaginären Wachstum in Verbindung stehen. Was soll das bedeuten? Es wird angenommen, daß die embryonale Knochenbildung auch bei der Entstehung der Geschwülste bis zu einem gewissen Grade nachgeahmt wird, und daß es Geschwülste gibt, die verschiedene Ausreifungsgrade erreichen. Ich selbst neige aber zu der Ansicht, daß eine klinisch verwertbare Einteilung hierdurch allein nicht gegeben wird, und daß uns auch das Verständnis bestimmter Sarkomuntergruppen und der Knochencysten z. B. nicht nähergebracht wird. Ich bin auch der Ansicht, daß die Vergleichung histologischer Knochengeschwulstbilder mit entsprechenden embryonalen Zustandsbildern bis zu einem gewissen Grade willkürlich ist.

I. Tumoren, die in Beziehung zur Knochenbildung stehen (Tumors related to osteogenesis).

A. Tumoren, die vom präcartilaginären Bindegewebe abzuleiten sind (Tumors derived from precartilaginous connective tissue).
1. Osteochondrom und gutartige Exostosis.
2. Chondrom und gutartiges Chondromyxom
3. Primäres Chondromyxosarkom
4. Sekundäres Chondromyxosarkom
5. Osteoplastisches osteogenes Sarkom

B. Tumoren, die in Beziehung zum folgenden cartilaginären Wachstum stehen (Tumors related to subsequent cartilaginous growth).
1. Chondroplastisches Sarkom
2. Osteolytisches osteogenes Sarkom
3. Knochencyste und Ostitis fibrosa
4. Gutartiger Riesenzelltumor

II. Tumoren nichtossären Ursprungs (Tumors of nonosseous origin).

1. Primäres Lymphom des Knochens (EWINGsches endotheliales Myelom)
2. Multiples Myelom
3. Metastatisches Carcinom
4. Fibrosarkom und neurogenes Sarkom

Die Einteilung von GEORG HERZOG sieht folgendermaßen aus:

A. Gutartige Knochengeschwülste.

1. Fibrome und Fibromyxome
2. Lipome
3. Hämangiome
4. Innere oder zentrale Chondrome und Chondromyxome
5. Äußere oder periphere Osteochondrome und multiple cartilaginäre hereditäre Exostosen
6. Reine Osteome und „bindegewebige" Exostosen
7. Gutartige Riesenzellgeschwülste
8. Solitäre Knochencysten

B. Bösartige Knochengeschwülste.

1. Osteogene Sarkome
2. Hämangiosarkome
3. Ewing-Sarkome
4. Myelome (multiples Myelom)

C. Besondere Geschwulstformen.

1. Parostale Sarkome
2. Sog. primäre Epitheliome der Knochen, einschließlich Fistelkrebse
3. Chordome

Sie hat also große Ähnlichkeit mit der von mir gegebenen.

Jede Einteilung hat ihre Mängel, jeder haftet ein gewisser Zwang an. Grundlage der vorliegenden Einteilung ist die *gewebliche Beschaffenheit und, wenn möglich, die gewebliche Ableitung.* Ferner wurde noch die Gegenüberstellung gutartiger und bösartiger Gewächse gewählt. Die strenge Gegenüberstellung von gut- und bösartig ist nicht immer möglich, da in der Natur stets fließende Übergänge vorkommen. Auch deckt sich der klinische und pathologisch-anatomische Begriff von Gut- und Bösartigkeit nicht immer. Die ausschließliche Gegenüberstellung gutartiger und bösartiger Knochengewächse ist eine Fiktion. Es werden sehr häufig nur die unreifen, gesetzlos wachsenden Geschwülste mit Neigung zur Wiederkehr und Auftreten von Tochtergeschwülsten, also Sarkome und Carcinome, als bösartig bezeichnet. Maßstab für die Bösartigkeit eines Gewächses soll demnach der *gewebliche Aufbau* sein. Das ist aber nur bedingt richtig. Ein reifes Gewächs, z. B. ein Chondrom, kann sich durchaus einmal bösartig verhalten. Myxochondrome der Finger andererseits können feingeweblich beunruhigend, an einzelnen Stellen wie Myxochondrosarkome aussehen, erweisen sich klinisch aber fast immer als gutartig. Es kann auch die Bösartigkeit eines Gewächses vom Bau des Carcinoms oder Sarkoms bei *gleicher* feingeweblicher Beschaffenheit in einzelnen Skeletteilen ganz *verschieden* sein. Der Verlauf von Knochentochtergeschwülsten verschiedener Erstgewächse ist z. B. wechselnd. Selbst unter den bösartigen osteogenen Sarkomen gibt es abgestufte Grade der Bösartigkeit. Auf der anderen Seite sind geweblich *reife* Geschwülste bekannt, die auch Tochtergewächse hervorrufen, z. B. das kleinfollikuläre Schilddrüsenadenom, Chondrome, Hämangiome, Myxome. Die *Bösartigkeit einer Geschwulst hängt nicht allein von ihrem geweblichen Aufbau, sondern von weiteren Faktoren* ab, so von ihrer Lage. Ein Chondrom oder Hämangiom eines Wirbelkörpers können durch Druck auf das Rückenmark das Leben aufs höchste bedrohen, ein Hämangiom des Schädeldaches kann als reifes Gewächs durch Hirndruck oder durch eine intrakranielle Blutung den Tod herbeiführen. Schließlich ist für die Beurteilung der Gut- oder Bösartigkeit auch die *Dauer der Erkrankung* zu berücksichtigen, die bei alleiniger histologischer Bewertung — als Beispiel seien nur die sekundären osteogenen Sarkome genannt — nur sehr schwer und unvollkommen geschätzt werden kann, jedoch klinisch erfaßbar ist. Hieraus ergibt sich, *daß die pathologisch-anatomische Diagnose einer Geschwulst zu ihrer Einordnung zwar notwendig ist, zu ihrer Bewertung aber allein oft nicht genügt.* Weiter hat sich für den Kliniker herausgestellt, daß die histologische Diagnose einer Knochengeschwulst, die vor der Operation und zu Lebzeiten meist auf Grund der feingeweblichen Untersuchung eines auf das Ganze bezogenen kleinsten Ausschnittes gestellt wird, zur Beurteilung oft nicht ausreicht und bei ausschließlicher Bewertung zu Täuschungen Veranlassung gegeben hat.

Für die Erkennung, Voraussage und Behandlung ist heute eine *Gesamtbewertung klinischer Feststellungen, röntgenologischer Ergebnisse und feingeweblicher Bilder dringend erforderlich. Klinischer Befund, Röntgenbild* und *feingewebliches Bild müssen übereinstimmen*, und dürfen nicht an irgendeiner Stelle voneinander abweichen. Die Notwendigkeit dieser *Gesamtbewertung klinischer, röntgenologischer und pathologisch-anatomischer Erhebungen* ergibt sich zwangsläufig für jeden, der sich eingehender mit dem Stoff befaßt hat; sie ist im Schrifttum von zahlreichen Bearbeitern betont und hat ihren praktischen Niederschlag bereits vor fast 20 Jahren im *amerikanischen Knochensarkomregister* gefunden, das auf der *Zusammenarbeit* des Klinikers, Röntgenologen und pathologischen Anatomen aufgebaut ist.

Eine Einzelbearbeitung der Knochengeschwülste nur vom Standpunkt des Klinikers, des Röntgenologen oder des pathologischen Anatomen wird daher immer unvollkommen bleiben, besonders auch im Hinblick für den kranken Menschen. Auch der Röntgenologe kommt heute *ohne* klinische Anhaltspunkte und *ohne* pathologisch-anatomische Bestätigung seiner Diagnose bei Knochengeschwülsten nicht weiter. Es gibt im Röntgenbild keine konstanten und sicher pathognomonischen Kennzeichen zur Erkennung und Differentialdiagnose der Knochengeschwülste (OESER). Der Pathologe benutzt die Angaben des Klinikers zur Bewertung und bedarf auch weitgehend zur Beurteilung der Kenntnis der Röntgenbefunde. So nimmt es nicht wunder, daß sich auch von seiten pathologischer Anatomen gerade bei den Bearbeitern der Knochengeschwülste eine ausgesprochene Hinneigung zu klinischen Gesichtspunkten bemerkbar macht.

Der Gedanke des Knochensarkomregisters stammt von E. A. CODMAN. Es wurde 1920 von ihm, EWING und BLOODGOOD angefangen. Die einzelne Beobachtung wurde einer Sammlung aller Knochengeschwulstfälle eingefügt. KOLODNY hatte bald als ein *wesentliches* Ergebnis bei der Bearbeitung der Sarkome festgestellt, daß die weitverbreitete Ansicht von der Unumstößlichkeit und Zuverlässigkeit der anatomischen Diagnose unrichtig, und daß die Kenntnis klinischer und röntgenologischer Befunde ebenfalls von größter Bedeutung ist. Die Beobachtungen wurden also klinisch, röntgenologisch und pathologisch-anatomisch bearbeitet. Es wurde schließlich eine einheitliche Namengebung geschaffen, die zunächst erst einmal erlaubte, daß sich Kliniker, Röntgenologen und pathologische Anatomen untereinander verstanden. In Deutschland ist diese Einheitlichkeit der Auffassung und Namengebung bei den Knochengeschwülsten leider immer noch nicht erreicht. Ein pathologischer Anatom, ein Kliniker oder ein Röntgenologe wählen z. B. verschiedene Bezeichnungen für die gleichen Geschwülste. Die vorliegende Bearbeitung hat sich unter anderem auch das Ziel gesetzt, für die Verbreitung *einer einheitlicheren Namengebung* einzutreten, die auch die Vorbedingung für eine Bewertung chirurgischer und strahlentherapeutischer Maßnahmen ist. Die heute vorhandenen Ergebnisse des amerikanischen Knochensarkomregisters, die zu ähnlichen Arbeiten in vielen Ländern anregten und als Grundstock dienten, sind bereits so ausgezeichnete, daß sie unbedingt jeder Bearbeitung zugrunde gelegt werden müssen. Die Anlegung einer derartigen Sammelkartei von Knochengeschwülsten in Deutschland kann aber nicht mehr für notwendig gehalten werden. Vorbedingung dafür ist aber die weitgehende Verwendung bereits zutage geförderter Ergebnisse der Knochengeschwulstforschung und ihre Verwertung für Einzelbearbeitungen, die nach wie vor notwendig sein werden, besonders auf therapeutischem Gebiet, wo noch sehr viel zu klären ist. Bekanntgabe von therapeutischen Ergebnissen unter Zugrundelegung eines nicht bereits auf der Grundlage heutiger Erkenntnisse bearbeiteten und gesichteten Beobachtungsgutes, z. B. Mitteilungen von Bestrahlungsergebnissen von „Knochensarkomen", die bunt gemischt sind, oder von chirurgischen Ergebnissen mit Vergleich untereinander nicht vergleichbarer Knochengeschwulstgruppen bedeuten einen Rückschritt.

I. Knochenerstgewächse.

A. Gewächse knöchernen Ursprungs.
Osteogene Geschwülste.

1. Knorpelgeschwülste. Chondrome.

Reine Knorpelgewächse ohne Verknöcherungen sind verhältnismäßig selten. Um ein Gewächs als Chondrom bezeichnen zu dürfen, muß Knochengewebe völlig fehlen oder zum mindesten sehr stark zurück-
treten. Chondrome werden als einzelne und mehrfach im ganzen Skelet vorkommende (systematisierte) Gewächse beschrieben. Eine Zeitlang wurden letztere zusammen mit den cartilaginären Exostosen (Osteochondrome) als Ekchondrome geführt, was sich für den Kliniker nicht empfiehlt. Es gibt eine „multiple Chondromatose" (mehrfache Knorpelgeschwülste, Enchondrome, oder „chondromatöse Dys-

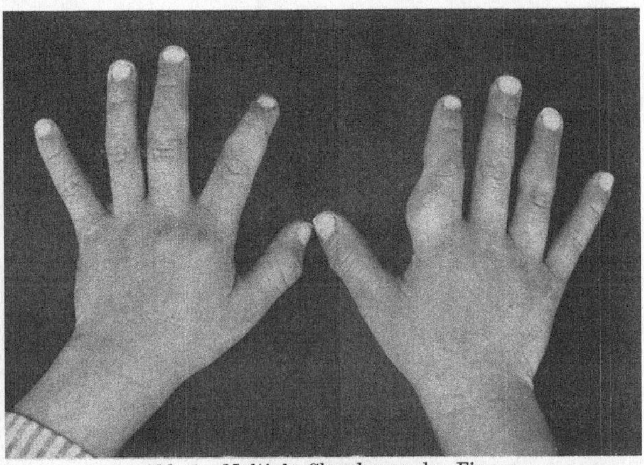

Abb. 1. Multiple Chondrome der Finger.

Abb. 1—7. 6jähr. ♂. Angeborene multiple Chondrome (multiple Chondromatosis). Von den Eltern auf einen Fall von der Schaukel zurückgeführt!

plasie der Knochen" KIENBÖCK) der Hände und Füße, und eine solche der übrigen Knochen *ohne* oder mit nur geringer Beteiligung der Hände und Füße. Es kann ferner hauptsächlich ein Gliedmaßenendabschnitt („Akrotyp" KIENBÖCKs) oder nur eine Seite eines doppelknochigen Gliedabschnittes mit den zugehörigen Strahlen („Strahlentyp" KIENBÖCKs) befallen sein. Eine strenge Gegenüberstellung erscheint nicht möglich (Abb. 1—6).

Der *Sitz* des einzelnen Chondromes ist bevorzugt an den *kleinen* Knochen von Hand und Fuß (Abb. 2, 3, 4), in den Rippen (Abb. 6), den Wirbelkörpern (Abb. 8), dem Brustbein (Abb. 9). Es ist in besonderem Maße eine Gegend des Skelets betroffen, wo *viele* Gelenke und viele Gelenkflächen vorhanden sind! Lange Röhrenknochen (Abb. 5) sind sehr selten befallen. Das Hauptalter ist das 20.—30. Lebensjahr, wo die Gewächse in Erscheinung treten. Sie brauchen sehr wahrscheinlich viele Jahre, ehe sie die Größe besitzen, die zur röntgenologischen Erkennbarkeit notwendig oder zur Auslösung von Beschwerden ausreichend ist. An den kleinen Knochen der Hände liegen die Chondrome oft in der Schaftrinde (Abb. 2, rechte Hand), sonst ist aber der zentrale (Abb. 3, linke

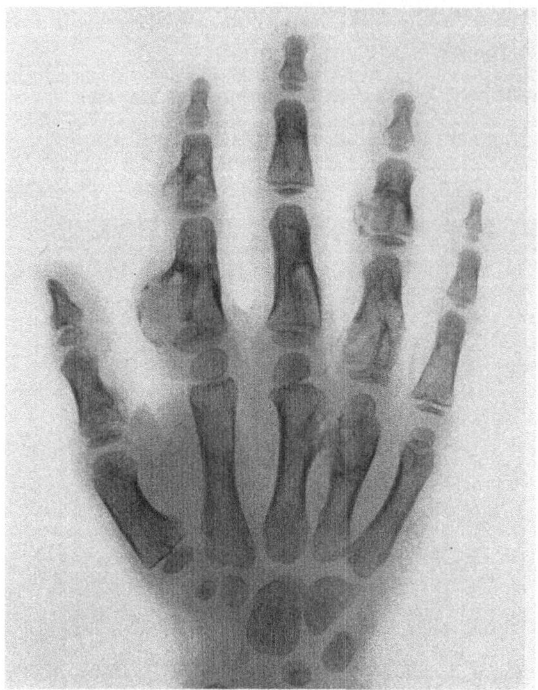

Abb. 2.

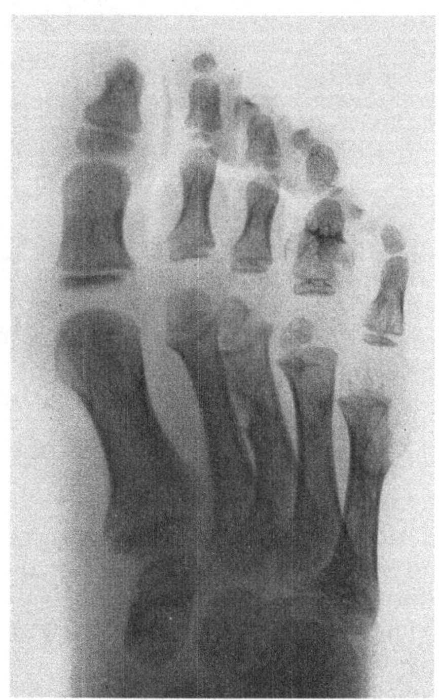

Abb. 4. Multiple Chondrome der Zehen und Metatarsen.

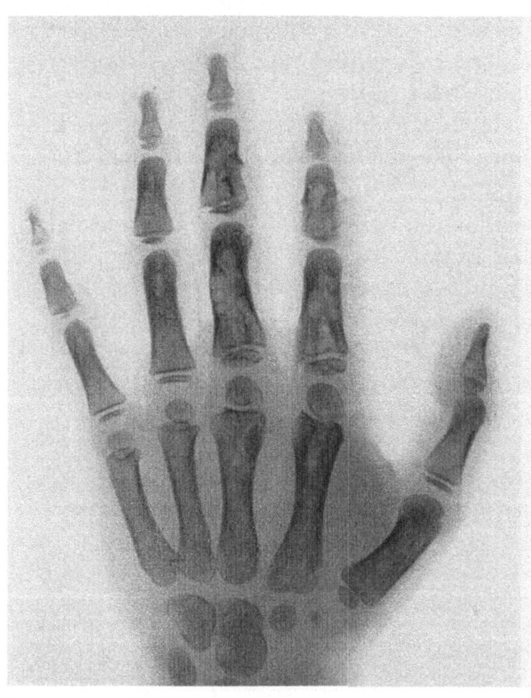

Abb. 3.

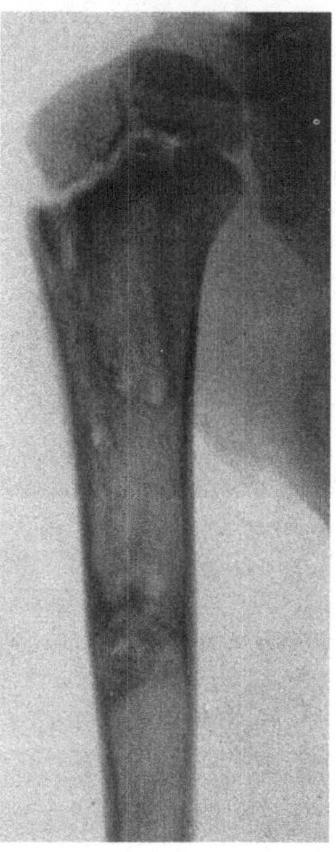

Abb. 5. Multiple Chondrome des Oberarmes.

Abb. 2 u. 3. Zugehöriges Röntgenbild der rechten und linken Hand. Am rechten Zeigefinger z. B. peripher gelegenes Chondrom, am linken Mittelfinger zentral gelegene Chondrome.

Hand), und an den Röhrenknochen der diaphysäre Sitz (Abb. 5) häufiger. Die häufigste zentrale Geschwulst des Brustbeines soll das Chondrom sein (GE-SCHICKTER und COPELAND) (s. Abb. 9).

Das Chondrom wächst im allgemeinen expansiv. Der Knochen wird blasig und knollig aufgetrieben. Der *äußere Anblick* ergibt beim Aufschneiden eine lappige, grauglasige Geschwulst, die Betastung eine gummiähnliche Beschaffenheit. Die kleinen Endknochenchondrome haben eine harte knöcherne Schale.

Feingeweblich findet sich hyaliner Knorpel (Abb. 7). Das Verhältnis hyaliner Zwischensubstanz zur Anzahl der Knorpelzellen wechselt. Bei Rippen- und Wirbel-

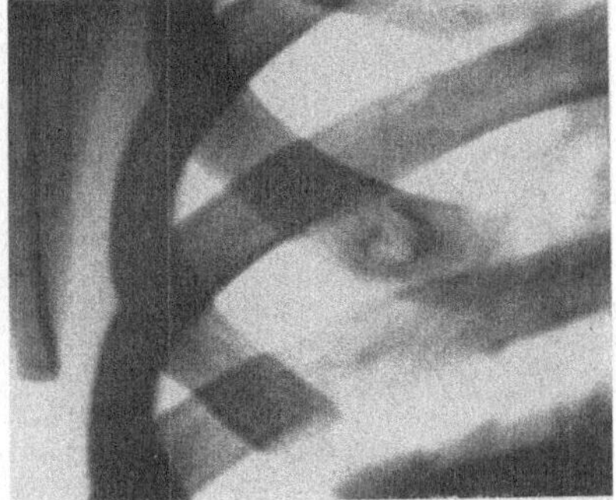

Abb. 6. Chondrom der Rippe.

chondromen findet man oft ein starkes Überwiegen des hyalinen Anteiles. An den kleinen Fingerchondromen läßt sich oft auch eine Beimischung myxomatösen Gewebes nachweisen. Diese kann derart stutzig machen, daß man glaubt, kein

gutartiges Gewächs vor sich zu haben. Das klinische Verhalten ist dennoch gutartig. Die Übergänge von Chondromen zu Chondromyxomen und „reinen" Myxomen sind fließende.

Die *Entstehung* der *Chondrome* ist in versprengten Knorpelkeimen zu suchen. GESCHICKTER und COPELAND leiten es von einem prächondralen Gewebe ab, das normalerweise Gelenke bildet. SPEISER hat in der osteogenetischen Schicht des Periostes bei einer Chondromatose eines 4jährigen Knaben Knorpelkeime nachgewiesen. Die ätiologische Rolle der Rachitis ist also bestimmt abzulehnen (GEORG HERZOG). Das Zusammenvorkommen von Chondromen und Osteochondromen weist auf die *Genbedingtheit* hin. Es gibt auch solitäre zentrale Chondrome als Zufallsbefund (G. HERZOG).

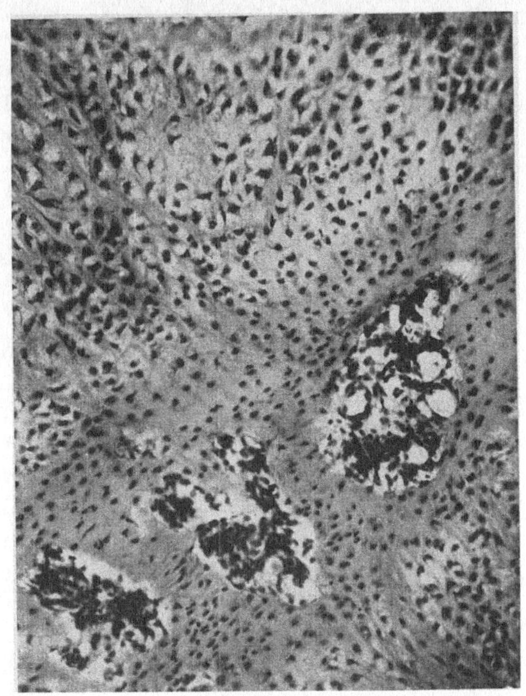

Abb. 7. Zugehöriger Feingewebeschnitt von einem Fingerchondrom: Myxochondrom. Starker Gefäßgehalt.

Die *klinischen Erscheinungen* hängen vom Sitz und von der Größe ab. Durch große Auftreibungen des Knochens in der Nähe von Gelenken können Gebrauchsstörungen eintreten, die meist jedoch in gar keinem Verhältnis zur Größe der Geschwülste stehen. Schmerzen können nur bei Druck auf Nerven oder Gefäße auftreten, z. B. bei Sitz der Geschwulst im oberen Oberarmdrittel durch Druck auf Achselnerven und -gefäße. Ein Wirbelchondrom kann zu ausgesprochenen Druckerscheinungen auf das Rückenmark führen. Die Abbildung 8 zeigt ein solches Chondrom am ersten Brustwirbelkörper rechts, das vorwiegend den Querfortsatz des ersten Brustwirbelkörpers und die angrenzende Rippe betraf. Bei der 32jährigen Frau hatten seit 2 Jahren rheumatische Schmerzen im rechten Arm bestanden. Es kam später zu einer Rückenmarkskompression mit den klinischen Erscheinungen einer Querschnittslähmung. Das Gewächs wurde ausgekratzt. Das feingewebliche Bild zeigt ein reines Chondrom, dem man eine Bösartigkeit nicht ansieht. Die Kranke wurde durch die Operation zunächst gebessert. Es bestanden noch ziehende Schmerzen in beiden Armen mit Schwäche der Fingerbeweglichkeit und Abmagerung der Handmuskeln. An den Beinen waren hochgradige Spasmen vorhanden. Das Gehen war nur mühsam im Gehstuhl möglich. Der Zustand verschlechterte sich dann wieder, und die Kranke ist 2 Jahre später an den Folgen der Rückenmarkskompression gestorben.

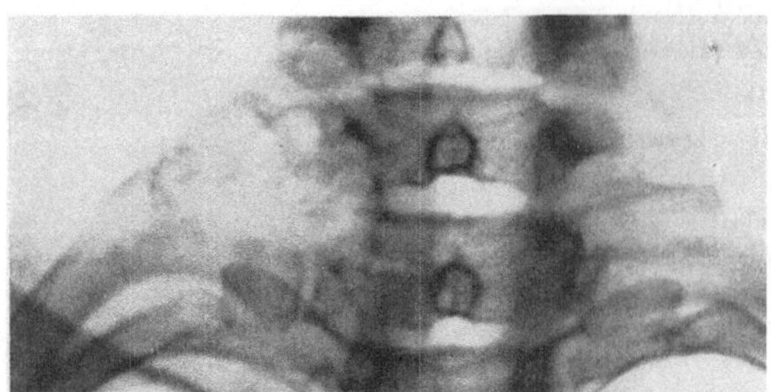

Abb. 8. 32jähr. ♀. Chondrom des 1. Brustwirbelkörpers und Querfortsatzes. Rückenmarkskompression. Operative Entfernung. 2 Jahre später †.

Von *Chondromen im Bereich der Wirbelsäule* sind nach BOUDREAUX ungefähr 25 beschrieben. 15 genau untersuchte Beobachtungen verteilten sich folgendermaßen: 5 auf die Hals-, 8 auf die Brust-, 1 auf die Lendenwirbelsäule und 1 auf das Kreuzbein. Darunter zählen 2 an Dornfortsätzen der Halswirbelsäule und 1 an einem Lendenwirbelquerfortsatz. Es können ein ganzer Wirbelkörper oder ein Teil, sowie Fortsätze Träger der Geschwulst sein (Abb. 8). *Rückenmarkserscheinungen sind in mehr als der Hälfte der beobachteten Kranken gesehen worden.* Sie kommen durch Eindringen eines Geschwulstzapfens in den Wirbelkanal zustande.

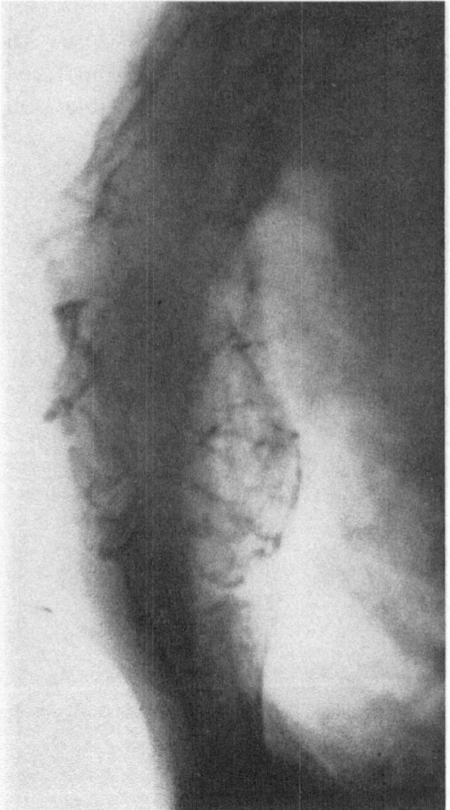

Abb. 9. 72jähr. ♀. Chondrom des Brustbeins. Klinisch nur Auftreibung, sonst keine Beschwerden. Im Röntgenbild Verwechslung mit einer gutartigen Riesenzellgeschwulst oder mit wabig-cystischen Metastasen möglich.

Außer durch Rückenmarkserscheinungen können sich Wirbelchondrome auch durch eine Bewegungssperre der Wirbelsäule verraten. Auf die jahrelange Entwicklung auch bei Wirbelchondromen ist besonders hinzuweisen.

Das *Röntgenbild* des Chondroms (Abb. 2, 3, 8, 9) kann sehr große Ähnlichkeit mit einem vielkammerigen Riesenzelltumor oder mit einer sonstigen cystischen Veränderung aufweisen (Differentialdiagnose: solitäre Cyste, gutartige Riesenzellgeschwulst, Ostitis multiplex cystica JÜNGLING, sonstige cystische Tuberkulosen). Es handelt sich um cystische Aufhellungen, die entweder zentral im Schaft liegen (Abb. 3, 5, 10) oder mehr cortical, exzentrisch (Abb. 2, 4) auftreten. Bei Sitz am Finger (Abb. 2, 3) kommen bei derartigen wabigen, herdförmigen Aufhellungen fast nur Chondrome in Frage, weil sie die *häufigsten Geschwülste der Finger und Zehen* sind, während Riesenzelltumoren und Cysten an Mittelhand- und Fußknochen häufiger vorkommen. Die Dicke der stehengebliebenen Zwischenwände in der kammerigen Geschwulst ist bei Chondromen und Riesenzellgeschwülsten zur Unterscheidung nicht verwertbar (Abb. 2 u. 10). Kleine, epiphysär gelegene, corticale Aufhellungen *ohne* Schale an Fingern und Zehen müssen differentialdiagnostisch auch an Gicht (ältere Menschen!) denken lassen. Bei Verkalkung eines zentralen Chondroms, die nur bei den *großen* Knorpelgewächsen vorkommt, erscheinen dunkle sternförmige Verdichtungsflecke (Abb. 5 u. 10). Zentrale Chondrome der langen Röhrenknochen sind selten. Es erscheint fraglich, ob die Diagnose überhaupt rein röntgenologisch gestellt werden kann (Abb. 5). Ihr Verhalten soll öfter einem sekundären Chondrosarkom (s. Abschnitt sekundäres Chondrosarkom) entsprechen.

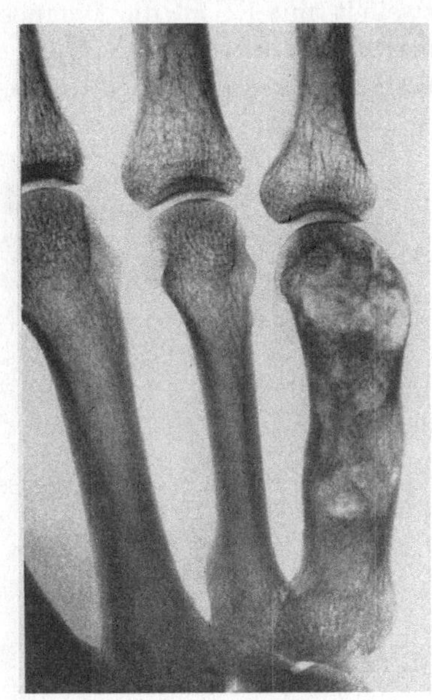

Abb. 10. 31jähr. ♂. Chondrom des Metacarpus V. Vor 2 Jahren angeblich Bruch des Knochens, der sich aber im bereits erkrankten Knochen ereignete. Unfallursache abgelehnt. Langsames Wachstum. Histologisch: Chondrom. Behandlung: Auskratzung.

Behandlung. Einzelne Chondrome sollten bei Behinderung an den Fingern stets entfernt werden. Die Abtragung oder Auskratzung genügt nicht immer. Es kann danach zu Spontanfrakturen kommen. Genügt die zurückbleibende Rinde nicht, so ist ein kleiner Knochenspan einzusetzen. Für genügend lange Ruhigstellung nach alleiniger Auskratzung muß Sorge getragen werden. Es gibt sonst eine Refraktur. Operativ muß man sich besonders bei Kindern vor Epiphysenverletzungen hüten. Wenn Chondrome in Epiphysennähe infolge Wachstumsstörungen zu gröberen Verbiegungen geführt haben, muß der Entfernung des Gewächses unter Umständen noch eine Osteotomie folgen. Eine feingewebliche Untersuchung ist stets vorzunehmen, da man Überraschungen erleben kann. Selbst bei vollkommen feingeweblich gutartig aussehenden Knorpelgewächsen kann es einmal zur Geschwulstablegerbildung kommen. Feingeweblicher Bau und biologisches Verhalten sind also bei den Chondromen nicht übereinstimmend. Chondrome gelten als wenig strahlenempfindlich.

Die *Prognose* der kleinen Chondrome, besonders der mehrfachen an Händen und Füßen, ist aber in der Regel eine gute. Bedenken müssen dagegen bei denen der langen Röhrenknochen, des Brustbeines, der Wirbel und des Beckens bestehen, weil diese leichter entarten, also plötzlich einen Wachstumsstoß aufweisen können, oder bei den Wirbelchondromen wegen ihrer rückenmarksnahen Lage und drohender Gefährdung des Rückenmarkes.

Es gibt eine bösartige Abwandlung auch bei einzelstehenden Chondromen (BOCKENHEIMER-PAYR, RAISCH, GESCHICKTER und COPELAND). G. HERZOG bezweifelt mit Recht die Diagnose: Sarkomatös entartetes Chondrom im Fall RAISCH, BRESSOT und JAULMAS.

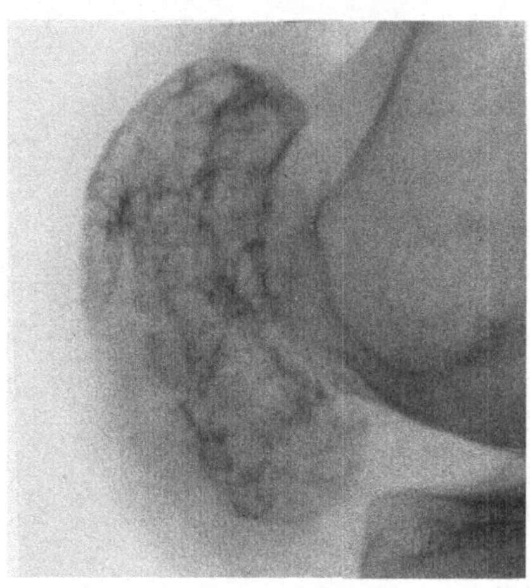 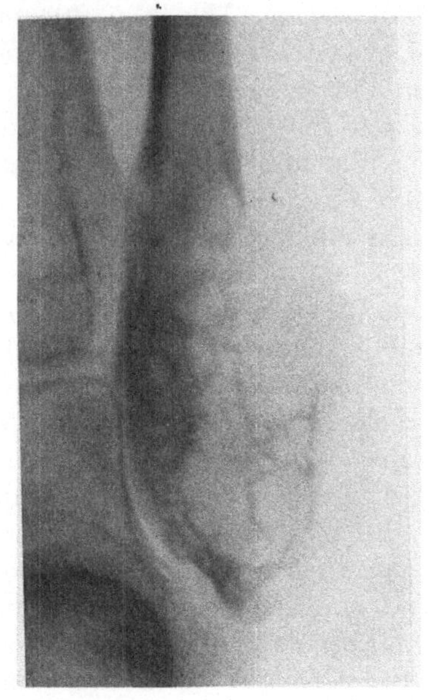

Abb. 11.   Abb. 12.

Abb. 11—14. 42jähr. ♂. Multiple Chondromatose. Sarkomatöse Entartung des Kniescheiben- und Knöchelchondroms. 2 Jahre später an Lungenmetastasen †.

Abb. 11. Kniescheibenchondrom, sarkomatös entartet.

Abb. 12. Chondrom des äußeren Knöchels. Sarkomatöse Entartung (Beweis durch Probeexcision). Beachte im Röntgenbild die Zerstörung der Schale.

Systematisierte Chondrome können an einer (CANIGIANI) oder mehreren Stellen (s. Abb. 11 und 12) bösartig werden und durch Tochtergewächsbildungen zum Tode führen. Man kann diese Geschwülste auch als sekundäre Chondrosarkome führen (s. Abschnitt 8, S. 125).

Die Abb. 11—14 stammen von einem 42jährigen Mann, bei dem multiple Chondrome, und zwar der Kniescheibe (Abb. 11), des äußeren Knöchels (Abb. 12), des inneren Oberarmknorrens (Abb. 14) und des dritten Mittelhandknochens (Abb. 13) festgestellt worden sind. Das Chondrom des äußeren Knöchels und der Kniescheibe ist sarkomatös entartet und der Mann ist an Lungenmetastasen 2 Jahre nach Erhebung des in den Abb. 11—14 festgehaltenen Röntgenbefundes und dem feingeweblichen Nachweis der bösartigen Umwandlung durch Probeschnitt gestorben. O. WEBER hat bei einer von ihm mitgeteilten Beobachtung *chondromatöse Geschwulstthromben* in den Lungenarterien und in Pfortaderästen der Leber nachgewiesen.

Eine klinisch umschriebene Form der Chondromatose wird durch die OLLIER-sche *Wachstumsstörung* (Synonyma: Dyschondroplasie [OLLIER], OLLIERsche Wachstumsstörung [WITTEK], halbseitige multiple Chondromatose [BOJESEN]) geboten. Wir verfügen über zwei eigene Beobachtungen. Die eine betraf einen 40jährigen Mann mit einer Wachstumsstörung der ganzen rechten Seite und zahlreichen Geschwülsten, hauptsächlich an der rechten Hand. An der linken Hand war nur der 4. Finger erkrankt.

Die Veränderungen hatten in der Kindheit begonnen. Schon der erste Anblick (Abb. 15, 16) wies auf eine *angeborene Systemerkrankung* des Skeletes hin. Rönt-

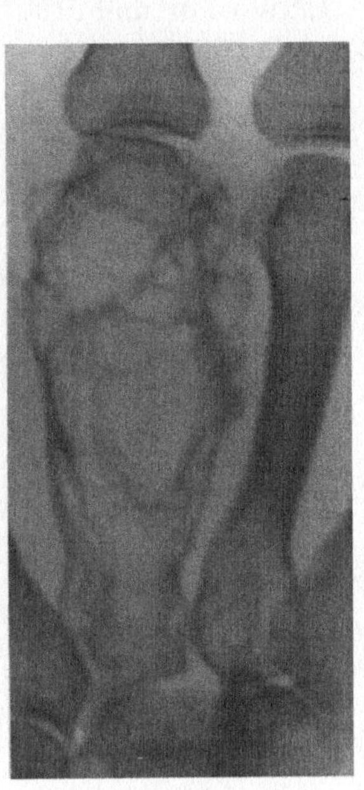

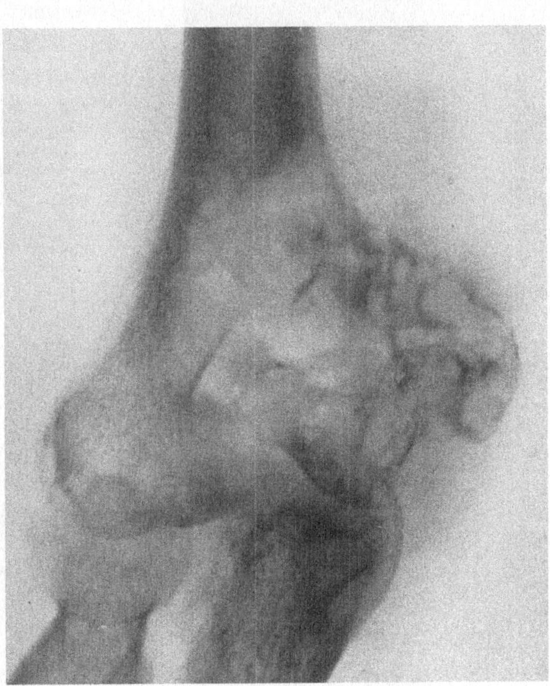

Abb. 13.
Chondrom des dritten Metacarpus.

Abb. 14. Chondrom des Oberarmknorrens.

genologisch fanden sich Formverunstaltungen der Speiche, eine Verkürzung der Elle, eine Verkürzung des Oberarmknochens, wabig-cystische Herde in den metaphysären Finger- und Mittelhandknochenabschnitten (Abb. 17), phlebolithenähnliche Kalkflecken in der Umgebung der Finger und der Mittelhandknochen, sowie am ganzen rechten Arm, eine Coxa valga, ein wabig-cystischer Herd im äußeren Knorren des Oberschenkels (Abb. 20), eine Verunstaltung des rechten Fußgelenkes durch Verkürzung des Wadenbeines. Alle Veränderungen waren *nur rechts* vorhanden. Die einzige *Ausnahme* bildete der linke Ringfinger. Es lag also eine halbseitige Wachstumsstörung mit Geschwulstbildungen in Knochen- und Weichteilen, hauptsächlich der rechten Seite, vorwiegend am rechten Arm, geringer am rechten Bein, vor. Beide Geschwulstbildungen ließen sich röntgenologisch unterscheiden. Probeschnitte bestätigten die Röntgendiagnose Chondrom bei den Knochen-, Hämangiom bei den Weichteilgeschwülsten.

*Die Genbedingtheit der Erkrankung geht aus den Beziehungen zu den cartila-
ginären Exostosen und multiplen Chondromen, sowie aus der strengen Halbseitigkeit hervor. Es sind kranke Gene für eine örtliche Entartung, Geschwulstveranlagung
und eine Wachstumsstörung anzunehmen.*

Die bei der OLLIERschen *Wachstumsstörung* sonst allein vorhandenen Knorpelgewächse können demnach auch von einer *gleichzeitigen Mißbildung des Gefäß-
gewebes* begleitet sein. Die Einseitigkeit der Erkrankung war bei dem röntgenologisch vollständig durchuntersuchten Kranken (Abb. 11—14) nur durch die
Beteiligung des linken Ringfingers durchbrochen. LINDSTRÖM und HULTÉN

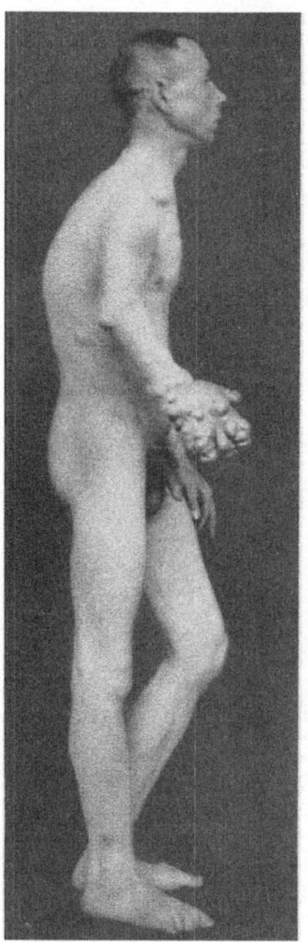

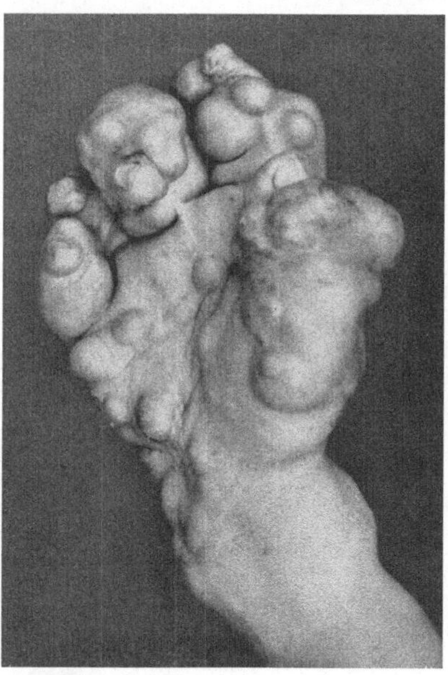

Abb. 15.   Abb. 16.

Abb. 15—20. 40jähr. ♂. OLLIERsche Wachstumsstörung (Dyschondroplasie, halbseitige multiple Chondromatose).
Abb. 15. Die rechte Körperseite zeigt die Geschwülste und das Zurückbleiben im Wachstum.
Abb. 16. Rechte Hand unförmig durch Knorpel und Blutschwammgewächse verunstaltet.

und LOVÉN haben aber ebenfalls ein ähnliches Abweichen von der vorwiegend
einseitigen Ausbreitung beobachtet. Nach CHRYSOPATHES kann die chondromatöse Erkrankung ausschließlich einer Körperseite bei der OLLIERschen Wachstumsstörung überhaupt nicht mehr aufrechterhalten werden, soweit man wirklich röntgenologisch *durch*untersuchte Beobachtungen heranzieht. Man kann nur
noch von der *Bevorzugung einer Körperseite* sprechen, jedoch nicht mehr von
strenger Halbseitigkeit. Das *gleichzeitige* Vorkommen von Chondromen mit
Hämangiomen haben zuerst KAST und v. RECKLINGHAUSEN, später TORRI,
TROMMER und HARBITZ beschrieben. Entsprechende Röntgenbilder sind von
EUGEN FRAENKEL und HULTÉN und LOVÉN veröffentlicht. Schon v. RECKLING-
HAUSEN und später FRAENKEL haben die enge Beziehung des Angiomgewebes

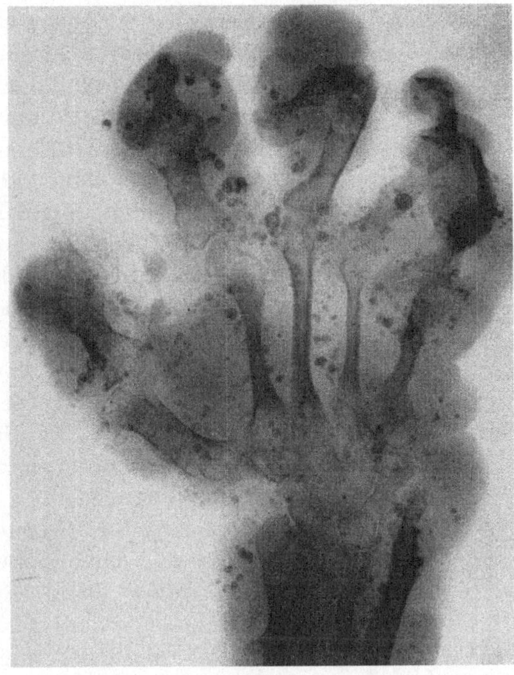

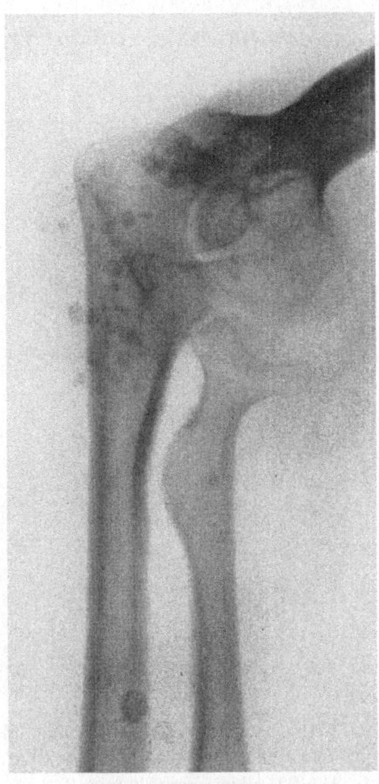

Abb. 17. Zugehöriges Röntgenbild der rechten Hand: Im Knochen Chondrome, in den Weichteilen Phlebolithen in den Hämangiomen.

Abb. 19. Röntgenbild des Ellenbogens. Die Verkalkungen in den Weichteilen sind Phlebolithen in Hämangiomen.

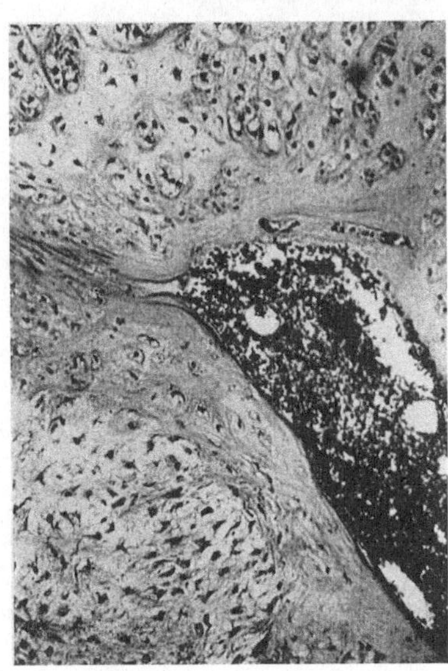

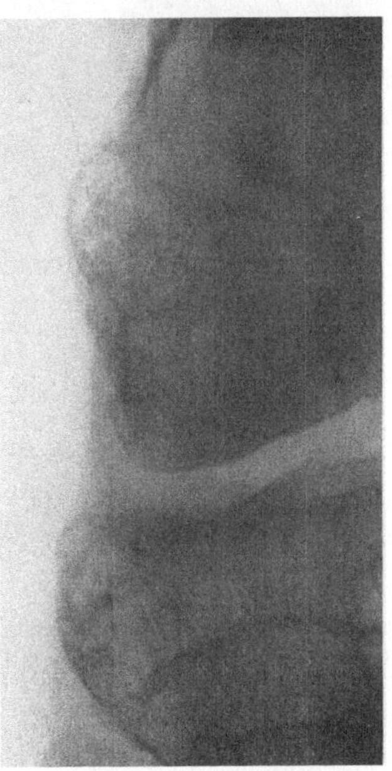

Abb. 18. Zugehöriger Probeschnitt von der Hand: Chondrom, zentral kavernöse Bluträume.

Abb. 20. Randständige Chondrome der Femur- und Tibiakondylen.

zum Blutadersystem betont. Der letzte führte beide Geschwulstbildungen auf eine *fehlerhafte erste* Anlage zurück. Eine rein mechanische Beeinträchtigung des venösen Blutstroms durch die unförmigen Knorpelgeschwülste hatte bereits v. RECKLINGHAUSEN abgelehnt.

Die OLLIERsche Erkrankung kann nur als *genotypisch bedingt* aufgefaßt werden. Hiergegen würde nicht sprechen, wenn ähnliche Fälle in der Familie bisher angeblich nicht festgestellt sind. Die Erkrankung beleuchtet die engen geweblichen Beziehungen zwischen dem Gefäßbindegewebe und dem Knorpelknochengewebe (vgl. S. 17 u. 33). Sie *beweist* die Beteiligung des ganzen Mesoderms an der Mißbildung.

Eine *Behandlung solcher Systemerkrankungen* kommt nur dann in Betracht, wenn die Träger durch ein besonders großes Knorpelgewächs stark behindert sind, oder wenn an einer Stelle eine Umwandlung zur Bösartigkeit eintritt.

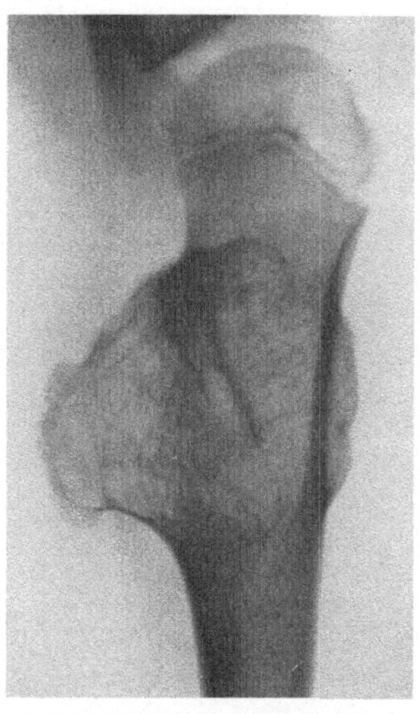

Abb. 21. 9jähr. ♂. Osteochondrom des Humerus. Abmeißelung. 1 Jahr später Rezidiv.
Abb. 21—23. Drei verschiedene Typen von Humerusosteochondromen.

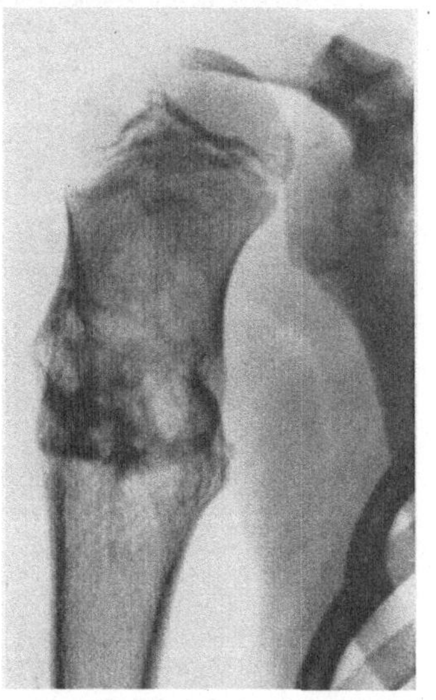

Abb. 22. 11jähr. ♂. Osteochondrom der oberen Humerusmetaphyse. Geschwulst angeblich seit 4 Wochen bemerkt. Abtragung des Gewächses. Nach 4 Jahren gesund. Histologisch: Osteochondrom.

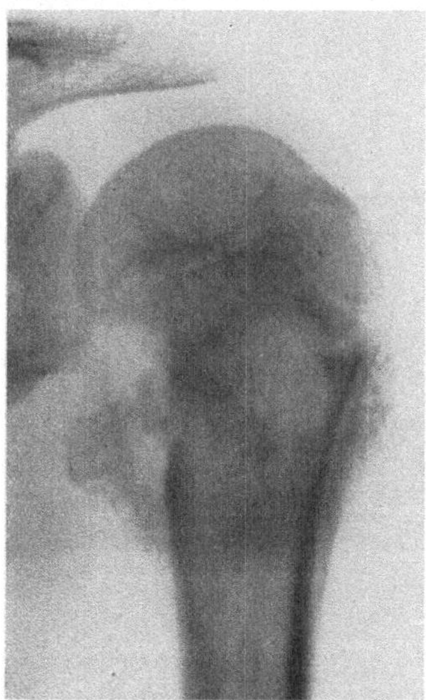

Abb. 23. Osteochondrom der linken oberen Humerusmetaphyse. Reaktive Periostitis. Wegen Verdacht auf Sarkom in die Klinik geschickt. Operation, auch Probeexcision abgelehnt. Nachuntersuchung nach 2 Jahren: gesund. Am Arm wie früher leichte Schwellung.

2. Osteochondrome.

Die *Osteochondrome*, auch *gutartige Osteochondrome* und *cartilaginäre Exostosen*, neuerdings auch *cartilaginäre hereditäre multiple Exostosis* (G. HERZOG) genannt, verdanken ihren Ursprung nicht Absprengungen vom Wachstumsknorpel, sondern selbständigen Wucherungen („Wachstumskomplexen") der osteogenetischen Schicht des Periostes. Diese sind von E. MÜLLER (1913) feingeweblich nachgewiesen worden. G. HERZOG versteht unter „Wachstumskomplex" zusammengehörige Gewebsentwicklungen, die aus den primären indifferentzelligen Geschwulstwucherungen ihren Ursprung nehmen und sich beim Wachstum der Geschwülste immer wiederholen. Sie sind bei den verschiedenen Geschwülsten nicht nur geweblich, sondern auch in Form und Ausdehnung verschieden. Cartilaginäre Exostosen finden sich in besonderem Maße an Stellen, wo Sehnen ansetzen, wo also ein Knochenvorsprung zur Verankerung einer Sehne

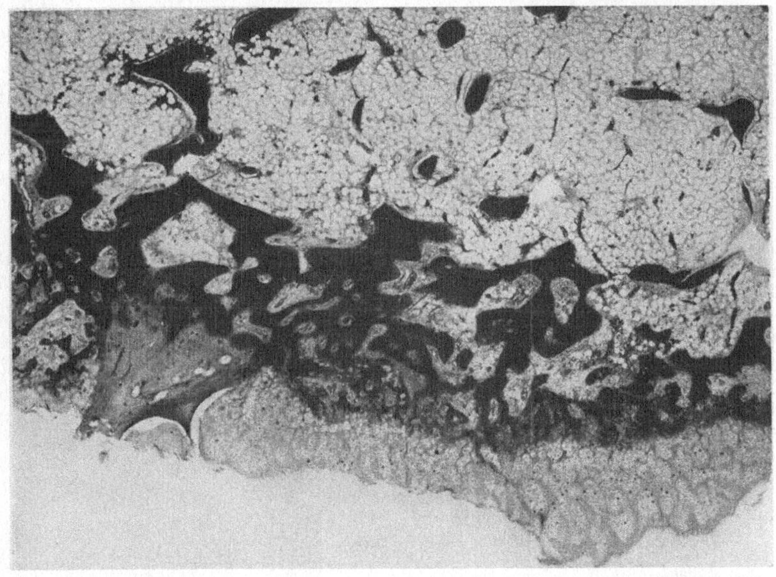

Abb. 24. Osteochondrom des Humerus. Zugehöriges Präparat zu Abb. 21. Äußere Knorpelzone unten.

vorhanden ist. An diesen Stellen läßt sich ein präcartilaginäres Bindegewebe feststellen, das zur Knorpel- und Knochenbildung befähigt ist (GESCHICKTER und COPELAND). Dieses präcartilaginäre Bindegewebe kann selbständig wuchern und als Exostose in Erscheinung treten.

Feingeweblich ist infolgedessen an einer derartigen Exostose, oder, da es sich um selbständige Gewebswucherungen handelt, besser gesagt an einem *Osteochondrom*, von außen nach innen zunächst ein mit der darüber liegenden Sehne verschmolzenes primitives Bindegewebskeimlager festzustellen, dann kommt hyaliner Knorpel, der in der Tiefe verkalkt, und schließlich normaler Knochen, der netzförmig oder rindenartig gebaut sein kann und meist Bindegewebs- oder Fettmark enthält (Abb. 24). Die Knochenbildung kann auf dem bindegewebigen und knorpeligen Wege vor sich gehen, wie man das bei allen geschwulstmäßigen Knochenbildungen nachweisen kann. Ein Unterschied zwischen bindegewebiger und knorpeliger Knochenbildung scheint überhaupt unberechtigt („L'ossification du cartilage n'est en somme que l'ossification d'un tissu conjonctif de substitution"; LÉRICHE und POLICARD). Neben diesen

reinen Osteochondromen gibt es aber auch histologisch das Bild des Fibro-
myxochondroms bei klinisch und röntgenologisch eindeutigen Osteochondromen
(SJÖVALL).

Klinische Angaben. Es handelt sich in der Regel um Menschen im Alter
zwischen 10 und 25 Jahren, bei denen die Osteochondrome entdeckt werden.
Ihr *Hauptsitz* sind die Enden der langen Röhrenknochen (s. Abb. 21—23, 25, 30).

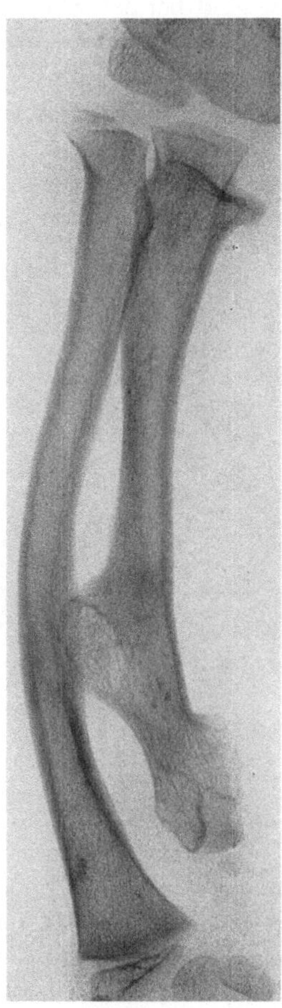

Ganz selten sind sie im Bereich der
Synchondrosen an der Schädelbasis.
Die Bevorzugung der distalen Femur-
und proximalen Tibia- und Humerusmetaphyse ist in die Augen fallend.
Da die gleiche bevorzugte Ansiedlung
bei osteogenen Sarkomen beobachtet
wird, hat man auch klinisch mit Recht
auf eine Beziehung zwischen beiden

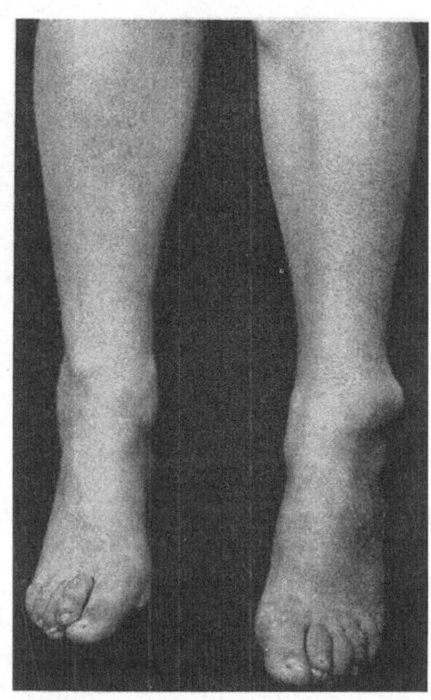

Abb. 25. 7jähr. ♂. Angeborene cartilaginäre
Exostosen (Osteochondrome).

Abb. 26. 12jähr. ♀. Osteochondrom am äußeren
Knöchel.

geschlossen (gleiche embryonale Geschwulstkeimanlagen). Einzahl und häufiger
Mehrzahl ihres Auftretens werden beobachtet. Kleinere Osteochondrome bleiben bei Vielheit des Vorkommens öfter unentdeckt. Ihr Wachstum ist langsam
und beträgt meist mehrere Jahre, bis sie in Erscheinung treten. Die meisten
Osteochondrome werden erst dann entdeckt, wenn sie bei zunehmender Größe
Gelenke oder Sehnen beeinträchtigen. Ein derart großes Osteochondrom,
wie das in der Abb. 30 wiedergegebene, muß bei Drehung und Anspreizung
des Beines im Hüftgelenk zur vorzeitigen Gelenksperre führen. Das in der
Abb. 32 erkennbare Osteochondrom des unteren Speichenendes beeinträchtigte

die Daumenstrecker. Diese hatten sich eine tiefe Schliffurche gebildet (Abb. 32). Das späte Auftreten von Osteochondromen macht dem Laien immer wieder die Eröffnung, daß es sich um ein angeborenes und *erbliches Leiden* handelt, verwunderlich. Es sind eine große Anzahl von Stammbäumen aufgestellt (ASCHNER-ENGELMANN, K. H. BAUER, BIRKENFELD, HERM. WALTER usw.), die das Leiden als *dominant vererblich* erweisen. Eigenartig ist das Abwechseln mit

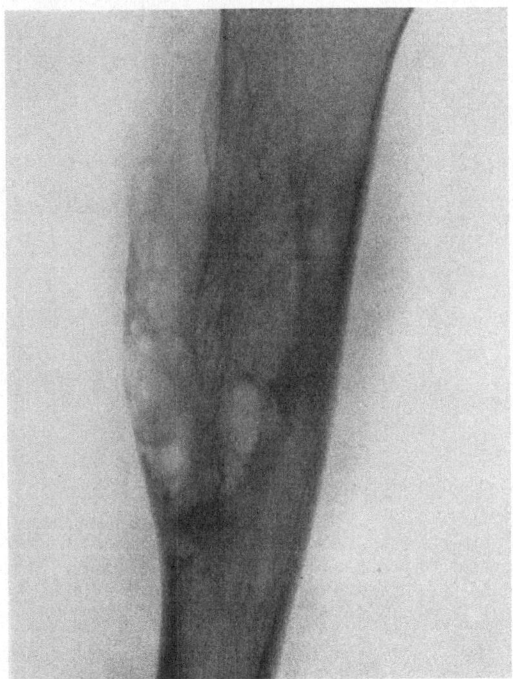 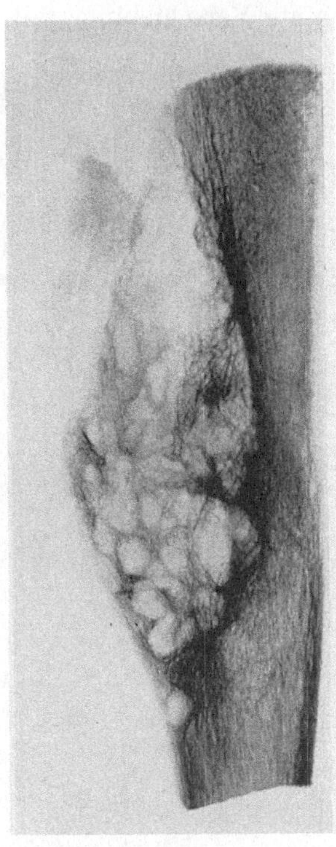

Abb. 27. Röntgenbild vor der Operation.

Abb. 28. Röntgenbild des resezierten Humerus.

Abb. 27—29. 10jähr. ♂. Osteochondom. Schwellung auf der Außenseite des rechten Oberarms. Faustgroße Schwellung am Deltaansatz. Blutbild o. B. BSZ nicht beschleunigt. Wa.R. negativ. PE: „Gallertartiger" Knoten mit spindelförmigen Zellen und schleimzelliger Grundsubstanz. „Myxom".

Chondromen und ihr gleichzeitiges Vorkommen. Der bei den Geschwulstträgern, denen die Röntgenbilder Abb. 21—23 entsprechen, aufgestellte Stammbaum ergab typische Dominanz.

Für das *bloße Auge* handelt es sich um knochenharte, gelappte, perlgraue, abgegrenzte Geschwülste, deren Grundfläche nach der Abmeißelung spongiös oder kompakt knochig ist (Abb. 31).

Röntgenbilder haben zunächst gelehrt, daß es breitbasig aufsitzende (s. Abb. 21) und mehr traubenförmig gestielte (s. Abb. 30) Osteochondrome gibt, welche die Metaphysengegend bevorzugen. Eine Knochenzerstörung an der Basis fehlt. Die Exostose wächst durch eine Periostlücke aus dem normalen Knochen heraus. Die Periostlücke kann man sich durch Wucherung des dortliegenden osteoblastischen Keimlagers erklären. Da die Außenlager ihrer feingeweblichen Beschaffenheit nach knorpelig sind, und die Verknöcherung teils unregelmäßig herdförmig,

2*

teils lineär streifig einsetzt, so kommen auf der Kappe der Exostose jene unregelmäßigen Verknöcherungen (Abb. 30) zustande, die dem Röntgenbild ein so
kennzeichnendes Aussehen verleihen. Gelegentliche diaphysär gelegene Exostosen
braucht man nicht als heruntergerutschte
metaphysäre zu erklären (s. Abb. 27),
obwohl eine gewisse diaphysenwärts ge-
richtete Verschiebung mit zunehmendem

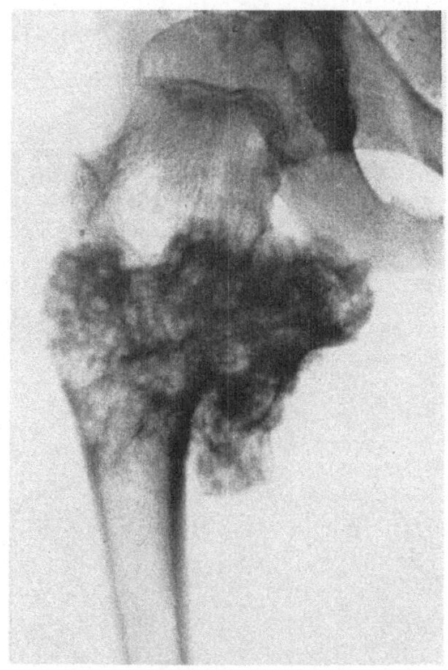

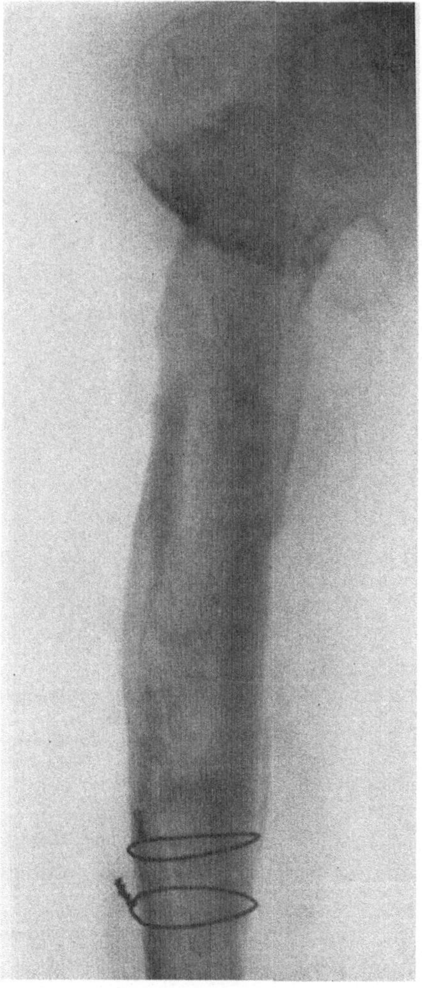

Abb. 30. Osteochondrom der proximalen
Femurmetaphyse.
Abb. 30—31. 12jähr. ♂. Kongenitale cartilaginäre
Exostosen (Osteochondrome) der Rippen, der Hüfte,
der Oberschenkel, der Schienbeine.

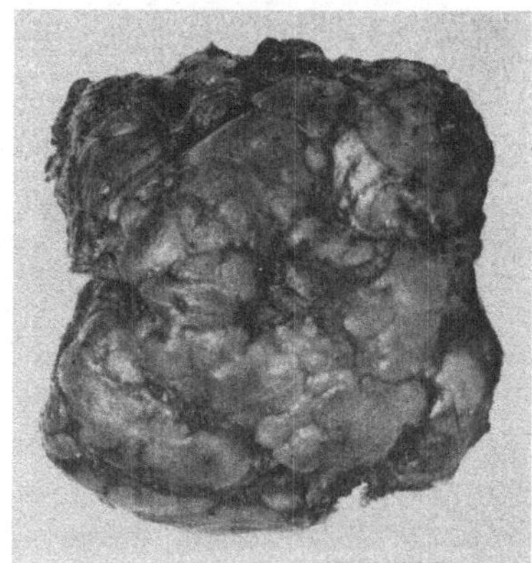

Abb. 29. Zustand nach Resektion und Spaneinpflanzung, 3 Monate nach der Operation.
Span 8 Monate später eingeheilt.

Abb. 31. Zugehöriges Operationspräparat.
Glatte Oberfläche, lappiger Bau.

Alter häufig gesehen wird. Die unregelmäßig verknöchernden äußeren Knorpel-
zonen können sich später dann basiswärts erstrecken. Hierdurch können schwer
zu deutende Bilder entstehen.   Es kann sogar der Verdacht auf ein osteogenes
Sarkom auftauchen (Abb. 23). Auch kann durch irgendwelche Einflüsse eine

entzündliche (?) oder reaktive Periostitis auftreten (Abb. 23), welche ebenfalls stutzig machen kann. Der Nachweis der Systemerkrankung stützt immer die Diagnose eines Osteochondroms. Er schließt jedoch nicht die, wenn auch seltene, aber doch mögliche bösartige Entartung *eines* Osteochondromes aus, die in 7% der Fälle

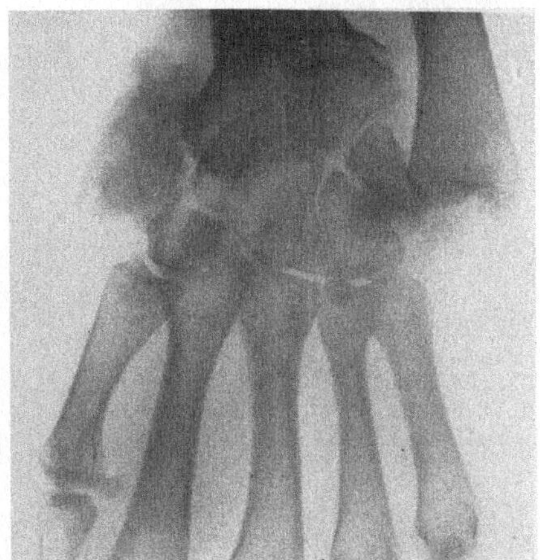

Abb. 32. 26jähr. ♂. Osteochondrom der rechten Radiusepiphyse.

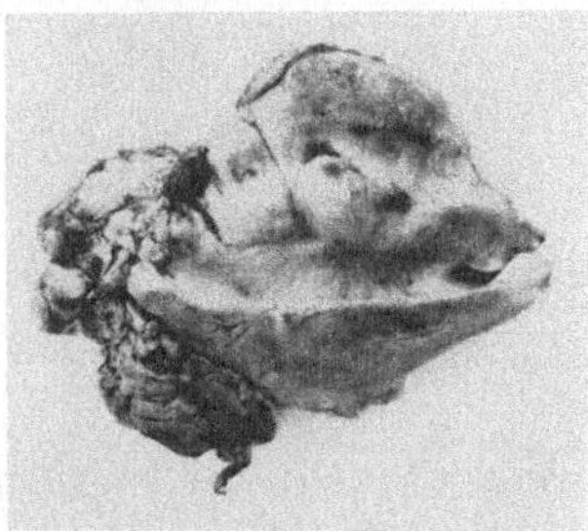

Abb. 33. Zugehöriges Operationspräparat eines Osteochondroms des distalen Radiusendes, in das die Sehnen Gleitfurchen gegraben haben.

vorkommen soll (GESCHICKTER und COPELAND), besonders wenn die Geschwulstträger über 30 Jahre alt sind. Diese Fälle sind als sekundäre osteogene Sarkome

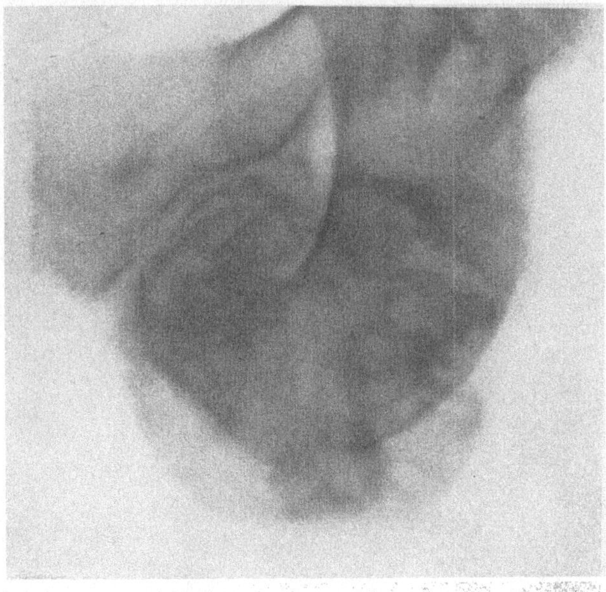

Abb. 34. 34jähr. ♂. Osteochondrom des Schambeins. Vgl. Abb. 198, sekundäres Chondrosarkom.

zu führen (vgl. Abb. 36—40). Solche sind von H. CHIARI (1892), MOSENTHEIM (1914) und dann später von CREYSSEL und PEYCELON, GARDENER, GESCHICKTER und COPELAND, sowie RULAND beschrieben worden. SJÖVALL beobachtete 86 solitäre Osteochondrome, von denen 2 sarkomatös wurden.

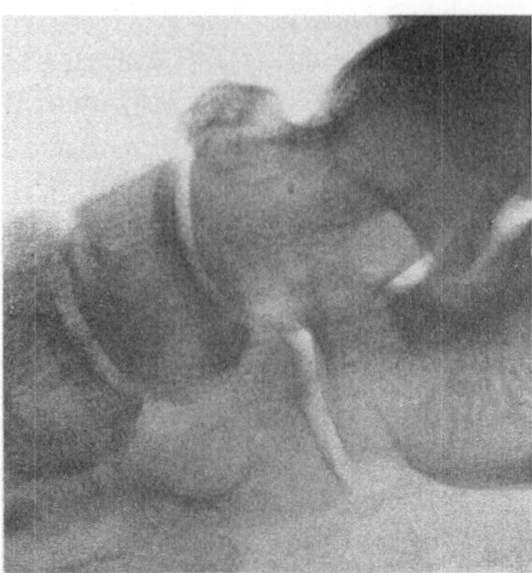

Abb. 35. ♂. 58jähr. Traumatische Exostose am Talus.

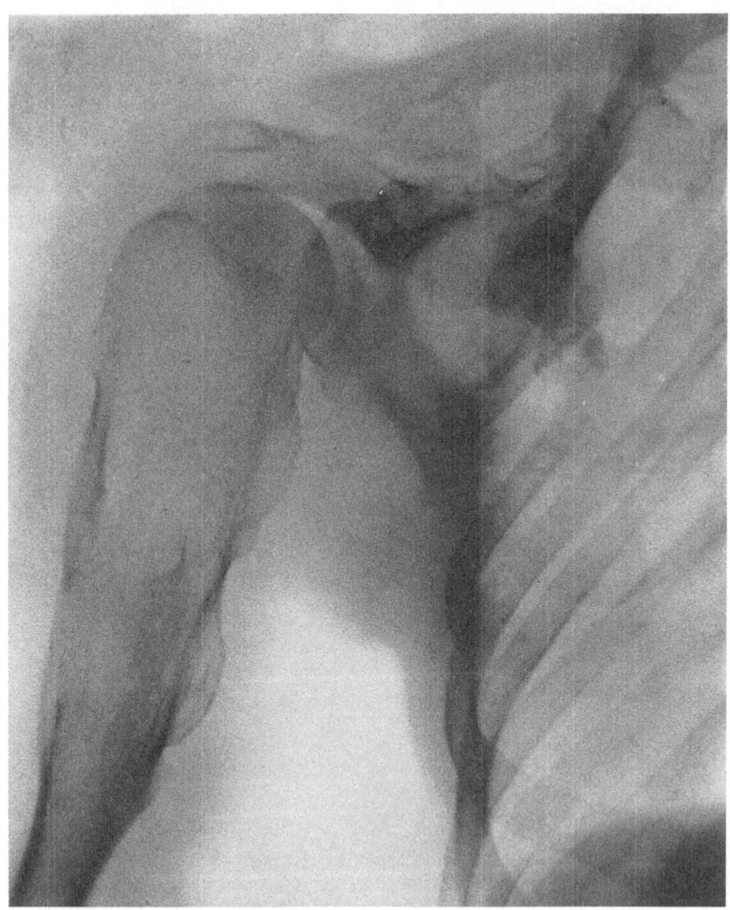

Abb. 36. Rechter Oberarm, cartilaginäre Exostosis.

Abb. 36—40. 44jähr. ♂. Hereditär multiple cartilaginäre Exostosis. Sekundäres osteogenes Sarkom am linken Schambein, entstanden im 5. Lebensjahrzehnt. Beachte die Dysplasie der Epiphysen am Oberarm, am Unterschenkel und an der Hand.

Differentialdiagnostisch kommen osteogene Sarkome, insbesondere sekundäre osteogene Sarkome in Frage. Daß die Erkrankung *klinisch* mit Tuberkulose verwechselt ist, beweisen Mitteilungen, die sich auf Talusexostosen beziehen (MEURER, ERTER). Sekundäre Weichteilschwellungen sind wohl hauptsächlich hierfür anzuschuldigen. Die traumatische Exostose (Abb. 35) ist zu berücksichtigen; sie hat ihren Sitz hauptsächlich am Oberschenkel im Bereich der Ansatzflächen des M. vastus intermedius.

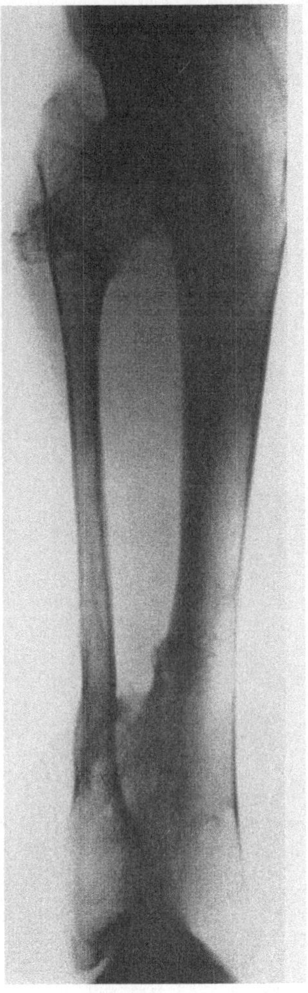

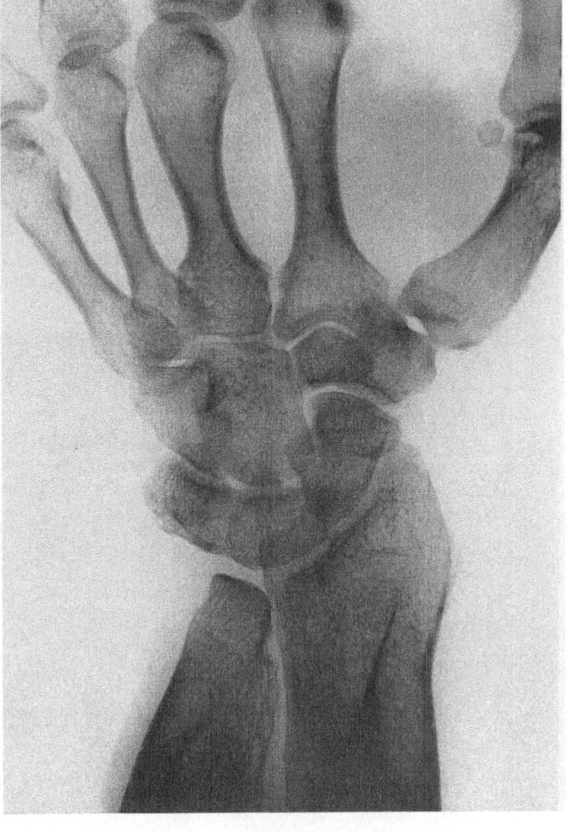

Abb. 37. Exostosis am oberen und unteren Schienbeinende.

Abb. 38. Verformung und Dysplasie des unteren Ellen- und Speichenendes.

Die *Prognose* ist gut. Der Arzt muß aber mit der geringen Wahrscheinlichkeit einer Entartung rechnen (s. Abb. 39).

Die *Behandlung* hat nur diejenigen Osteochondrome zu berücksichtigen, welche Beschwerden verursachen, meist durch ihre Größe und die hierdurch hervorgerufene Beeinträchtigung der Funktion benachbarter Gelenke oder darüberlaufender Sehnen. Sie besteht in operativer Abmeißelung (Abb. 31, 33, 34). Sorgfalt ist der Loslösung der Sehnen zu schenken. Der periostale Defekt muß

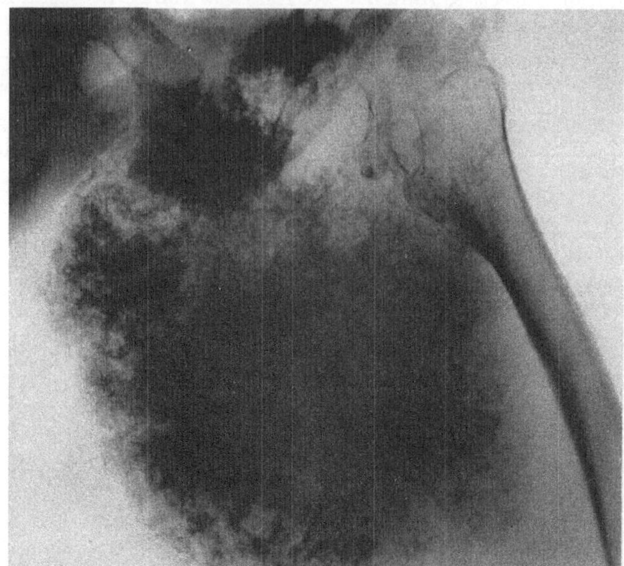

Abb. 39. Sekundäres osteogenes Sarkom am Schambein vor der Operation.

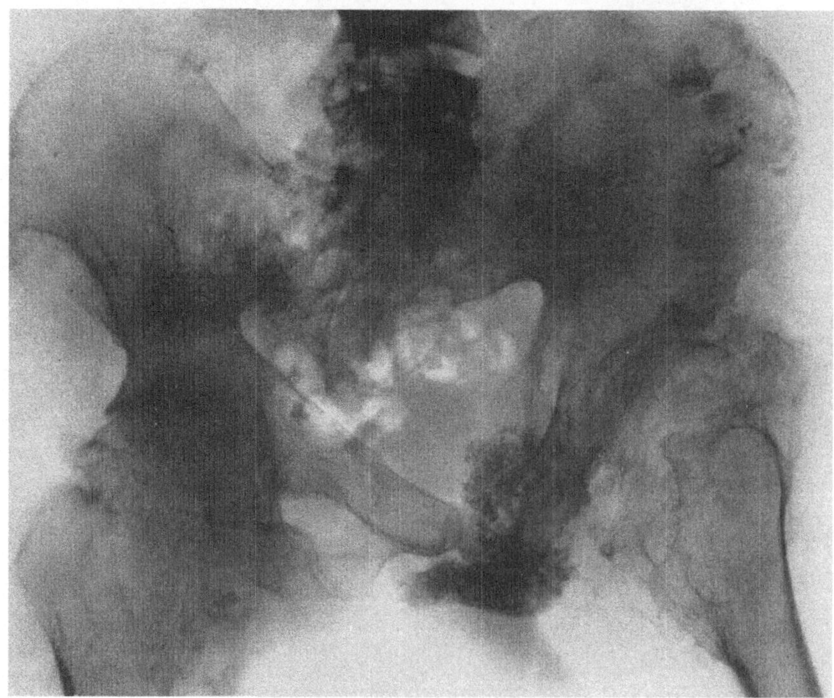

Abb. 40. Sekundäres osteogenes Sarkom. 4 Monate nach der Operation.

gedeckt werden. Eine Bestrahlung ist sinnlos. Eine röntgenologische Über-
wachung der Operierten empfiehlt sich.

3. Osteome.

Diese Bezeichnung ist nur für diejenigen Knochengeschwülste beizubehalten, die gutartig sind und zum ganz überwiegenden Teil aus reifem Knochen bestehen.

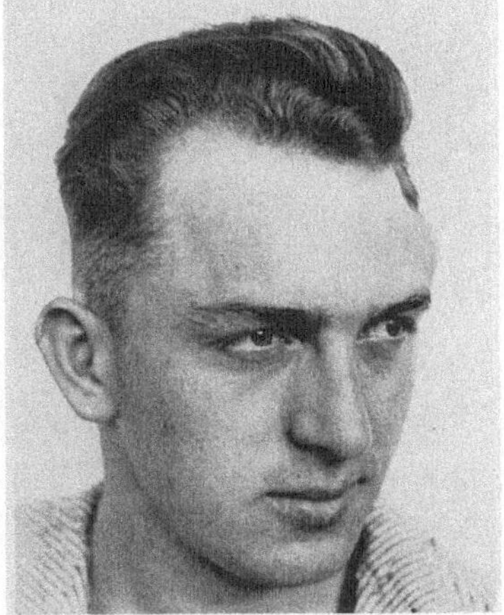

Abb. 41. 22jähr. ♂. Osteom der Stirnhöhle. Operative Beseitigung.

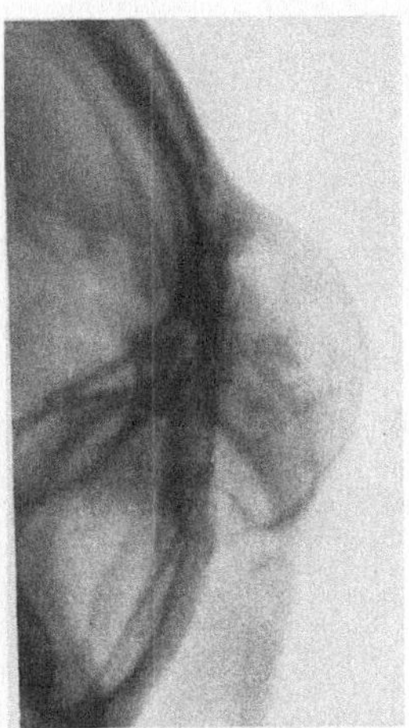

Abb. 42. Zugehöriges Röntgenbild.

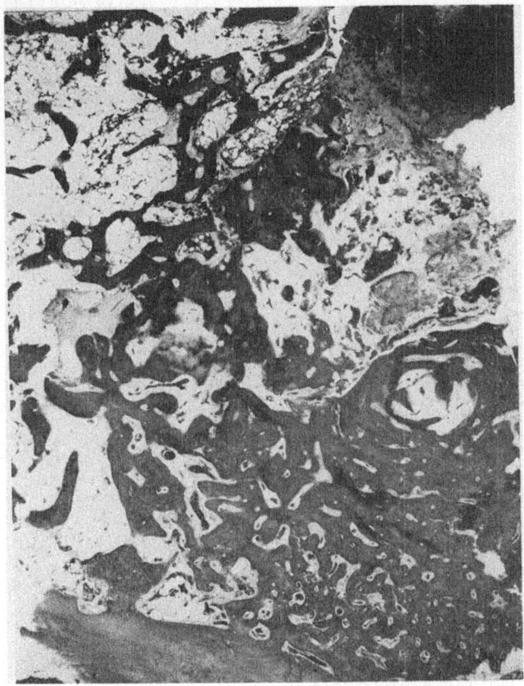

Abb. 43. Gewebeschnitt. Teils spongiöses, teils kompakt gebautes Osteom.

Bekannt ist ihr Vorkommen als kugelige Verdichtung in *Wirbelkörpern* (SCHMORL-JUNGHANNS, MAKRYCOSTAS). Sehr selten sind Osteome von *Gliedmaßenknochen*.

Die meisten Osteome kommen an den bindegewebig angelegten *Schädelknochen* vor, wo ein schwammiger (spongiöser) und elfenbeinharter (eburnisierter) Bau

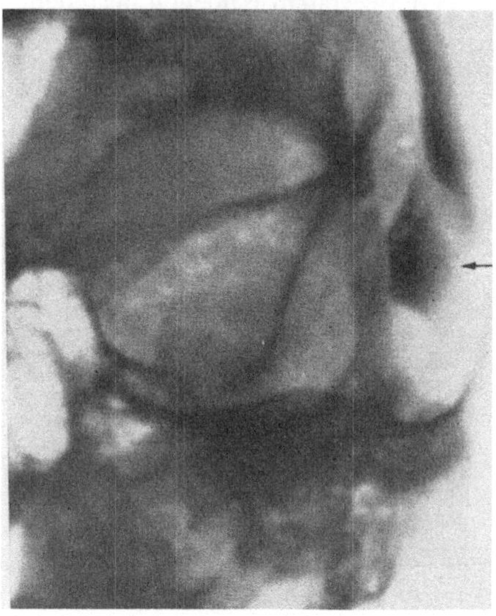

Abb. 44. Schrägaufnahme von vorn.

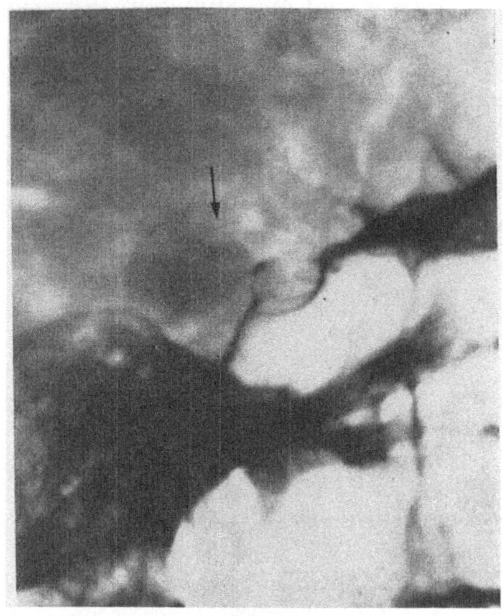

Abb. 45. Schädel, links aufliegend.

Abb. 44—46. 45jähr. ♀. Kompaktes Osteom der linken Schläfenschuppe. Operative Beseitigung. Geheilt.

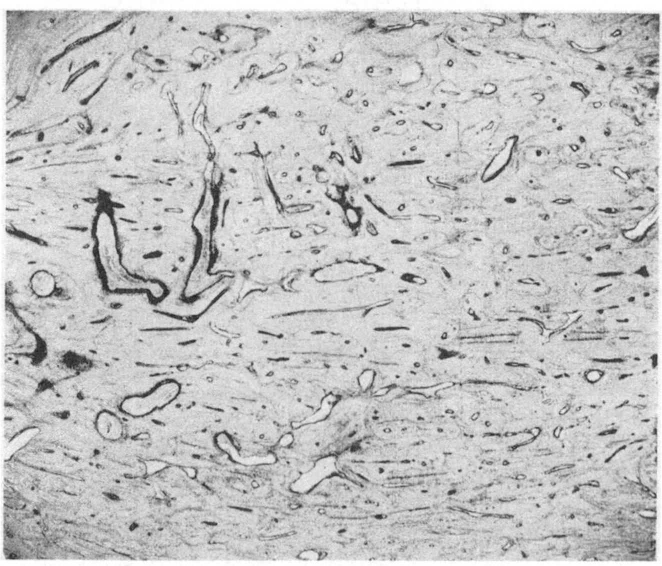

Abb. 46. Zugehöriger feingeweblicher Schnitt.

unterschieden wird, eine Unterscheidung, die für die Klinik belanglos ist und höchstens für den Operateur wegen der Wahl der Werkzeuge in Betracht käme, wenn man beide Arten vorher mit Sicherheit unterscheiden könnte. Nach eigenen Untersuchungen gibt es auch im feingeweblichen Bild Übergänge. Die

Osteome sitzen im Bereich des Schädels besonders gern in der Wand von Nebenhöhlen. Es sind das also *fronto-orbito-ethmoidale Osteome* (MARCIO). Die Abb. 41 zeigt ein solches von der Stirnhöhle ausgehendes, vorwiegend spongiös (Abb. 43) gebautes Osteom von recht beträchtlicher Größe bei einem 22jährigen Mann, der sein Gewächs auf einen Zusammenprall der linken Schläfe beim Spiel mit einem Spielgefährten 10 Jahre vorher zurückgeführt hatte! Das Gewächs nahm nach dem operativen Befund seinen Ausgang von der Stirnhöhle und ging auf das obere Augenhöhlendach über. Orbitalosteome sollen mit am häufigsten zur Beobachtung kommen (CUSHING). Ihr Ausgang von Nebenhöhlen erscheint sehr wahrscheinlich. Selbstverständlich sind diese *Nebenhöhlenosteome anlagebedingt.* Wenn einer Gewalteinwirkung überhaupt eine Rolle zukommt, dann kann sie nur in dem Erteilen eines Wachstumsstoßes erblickt werden. Ein eburnisiertes Osteom der Schädelwand ist in den Abb. 44—46 wiedergegeben. Die Spitze des pyramidenförmig gebauten Osteoms hatte die Dura eingedrückt und so die Erscheinungen des Hirndruckes hervorgerufen. Das Gewächs konnte technisch leicht entfernt werden.

Viele früher beschriebene „Schädelosteome", die mikroskopisch nicht untersucht sind, dürften reaktive Hyperostosen bei Meningeomen gewesen sein (s. Abschnitt 21). SCHÜLLER und SOSMAN und PUTNAM haben darauf hingewiesen, daß die Entscheidung Osteom oder Meningeom oft erst bei der Operation zu treffen ist. Wie selten echte Schädelosteome sind, geht aus einer Bemerkung GEORG B. GRUBERs hervor, daß er in 25 Jahren seiner pathologischanatomischen Tätigkeit nur zwei solche Osteome gesehen hat. Meningeome mit

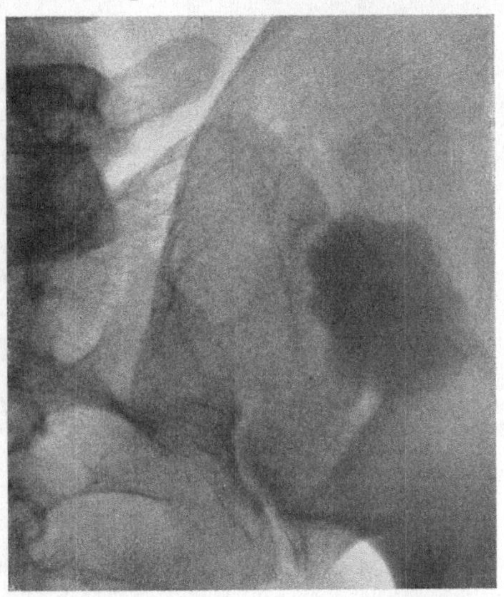

Abb. 47. 27jähr. ♂. Osteom des Kreuzbeines. Leichte Schwellung in der linken Kreuzgegend. Keine Behandlung. Das stereoskopische Bild ergibt Hervortreten.

reaktiven Hyperostosen sind also zunächst einmal viel häufiger. Es wird aber auch mit fortschreitender Kenntnis der *Meningeomhyperostosen* die Diagnose sicherer gestellt werden, wobei differentialdiagnostisch im *Röntgenbild* vor allem auf die gleichmäßige, scharfe Begrenzung des meist kleineren Osteoms achtzugeben ist (ERIKSON). Spießbildung wird bei Osteomen nicht gesehen (ECHLIN). Eine solche Meningeomhyperostose ist im *Feingewebebild* in der Abb. 379 wiedergegeben.

Die *Kieferosteome* werden teils mit den Odontomen (s. Abschnitt 12, S. 169) zusammengeworfen, teils zur Ostitis fibrosa gerechnet. Es kann kaum noch eine Streitfrage sein, daß die Fibrome, Osteofibrome und Osteome des Kiefers zu den Riesenzellgeschwülsten (s. Abschnitt 4) gehören (KROGHIUS, SIEGMUND-WEBER, HELLNER) und Ausheilungsformen darstellen.

In *anderen* Gebieten des Skeletes ist das *Osteom* tatsächlich eine große *Seltenheit.* Eine auf Grund des räumlichen Röntgenbildes mit überwiegender Wahrscheinlichkeit als *Beckenosteom* anzusehende Geschwulst bei einem 27jährigen

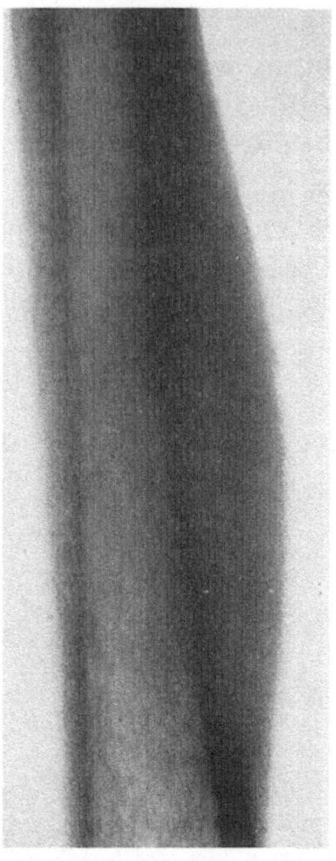

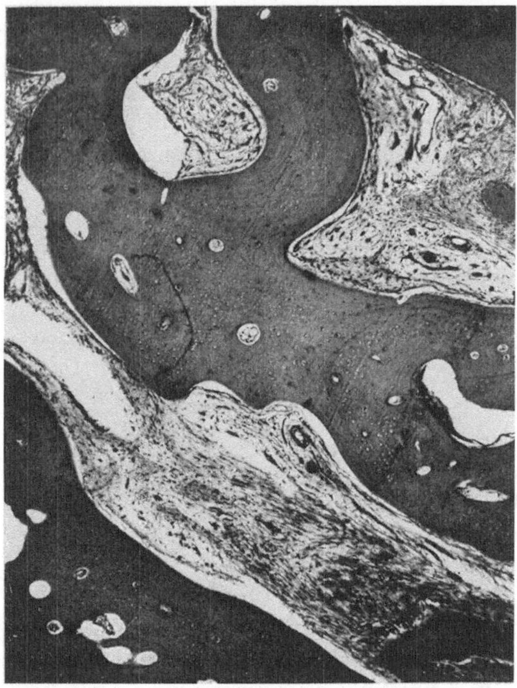

Abb. 48. 19jähr. ♂. Ossifizierende
Periostitis des Oberschenkelschaftes.
Trauma beim Fußballspiel. Gleichmäßige
Knochenanlagerung. Behandlung:
Abmeißelung.

Abb. 49. Ossifizierende Periostitis. Zugehöriger Gewebeschnitt.
Fibröses hyperämisches Mark. Bildung von lamellärem
Knochen.

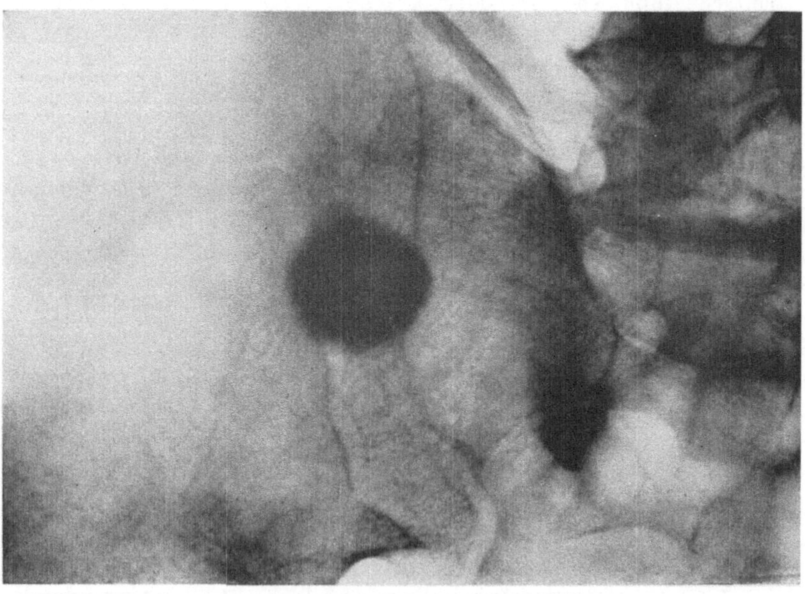

Abb. 50. 57jähr. ♂. Röntgen-Nebenbefund: Enostose im Gebiet der Kreuzfuge.

Mann gibt die Abb. 47 wieder. In der Mitte der Kreuzbeinfuge ist ein beiden Knochen angehörendes, stark verknöcherndes Gewächs mit glatter Begrenzung erkennbar. Klinisch hatte der Mann lediglich Schmerzen beim Bücken. *Enostosen* sind röntgenologisch gelegentlich als Nebenbefunde festzustellen (s. Abb. 50, 51). Es handelt sich um Dysplasien, denen erbbiologisch eine gewisse Bedeutung zukommt (s. Abb. 51). Das Beckenosteom (Abb. 47) unterscheidet sich von der Beckenenostose (Abb. 50) durch die Ebene, in der es liegt.

Für alle Osteome gilt, daß sie immer von den *reaktiven Exostosen* abzugrenzen sind. An den Kiefern sind die Übergänge zwischen reaktiven Umbauvorgängen und echten Geschwülsten fließende. Am Schädel gibt es die reaktiven Hyper- und Exostosen bei Meningeomen. Auch an den Röhrenknochen können *geschwulstähnliche reaktive ossifizierende Periostiten* auftreten, die unterscheidungsdiagnostisch wichtig sind. Die Vorgeschichte kann bei solchen Kranken im dunklen lassen. Das Röntgenbild zeigt meist sehr gleichmäßige dichte Knochenauflagerungen (Abb. 48). Bei dem Kranken mit dem Röntgenbild Abb. 48, der eine Vergrößerung einer bereits bestehenden Knochenverdickung nach einem starken Fußtritt beim Fußballspiel bemerkte, hatte der Arzt wegen „Sarkomverdachtes" zur Amputation geraten. Die Wassermannsche Reaktion ist zur Abgrenzung von luischen Veränderungen immer anzustellen. Die von

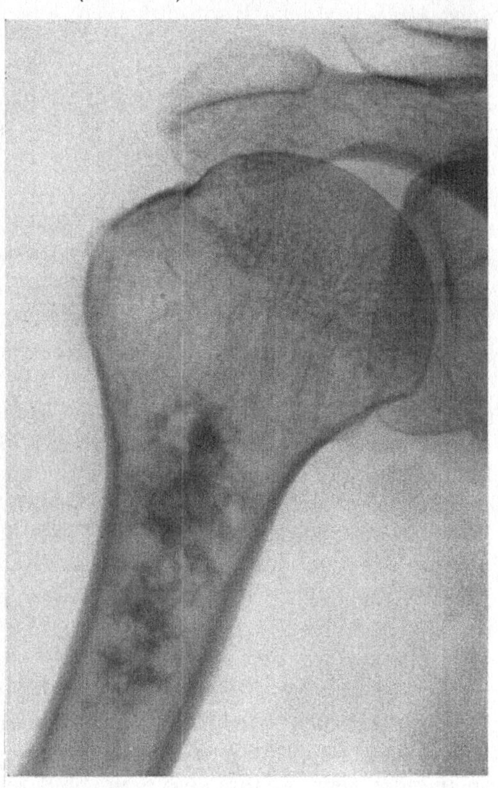

Abb. 51. 52jähr. ♀. Enostose im Oberarmschaft. Die Tochter der Patientin bekam ein rezidivierendes bösartiges Chondrosarkom des Schambeins.

Mauberg beschriebenen „*Corticalisosteoide*" sind doch wohl blande Osteomyeliten. Mauberg selbst hält eine Geschwulstgenese für ausgeschlossen. Ganz ähnliche Bilder sieht man histologisch bei corticalen Riesenzellherden (vgl. Abb. 73).

Sogenannte „*Osteoid-Osteome*" sind von L. Jaffé beschrieben worden. Diese Gewächse sollen in der Spongiosa vorkommen. Im Röntgenbild fanden sich kleine, umschriebene, scharf abgegrenzte Herde, die von einer helleren Zone umgeben waren und meist eine etwas dichtere Zeichnung aufwiesen. Es soll sich um gutartige, abgekapselte Geschwülste handeln, von denen einige sowohl dem Röntgenbild nach, das entsprechende abgekapselte Verdichtungen aufweist, als nach dem mikroskopischen Bilde, das Osteoid und unregelmäßig gebildete Knochenbälkchen zeigte, als eine *feingeweblich etwas anders aussehende Art des Osteoms* zu bezeichnen sind. Eine *besondere Geschwulstart kann in ihnen nicht erblickt werden.* *Differentialdiagnostisch* muß bei Frauen im Beginn des Klimakteriums bei hypophysären Störungen an eine *Hyperostosis frontalis* gedacht werden, eine Hyperostose der Tabula interna im Stirnbein. Sie verursacht ganz charakteristische Bilder.

Dieses seltene, fast nur bei Frauen vorkommende Leiden (Synonym: MORGAGNIs Syndrom, STEWART-MORELsches Syndrom, hyperostotische Endokraniose) weist *klinisch* starke Kopfschmerzen, eine hypogenitale und viriloide Fettsucht, Schlafstörungen und gelegentlich einen Diabetes mellitus oder insipidus auf (PENDE). Schwindelanfälle, Krämpfe und Hemiparesen sind außerdem manchmal beobachtet. Der Grundumsatz ist herabgesetzt, die Zuckertoleranz erhöht. Kalk- und Phosphorspiegel sind normal. Die Erkrankung wird meist als Hirntumor diagnostiziert. Im *Röntgenbild* findet sich eine deutliche Hyperostosis frontalis interna, die teils als warzenförmige Osteophytenbildung in Erscheinung tritt, teils als girlanden- und plattenartige Auflagerung beschrieben ist. Auch am Os occipitale sollen ähnliche Veränderungen vorkommen. Die Knochenveränderungen müssen als Begleitvorgang der neurohormonal-hypophysären Erkrankung aufgefaßt werden. Ähnliche Osteophyten kommen übrigens gelegentlich auch während der Schwangerschaft vor.

Die *Behandlung* der Osteome hat nur diejenigen Knochengewächse zu berücksichtigen, die infolge ihrer Lage, z. B. am Schädeldach oder Nebenhöhlen zu unangenehmen Erscheinungen Anlaß geben. Unter Umständen kommt eine Entfernung auch aus kosmetischen Gründen in Frage. An Gliedmaßen ist eine chirurgische Entfernung nur bei Beeinträchtigung der Funktion angebracht. Sämtliche Osteome, die einen zufälligen Nebenbefund beim Röntgen darstellen, sind zu belassen. Wirbelosteome sind klinisch belanglos. Schädelosteome dürfen operativ nicht eher angegangen werden, als bis ein Meningeom ausgeschlossen ist (s. Abschnitt 21).

4. Riesenzellgeschwülste. Knochencysten.

Die gutartigen Riesenzellgeschwülste und die Knochencysten gehören ihrer Entstehung und ihrem Wesen nach eng zusammen. Ihre nahe Verwandtschaft zueinander geht schon aus dem häufigen gleichzeitigen Vorkommen bei der Ostitis fibrosa generalisata RECKLINGHAUSEN hervor. Sie wird durch Mischbilder und Übergänge von Riesenzellgeschwülsten zu Cysten bewiesen. Die starke Kalkberaubung der Knochen bei der Stoffwechselkrankheit Ostitis fibrosa generalisata, die zu mechanischer Minderwertigkeit, zu einem überstürzten Abbau mit einem Riesenbedarf an Osteoclasten und zu Blutungen führt, schafft besonders glänzende Vorbedingungen für die Entstehung der Riesenzellgeschwülste (braunen Tumoren) und Cysten. Die Auffassung, daß das Einzelvorkommen von Riesenzellgeschwülsten und Cysten ätiologisch etwas mit der Ostitis fibrosa generalisata zu tun hat, wird heute von der Mehrzahl der Autoren abgelehnt (unter anderen v. HABERER, AXHAUSEN, KONJETZNY, LANG, LOOSER, GLAUNER, HASLHOFER, NOTHMANN usw.). KONJETZNY selbst hat die früher von ihm gebrauchte Bezeichnung „sog. lokalisierte Ostitis fibrosa" verworfen. Trotzdem gibt es eine Reihe Autoren, die auf Grund von klinischen Beobachtungen und theoretischen Erwägungen Beziehungen und Übergänge für möglich halten. So hält SCHUPP die jugendliche Knochencystenbildung, um das verpönte Wort

Ostitis fibrosa localisata, mit dem in der Tat sehr viel Unfug getrieben ist, zu vermeiden, für eine von außen ausgelöste endokrine Erkrankung, die im jugendlichen Alter kompensiert wird. Im gleichen Sinne könnten die HIMMELMANNschen Befunde unterschwelliger, durch Parathormonversuch aufdeckbarer Kalkstoffwechselstörungen bei Einzelcystenträgern sprechen. Eine Schwester des ersten von MANDL von einer Nebenschilddrüsengeschwulst befreiten Kranken mit generalisierter Ostitis fibrosa hatte eine „lokalisierte" Ostitis fibrosa, was auch auf eine Verwandtschaft der Erkrankungen hindeuten könnte. BERGMANN, WANKE und MEYER-BORSTEL, GESCHICKTER und COPELAND sahen Übergangsfälle von örtlicher Cystenbildung zu ausgebreiteteren Formen. Schließlich kann man folgende Reihe aufstellen (ERNST FREUND): Einzelcysten; mehrere Cysten in einem größeren Abschnitt eines Knochens; Cystenbildungen in zwei benachbarten Knochen; halbseitige Cystenbildungen des ganzen Skeletes; doppelseitige Cystenbildungen des ganzen Skeletes. Letztere kommen *ohne und mit* den klinischen Zeichen der entgleisten Nebenschilddrüsenfunktion vor (REISCHAUER). Es gibt also noch mehrknochige Cysten- und Riesenzellgeschwulstbildungen des Skeletes *ohne* die vollausgebildeten Zeichen der generalisierten ENGEL-RECKLINGHAUSENschen Ostitis fibrosa. Diese Feststellungen müssen doch wohl dazu führen, irgendwelche inneren Beziehungen zwischen Einzelcystenbildungen und ausgebreiteteren Formen anzunehmen.

Für die überwiegende Mehrzahl der Fälle läßt sich heute aber behaupten, daß *Knochencysten und gutartige Riesenzellgeschwülste in der Regel eine örtliche Erkrankung des Knochens darstellen, daß Kalkstoffwechselstörungen fehlen, daß ein Fortschreiten nicht zu beobachten und daß die Erkrankung heilbar* ist. Ein Verlauf wie bei der RECKLINGHAUSENschen Erkrankung ist also nicht vorhanden, und eine „Entartung" der jugendlichen Knochencyste und des Riesenzelltumors zur Ostitis fibrosa RECKLINGHAUSEN gibt es nicht.

KONJETZNY hat nachgewiesen, daß braune Tumoren und Knochencysten als Folge von Aufsaugungen nach allen möglichen traumatischen oder mechanischen Einwirkungen auch bei anderen Knochenerkrankungen vorkommen. Ebenso hat sie LOOSER bei Pseudarthrosen, bei Rachitis, Osteomalacie und nach Traumen gesehen. Trotz der unbestrittenen Grundlage einer möglichen traumatischen oder mechanischen Schädigung des Knochens bei einer umschriebenen Riesenzellgeschwulst oder einer Knochencyste, und trotz des abortiven Vorkommens bei anderen Knochenerkrankungen, also des gleichen geweblichen Aufbaues bei ganz verschiedenen Veränderungen, zwingen klinische Überlegungen doch dazu, eine innere, wenn auch entfernte Verwandtschaft der Riesenzellgeschwülste und Knochencysten mit der generalisierten Ostitis fibrosa anzunehmen. Das Gemeinsame müssen konstitutionelle, angeborene gewebliche Skeletminderwertigkeiten sein.

Vor der Bezeichnung lokalisierte Ostitis fibrosa ist allerdings zu warnen. Sie ist mit KONJETZNY und HASLHOFER abzulehnen; denn diese Benennung, die bei jedem kleinsten Riesenzellherd, bei jeder Markfibrose und jedem Cystchen angewandt wurde, hat durch übermäßige und mißbräuchliche Benutzung nur Verwirrung gestiftet. Weil man am Rande von vielen Knochenveränderungen und -geschwülsten, besonders auch Sarkomen, Riesenzellgewebe und Markfibrosen finden kann, und weil mit dem Begriff Ostitis fibrosa merkwürdigerweise bei den meisten Chirurgen die Auffassung von etwas Gutartigem verbunden ist, sollte man mit der pathologisch-anatomischen Diagnose Ostitis fibrosa ganz besonders vorsichtig sein.

Es werden im folgenden unterschieden:

1. Die einzelstehende *gutartige Riesenzellgeschwulst.* (Gutartiger Riesenzelltumor. Osteoclastom. Knochengranulom [BORAK]. Tumeur des os à cellules géantes. Tumeurs à myeloplaxes. Myeloplaxom. Benign giant cell tumor.)

2. Die *umschriebene jugendliche Knochencystenbildung.* (Cystofibrom [KIENBÖCK]. Osteodystrophia juvenilis cystica [v. MIKULICZ]. Ostitis fibrosa cystica localisata. Kyste des os. Bone Cyst. Benign bone cyst.)

3. *Fortschreitende Formen der Knochencystenbildung.* (Monostotische, monomele Cystopathie der Knochen. Ostitis fibrosa monostotica progressiva. Polycystic Osteitis fibrosa.) Von ihnen ist die

4. *Ostitis fibrosa generalisata* mit Kalk- und Posphorstoffwechselstörung und Nebenschilddrüsengeschwulst (ENGEL-RECKLINGHAUSENsche Ostitis fibrosa, allgemeine Cystofibrose [KIENBÖCK]) abzugrenzen.

Wir können die *Übergänge* von der einherdigen Knochencyste (Abb. 100) zur polycystischen herdförmigen Erkrankung (Abb. 99, 101), zur ausgebreiteten einknochigen, unter Umständen sogar zweiknochigen, sich über ein Gelenk desselben Gliedabschnittes herüber erstreckende Erkrankung (Abb. 102—104), bis zur *halb- und doppelseitigen* Ostitis fibrosa, letztere entweder ohne oder mit beginnender Kalkstoffwechselstörung und *ohne* Epithelkörperchengeschwulst oder mit Stoffwechselstörung und Epithelkörperchengeschwulst (Abb. 105—110) im Bilde nebeneinanderstellen und vergleichen. Die nach der Abgrenzung der gutartigen Riesenzellgeschwulst und der jugendlichen Knochencyste von der generalisierten Ostitis fibrosa übrigbleibenden und dieser ebenfalls fälschlich zugerechneten Erkrankungen werden im anschließenden Kapitel: Die Begrenzung der Ostitis fibrosa besprochen.

a) Die gutartige Riesenzellgeschwulst.

Die gutartigen Riesenzellgeschwülste wurden früher als „myelogene Sarkome" geführt. Schon DUPUYTREN (1834) und NÉLATON (1860) haben aber das nichtsarkomatöse Verhalten der Riesenzellgeschwulst gekannt und auch schon R. VIRCHOW wußte, daß „myelogene Sarkome" verhältnismäßig gutartige Gewächse waren und bei früher und vollständiger Entfernung eine günstige Prognose gaben. Die Abtrennung von den „myelogenen Sarkomen" ist das hauptsächliche Verdienst KONJETZNYs.

Weil wir heute sowohl unter den osteogenen Sarkomen biologisch sich verschieden verhaltende Gruppen unterscheiden, weil wir das EWING-Sarkom kennen, und weil der Begriff der gutartigen Riesenzellengeschwulst feststeht, ist ein früher gebrauchter *alles zusammenwerfender Knochensarkombegriff unmöglich* geworden, was aus den späteren Abschnitten noch zur Genüge hervorgehen wird. Darum scheidet auch der Gebrauch von früheren Statistiken, die als Knochensarkome *zusammengewürfelt* die verschiedenen Gruppen der osteogenen Sarkome, EWING-Sarkome und Riesenzellgeschwülste enthielten, aus (KÜTTNER, HINTZE, ESCHER usw.).

Über die *Auffassung* der Riesenzellgeschwülste bestanden und bestehen noch Meinungsverschiedenheiten. Der erste, der die *echte Gewächsnatur* der Riesenzellgeschwulst behauptete, war RIBBERT. Er faßte sie auf als echte Geschwülste knochenresorbierenden Gewebes mit einer Neigung, in älteren Abschnitten wieder Knochen aufzubauen. Die echte Geschwulstnatur der in der Regel als gutartig aufzufassenden Riesenzellgeschwulst wird heute von ALBERTINI, BLOODGOOD, EWING, KOLODNY, GESCHICKTER und COPELAND, PUHL, GEORG HERZOG vertreten, während sie KONJETZNY und HASLHOFER als regenerative *Fehl- und Überschußbildungen hinstellen, die sich auf der Grundlage bestimmter Schädigungen des Knochens* bzw. *Knochenmarkes, einer bestimmten Gewebsveranlagung, ähnlich der des Keloids, und auch ganz bestimmter örtlicher Veränderungen entwickeln.* Die Schädigung, die zu dieser regenerativen Überschußbildung führt, wird in einer *Blutung,* die durch traumatische oder mechanische Einwirkungen ausgelöst wird, erblickt (NÉLATON, KONJETZNY, HASLHOFER). Schließlich faßte MÖNCKEBERG die Riesenzellgeschwülste als *Zwischenstufe* zwischen reaktiven und blastomatösen Neubildungen auf.

Für eine *Beziehung* der Riesenzellgeschwülste zur *normalen Knochenresorption* sprechen mehrere Tatsachen. Das Auftreten von Osteoclasten steht im engen Zusammenhang mit der Bildung von Blutgefäßen und spindelzelligem jungen (embryonalen) Bindegewebe. Bei der normalen Knochenbildung gehen an Orten sog. enchondraler Ossifikation mit der Knorpelaufschließung durch Capillaren und Osteoclasten auch Knochenneubildungsvorgänge einher. Das dort liegende spindelzellige mesenchymale Bindegewebe hat mehrfache Fähigkeiten. Es kann kollagene Fasern, Knochen und Gefäße bilden und bringt auch mit Abbaufähigkeiten begabte Zellen hervor. *Geweblich* steht die Riesenzellgeschwulst also in Beziehung zur Resorption und zum Abbau durch Osteoclasten.

Die *Epiphyse* stellt schon physiologisch einen Ort dar, an dem eine besondere Neigung zum Hervorbringen von Osteoclasten vorhanden ist. Dieses würde also an sich schon eine Bevorzugung der Epiphyse erklären. Es kommen außerdem die eigenartigen *Blutversorgungsverhältnisse* an der Epiphyse hinzu. Diese empfängt ihre Schlagaderzuflüsse von Gelenkkapselgefäßen her (LEXER), die periostal und transcortical eintreten. Wenn an dieser Stelle der Epiphyse ein Trauma angreift, und ein subcorticaler Bluterguß einsetzt, so drosselt dieser die von außen her notwendige Blutzufuhr ab. Das durchblutete Gebiet ist zur Resorption auf die Tätigkeit der Markgefäße angewiesen. Alles das ereignet sich in einem Alter des Betroffenen, wo die osteoclastischen Fähigkeiten noch in besonderem Maße vorhanden sind. Die Folge ist die Bildung des Osteoclastengewebes im Überschuß (GESCHICKTER und COPELAND). Die Tatsache, daß eine reaktive Knochenbildung seitens der Rinde der Epiphyse ausbleibt, wird von GESCHICKTER und COPELAND mit der traumatischen Schädigung der Blutzufuhr von außen erklärt, während bei metaphysärem Sitz der Blutung reparative Vorgänge einsetzen können und sollen. Hiermit wäre der *bevorzugte Sitz der Riesenzellengeschwulst in der Epiphyse* etwas erklärt, auch die Tatsache, daß *metaphysäre Riesenzellgeschwülste eher als Cysten ausheilen können.*

Nach *eigener Auffassung* ist die auslösende Blutung für die geweblich gleiche Riesenzellgeschwulst bei der Ostitis fibrosa generalisata bewiesen. Wenn man eine angeborene Geschwulst auf dem Boden einer örtlichen geweblichen

Fehlbildung (Hamartie) für die *solitäre* Riesenzellgeschwulst annimmt, so ist eine Blutung als Ursache der Riesenzellgeschwulst aber nicht erforderlich. Diese Blutung kann vielmehr auf der Verletzlichkeit der Capillaren des syncytialen Geschwulstgewebes beruhen. Wenn es aber erst einmal zu einer Blutung im Geschwulstgewebe gekommen ist, so setzen selbstverständlich die gleichen Osteoclastenüberschußbildungen ein, wie bei den braunen Tumoren der Ostitis fibrosa. Die „regenerative Fehl- und Überschußbildung" (KONJETZNY, HASLHOFER) könnte also bei der einzelstehenden Riesenzellgeschwulst auf dem Boden einer Hamartie etwas Sekundäres sein. Auch spricht die Tatsache, daß es eine bösartige Entartung bei der meist gutartigen Riesenzellgeschwulst gibt, für deren echte Geschwulstnatur, während die Tatsache, daß es eine bösartige Entartung der Riesenzellgeschwülste bei der generalisierten Ostitis fibrosa *nicht* gibt, für die alleinige, regenerative Fehl- und Überschußbildung nach Knochenmarksblutungen infolge mechanischer Insuffizienz zu verwerten ist. Ich selbst halte also nach dem heutigen Stand der Forschung die *Geschwulstnatur der Riesenzellgeschwulst für weitgehend erwiesener und für besser begründet, als die alleinige Annahme einer regenerativen Fehl- und Überschußbildung.* Eine angeborene gewebliche Fehlbildung im Sinne einer Hamartie erscheint mir am allerwahrscheinlichsten. Örtliche Besonderheiten der Blutgefäßbildung und das schon Vorhandensein von Geweben, die an dieser Stelle für den Knochenabbau im besonderen Maße gebraucht werden, erklären die Ausdehnung dieser Riesenzellgeschwülste.

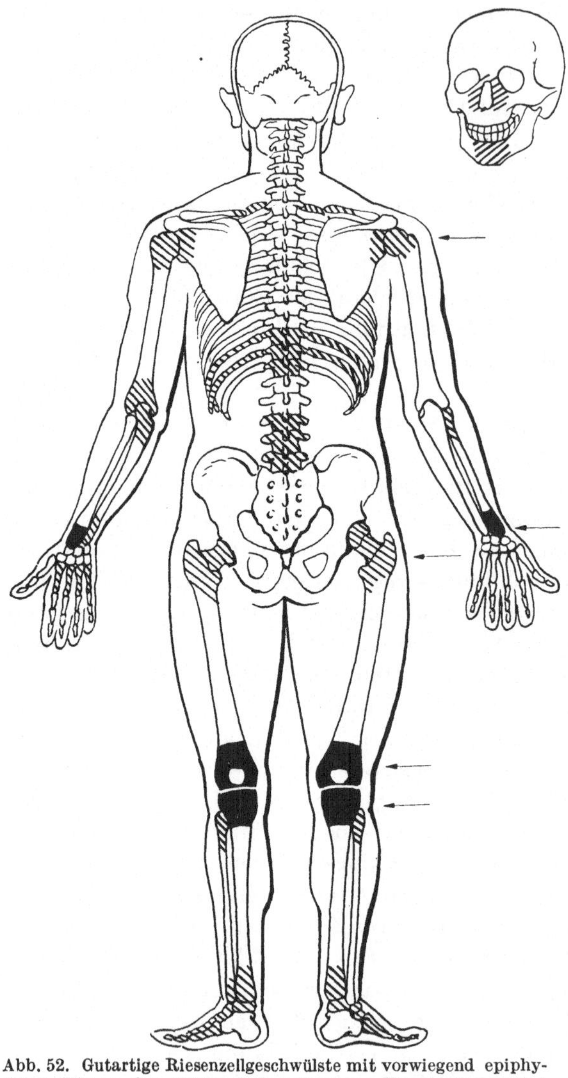

Abb. 52. Gutartige Riesenzellgeschwülste mit vorwiegend epiphysärem Sitz an den langen Röhrenknochen. Hauptorte schwarz. Nebenorte gestrichelt. (Unter Benutzung einer Abbildung von GESCHICKTER und COPELAND.)

Feingeweblich stellen die Riesenzellgeschwülste nach ALBERTINI ein verfilztes Netz aus Spindel- und Riesenzellen mit anastomosierenden Protoplasmafortsätzen und einem feinfibrillären kollagenen Zwischengewebe dar. Die bekannten vielkernigen Riesenzellen (Abb. 56) haben eine Größe von 30—100 μ und gelegentlich noch mehr und enthalten gegen 100 Kerne (HASLHOFER). Sie liegen in einem Netz rundlich-spindeliger Zellen (Abb. 56, 57). Ihre Zahl ist am stärksten in der Umgebung von Blutungen und alten Knochenbälkchen, also in der Nähe von noch abräumfähigem Material. (Riesenzellen, die weniger Kerne enthalten, kleiner sind und spärlich verteilt sind, kommen beim osteogenen Sarkom, und

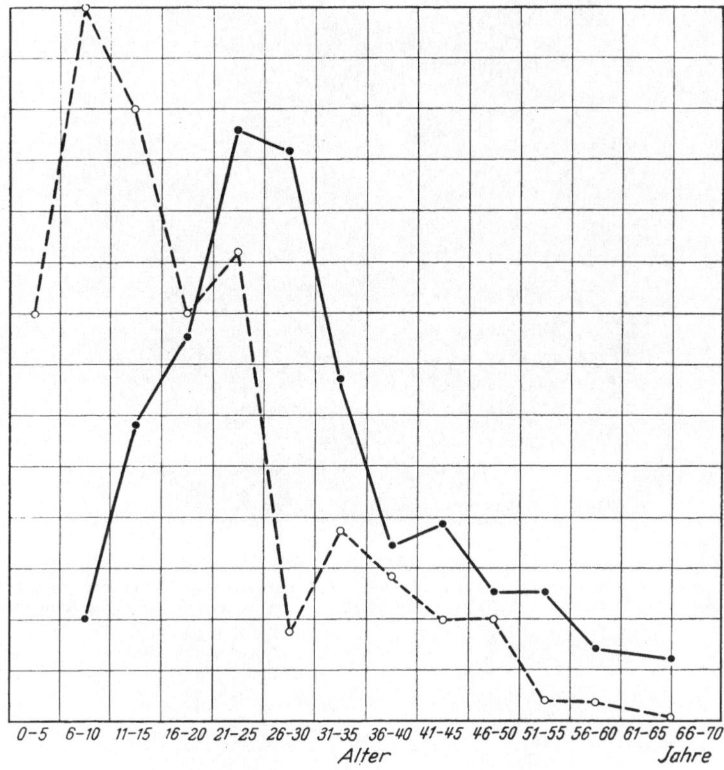

Abb. 53. Altersverteilung der jugendlichen Knochencysten (gestrichelt) und der gutartigen Riesenzelltumoren.

zwar dessen osteolytischer Untergruppe vor!) Die Spindelzellen zwischen den Riesenzellen sind nicht als „Stroma", sondern als geschwulsteigen anzusprechen (G. HERZOG). In ihnen sind faserige Ausscheidungen und regelmäßige Capillaren erkennbar. Diese können aber auch mangelhaft angelegt sein und zu offenen Netzen führen. In diesen *leicht verletzlichen Gefäßnetzen ist die Ursache von Blutungen* im Geschwulstgewebe zu erblicken. Das spindelzellige Gewebe hat schließlich die Fähigkeit, Osteoid und Knochen (Abb. 58, 76) zu bilden. Blutgefäß- und Knochenbildung geht von richtigen „Wachstumskomplexen" (vgl. S. 7) jugendlichen Spindelzellengewebes aus (G. HERZOG).

Dieses jugendliche Blastem läßt auch in sich die *Riesenzellen* entstehen (ALBERTINI, PUHL). Zusammenhänge mit endgültigen Gefäßendothelien (LUBARSCH, RITTER, KONJETZNY) werden heute abgelehnt (ALBERTINI, PUHL). Nach ALBERTINI stellen die Riesenzellen wie die Spindelzellen Bestandteile

3*

des Mesenchyms dar, die durch Kanalisation in Endothelien umgewandelt werden können. Die Riesenzellen sind nach plastischen Rekonstruktionsverfahren

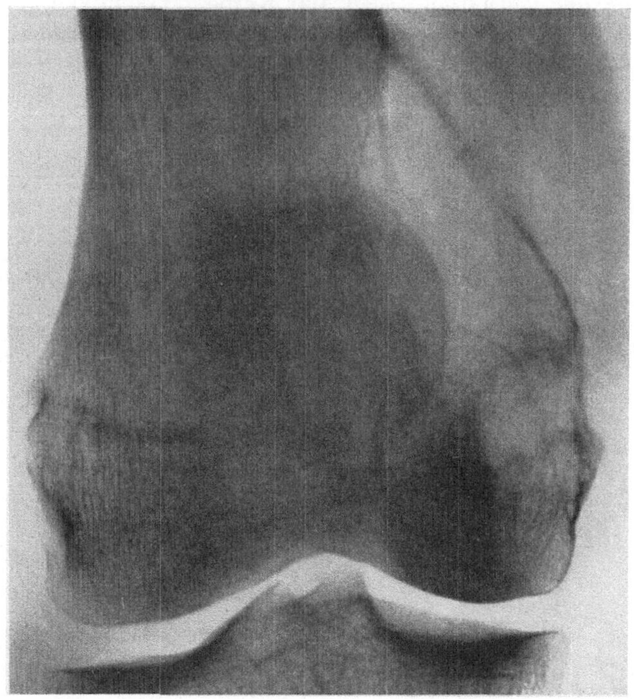

Abb. 54.

Abb. 54—56. 23jähr. ♂. Riesenzellgeschwulst der unteren Femurepiphyse. Resektion, plastische Knochenspanverschiebung. Geheilt. Nicht charakteristisches, aber besonders wichtiges Röntgenbild!

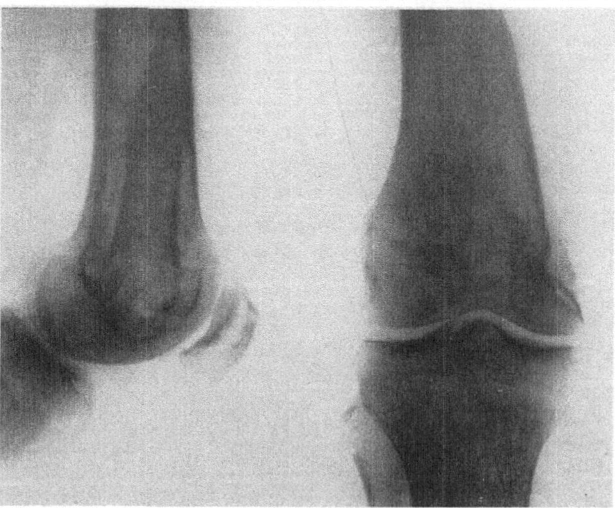

Abb. 55. Zustand 6 Monate später. Ausheilung nach plastischer Knochenspanverschiebung.

als Vorstadien von Gefäßen aufzufassen, die sich über ein Stadium der Übergangsgefäße zu echten, endothelausgekleideten Gefäßen entwickeln können

(SCHAAL). Hierfür sprechen auch eigene Beobachtungen an einer Riesenzellgeschwulst des großen Rollhügels (Abb. 57).

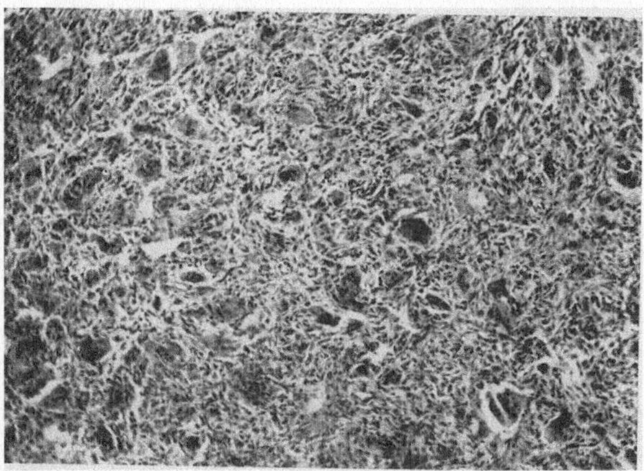

Abb. 56. Zugehöriger Schnitt. Typische gutartige Riesenzellgeschwulst.

PUHL hat darauf aufmerksam gemacht, daß die Art der Gefäßbildung im teilweise absterbenden und cystenbildenden Blastemgewebe *frühembryonal* ist.

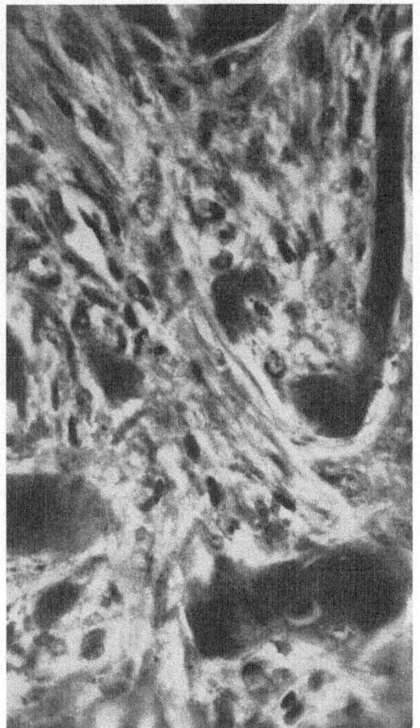

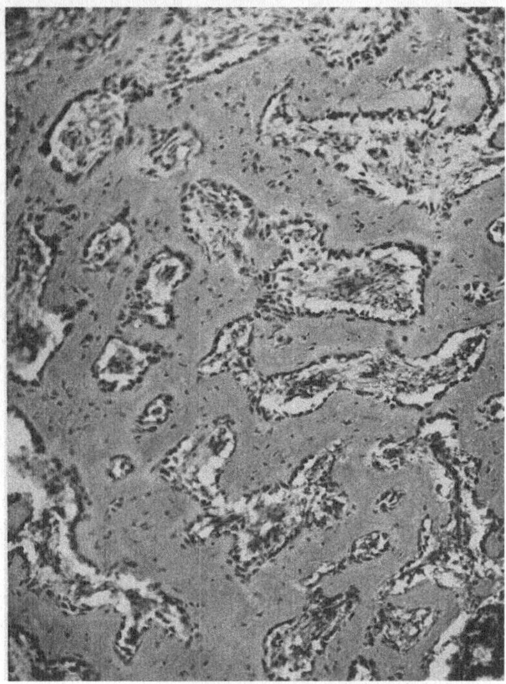

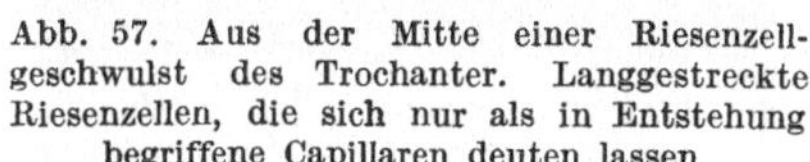

Abb. 57. Aus der Mitte einer Riesenzellgeschwulst des Trochanter. Langgestreckte Riesenzellen, die sich nur als in Entstehung begriffene Capillaren deuten lassen.

Abb. 58. Vom Rand einer Riesenzellgeschwulst des Trochanter. Reichliche Bildung osteoider Knochenbälkchen in geflechtartigem Zusammenhang mit regelmäßigen Osteoblastensäumen.

Er sieht hierin einen Beweis, daß das spindelzellige Grundgewebe der Riesenzellgeschwulst tatsächlich ein jugendliches, unreifes, frühembryonales Gewebe ist, das über eine Differenzierungsfähigkeit in verschiedener Richtung verfügt, und zwar sowohl in Richtung auf eine Knochen- als auch Blutgefäßbildung. Hier-durch kann es zu einer Art an-giokavernöser Geschwulstbildung der Riesenzellgeschwulst kom-men. Ebenso nimmt G. HERZOG eine geschwulsteigene Gefäß- und Gefäßspaltbildung an und er-klärt mit der unterschiedlichen Entwicklung der Gefäße folgende histologische Besonderheiten der Riesenzellgeschwülste: a) das Bild des capillär, kavernösen Hämangioms; b) hämorrhagische Formen; c) das Vorkommen von polymorphen Elementen neben Riesenzellen; d) die vorwiegende Anwesenheit von xanthomatösen Schaumzellen; e) eine ausgespro-chene Osteoid- und Knochen-bildung mit vorwiegend fibro-matöser Umwandlung.

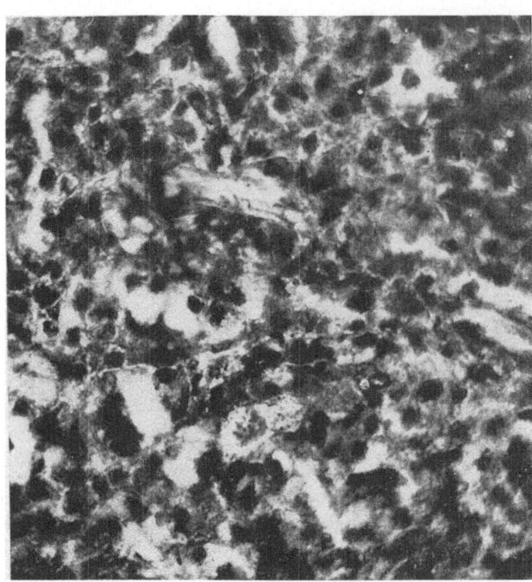

Abb. 59. Vorwiegend xanthomatöser Bau einer Riesenzellgeschwulst.

Mit dieser letzten Form sind schon die *Rückbildungs- und Hei-lungsvorgänge* in Riesenzellgeschwülsten angeführt. *Organisationen von Blutungen, Cystenbildung, Osteoid- und Knochenbildung, sowie rein fibröse Beschaffenheit kommen gleichzeitig und zeitlich getrennt vor, so daß man immer nur von bestimmten Sta-dien der Riesenzellgeschwülste sprechen sollte.* Oft kann man eine Zonenentwicklung fest-stellen (HASLHOFER): Zentral Riesenzellen, dann Spindelzellen, am Rand Knochen-bälkchen und fibröses Mark (s. Abb. 76, 84). Das Vorherrschen von Spindelzellen wird überflüssigerweise als „Spindelzellen-variante" bezeichnet. Benennung von sol-chen Riesenzelltumoren aus einem *zufällig gesehenen Stadium heraus als Osteom, Osteo-fibrom, Fibrom, „polycystische Ostitis fi-brosa"* ist immer wieder im Schrifttum bei einzelnen Bearbeitern nachzuweisen (beson-ders im Kiefergebiet). *Das riesenzellhaltige und -freie Granulom des Kiefers sind nur verschiedene Ausdrucksformen bzw. Stadien des gleichen Geschehens* (Abb. 76, 79). Auch

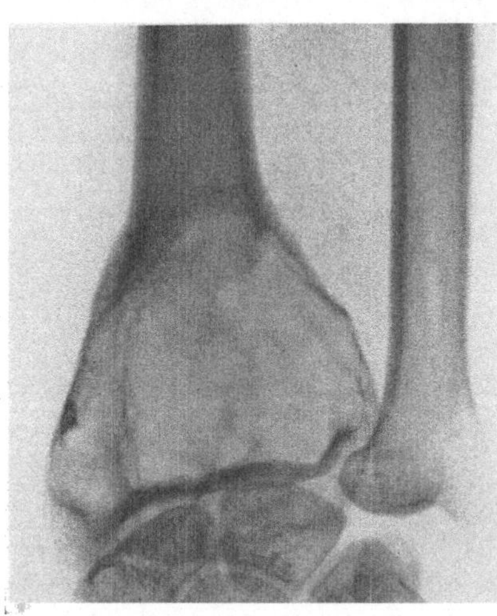

Abb. 60. 29jähr. ♀. Epiphysäre Riesenzellge-schwulst des unteren Radiusendes. „Klassisches" Röntgenbild.

die *Xanthome* (Abb. 59) stellen lediglich Abarten der Riesenzellgeschwulst dar. KONJETZNY hat die Ausheilung der Riesenzellgeschwulst in *zentrale Fibrome*

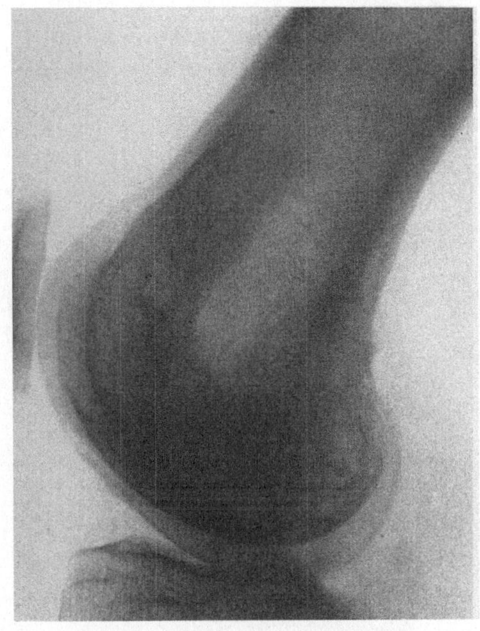

Abb. 61.

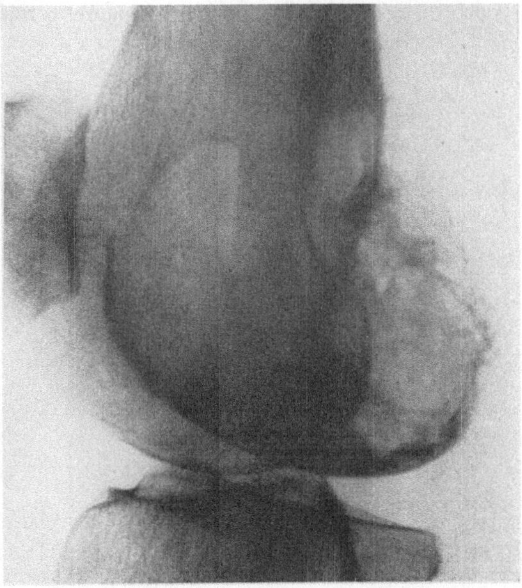

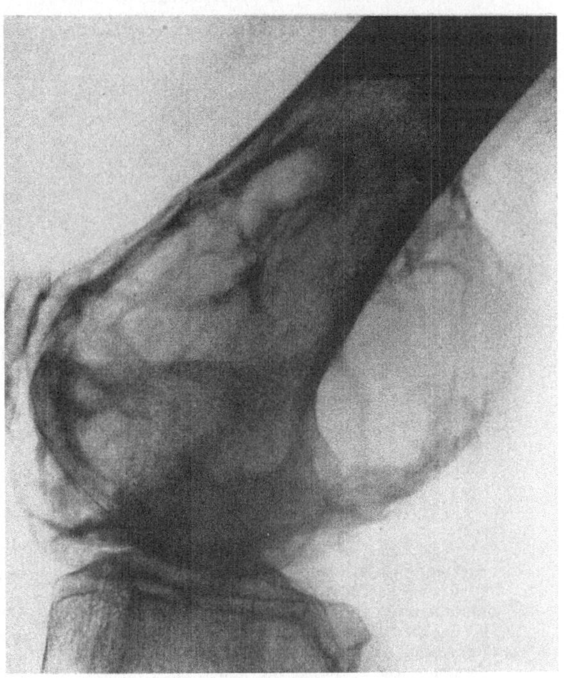

Abb. 62.

Abb. 61—64. 40jähr. ♀. Entwicklung eines Rie-
senzelltumors in den Oberschenkelkondylen im
Verlauf von 4 Jahren. Operation von der
Patientin abgelehnt.

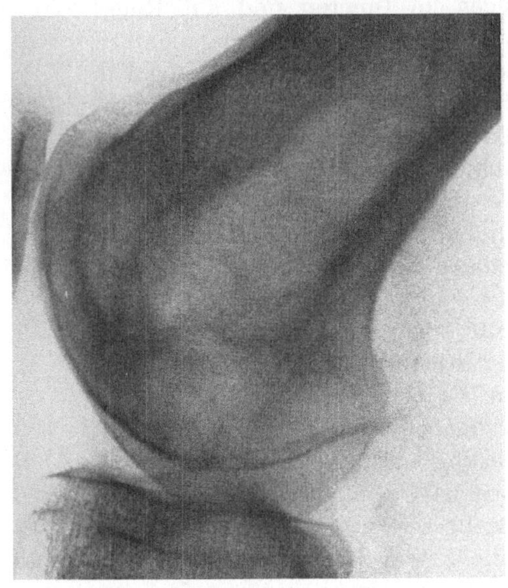

Abb. 63.

Abb. 64.

bewiesen (s. Abb. 78, 84). Ebenso kommen myxomatöse Umwandlungen vor
(Fibromyxom und Myxom des Kiefers, s. S. 71).

Makroskopisch handelt es sich bei Riesenzellgeschwülsten um rostbraune bis rostbraungraue, schwammige, knochenzerstörende Herde mit dünner Knochen-

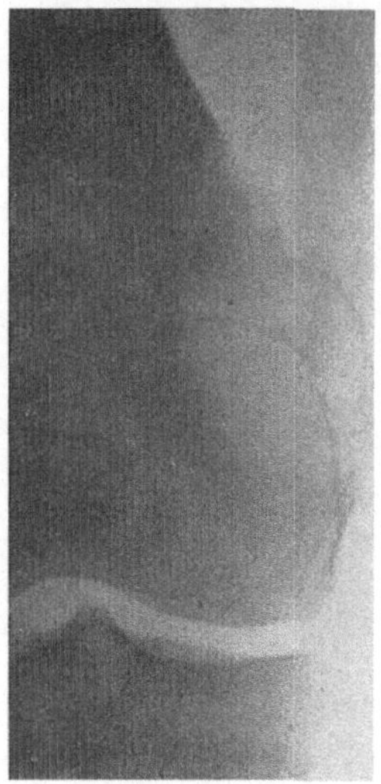

Abb. 65.

Abb. 65—67. 27jähr. ♀. Riesenzellgeschwulst der unteren Femurepiphyse. Seit 4 Monaten Knieschmerzen. Freilegung. Auskratzung.

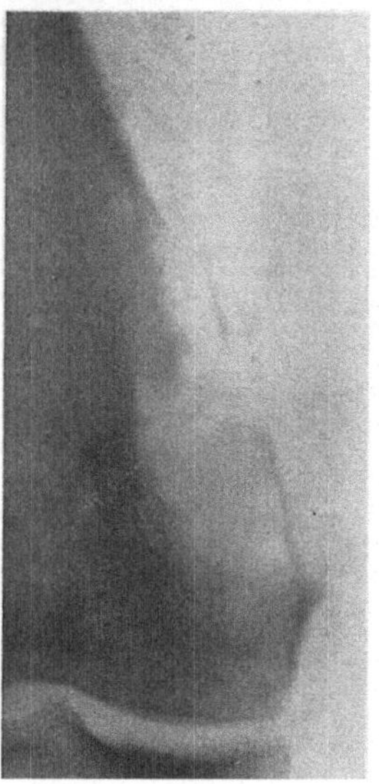

Abb. 66. Ausgekratzte Riesenzellgeschwulst der unteren Femurepiphyse 2 Monate später. Ohne Probeexcision Amputation. Rinde durchbrochen. Falsch!

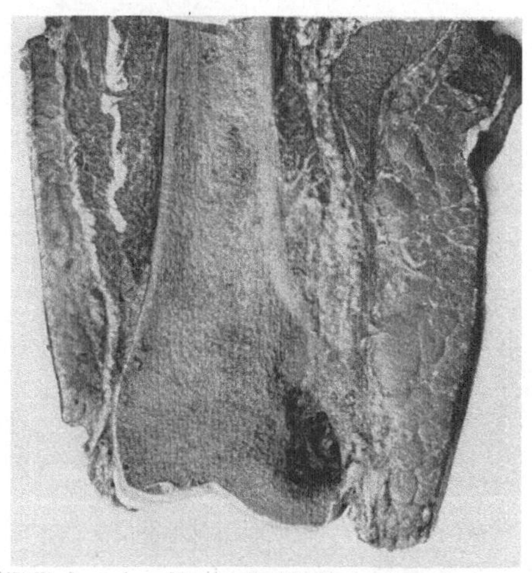

Abb. 67. Zugehöriges Operationspräparat. Kein Sarkom. Gutartige Riesenzellgeschwulst. Nach 10 Jahren gesund. Beispiel für eine ungenügende Erstoperation und für falsches operatives Vorgehen bei der Zweitoperation infolge der Fehldeutung des Röntgenbildes. Richtiges Vorgehen bei Abb. 54—55. Dort war allerdings die Rinde noch nicht durchbrochen.

oder rein fibröser Schale. Knochenbildungen im Inneren sind auf Rückbildungen und Heilungsvorgänge zu beziehen. Jüngere Riesenzellgeschwülste sind heller, von graugelber oder grauschwärzlicher Färbung, ältere rostbraun (LOOSER). Vereinzelt wird Einbruch in die Weichteile beobachtet. Ganz selten ist Durchbruch durch die Haut. Diese Möglichkeit beweist eine Beobachtung von PLATT, wo eine Riesenzellgeschwulst des unteren Wadenbeinendes wie ein Fungus durch die Ferse brach. Bei einer eigenen Beobachtung war das gleiche am Wadenbeinköpfchen der Fall. Die Abgrenzung einer *corticalen* und *zentralen* Form ist nicht notwendig. Kleinere Riesenzellgeschwülste (Abb. 71) liegen ausschließlich in der Rinde, größere wölben sich in die Markhöhle vor. Es gibt *ein-* und *mehrkammerige Formen* bei den Riesenzellgeschwülsten.

Klinik. Riesenzellgeschwülste kommen am meisten im Alter von 20 bis 30 Jahren vor (40%). Ich verweise auf die Kurve Abb. 53. Die Häufigkeitskurve fällt dann bis zum 40. Lebensjahr steil ab und verebbt langsam. Bemerkenswert ist das Häufigkeitsverhältnis zur generalisierten Ostitis fibrosa. Nach MICHAELIS kommen auf eine generalisierte Ostitis fibrosa 30—50 Einzelcysten- oder Riesenzellgeschwulstträger. Die Lokalisation der Riesenzellgeschwülste

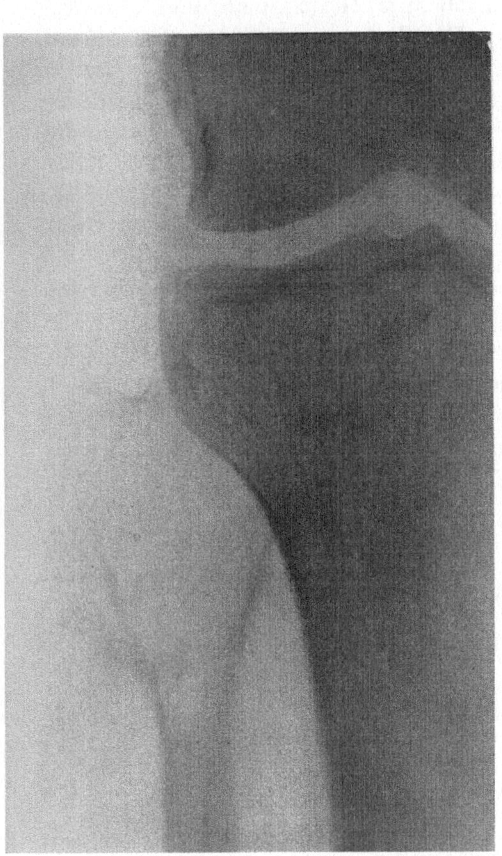

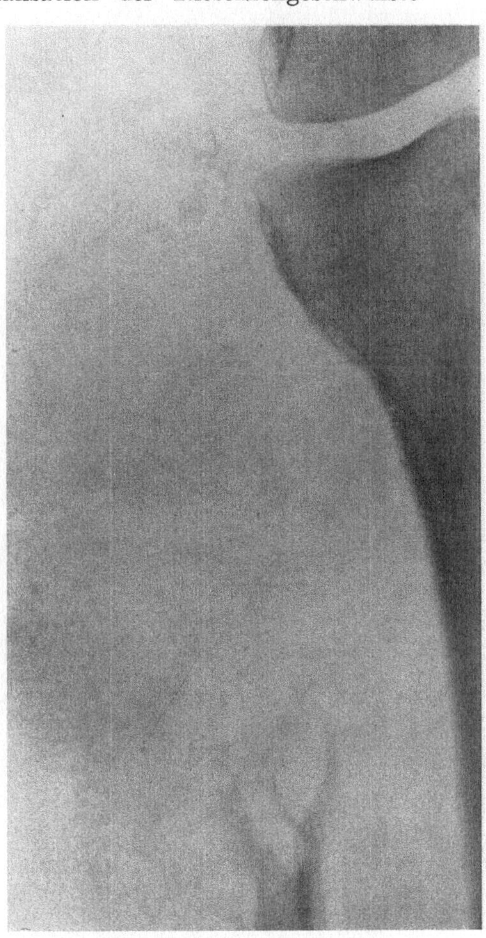

Abb. 68. Wabig cystische Wadenbeinköpfchen-geschwulst. 1 Jahr vor der Operation.

Abb. 69. Zur Zeit der Operation.

Abb. 68—69. 29jähr. ♀. Gutartiger Riesenzelltumor des Wadenbeinköpfchens. Seit 2 Jahren kirschgroße Geschwulst am Fibulaköpfchen, innerhalb eines halben Jahres hühnereigroß geworden. Rat zur Operation. Stattdessen Behandlung von einem Heilkundigen. Bepinselung mit „heißer Flüssigkeit", daraufhin starke Eiterung. Geschwulst zuletzt kindskopfgroß. — Klinisch: derb höckerige Geschwulst, mit der Unterlage fest verwachsen. In der Mitte Durchbruch durch die Haut. In Handtellergröße schmierige, blutige Ulcerationen. Kniegelenk frei, keine Drüsen. Resektion des Tumors. Heilung. Kontrolle nach 8 Jahren: gesund. Beispiel für klinisch und röntgenologisch „malignes" Verhalten bei histologischer Gutartigkeit. Eine Amputation wäre falsch gewesen!

geht aus der schematischen Zeichnung Abb. 52 hervor. *Hauptsitz* ist das untere Oberschenkel- und Speichenende, sowie die obere Tibiaepiphyse. Es können aber auch sämtliche anderen Knochen befallen sein: Wirbelkörper, -fortsätze, Kniescheibe, Rippen, Fersenbein usw. Sehr selten sind kleine und kleinste Röhrenknochen erkrankt. 61 Fälle von MEYERDING verteilten sich folgendermaßen:

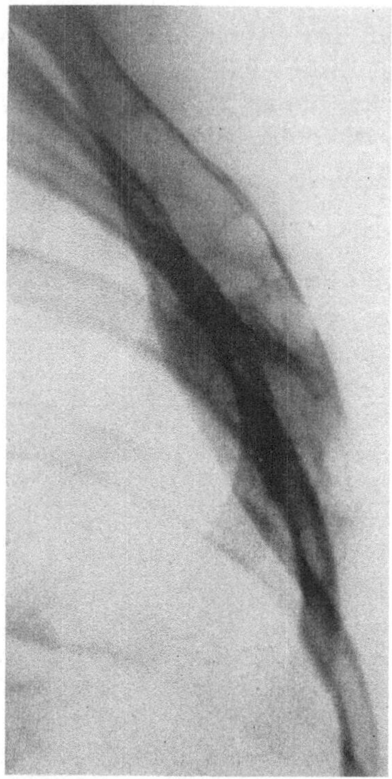

Abb. 70. 16jähr. ♂. Jugendliche Knochencysten der Scapula. Seit 2 Jahren schmerzlose Anschwellung des Schulterblattes. Röntgenbild der Scapula von der Seite. Resektion. Nach 6 Jahren geheilt. Feingeweblich teils Riesenzellgeschwulstgewebe, teils Cysten.

Oberschenkel 21, Schienbein 12, Oberarm 5, Elle 5, Darmbein 4, Speiche 3, Wadenbein 2, Lendenwirbel 2, Schambein 2, Schulterblatt, Fußknochen, Halswirbel, Kreuzbein, Rippe je 1. Riesenzellgeschwülste der Rippe gibt es im Schrifttum bereits 10 (SAMSON und HAIGHT), der Patella etwa 20! Die Betroffenen geben in der Regel ein Trauma, das sie einige Monate vorher erlitten haben, an. Anschwellung und Schmerz bei Dehnung der Knochenhaut werden von den Kranken bemerkt. Schmerzen werden aber nur in der Hälfte der Fälle gefunden (LOOSER). Spontanfrakturen sind seltener als bei der Knochencyste der Jugendlichen; sie kommen in 14% der Fälle vor. Eine Kalkstoffwechselstörung fehlt. Lange bestehende und vernachlässigte Riesenzellgeschwülste können die Haut durchbrechen und den Eindruck eines Sarkoms hervorrufen (s. Abb. 69).

Das *Röntgenbild* zeigt meist exzentrisches, aber zentrales Befallensein einer

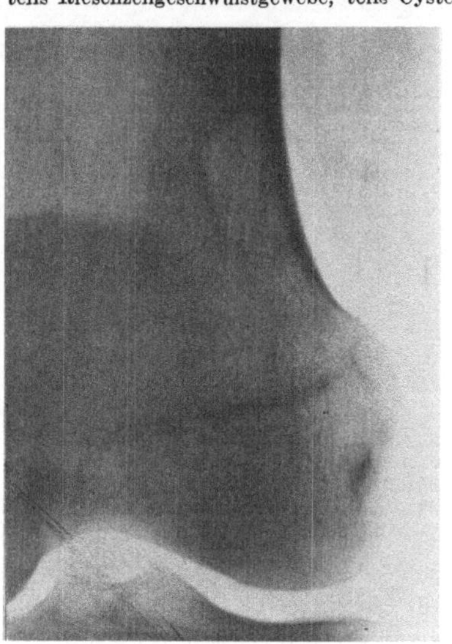

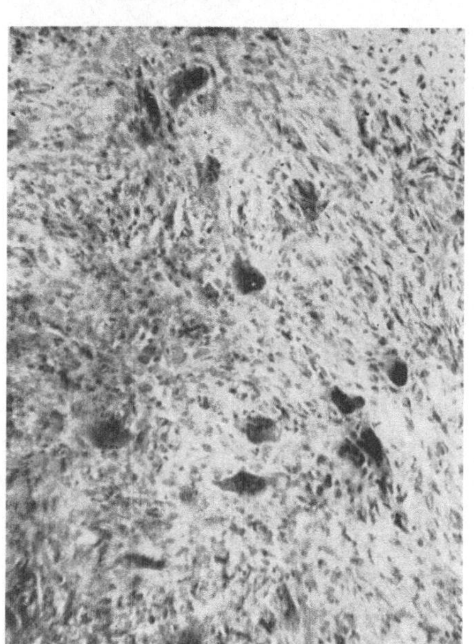

Abb. 71.   Abb. 72

Abb. 71. 20jähr. ♀. Sogenannte corticale Riesenzellgeschwulst. Ausmeißelung. Da positive Wa.R., klinisch zunächst als Knochenlues gedeutet. Vor 3 Jahren gonorrhoische Pelveoperitonitis. Anschließend Gelenkrheumatoide. Als blande corticale Osteomyelitis zu deuten. Beachte auch den entzündlichen Rand.
Abb. 72. Zugehöriger Schnitt. Fibrocyten und Riesenzellen.

Epiphyse (Abb. 60, 62, 65, 80). Diese wird aufgebläht, die Rinde wird immer dünner und kann schließlich an der Stelle der stärksten Vorwölbung aufbrechen (Abb. 62, 66, 69). Anfangs sieht man noch schottenförmig stehengebliebene Reste von altem Knochen (Abb. 60), später können diese völlig verschwunden sein (Abb. 66, 68). Zerstörung der knöchernen Restwand hat schon oft röntgenologisch die Fehldiagnose Sarkom (Abb. 65, 66, 69) hervorgerufen. Einbruch in das Gelenk kommt vor, ist aber sehr selten. Neben der zentralen, epiphysären Hauptform der Riesenzellgeschwulst gibt es auch eine *corticale Form*, die in Metaphysen und Diaphysen langer Röhrenknochen (Abb. 73), sowie an den Fingerknochen beobachtet wird. Man sieht im Röntgenbild dann

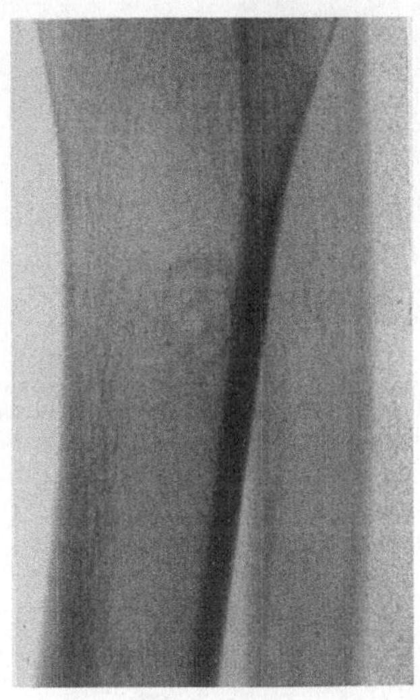

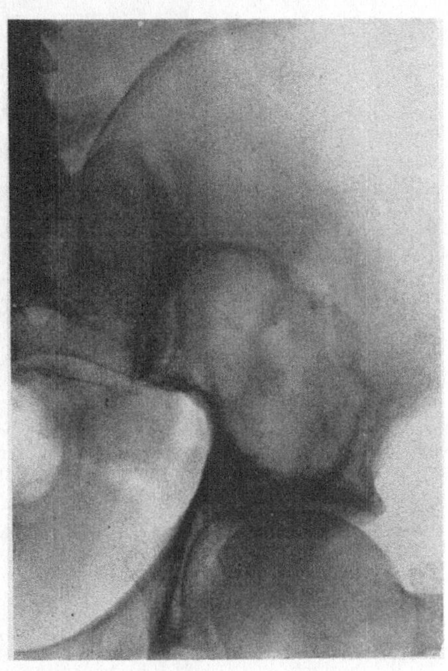

Abb. 73.   Abb. 74.

Abb. 73. 18jähr. ♂. Sog. corticale Riesenzellgeschwulst des Schienbeines. Seit 14 Tagen nach Anstrengungen leichter Schmerz. Geringe Weichteilschwellung des unteren Unterschenkeldrittels. Operative Freilegung: rein corticale Lage. Weißlich-gelbliches Gewebe in der aufgetriebenen und verhärteten Rinde in abgeschlossenen Kammern. Ebenfalls wie Abb. 71 u. 72 keine echte Geschwulst!

Abb. 74. 34jähr. ♂. Riesenzellgeschwulst der Darmbeinschaufel. Freilegung. Auskratzung. Heilung.

subperiostal in der Rinde ein- oder mehrkammerige Aussparungen. Gelegentlich besteht über den fast nie die Größe der zentralen Riesenzellgeschwulst erreichenden corticalen Herden eine periostale Knochenverdickung.

In *platten Knochen* fällt die wabig-cystische Form besonders ins Auge. Die Abb. 83 zeigt eine Riesenzellgeschwulst des Dornfortsatzes des 3. Halswirbels, die Abb. 85 eine solche des 1. Lendenwirbelkörpers. Hier bestand morphologisch schon eine weitgehende Umwandlung in Cysten. Bei einem 16jährigen Mädchen sahen wir eine Riesenzellgeschwulst des Schulterblattes, auch hier bereits mit Umwandlung in Cysten (Abb. 70). Eine Riesenzellgeschwulst des Darmbeines zeigt Abb. 74.

Das Röntgenbild ist, was besonders betont werden soll, nie *ganz* zuverlässig für die Diagnose der Riesenzellgeschwülste (HOLLAND). Wichtig ist, daß

die Corticalis durchbrochen sein kann (s. Abb. 63, 66, 69). Diese Feststellung darf
also nicht ohne weiteres dazu verleiten, ein Sarkom anzunehmen. Auch an wabig-

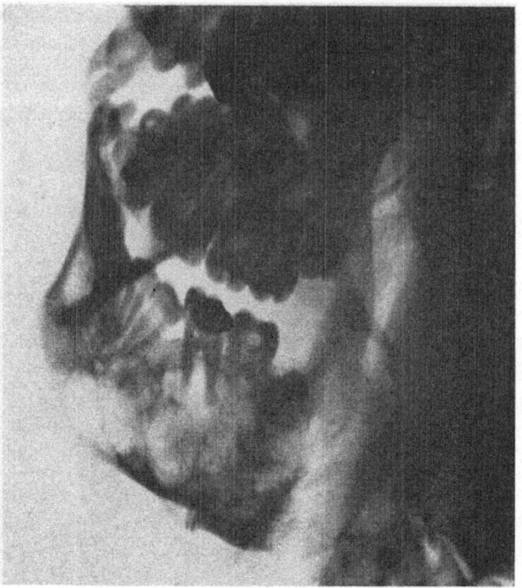

Abb. 75.

Abb. 75—76. 15jähr. ♂. Unterkieferfibrom (früher „Ostitis fibrosa localisata"!). Weitgehend ausgeheilte
Riesenzellgeschwulst! Vor 5 Jahren Unterkieferverdickung. Vor 4 Jahren Entfernung einer Geschwulst, die
Osteofibrosarkom" bezeichnet wurde. Seit 1 Jahr als Unterkieferanschwellung. Resektion des Unterkiefers.
Nachuntersuchung 9 Jahre später: völlig gesund.

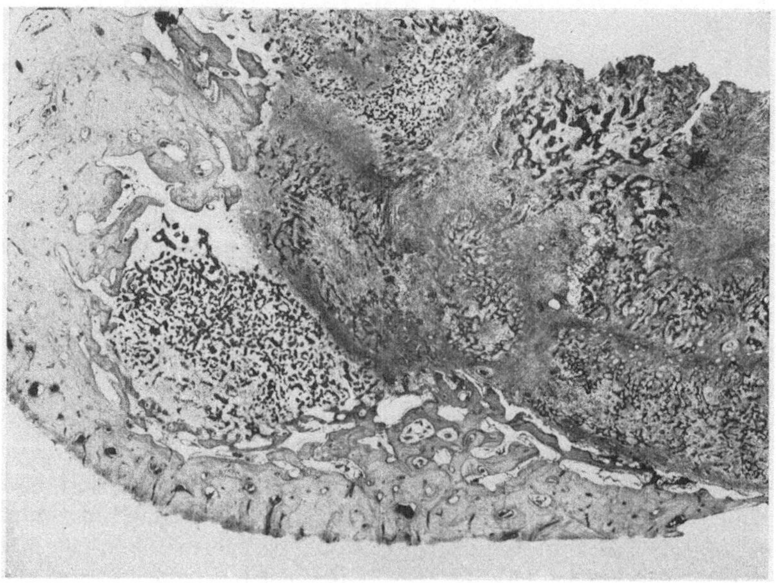

Abb. 76. Zugehöriger Gewebeschnitt von der Peripherie: Reichlicher Knochenanbau. Osteoid und fertige
Knochenbälkchen. Im Zentrum Reste von Riesenzellherden.

cystische Metastasen muß bei älteren Erwachsenen gedacht werden. Die Unmöglichkeit, in allen Fällen eine sichere Röntgendiagnose zu stellen, die dann eine

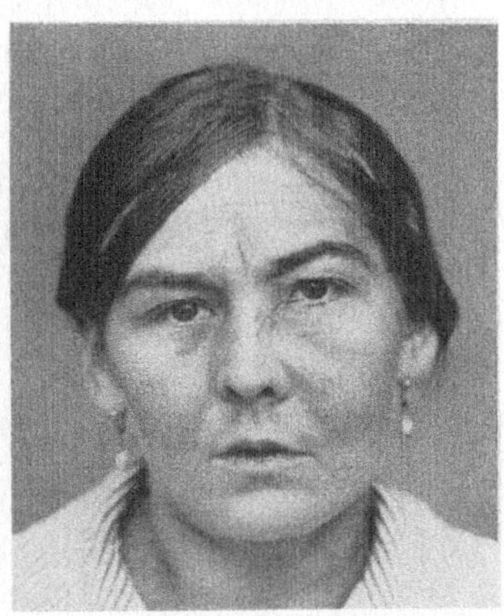

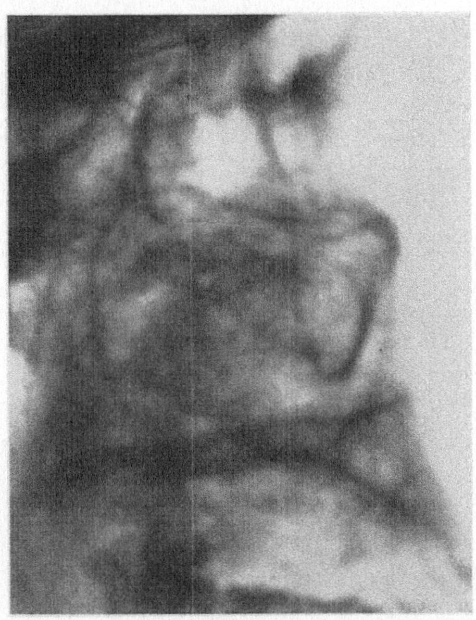

Abb. 77.

Abb. 77—79. 28jähr. ♀. Fibrom des Oberkiefers. Seit 7 Jahren langsame Anschwellung
des Oberkiefers. Oberkieferresektion.

Abb. 78. Röntgenbild von der Seite. Verbreiterung des linken
Oberkiefers. Wand nicht durchbrochen. Feingetüpfelte
Verdichtungen.

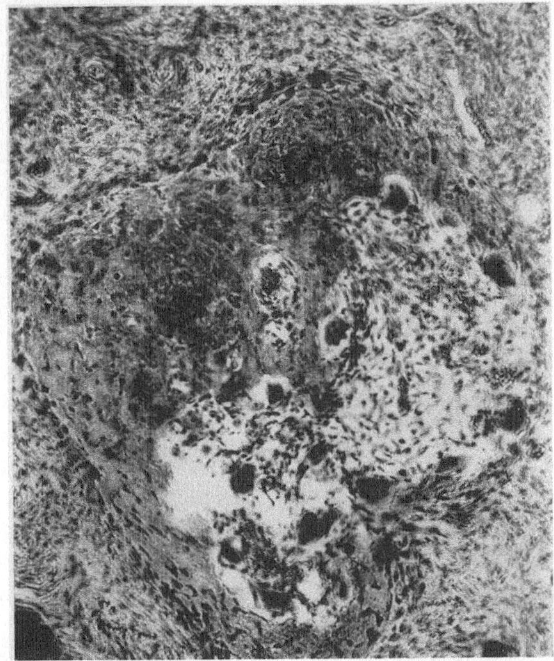

Abb. 79. Feingewebliches Bild. Reines Fibrom. Zentral Riesenzellhaufen und Osteoidbildung.
Riesenzellgeschwulst in weitgehender Ausheilung.

operative Freilegung verlangt, um einen Probeschnitt zu gewinnen, spricht von
vorneherein *für* die chirurgische Behandlung und *gegen* die primäre Bestrahlung.

Ich bin auf Grund mehrerer Beobachtungen der Meinung, daß die sog. *corticalen Riesenzelltumoren* (Abb. 71, 73), besonders wenn sie kleineren Umfang haben, entweder ausheilende, blande, hämatogen-entzündliche Herde verbergen oder traumatischen Ursprungs sind. Das von GEORG HERZOG abgebildete subcorticale Fibrom ist meines Erachtens ein corticaler Riesenzelltumor in Ausheilung.

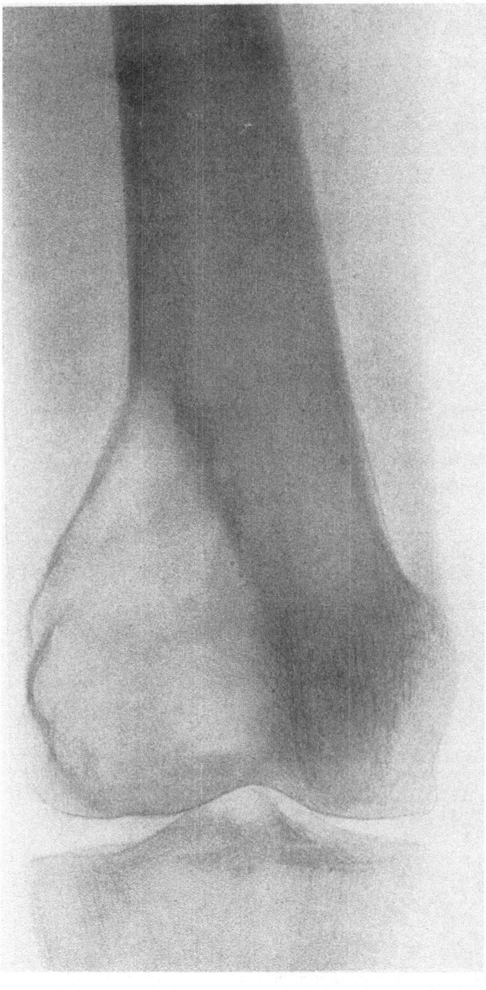

Eine besondere Beachtung verdienen die *Riesenzellgeschwülste der Kiefer*. Zunächst gibt es Fälle, wo eine Riesenzellgeschwulst des Kiefers als solche jahrelang einer generalisierten Ostitis fibrosa RECKLINGHAUSEN vorausgegangen ist, also das erste Zeichen dieser Erkrankung ist. Wir haben selbst eine gleiche Erfahrung gemacht (Abb. 117 und 118). Dem Röntgenbild mehrfacher Cysten können feingeweblich weitgehende Ausheilungsbilder entsprechen (Abbildung 76). Derartige Bilder sehen sehr ähnlich wie ein polycystisches Adamantinom aus (vgl. Abb. 75 und 247). Schließlich können alte Knochenreste und Verkalkungen im Fibrom zu solchen eigenartigen feingetüpfelten Verschattungen führen, wie bei der Oberkiefergeschwulst der Abb. 77 und 78. Hier können Verwechslungen mit einem Odontom vorkommen. Die Fibrome, Osteofibrome und die Cysten *nicht*dentalen Ursprungs des Kiefers gehören vorwiegend zu den Riesenzellgeschwülsten des Kiefers, von denen sie nur Ausheilungs- oder Übergangsbilder darstellen (KONJETZNY, KROGHIUS,

Abb. 80. 22jähr. ♂. Riesenzelltumor der unteren Oberschenkelepiphyse.

HELLNER, SIEGMUND und WEBER). „Zementikel", hyalin-verkalkende Bindegewebsformationen des Peridontium finden sich sowohl in fibromatösen als auch fibro-osteomatösen Kiefertumoren (G. HERZOG).

Auch die *Riesenzellgeschwülste der Wirbelsäule* sind noch besonders zu besprechen. Im ganzen sind ungefähr 50 Beobachtungen im Schrifttum veröffentlicht (BOUDREAUX). Die meisten Beobachtungen betrafen die Lendenwirbelsäule, sonst ist die Verteilung ziemlich gleichmäßig. Riesenzellgeschwülste kommen sowohl am Körper eines Wirbels (Abb. 85) als im Bereich seiner Fortsätze vor (s. Abb. 83, 87).

Der Wirbelkörper ist *häufiger* betroffen. Von den Fortsatzbeteiligungen werden Dorn- (s. Abb. 83) und Querfortsatz (s. Abb. 85) angeführt. Im Wirbelkörper gibt es völlige und teilweise Beteiligungen. Einige Beobachtungen, wo mehrere Wirbelkörper ergriffen waren, sind bekanntgeworden (LENORMANT, LACHARITÉ, RASCH, LEAKE, ASHURST, zit. BOUDREAUX). Die Zwischenwirbelscheiben waren dabei unverändert, was im Hinblick auf die Unterscheidung

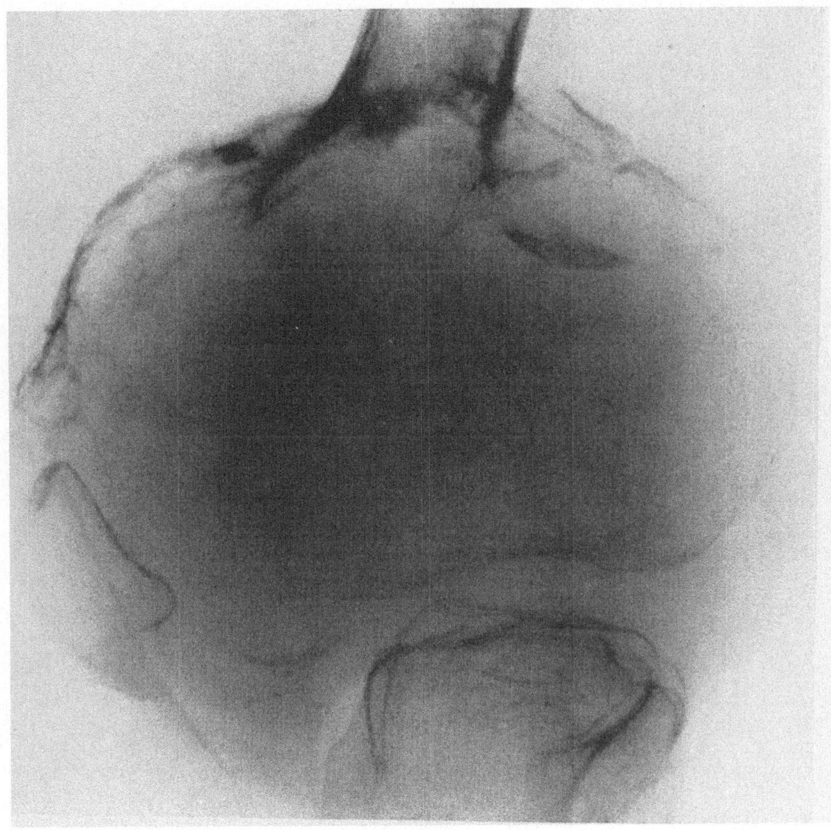

Abb. 81. Rezidiv nach Auskratzung 4 Jahre später. Früherer Vorschlag einer Radikaloperation abgelehnt, jetzt einwandfreies Sarkom.

von der Spondylitis tuberculosa von Wichtigkeit ist. Das Riesenzellgeschwulstgewebe kann in den Wirbelkanal einbrechen und zu Rückenmarksdruckerscheinungen führen (s. Abb. 87), was bei 4 eigenen Beobachtungen zutraf. Im klinischen Bild herrscht die Angabe von *Schmerzen* vor, die allmählich beim Fortschreiten der Veränderungen die Eigenschaft heftiger Wurzelschmerzen annehmen. Kommt es zum Einbruch in den Wirbelkanal, so werden Hemi- und Paraplegien beobachtet. Bei einigen Kranken hat man die Geschwulst in der Nacken- und Lendengegend tasten können, was auch bei mehreren eigenen Beobachtungen (Abb. 83, 85) möglich war. *Meist wird jedoch die Riesenzellgeschwulst der Wirbelsäule einen Überraschungsbefund bei der Operation darstellen,* weil die richtige Diagnose vorher nicht gestellt wurde (s. Abb. 87).

Das *Röntgenbild* der Riesenzellgeschwulst der Wirbelkörper ergibt entweder uncharakteristische Zerstörungen mit Keilform (MEYERDING, COTTON), die selbstverständlich nicht als Riesenzellgeschwülste erkannt werden, oder richtig abgegrenzte, blasig-aufgetriebene Herde mit erhaltener Randschale, entweder mit wabigem Bau im Inneren (Abb. 83) oder groben Cystenbildungen (Abb. 85). BOUDREAUX hat das Röntgenbild einer Riesenzellgeschwulst

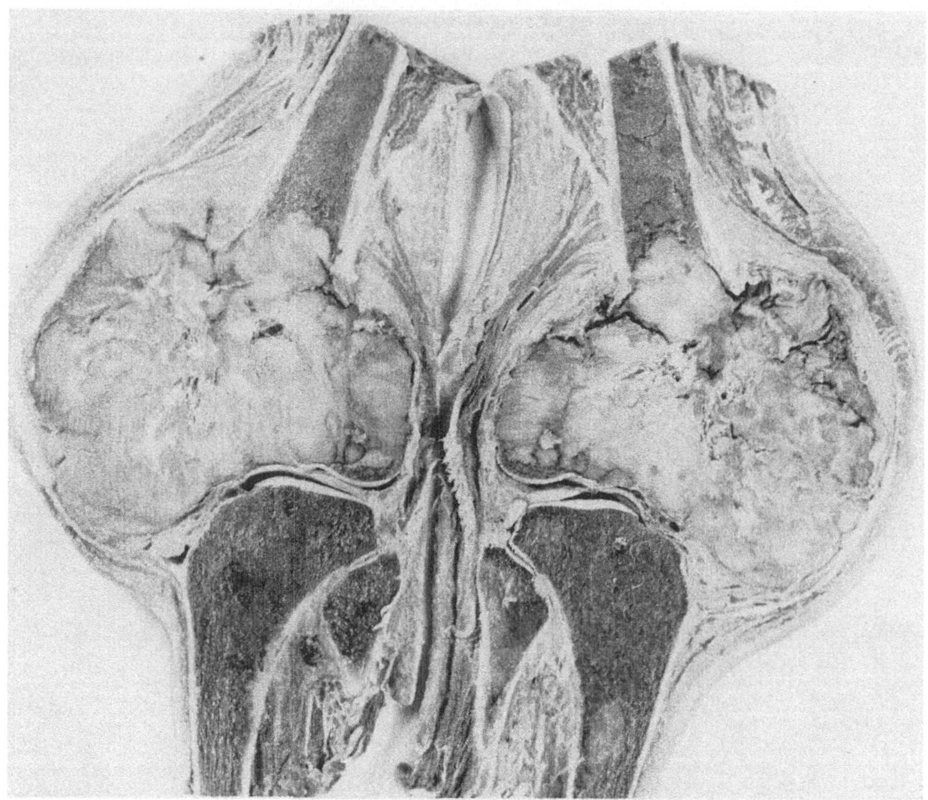

Abb. 82. Amputationspräparat: Sarkom. Patient 3 Jahre später gestorben.

des 7. Halswirbelkörpers abgebildet, das weitgehendste Übereinstimmung mit einem Chondrom hatte, wie es die Abb. 8 wiedergibt. Diese Beobachtungen lehren die Unmöglichkeit der röntgenologischen Differentialdiagnose in verschiedenen Fällen.

In der *Behandlung* der Riesenzellgeschwulst ist noch keine Übereinstimmung erzielt worden: es *treten die allein chirurgische, die alleinige Strahlen-, und die vereinte Behandlung in Wettstreit.*

Die *chirurgische Behandlung* besteht nach den im Schrifttum enthaltenen Angaben entweder in Auskratzung und chemischer Verätzung der Wand mit oder ohne beigefügter Knochenspan- oder -schnipseleinlegung oder in der Teilresektion, die man natürlich in Gelenknähe ungern zur Anwendung bringt. Ich selbst stehe auf dem Standpunkt:

1. Die *Auskratzung* allein genügt nur bei kleinen Herden in großen Röhrenknochen und bei Herden in flachen Knochen (Rippe, Schulterblatt, Becken, Wirbelsäule).

Von einer zusätzlichen chemischen Verätzung der Wand bin ich völlig abgekommen und ich halte diese Maßnahme für überholt und überflüssig. Im eigenen früheren Beobachtungsgut fiel bei alleiniger Auskratzung die Notwendigkeit eines wiederholten Eingriffes auf, ehe Heilung erzielt war. Dieses muß aber unbedingt vermieden werden, denn es ist ganz zweifellos bewiesen, daß wiederholte, nicht radikale Eingriffe die Bereitschaft zu bösartiger Entartung zeigen, besonders wenn sie womöglich nicht primär heilen. Ich verweise auf das Kapitel: Bösartige Riesenzellgeschwülste, S. 150 und die Abb. 80—82.

2. In Röhrenknochen genügt bei größeren Herden die Auskratzung allein *nicht*, sondern es muß zusätzlich zur Auskratzung eine Knochenplastik hinzugefügt werden. Es hat sich immer mehr als zweckmäßig herausgestellt, daß man in jede große Knochenhöhle bei einer aseptischen Operation die Einlagerung eines oder mehrerer Knochenspäne vornimmt. Diese werden von mir in der Regel von der Schienbeinkante entnommen. Die Vorteile sind: Erzielung einer besseren Festigung, Anregung des Knochenwachstums, Lieferung eines körpereigenen Materials, das bei der Knochenneubildung mit verwertet

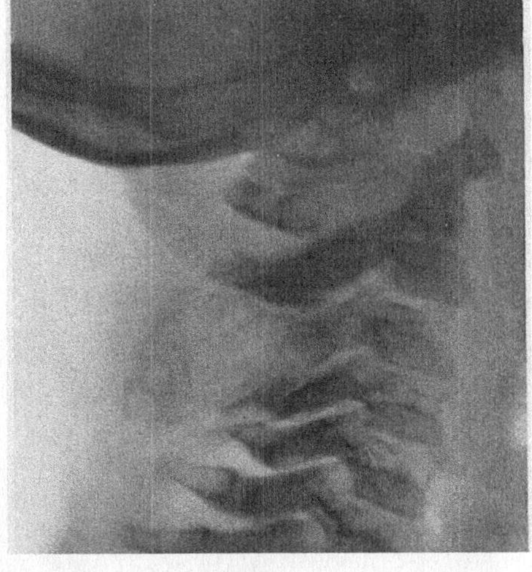

Abb. 83.

Abb. 83 u. 84. 2jähr. ♂. Riesenzelltumor des 3. Halswirbeldornes. Exstirpation. Nach 4 Jahren gesund.

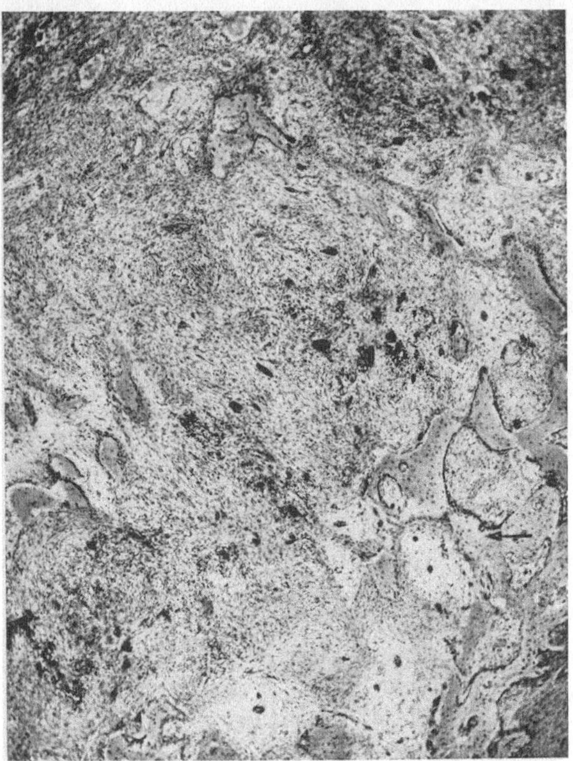

Abb. 84. Schwache Vergrößerung des Riesenzelltumors. Spindelzellensyncytium mit Riesenzellen. Nur dünne Knochenschale rechts.

wird. Wenn die Auskratzung sehr radikal vorgenommen wird, so läuft sie zum mindesten auf eine Teilresektion hinaus. Gelenkflächen soll man aber dabei, wenn irgend möglich, nicht opfern. Über Ausnahmen (s. Abb. 450 und 456) wird im Schlußkapitel über die operative Technik berichtet.

Auch in großen Kieferherden bewährt sich die Einpflanzung von Knochenspänen, falls sie nicht vom Munde her angegangen werden. Die Schleimhaut des Mundes darf aber unter keinen Umständen eröffnet sein, auch darf keine sekundäre Infektion schon vor der Operation bestehen.

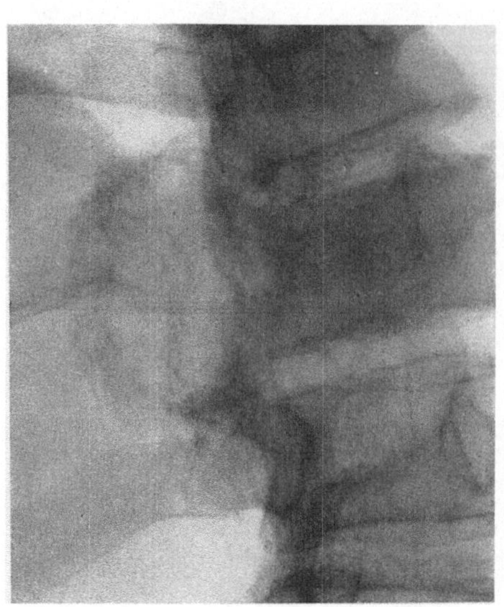 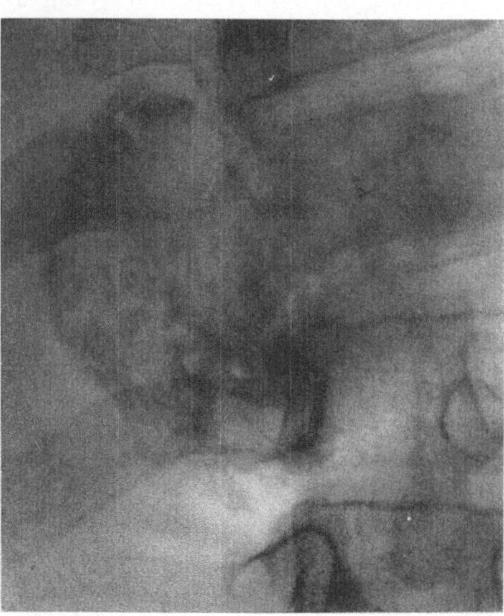

Abb. 85. Röntgenbild vor der Operation.   Abb. 86. Röntgenbild nach der Operation.

Abb. 85 u. 86. 16jähr. ♂. Riesenzellgeschwulst der Wirbelsäule. Auskratzung. — Anfang 1937 bemerkte Patient, daß er bei längerem Gehen und bei der Arbeit eher ermüdete als früher, und daß er zeitweilig stechende Schmerzen im Rücken bekam. Mai 1937 Schwächegefühl in beiden Beinen. Juli 1937 als Wirbeltuberkulose eingewiesen. Spastische Paraparese der Beine. Stauungsliquor. Starke Albuminvermehrung mit Rechtszacke der Goldsolkurve. — Bei der Operation ausgedehnte granulierende, zum Teil nekrotisches und mit Kalkbröckeln untermischtes Gewebe. Wirbelbogen zerstört. Durakanal schwer auffindbar. Nach sorgfältiger Entfernung des „Granulations"gewebes gelingt es, einen eingesunkenen Knochenteil des cariösen Wirbels, der weit in den Rückenmarkskanal eingebrochen war, hervorzuluxieren, so daß die Dura sichtbar wird. Bereits 5 Tage nach der Operation motorische Besserung. — August 1937: PSR und ASR bds. noch gesteigert. Rossolimo rechts angedeutet, sonst keine spastischen Reflexe mehr. Beim Knie-Hackenversuch rechts Schwächeunsicherheit. Selbsttätige Beugung beider Oberschenkel im Hüftgelenk völlig frei und über den rechten Winkel hinaus möglich, ebenso Ab- und Adduktion. Außer geringen Spasmen weitgehende Besserung mit wiederhergestelltem Gehvermögen.

Wirbelsäulenriesenzellgeschwülste müssen operiert werden, schon um bei Rückenmarksdruck eine genügende Entlastung zu erzielen. Es kommt aber hierbei auf die Lage der Riesenzellgeschwulst an. In der Regel wird sich aber schon bei vorhandenem Druck allein die Laminektomie günstig auswirken.

Operationen von Riesenzellgeschwülsten müssen immer von vornherein darauf abgestellt werden, daß es zu erheblichen Blutungen kommen kann; Blutspender müssen also bereitstehen (Blutbank!).

Infektionen müssen unter allen Umständen verhindert werden (Penicillin!).

Für die *Bestrahlung* haben sich PEIRCE, HERENDEEN, HOLFELDER, BORAK, MEYER-BORSTEL eingesetzt. Zum Vergleich seien zwei Tabellen beigefügt, die eine von einem Chirurgen (MEYERDING), die andere von einem Radiologen (PEIRCE). In beiden wird über sämtliche Fälle mit allen Methoden berichtet.

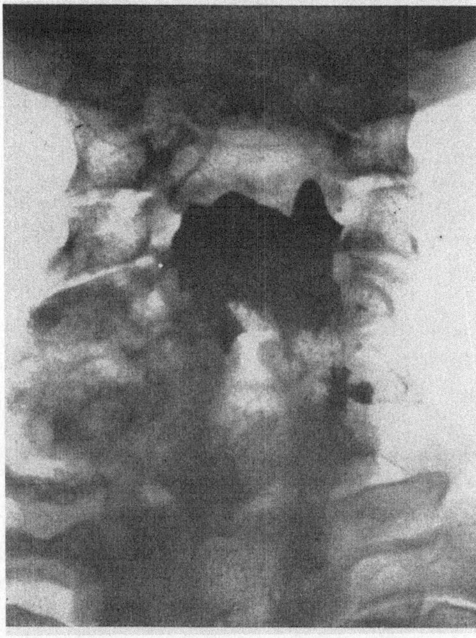

Abb. 87.

Abb. 87 u. 88. 21jähr. ♀. Riesenzellgeschwulst der Halswirbelsäule unter dem klinischen Bild des Rückenmark-tumors. Januar 1943 Schmerzen in der Schulter und in den Armen „Muskelrheumatismus". Seit Dezember 1943 zunehmende Lähmung an beiden Beinen, von den Füßen ab aufsteigend. Später Mastdarm- und Blasen-lähmung. Januar 1944 Kribbeln in der rechten Hand. Sonst keine Schmerzen, kein Fieber. — Befund: Untere Bauchdeckenreflexe erloschen. Hochgradige Hammerzehen. Supinationsstellung der Füße. Babinski beider-seits +. Motilität aufgehoben. Hypalgesie an den Beinen. Blutbild o. B. Wa.R. negativ. Lumballiquor: Rechtsverschiebung der GSK. Sehr starke Eiweißvermehrung. Suboccipitalliquor o. B. Myelographie: Stop. Operation: Laminektomie des Halsmarkes. Freilegung des Tumors, der bei der Operation sehr stark blutet. Der Tumor wird soweit wie möglich ausgelöffelt. Tamponade. — 8 Stunden später †. (Heute Operation nur unter laufender Bluttransfusion!) Vgl. Abb. 8. Chondrom eines Halswirbelquerfortsatzes an gleicher Stelle.

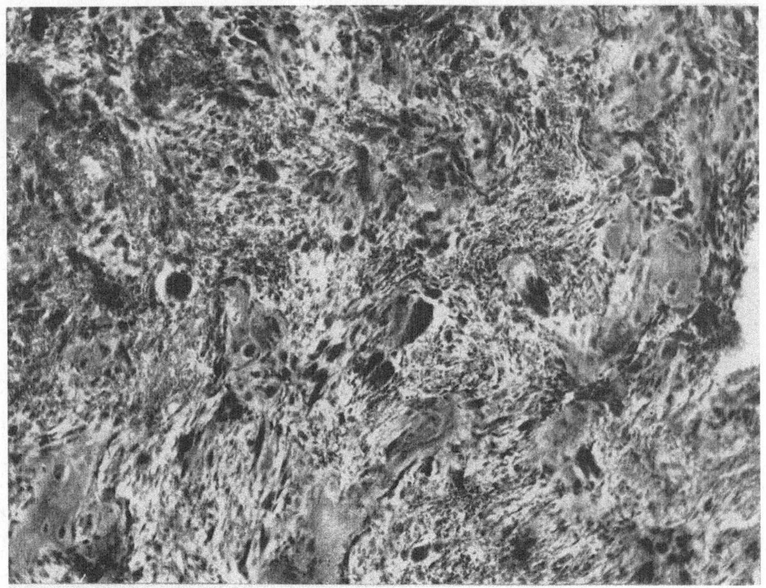

Abb. 88.

Tabelle 1. *Behandlungsergebnisse der Riesenzellgeschwülste nach* PEIRCE.

	Gesamt-zahl	Gut	Unbefrie-digend	Palliativ
Chirurgischer Eingriff (Auskratzung, Excision) und prä- und postoperative Nachbestrahlung	8	2	6	—
Chirurgisch und postoperative Bestrahlung . .	9	6	3	—
Chirurgisch allein	4	3	1	—
Bestrahlung allein	13	10	2	1
	34	21	12	1

Die Beobachtungszeit über die Erfolge der Behandlung geht von 1—11 Jahren. Von den *allein Bestrahlten* bekam die Hälfte häufige kleine Dosen zwischen 75 und 125 r, zweimal wöchentlich bis zweimal monatlich, über einen langen Zeitraum (Gesamtdosis nicht angegeben), die andere Hälfte periodische große Dosen in weniger häufigen Zwischenräumen, jedesmal 250—600 r, von 2 bis 4 Feldern aus, in Abständen von mehreren Monaten. Bei beiden Arten des Vorgehens verschwanden die Beschwerden, das Geschwulstwachstum hörte auf, und eine mäßige Verknöcherung der Geschwulst folgte. Zugunsten der chirurgischen oder Strahlenbehandlung wird von PEIRCE selbst noch nicht entschieden. Die präoperative Bestrahlung soll wenig Sinn haben. Eine Infektion nach chirurgischem Eingriff wird für eine *Gegenanzeige für die Bestrahlung* gehalten. Chirurgisch ausreichende Behandlung (Auskratzung bei zugänglichen Herden) und Bestrahlung werden für *gleichwertig* gehalten.

Tabelle 2. *Behandlungsergebnisse der Riesenzellgeschwülste.*
H. W. MEYERDING, ROCHESTER, MAYO-Klinik.

	2 Jahre	3—4 Jahre	5—9 Jahre	10—14 Jahre	15—19 Jahre
Biopsie und Bestrahlung 7, davon lebten nach	2	1	2	1	1
Auskratzung allein 11, davon lebten nach	0	2	3	5	1
Auskratzung und Bestrahlung 13, davon lebten nach	1	1	7	4	0
Auskratzung und Knochenspanverpflanzung 10, davon lebten nach	1	1	7	0	1
Auskratzung, Knochenspanverpflanzung und Bestrahlung 4, davon lebten nach	1	0	1	1	1
Resektion allein 1; Resektion und Bestrahlung 2, davon lebten nach .	0	1	0	2	0
Amputation 13, davon lebten nach .	0	1	5	2	5

MEYERDING vertritt die Ansicht, daß die chirurgischen Eingriffe ihren Nutzen erwiesen haben, daß aber auch die Röntgentherapie ihren Wert hat und nach seiner Ansicht in Zukunft einen noch größeren Platz beanspruchen wird. Wenn man die Art der Behandlung von 1916—35 verfolgt, wobei interessant ist, daß eine so große Klinik wie die MAYO-Klinik im Jahr im Durchschnitt nur 3—4 Fälle, im Höchstfall 6, oft nur 1 Fall hat, was die Seltenheit der Riesenzellgeschwülste überhaupt beweist, so ergibt sich bei diesen eine Zunahme der gleichzeitigen Bestrahlungsanwendung.

SCHINZ und ZUPPINGER (1937) haben 6 Riesenzellgeschwülste, von denen nur 2 radikal voroperiert waren, mit einfach fraktionierten Dosen von 2400 bis 3600 r zur Heilung gebracht. Sämtliche Kranke lebten 2—10 Jahre.

Wenn auch kein Zweifel besteht, daß eine gut durchgeführte Strahlentherapie bei der Riesenzellgeschwulst, die ja vorwiegend aus Capillaren oder Capillarvorstufen besteht, das Geschwulstgewebe genau wie beim Hämangiom zur Verödung bringen kann, so gebührt meines Erachtens der Operation unbedingt der Vorzug. Sie allein erlaubt eine exakte Diagnosenstellung, die gerade bei dieser Geschwulst rein klinisch-röntgenologisch nicht immer möglich ist, den Ausschluß eines osteogenen Sarkoms, das sich klinisch-röntgenologisch als Riesenzelltumor tarnt, oder einer bösartigen sarkomatösen Umwandlung, sowie anderer röntgenologischer ähnlicher Erkrankungen, und eine sichere und radikale Beseitigung der Geschwulst. Die aseptisch durchgeführte, wirklich radikale Operation mit genügend langer Ruhigstellung bis zur völligen knöchernen Ausheilung, wozu allerdings Monate erforderlich sind, halte ich für so zuverlässig, daß danach Rezidive und bösartige Entartungen zu den Seltenheiten gehören dürften.

Daß es auch bei Riesenzellgeschwülsten zu *Spontanheilungen* kommen kann, ist bekannt. Fibröse Umwandlungen (s. oben) sind schon als solche zu deuten. Spontane Heilung einer Riesenzellgeschwulst des Schenkelhalses kann Ursache eines Schenkelhalsschwundes sein (MATOLCSY).

Die *Neigung* der Riesenzellgeschwülste zu *rezidivieren* ist bekannt. Hierfür werden von GESCHICKTER und COPELAND nicht feingewebliche Unterschiede verantwortlich gemacht, sondern Mängel der Behandlung: Ungenügende Auskratzung oder Wegnahme von zu viel Rinde. Auch KONJETZNY fordert ausdrücklich eine Schonung der Corticalis, die dringend für den Knochenaufbau benötigt wird. Auch aus diesem Grund ist die Knochenplastik zu fordern.

Daß es auch bösartig gewordene Riesenzellgeschwülste gibt, wird in Kap. 9, S. 150 besprochen.

Die *Prognose* der Riesenzellengeschwülste ist immer mit Vorsicht zu stellen, und zwar mit um so größerer, je mehr Rezidive vorangegangen sind. Haben dann außerdem noch Bestrahlungen stattgefunden, lag eine Infektion vor, kam es zu Spontanfrakturen, so haben wir alle Bedingungen im Sinne der Syncarcinogenese von K. H. BAUER.

b) Jugendliche Knochencysten.

Die Verwandtschaft der jugendlichen Knochencyste zur Ostitis fibrosa gen. ist nur eine entfernte. Um das Wichtigste hervorzuheben: Eine Stoffwechselstörung fehlt, soweit sie nicht durch eine leichte innersekretorische Störung hervorgebracht wird, an die man allerdings als Kliniker denkt, eine Epithelkörperchenhyperplasie oder ein -adenom ist nicht zu finden. Ganz wenige Beobachtungen sprechen in dem Sinne, daß eine Umstellung des Kalkstoffwechsels bei *fortschreitenden* Formen der Riesenzellgeschwulst- und Knochencystenbildung zu Epithelkörperchenadenomen und dann weiter nach Entgleisung des Kalkstoffwechsels zur Ostitis fibrosa RECKLINGHAUSEN führen kann.

Unter *Knochencysten* sind mit HASLHOFER Höhlenbildungen zu verstehen, deren Entstehung auf Kreislaufstörungen zurückzuführen ist. Sie entwickeln sich entweder aus einer Riesenzellengeschwulst oder selbständig. Auch HERZOG führt keineswegs alle Cysten auf Riesenzellgeschwülste zurück, wohl aber das Großteil.

Engste Beziehungen bestehen zur Riesenzellgeschwulst. Diese betreffen sowohl die anatomische Verwandtschaft als auch die Klinik. Es gibt Cysten auf der Grundlage von Riesenzellengeschwülsten. Sie werden zunächst bei der generalisierten Ostitis fibrosa als Erweichungsherde ohne scharf abgegrenzte Wand oder als Cysten mit einer glatten weißlichen Haut beobachtet. Die Cysten auf der Grundlage der einzeln vorkommenden Riesenzellgeschwulst bieten genau die gleichen Befunde wie die braunen Tumoren bei der generalisierten Ostitis fibrosa (HASLHOFER). Die riesenzellhaltigen spindelzelligen Zwischenwände der Riesenzellgeschwulst können sich in zellarmes Bindegewebe umwandeln. Dieses kann hyalinschleimiger Entartung verfallen (KONJETZNY). Durch Druckschwund der Zwischenwände kann schließlich ein einkammeriger Hohlraum entstehen. KONJETZNY hat auch eine fibröse und knöcherne Wandumwandlung und vollkommene Heilung beschrieben.

Die *Knochencysten*, die bei Jugendlichen unabhängig von der Entwicklung eines Riesenzellgeschwulstgewebes entstehen, sind mit POMMER, LANG, LOOSER, HASLHOFER als *Hämatomcysten* aufzufassen. Nicht alle Knochencysten sind also geheilte Riesenzellgeschwülste, und nicht alle Riesenzellgeschwülste schreiten bis zur Ausheilung in eine Cyste fort.

Bei *Betrachtung mit dem bloßen Auge* enthalten die Cysten die bekannte schokoladenbraune Flüssigkeit in Kammern verschiedener Größe. Die Zwischenwände können seidenpapierdünn sein. Den Wandbelag bildet ein membranartiges, zartes, glattes, gelblich-weißes Gewebe. Ihm haften braunrote Beschläge und rostbraunes Pigment an. Ältere Cysten enthalten einen helleren Inhalt.

Die *feingeweblichen* Befunde bringen nach POMMER den Beweis für die Hämatomnatur der Cyste. Es wird in der Höhlenwand zunächst, entsprechend dem hämorrhagischen Cysteninhalt, fast immer Blutpigment gefunden. Die Cystenwand kann fibröse (Abb. 93), osteoide und junge Knochenbälkchen aufweisende Gewebsabschnitte (Abb. 94, 96, 97), sowie Riesenzellhaufen enthalten. Das fibröse Gewebe ist ein junges, embryonalähnliches Spindelzellenkeimgewebe mit knochenbildenden Fähigkeiten. Im Riesenzellgewebe kann es wiederum zu kleineren Cysten kommen (MUSTAKALLIO), oder diese entstehen in einem Abschnitt, der locker mit Blut gefüllte Spindelzellennetze mit Haufen stark erweiterter Capillaren enthält (G. HERZOG).

GEORG HERZOG sieht in der reichlichen Bildung minderwertiger Capillaren ein besonderes Kennzeichen des Geschwulstgewebes der Cysten. Diese fördern die Neigung zu Blutungen. HERZOG und PUHL nehmen dabei eine mesenchymale Geschwulst auf angeborener Grundlage an (Hamartie). Ich selbst neige ebenfalls zu dieser Ansicht, besonders darum, weil auch die Riesenzellgeschwulst eher als Geschwulst zu verstehen ist, und weil die Riesenzellengewebsbildung der Cyste zeitlich vorangeht. Es kommt *auf dem Boden von Kreislaufstörungen in dem wahrscheinlich mit minderwertigen Capillaren versehenen syncytialen Fibrocyten- oder Fibrocytenriesenzellgewebe zu einer Blutung*, und die gewebliche Antwort darauf ist eine weitere Anreicherung von Riesenzellen. Das letztere kann bei *jeder* anderen Markblutung, sei es bei der Ostitis fibrosa generalisata oder irgendeiner anderen Knochenerkrankung genau so geschehen. *Der Anreicherung von Riesenzellen, einem verstärkten Knochenabbau und einer Resorption des Blutes folgt die Organisation des Blutungsherdes und eine Pseudocystenbildung.*

Zum Verständnis wichtig ist ferner der Hinweis, daß die reichliche Gefäßbildung mit der an und für sich schon reichhaltigen Gefäßbildung in der Metaphyse bei der Ossifikation in Zusammenhang steht.

Der serös-albuminöse Inhalt mancher Cysten erklärt sich aus Auslaugungen. Eine erhöhte Ausschwitzung von seröser Flüssigkeit ist die Folge stauender Druckwirkungen auf die Abführwege des Blutes durch die bereits bestehende Cyste. Es liegt hier ein fehlerhafter Kreislauf (Circulus vitiosus) vor. Stauungswirkungen zusammen mit Reizerscheinungen, welche von Bluteinlagerungen und Blutpigment als Fremdkörper ausgelöst werden (,,Phlegmasie'' POMMERs), führen zu fortschreitenden örtlichen, schleimgewebeähnlichen und faserigen Markabänderungen (POMMER, HASLHOFER). Die Neigung der Cysten zur Vergrößerung, sowie zum Fortschreiten des faserigen Markumbaues ist nach POMMER an den Bestand der Röhrenwand des Knochenschaftes gebunden. Hierdurch wird die Druckspannung aufrechterhalten. Das Geschlossensein der äußeren Knochenbegrenzung stellt also die Vorbedingung für Entstehung und Vergrößerung

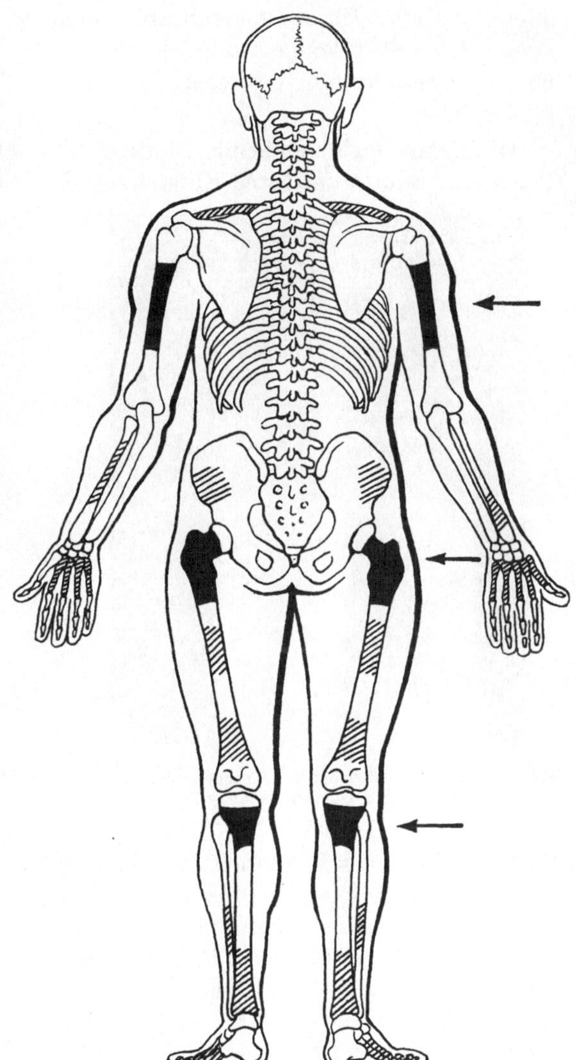

Abb. 89. Jugendliche Knochencysten. Hauptlokalisation schwarz. Weniger häufig gestrichelt.

der Cyste dar (HASLHOFER), *woraus sich für die Behandlung der wichtige Schluß ergibt, daß die Starre der knöchernen Wand beseitigt werden muß.*

Dem *Wesen* nach ist demnach die jugendliche Knochencyste entweder eine *geheilte Riesenzellgeschwulst,* oder die Knochencyste ist die *Folge eines Hämatoms,* das infolge seiner Lage im Knochen und örtlicher Bedingungen nicht aufgesogen wird. Der Weg geht dabei von einer Blutung mit Osteoclastenanreicherung und Knochenzerstörung zur Organisation dieser Blutung, der die Cystenbildung folgt. Beide Erklärungen haben auch für die Entstehung der Cysten bei der RECKLINGHAUSENschen Ostitis fibrosa Gültigkeit (LOOSER). Niemals entsteht aber bei Kindern oder Jugendlichen mit solchen Cysten später im Erwachsenenalter eine Ostitis fibrosa generalisata, wie heute mit Sicherheit behauptet werden kann. Ich selbst kenne zahlreiche Fälle, die vor 20 Jahren eine jugendliche Knochencyste hatten, deswegen operiert wurden und völlig skeletgesund geblieben sind.

Ob die im Beginn stehende Blutung traumatisch ist, muß noch offenbleiben. *Gegen* eine rein *traumatische* Entstehung des Hämatoms sprechen viele klinische

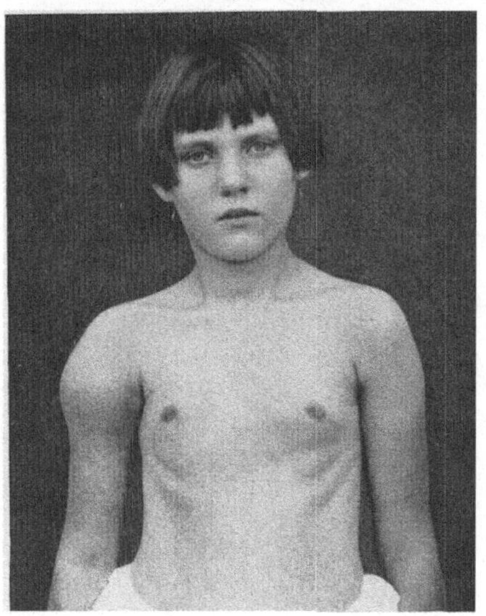

Abb. 90. 9jähr. ♀. Jugendliche Knochencyste der rechten oberen Oberarmmetaphyse.

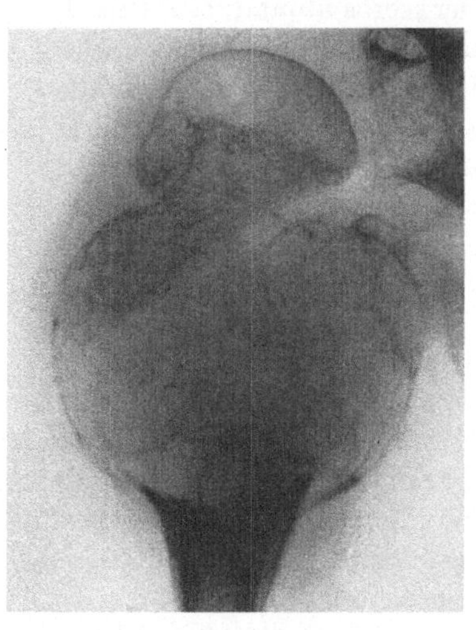

Abb. 91. Zugehöriges Röntgenbild. Polycystische Aufblähung.

Beobachtungen der Krankheitsentwicklung ohne jedes Trauma. VON HABERER hat allerdings behauptet, daß es keiner schweren Gewalteinwirkung bedürfe, um im geschlossenen Knochen ein Hämatom zu erzeugen. Das Vorkommen zur Zeit der Pubertät, der Übergang herdförmiger Veränderungen zu streckenmäßig ausgebreiteten diaphysären Erkrankungen eines Knochens, Erkrankungen eines ganzen Gliedabschnittes und polycystisch einseitige Systemerkrankungen lassen viel eher in Erwägung ziehen, daß die Vorbedingungen zur Blutung und die Form der darauffolgenden Antwort in bereits vorhandenen inneren Veränderungen zu suchen sind. Das unterschwellige Alltagstrauma kann alles und nichts erklären; mit ihm ist nichts anzufangen.

Klinik. Knochencysten kommen hauptsächlich bei Kindern unter 15 Jahren (Abb. 53) vor. Da sie der Entdeckung entgehen können, besteht die Möglichkeit, daß sie erst im späteren Alter in Erscheinung treten. Nur etwa ein Fünftel der Knochencysten wird bei Erwachsenen über 20 beobachtet (vgl. Abb. 53). Es sind vorzugsweise die langen Röhrenknochen befallen, und zwar die oberen Enden von Oberarm, Oberschenkel und Schienbein (s. Abb. 89).

Die *Verteilung* auf die drei großen Röhrenknochen betrifft der Häufigkeit nach in etwa gleicher Stärke Oberschenkel und Oberarm, etwas weniger das Schienbein. Es folgen Wadenbein, Speiche, Elle und gelegentlich kleinere Röhrenknochen. Die Metaphysennähe der Cysten im Bereich der *oberen* Schaftabschnitte der drei Hauptröhrenknochen Femur, Humerus, Tibia springt in die Augen. Die Gegend der unteren Metaphyse ist merkwürdigerweise seltener befallen. Neben der bevorzugten Metaphysennähe kommen auch Cysten in der Schaftmitte, aber dort noch seltener vor. Die

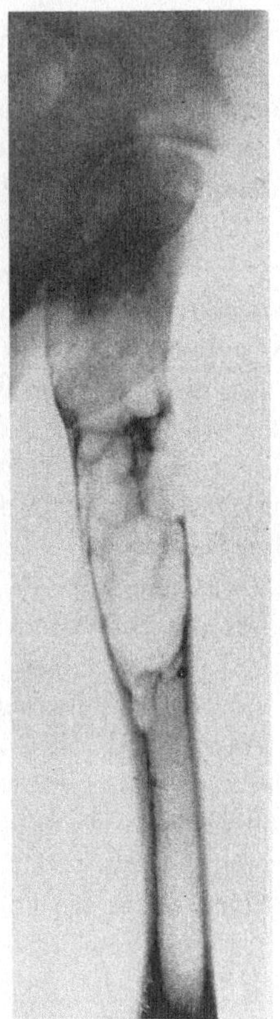

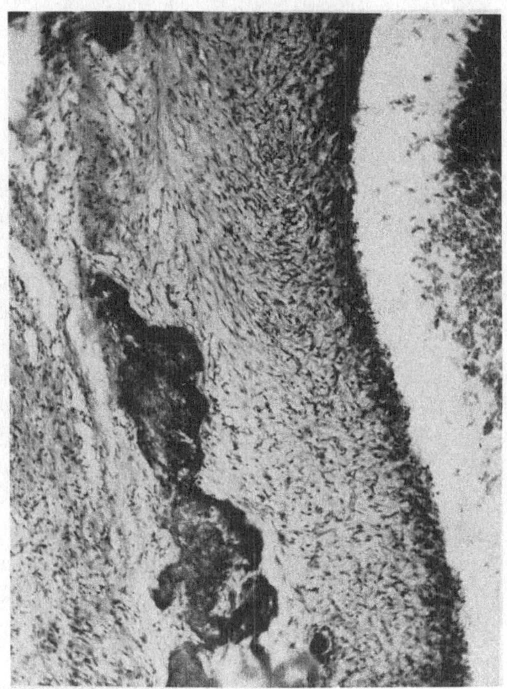

Abb. 92.Abb. 93.

Abb. 92—94. 18jähr. ♀. Mehrkammerige jugendliche Knochencyste des Oberschenkelschaftes. Aufmeißelung. Blutig-seröser Cysteninhalt. Radiumeinlage nach Auskratzung. 1 Jahr später Wiederaufnahme wegen Spontanfraktur. $^{1}/_{2}$ Jahr später Knochen fest. 6 Jahre später gesund.

Abb. 93. Zugehöriger Schnitt. Wand einer Hämatomcyste. Oben Mitte rote Blutkörperchen. Wand besteht aus jugendlichen Fibrocyten. Mitte unten alte Knochenreste.

Erkrankung betrifft in der Regel einen Knochen und schafft nur einen Herd in diesem. Ganz selten wird ein Fortschreiten beobachtet (s. folgenden Abschnitt).

Schmerzen sind ganz selten vorhanden. Wenn die Cyste nicht gelegentlich einer anderen Erkrankung entdeckt wird, wir sahen einmal eine metaphysäre Cyste, als eine weiter abliegende Fraktur geröntgt wurde, ist die *Spontanfraktur* in der Hälfte der Fälle dasjenige, was die Kinder zum Arzt bringt (Abb. 95, 99, 100). Das zugehörige Trauma ist mehr oder minder harmlos. Manchmal ist es die Knochenauftreibung (Abb. 90, 98), die ärztlichen Rat einholen läßt. Die Cyste braucht Monate und Jahre, ehe sie in Erscheinung tritt.

Röntgenbild. Bei Jugendlichen ist die Epiphyse noch nicht geschlossen. Im Metaphysenbereich oder diaphysär, dann aber meist auch nicht genau in der Mitte, sondern einer Metaphyse näher (Abb. 95), erkennt man die gleichmäßige zentrale Aufhellung (Abb. 92) mit verdünnter Rinde. Die Aufhellung kann ganz gleichmäßig sein. Meist ist aber doch in einer mehr oder minder ausgeprägten Form eine Wabenbildung vorhanden (s. Abb. 91, 92). Die Spontanfraktur zeigt sich im Bereich der verschmälerten Rinde, entweder als Einbruch,

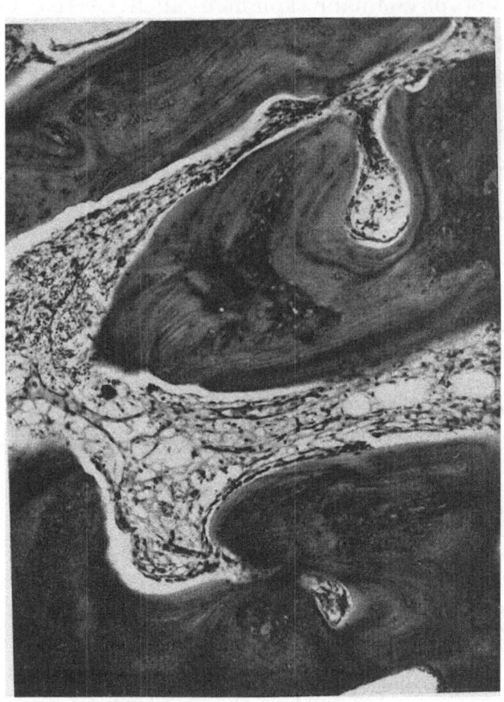

Abb. 94. Fibröses Markgewebe mit erweiterten Capillaren. Gebiet zwischen den Cysten.

oder als völliger Durchbruch. Auch können Knochenverdickungen auf eine Spontanheilung hindeuten.

GESCHICKTER und COPELAND führen die „*Riesenzellvariante der Knochencyste*" in der Epiphyse Jugendlicher als besondere Spielart der Knochencyste. Da die Knochencyste aus Riesenzellwucherungen hervorgehen kann, bedarf es dieser Sonderaufführung *nicht.* Der klinische Verlauf ist nur ein schnellerer. Es bestehen fließende Übergänge zur Riesenzellgeschwulst, die eben auch einmal im jugendlichen Alter vorkommen kann, und zu fortschreitenden Formen von Riesenzellgeschwülsten und Knochencysten.

Eine *Probeausschneidung* ist bei eindeutigem klinischen und Röntgenbefund überflüssig; sie kommt meist als „Ostitis fibrosa" zurück. Jugendliche Cysten, die pathologisch-anatomisch auf Grund einer Probeausschneidung als Sarkome bezeichnet wurden, kenne ich nicht, wohl aber mehrere Fälle, wo ein osteogenes Sarkom mit der pathologisch-anatomischen Diagnose „Ostitis fibrosa" zurückkam. Randzonen können beim osteogenen Sarkom „Ostitis fibrosa"-Bilder zeigen, worauf ich mehrmals hingewiesen habe. Schuld an derartigen Fehldiagnosen war aber nicht etwa der pathologisch-anatomische Befund, der tatsächlich nur „Ostitis fibrosa" ergab, sondern Unkenntnis des betreffenden Klinikers, daß „Ostitis fibrosa" eine feingeweblich völlig uncharakteristische und unspezifische, bei den verschiedensten Knochenerkrankungen vorkommende Reaktion des Knochengewebes ist. Noch mehr Schuld an der Fehldiagnose hatte die Nichtbeachtung des für eine jugendliche Knochencyste unzutreffenden klinischen und Röntgenbefundes in diesen Fällen. Die Fälle von „lokalisierter Ostitis fibrosa", welche bei einem osteogenen Sarkom als Probeausschneidung eingeschickt waren, waren klinisch *und* im Röntgenbild eben *schon von vornherein* keine „lokalisierte Ostitis fibrosa" nach der alten Namengebung, nach der neu-

Abb. 95—97. 7jähr. ♂. Solitäre jugendliche Knochencyste des Oberarmschaftes mit Spontanfraktur. Aufsplitterung nach KIRSCHNER. Heilung.

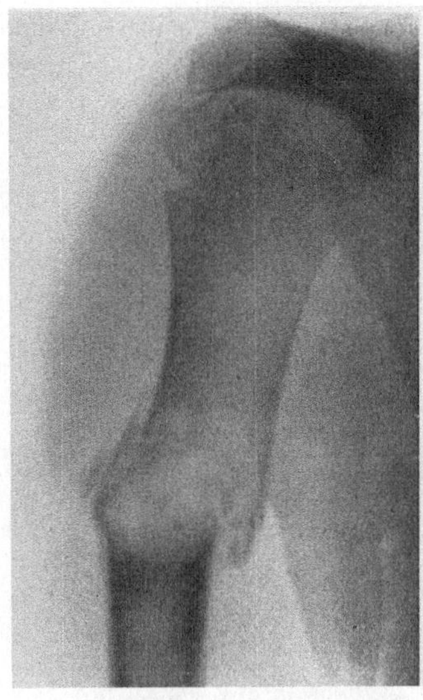

Abb. 95.

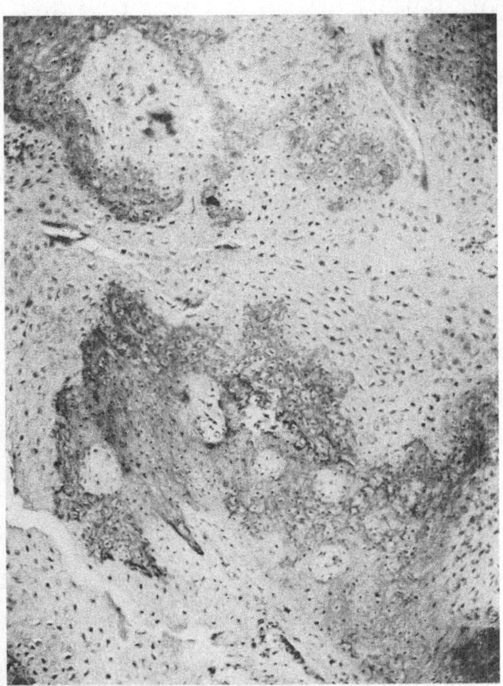

Abb. 96. Beginnende Verkalkung im osteoiden Knochengewebe.

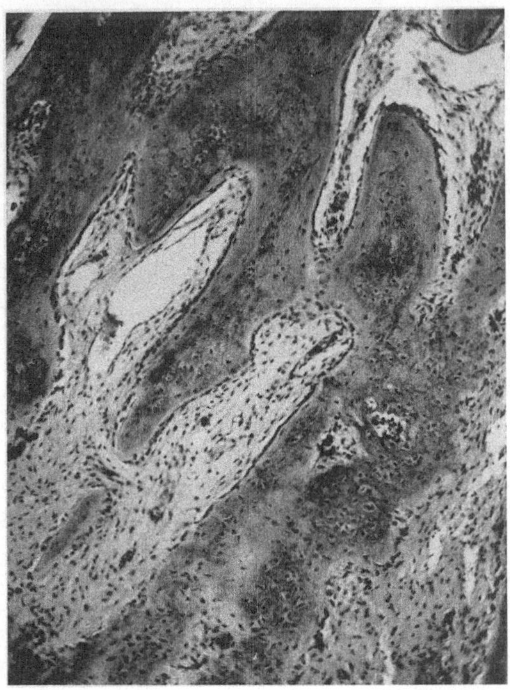

Abb. 97. Zugehöriger Schnitt. Bildung junger Knochenbälkchen beendet. Wandzone.

zeitlichen keine jugendlichen Knochencysten, deren Röntgenbild außer der kennzeichnenden Lage in der Metaphyse eine expansive Aufhellung des Knochens
ergeben muß, sondern zum mindesten höchst sarkomverdächtig.

Die *Differentialdiagnose* der jugendlichen Knochencyste hat also nicht das
osteogene Sarkom, wohl aber unter Umständen den BRODIESchen Knochen-
absceß, Tuberkulosen und Gummen, und, sehr selten allerdings, Echinococcus-
cysten zu berücksichtigen (vgl. Abschnitt 8c S. 135).

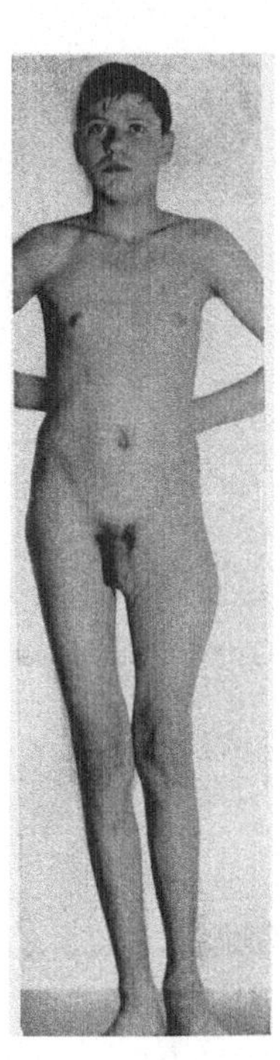

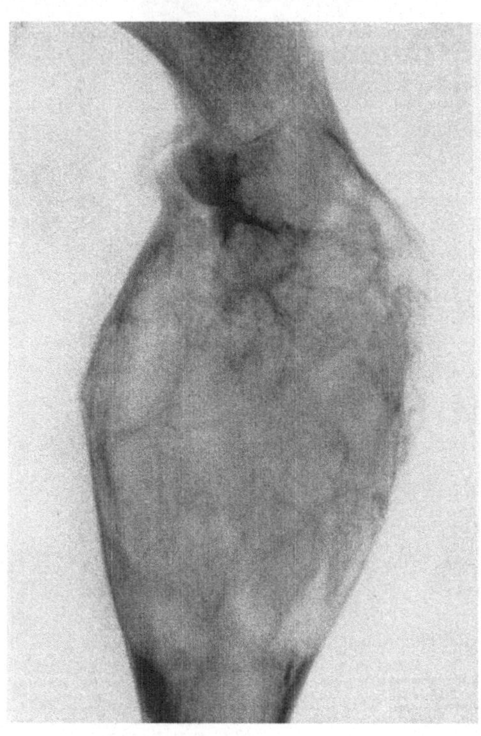

Abb. 98.   Abb. 99.

Abb. 98 u. 99. 16jähr. ♂. Mehrkammerige jugendliche Knochencyste des Oberschenkelschaftes. Nach
viermaliger Fraktur, welche die ersten 3 Male glatt heilte, eingewiesen.

Abb. 99. Zugehöriges Röntgenbild. 1927 und 1930 Auskratzung. Eindrücken der Cystenwand. Gipsverband.
1937 gesund. Guter Gang.

Für die *Behandlung* der Knochencysten hat die Natur den Weg vorgezeichnet.
Die Cyste heilt nicht, weil die Wände starr sind und nicht zusammenfallen
und verkleben können. Die Spontanfraktur kann allein durch Knochenneubildung die Höhle schließen. Wenn sie also bei guter Stellung ruhiggestellt
wird, kann die Cyste ausheilen. Da bei unvollständiger Fraktur oft unter Ruhigstellung im Gipsverband Heilung eintritt, so rate ich in diesen Fällen von der
Operation ab. Wenn die Cystenbildung fortschreitet und durch Formveränd-
rungen oder verminderte Tragfähigkeit Beschwerden verursacht, so ist sie operativ anzugehen. Aufsplitterung (HERTEL) oder Füllung mit Knochenspänen
(ERNST FREUND) oder bei großen Herden Spanverpflanzung (LEXER, v. HABERER;
SABRAZÈS, JEANNENEY, MATHEY-CORNAT; DUCREY) führen zur Heilung. Bei

der Freilegung findet man bei jugendlichen Knochencysten der langen Röhrenknochen meist die Cyste, die entweder mit einer schokoladenfarbigen oder mit
einer klar serösen Flüssigkeit gefüllt ist, und nur in Randgebieten gelegentlich
etwas „braunes Tumorgewebe" als Riesenzellgeschwulst. Die Ausfüllung mit
Knochen empfiehlt sich sehr, weil große Hohlräume bis zur knöchernen Ausfüllung sonst viel zu lange Zeit gebrauchen. Man unterstützt mit dem Auto-
transplantat die Knochenbildung, sorgt mechanisch für bessere Abstützung und
kürzt die Heilung ab. Mehrfache Ope-
rationen beweisen meines Erachtens
nur, daß bei der ersten nicht gründ-
lich genug vorgegangen ist.

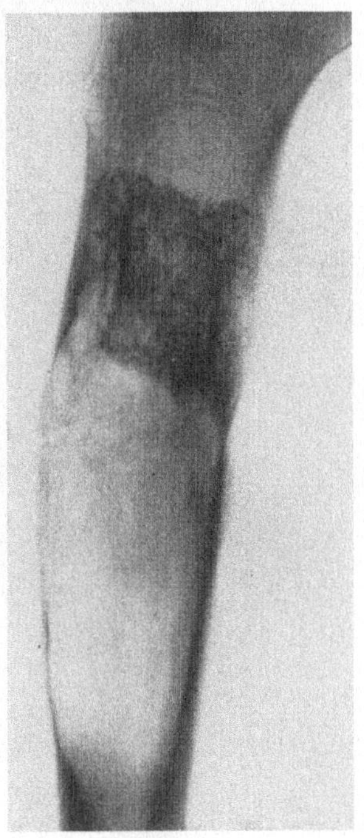

Abb. 100. 14jähr. ♂. Solitäre jugendliche Knochencyste des Oberschenkelschaftes. Vor 4 Tagen beim
Viehhüten ausgerutscht. Spontanfraktur. Schmerzen
beim Gehen. Aufsplitterung nach KIRSCHNER. Nach
3 Jahren gesund.

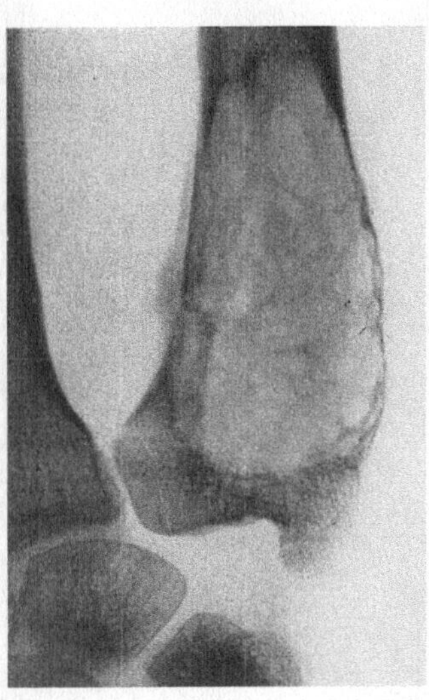

Abb. 101. 18jähr. ♂. Jugendliche Knochencyste des
unteren Ellenendes mit Spontanfraktur auf der Innenseite. Nach Auskratzung und Röntgenbestrahlung
in einem halben Jahr geheilt. Vgl. Abb. 180,
chondroblastisches osteogenes Sarkom.

Bei den jugendlichen Knochencysten der platten Knochen sieht man bei
Kindern nach meinen Erfahrungen eher Riesenzellgeschwulstgewebe als Cysten.
Schon hieraus und auch aus den entsprechenden Beobachtungen an Cysten
und Riesenzellgeschwülsten Erwachsener muß der Schluß gezogen werden, daß
man nach dem *Röntgenbild* niemals von vornherein sagen kann, liegen Cysten
oder liegt eine Riesenzellengeschwulst vor. Ich selbst habe mich in dieser Hinsicht schon wiederholt vor der Operation getäuscht. Man kann nur nach der
Erfahrung sagen, daß die grobwabigen metaphysären großen Cysten der langen
Röhrenknochen meist jugendliche Cysten (Abb. 91, 92, 95), daß die meist mehr-
kammerigen und schottenartig stärker unterteilten epiphysären cystischen Herde
bei Erwachsenen Riesenzellengeschwülste sind (Abb. 60, 64), und daß kleinere
Cysten in der Knochenrinde bei Erwachsenen meist nur etwas Riesenzellengewebe
enthalten (Abb. 73). Aber auch bei jüngeren Erwachsenen gibt es „reine" Cysten

ohne Riesenzellengewebe. Entweder ist die Riesenzellengeschwulst schon abgelaufen oder es handelt sich um „verspätete" jugendliche Knochencysten. Alles dieses beweist die ganz enge Zusammengehörigkeit der Cysten und Riesenzellengeschwülste. Beide sind auffassungsmäßig nicht trennbar! Die Neigung zur Wiederkehr, welche mehrfache Operationen erfordern kann, ist bekannt (s. Abb. 99).

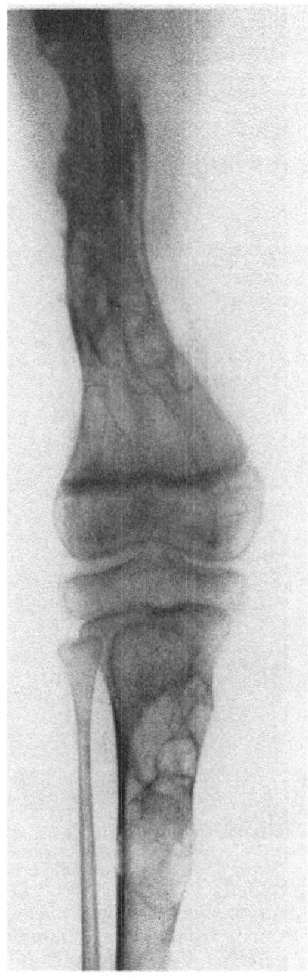

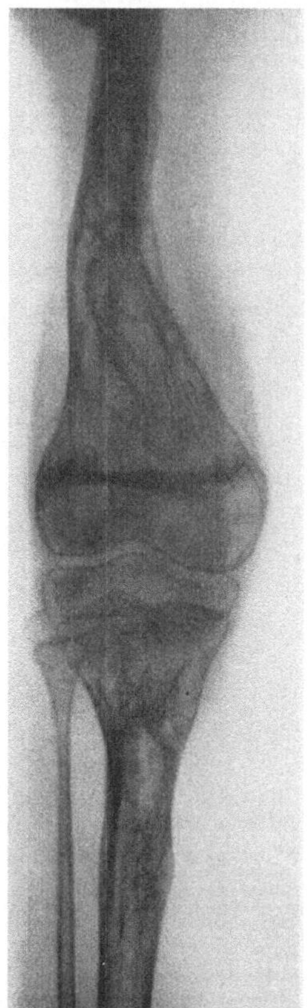

Abb. 102. 21. 6. 1933.   Abb. 103. 13. 10. 1933.   Abb. 104. 25. 4. 1935. Nachuntersuchung 1937: keine weiteren Knochenherde. Serumkalk 12,8 mg-%. Suche nach einer Epithelkörperchengeschwulst negativ.

Abb. 102—104. 10jähr. ♂. Jugendliche Knochencysten der unteren Oberschenkel- und der oberen Unterschenkelhälfte unter Freilassen des Kniegelenkes. Kalkspiegel normal. Nach mehrfachen Aufsplitterungen in etwa 2 Jahren fest.

c) Fortschreitende Formen der jugendlichen Knochencystenbildung.

Die fortschreitenden Formen der Knochencystenbildung sind mit der Hauptbeweis dafür, daß irgendeine Verwandtschaft zwischen der jugendlichen Knochencyste und der Ostitis fibrosa generalisata behauptet wurde (SCHUPP, BERGMANN, WANKE, MICHAELIS, SCHOLTZ). Man muß sich aber auf den Standpunkt stellen, daß die mehrherdigen Cysten- und Riesenzellgeschwulstbildungen nicht ohne weiteres zur Ostitis fibrosa gehören. Als geringster Grad des Weiterschreitens sind eingliedrige (monomele) Erkrankungen aufzufassen. Die Abb. 102—104 zeigen bei einem 10jährigen Mädchen eine mehrcystische Erkrankung der unteren

Oberschenkel- und der oberen Unterschenkelhälfte. Feingeweblich fanden sich teils Riesenzellgewebsherde, teils Cysten mit allen Übergängen. Der Kalkstoffwechsel war normal. Die Veränderungen heilten nach mehrfacher Aufsplitterung aus. Während einer mehrjährigen Beobachtung zeigten sich keine anderen Knochenherde mehr. Derartige Fälle sind möglichst lange zu verfolgen, weil die Frage sehr wichtig ist, ob nicht doch eines Tages unter irgendeiner funktionellen Belastung innersekretorischer Organe (Schwangerschaft, Menopause usw.) doch noch eine voll ausgeprägte generalisierte Ostitis fibrosa auftritt. Die Kalkwerte lagen bei unserer Beobachtung 4 Jahre später an der *oberen* Grenze der Norm.

Mehrknochige Knochencystenbildungen gehören entweder in ein bestimmtes Stadium der Ostitis fibrosa generalisata mit einer nachweisbaren Kalkstoffwechselstörung, oder im Stadium der Remission, oder es handelt sich um jene Erkrankung, die früher polyostotische „Ostitis fibrosa" genannt wurde und jetzt leider unter der verschiedenen Bezeichnung „polyostotisch fibröse Dysplasie" oder als „fibrös-cystische Knochenerkrankung mit Hautpigmentstörungen und endokriner Dysfunktion" (LICHTENSTEIN und JAFFÉ, ROBSON und TODT) oder als „Pubertas praecox mit Knochendysplasie", oder als „Osteofibrosis deformans juvenilis" (UEHLINGER) geht.

Diese Erkrankung ist etwas ganz anderes als die Ostitis fibrosa generalisata (s. Abschnitt: Begrenzung der Ostitis fibrosa, S. 89) und hat auch nichts mit der jugendlichen Knochencyste zu tun. Eine Mineralstoffwechselstörung fehlt. Epithelkörperchenadenome werden nicht gefunden. Oft wird eine fast reine Einseitigkeit beobachtet. Ich verweise auf Kap. 7, S. 91).

Anhang.

5. Die Ostitis fibrosa generalisata. Osteodystrophia fibrosa RECKLINGHAUSEN.

Die Ostitis fibrosa RECKLINGHAUSEN wird heute im allgemeinen als eine innersekretorische Systemerkrankung des Skeletes angesehen. Ich betone hierbei ausdrücklich *System*erkrankung; denn bei der engen Verbindung aller innersekretorischen Organe gerät bei Erkrankung *eines* solchen stets das gesamte hormonale Zusammenspiel in Unordnung. Die Bezeichnung Systemerkrankung bezieht sich aber auch auf das Skelet, so daß sie in zweifacher Hinsicht zutrifft. Sie ist durch eine Resorption von Knochen und durch Bildung von Hohlräumen und braunen Riesenzellgeschwülsten gekennzeichnet. Die hemmungslose Kalkberaubung des Knochens wird dabei einer Entgleisung der Nebenschilddrüsentätigkeit zugeschoben.

Stoffwechselstörungen, Knochenveränderungen und ein *Nebenschilddrüsenadenom* bilden das *Dreigestirn* der vollausgeprägten Ostitis fibrosa.

Die *Stoffwechselstörungen* bestehen darin, daß infolge einer gesteigerten Nebenschilddrüsentätigkeit, einer vermehrten Bildung von Parathyreoid-, abgekürzt Parathormon (COLLIP), Kalk und Phosphor vom Körper nicht in den natürlichen Ablagerungsstätten, dem Skelet, zurückgehalten, sondern durch die Nieren gesteigert ausgeschieden werden. Die Ausscheidung durch den Darm bleibt normal. Im Blut wird ein gesteigerter Kalkspiegel (Normalwert 10 mg-%) von durchschnittlich 16—18 mg-% (Höchstwerte 29,4 mg-%) gefunden. Die

Kalkausscheidung im Harn ist stark gesteigert (normal bei Testdiät 200 mg am Tage), während der anorganische Phosphor gegenüber der Norm (3 mg-%) im Blut vermindert, aber ebenfalls vermehrt im Harn ausgeschieden wird. Nach den Ergebnissen der experimentellen Parathormoninjektionen ist wahrscheinlich eine *Phosphatdiurese* das Einleitende. *Hypercalcämie* und *Hypophosphatämie* sind also der Ausdruck eines bei der generalisierten Ostitis fibrosa vorliegenden Hyperparathyreoidismus. Die Calcium- (SNAPPER, GOLD, MANDL) und Phosphorbilanz (GILL, BRUCE, STEIN) ist negativ. Während der Dickdarm normalerweise 9mal so viel Kalk wie die Nieren ausscheidet, dreht sich das Verhältnis bei der Ostitis fibrosa generalisata um. Diese Kalkausschwemmung belastet naturgemäß die *Nieren* ganz außerordentlich, abgesehen von der neben der Mineralstoffwechselstörung bestehenden Stoffwechselstörung. Der Nierenschaden äußert sich anatomisch in Nierenverkalkungen und Steinbildungen, sowie nephrotischen Schädigungen. Sekundäre Infektionen können hinzukommen. Steinkoliken, Albuminurien, Reststickstofferhöhungen und Niereninsuffizienzen werden beobachtet. Im Röntgenbild sind die Nierenverkalkungen meist sichtbar! Auch andere Verkalkungen, vor allem am *Gefäßsystem*, sind bei der Ostitis fibrosa beobachtet worden.

In dieser hemmungslosen Kalkausschüttung und einer Störung des Verhältnisses von Phosphor zum Kalk wird das Besondere der Ostitis fibrosa gesehen. Da eine gleiche Stoffwechselstörung bei anderen Knochenerkrankungen nicht beobachtet ist, auch wenn das Skelet noch so stark entkalkt wird (Myelome, Carcinose), hat man angenommen, daß die gestörte Nebenschilddrüsentätigkeit im Sinne der vermehrten Ausschüttung von Parathormon *das* ätiologisch Ausschlaggebende bei der generalisierten Ostitis fibrosa ist (Ostéose parathyrioidienne LIÈVRE).

Es kommt hinzu, daß in den vollausgeprägten Fällen von Ostitis fibrosa generalisata auch fast immer eine *Nebenschilddrüsengeschwulst* (Abb. 115, 116) gefunden wird. Diese hat nur in einem Viertel der Fälle eine abweichende Lage und kann unter Umständen bei der Operation nicht gefunden werden. Es gibt Nebenschilddrüsenadenome innerhalb der Schilddrüse, entlang der Halscarotis, substernal im Jugulum, hinter der Speiseröhre, vor der Wirbelsäule und zwischen Luft- und Speiseröhre. Obwohl man schon seit langem weiß, daß bei anderen knochenerweichenden Erkrankungen (Osteoporose, Osteomalacie) kompensatorische Nebenschilddrüsenvergrößerungen vorkommen (ASKANAZY, ERDHEIM), wird der Nebenschilddrüsengeschwulst bei der Ostitis fibrosa generalisata von einigen Autoren eine über das Maß des Ausgleiches hinausgehende *selbständige* Rolle zugesprochen. Die Nebenschilddrüsengeschwulst bietet jedoch *feingeweblich* (Abb. 116) bei der Ostitis fibrosa generalisata kein bestimmtes Bild. Man hat Hauptzellenadenome, eosinophile Adenome und einfache strumöse Vergrößerungen gefunden.

Der Beweis für die Auffassung der Epithelkörperchengeschwülste als *selbständige* Veränderung im Geschehen der Ostitis fibrosa wurde darin gesehen, daß experimentell durch Parathormon feingeweblich ähnliche Veränderungen wie bei der Ostitis fibrosa erzeugt werden können (JAFFÉ, BODANSKY, BLAIR), was nach eigener Auffassung nur eine schädliche Wirkung übermäßiger Parathormonausschüttung, nicht jedoch beweist, daß diese an eine Epithelkörperchengeschwulst gebunden ist. Die Symptome der Parathormonvergiftung, die auf eine Kalkvergiftung hinausläuft, sind denen der vollausgeprägten Ostitis fibrosa allerdings in der Tat sehr ähnlich. Ferner wird ein Beweis für die Erstrolle der Epithelkörperchengeschwulst darin erblickt, daß die Ostitis fibrosa durch die Entfernung einer Epithelkörperchengeschwulst günstig beeinflußt wird.

Es ist aber nach dem heutigen Stand der Forschung anzunehmen, daß das Nebenschilddrüsenadenom, das mit einer an Sicherheit grenzenden Regelmäßigkeit bei der Ostitis fibrosa entweder ortho- oder allotopisch zu finden ist, nicht Ursache, sondern Folge des durcheinandergeratenen Mineralstoffwechsels ist, so daß die alte ERDHEIMsche Ansicht von der sekundären Bedeutung der Epithelkörperchengeschwülste heute die meiste Berechtigung hat. Denn Epithelkörperchenhypertrophien und selbst Epithelkörperchenadenome kommen nicht nur bei der Ostitis fibrosa vor, sondern gelegentlich auch bei Osteomalacie, Rachitis, Skeletcarcinosen, multiplen Myelomen, Ostitis deformans PAGET. Am wahrscheinlichsten erscheint zur Zeit, daß das Nebenschilddrüsenadenom bei der Ostitis fibrosa, wenn es erst einmal als Folge der schweren Kalkstoffwechsel störung entstanden ist, zu einer besonders hemmungslosen Entkalkung führt, sich also im Sinne eines Circulus vitiosus auswirkt. Immer mehr gewinnt für den, der sich mit der Frage der ursächlichen Auslösung der schweren Mineralstoffwechselstörung bei der Ostitis fibrosa beschäftigt, die Annahme an Wahrscheinlichkeit, daß eine komplexe hormonale Zwischenhirndysfunktion zu jener „acidotischen" Stoffwechselstörung führt, die bei der Ostitis fibrosa generalisata die Entkalkung einleitet. Später, nach eingeleiteter Entkalkung, übernimmt das Nebenschilddrüsenadenom eine führende Rolle im Krankheitsgeschehen und dann wird am Skelet, als dem Hauptkalkdepot des Körpers, Raubbau getrieben.

Eine Skeletentkalkung (Demineralisation) ist nicht nur morphologisch faßbar, sondern muß auch von der funktionellen Seite, also von der *Mineralstoffwechselstörung* her betrachtet werden, und zwar auch da als „komplexe" Störung. Als maßgeblich will ich hier ein Wort von FREUDENBERG voranstellen: „Die oft gestellte Frage, was der primäre und sekundäre Faktor in biologischen Dingen ist, ist unsinnig, sobald Wechselbeziehungen bestehen." Der Satz bezieht sich bei FREUDENBERG auf die Frage, ob bei einer Rachitis die Acidose oder die Hypophosphatämie das „Primäre" ist. Es soll gezeigt werden, daß der angeführte Satz nicht nur für die Rachitis, sondern für das gesamte Fragengebiet gilt.

Morphologisch bestehen bei vielen Skeletsystemerkrankungen schon an sich große Übereinstimmungen, die sich sehr wahrscheinlich noch mehr zeigen würden, wenn man immer berücksichtigt, daß 1. Gradunterschiede einer funktionell *einheitlichen* Störung das morphologische Bild verändern können; sich 2. Mineralstoffwechselstörungen im Erwachsenenanders als im Kindesalter auswirken; 3. daß sich eine Mineralstoffwechselstörung bei Tieren morphologisch anders als bei Menschen bemerkbar macht, was durchweg viel zu wenig berücksichtigt wird, und daß sich 4. von den untengenannten, den Kalkstoffwechsel beeinflussenden Faktoren Kombinationen in verstärkendem und abschwächendem Grade bemerkbar machen können.

Zunächst gilt die Gleichung Skeletveränderung $\rightleftharpoons$ Mineralstoffwechselstörung. Beispiel für das erstere ist jede geschwulstige Zerstörung des Skeletes, die bei stärkeren Graden zur Mineralstoffwechselstörung führt (z. B. multiple Myelome zur Hypercalcämie). Beispiel für eine Mineralstoffwechselstörung, die eine Skeletentkalkung herbeiführt, ist die Ostitis fibrosa generalisata.

Eine Skeletentkalkung wird ganz allgemein durch folgende Faktoren hervorgerufen:

I. *Kalkmangel,* der auf mangelhafte Zufuhr oder Aufnahme beruhen kann.

II. *Phosphatmangel,* wobei neben der mangelhaften Zufuhr und einer gestörten Resorption ein Mißverhältnis zwischen Kalk und Phosphor Ursache einer Störung sein kann.

III. *Vitamin D-Mangel.*

IV. *Mangel an ultravioletten Strahlen.*

V. *Vitamin C-Mangel.*

VI. Eine *Hormonstoffwechselstörung*, nämlich eine übermäßige Parathormonausschüttung, und

VII. Eine *allgemeine Stoffwechselstörung* im Sinne einer Acidose, die vorwiegend renal, intestinal oder übergeordnet zentral verursacht sein kann.

Im einzelnen ergibt sich:

Eine Mineralstoffwechselstörung kann also neben einer Kalk- und Phosphorstoffwechselstörung hervorgerufen werden durch *Vitamin D*-Mangel (Abkürzung D) in der Nahrung (III), was von der Rachitis und Osteomalacie bekannt ist. D ist zum Aufbau einer bestimmten Calcium-Phosphatfraktion, die vom befallenen Knochen benötigt wird, erforderlich. Die Erhöhung des Blutkalkes durch D ist dabei nicht an die Nebenschilddrüsen gebunden (DE-MOLE). D begünstigt eine bessere Ausnutzung und Retention im Knochengewebe. Wie man von der Rachitis her weiß, kann D-Mangel durch Phosphate, Phosphatmangel auch durch D ausgeglichen werden, aber nur solange genügend Phosphate in der Nahrung vorhanden sind. D bewirkt eine bessere enterale Phosphorresorption. Sowohl bei D-Mangel, als auch bei Mangel an ultravioletten Strahlen hypertrophieren die Epithelkörperchen. Wir kennen auch experimentelle Skeletentkalkungen durch D-Mangel bei Hühnern, die ebenfalls derartige Epithelkörperchenhyperplasien aufweisen. Sowohl D als auch Parathormon in kleineren Dosen kann bei Mangel an D und an ultravioletten Strahlen die Epithelkörperchenhypertrophie hintanhalten. Daraus kann man schließen, daß die Epithelkörperchen hypertrophieren, weil sie funktionell bei D-Mangel zu stark beansprucht werden. Bei „Stützung" der Organtätigkeit durch Parathormongaben bleibt die Hypertrophie der Epithelkörperchen aus. Es gilt also: *Parathormon* gleicht *D-Mangel*, jedenfalls bis zu einem gewissen Grade, aus. Auch hierdurch kommt eine enge Beziehung der Wirkungsweise des D- und des Epithelkörperchenhormons zum Ausdruck. Experimentell schloß EGER auf einen gewissen Antagonismus, weil er im Tierexperiment durch Nierenschädigung erzeugte Epithelkörperchenhyperplasien mit den folgenden Ostitis fibrosa-„ähnlichen" Knochenveränderungen durch D rückgängig machen bzw. unterdrücken konnte.

Mangel an ultravioletten Strahlen (IV) wirkt sich ebenso als Kalkstoffwechselstörung aus wie D-Mangel; diese sind zur Aktivierung des Vitamins notwendig, das aus seiner Muttersubstanz Ergosterin durch Einwirkung ultravioletter Strahlen entsteht. Mangel an ultravioletten Strahlen kann bekanntlich durch D ausgeglichen werden und Skeletentkalkungen bleiben dann aus.

Das *Epithelkörperchenhormon* (VI) wirkt, im Überschuß gegeben, stark entkalkend. Skelet und Epithelkörperchen stehen also unter einer gegenseitigen Wechselwirkung. Eine Skeletentkalkung kann sowohl *Ursache* (z. B. beim multiplen Myelom) als auch *Folge* einer Epithelkörperchenhyperfunktion sein. Sowohl das Epithelkörperchenhormon wie D erhöhen den Kalkgehalt des Blutes, beide aber auf *verschiedene* Weise; denn das Epithelkörperchenhormon mobilisiert den Kalk aus dem Skelet, D führt zu einer Blutkalkerhöhung durch verstärkte Resorption des Kalkes aus dem Darm. Epithelkörperchenhormon *und* D haben die Verteilung von Calcium und Phosphat zwischen Skelet und Weichteilen zu regulieren!

Die Wirkung des Parathormons allgemein ist aber nicht nur eine Erhöhung des Serumkalkes, wobei der Kalk aus dem Skelet genommen wird, sondern auch eine Erniedrigung des Phosphatspiegels. Die alte Streitfrage, ob das Parathormon ein *Nieren-* oder ein *Knochen-*hormon sei, ist heute wohl dahin entschieden, daß es beides ist. Die *renale* Wirkung geht über eine elektive Störung in der tubulären Rückresorption der Phosphate (ALBRIGHT und ELLSWORTH, HARRISON und HARRISON) — die Schwelle wird gesenkt —, die Phosphate laufen durch wie der Zucker im Phlorrhizinversuch. Man kann hier also durchaus von einem „Phosphatdiabetes" sprechen, zumal das Parathormon auch noch eine starke wasserdiuretische Wirkung hat. Parathormonvergiftung und Vergiftung mit stark diuretischen Mitteln zeigen eine analoge schwere Exsiccose. Es gibt eine parathyreogene Polyurie mit Anklängen an den Diabetes insipidus! Die Folge dieses Durchlaufens der Phosphate ist ein Abfall ihres Blutspiegels. Es erfolgt sofort ein Appell an die Mineralreserve des Skeletes mit reaktiver

Ausschüttung von Phosphat- und Calciumionen; es kommt zur Hypercalcämie und Hyper-
calciurie; die Hyperphosphatämie dagegen bleibt aus, weil das Loch in der Niere für die
Phosphate weiter besteht. Das entspricht genau den Verhältnissen, wie sie für die Diagnose
des *primären* Hyperparathyreoidismus, der bei der Ostitis fibrosa generalisata vorliegt,
verlangt werden: im Blut erhöhter Calcium-, gesenkter Phosphatspiegel und gesteigerte
renale Ausscheidung für Calcium und Phosphate. Außerdem muß eine direkte Wirkung
des Parathormons auf das Skelet angenommen werden, die über die Osteoclasten bewirkt wird.

Der *sekundäre Hyperparathyreoidismus* zeigt das reine Spiegelbild der beim primären
Hyperparathyreoidismus besprochenen Verhältnisse: nämlich eine reaktive Hyperplasie der
Epithelkörperchen als Folge von Skeleterkrankungen der verschiedensten Art oder als Folge
einer chronischen Niereninsuffizienz, wobei das sekundäre Überangebot an Epithelkörperchenhormon wieder auf Niere und Knochen wirkt und hier zusätzliche Veränderungen durch
den Circulus vitiosus hervorruft.

Bei der Rachitis ist die Epithelkörperchenhyperplasie sicher als ein kompensatorischer
Hyperparathyreoidismus aufzufassen. Die kompensatorische Mehrleistung der Epithelkörperchen dient dabei vorwiegend der Blut- und Gewebskalkregulation, wobei das Skelet
der Leidtragende ist, denn ihm wird Kalk entzogen und dadurch allein schon wird die bei
der Rachitis bestehende Senkung der Serumphosphate weiter verschlechtert (BEUMER);
denn Calciumsalze werden durch Phosphate ausgeschieden. Die Hypophosphatämie kommt
aber auch durch eine Herabsetzung der Nierenschwelle zustande: denn trotz Hypophosphatämie werden vermehrt Phosphate ausgeschieden. Bei der Ostitis fibrosa generalisata aber
handelt es sich nicht allein um einen kompensatorischen Hyperparathyreoidismus, sondern
die Epithelkörperchen haben sich durch eine Adenomentwicklung sozusagen eine selbständig führende Rolle geschaffen, so daß sich Hypercalcämie und Hypophosphatämie im
besonders starken Maße zeigen.

Das Parathormon verursacht *morphologisch* Knochenveränderungen, die von den meisten
Autoren als der „Ostitis fibrosa" mehr oder minder „ähnlich" bezeichnet werden. Der
Versuch, Ostitis fibrosa-ähnliche Veränderungen durch künstliche Epithelkörperchenhormon-
abgabe herbeizuführen, wurde zum erstenmal von JAFFÉ und Mitarbeitern unternommen
und ist dann von vielen Autoren weitgehend bestätigt worden. Für die Morphologie der
experimentell durch Epithelkörperchenhormongaben herbeigeführten Knochenveränderungen
muß aber folgendes festgestellt werden: bei sämtlichen experimentell erzeugten Knochenveränderungen, sei es durch Epithelkörperchenhormone, sei es auf dem Umweg über eine
Acidose, können die Veränderungen höchstens als Ostitis fibrosa-*ähnlich* angesehen werden,
wie auch EGER betont; denn jener bei der menschlichen Ostitis fibrosa generalisata charakteristische ununterbrochene Umbau mit den Merkmalen einer dissoziierenden Resorption
(THUER) hat sich niemals nachweisen lassen. Ebenso fehlen Cysten und Riesenzelltumoren.

Auch bei sämtlichen „*spontanen*" *Ostitis fibrosa-Befunden* bei Tieren sind niemals derartige, der menschlichen Ostitis fibrosa entsprechende mikroskopische Befunde erhoben worden.
Ich selbst habe unter der Anleitung von CHRISTELLER meine erste Ostitis fibrosa-Arbeit
über die Ostitis fibrosa der Affen gemacht und kenne sämtliche Affenpräparate von CHRI-
STELLER, habe aber auch viele Präparate von Ostitis fibrosa bei Pferden, Ziegen usw. gesehen. Ich würde heute alle diese Veränderungen *niemals* mehr mit der menschlichen Ostitis
fibrosa generalisata auf eine Stufe stellen, sondern sie ätiologisch als *Mangelosteopathien*
(Skeletentkalkungen) auffassen, die durch einen oder mehrere Entkalkungsfaktoren entstanden sind, und nur eine gewisse, oft eine *sehr geringe* morphologische Ähnlichkeit mit
der Ostitis fibrosa haben. Domestikation, Lichtmangel, falsche Zusammensetzung der
Ernährung spielen die Hauptrolle. Die CHRISTELLERsche Benennung und Auffassung aller
dieser „spontanen" Knochenveränderungen bei Tieren als Ostitis fibrosa muß meines Erachtens heute als eine *Irrlehre* bezeichnet werden. Viele gewebliche Bilder entsprechen
tatsächlich viel mehr der Osteomalacie, sind also identisch mit Rachitis. Hyperplastische
Epiphysenauftreibungen liefern die „pseudorachitischen Bilder" der Pathologie. Auf die
Epithelkörperchen, aber auch auf die Nieren ist morphologisch wenig, funktionell überhaupt
nicht geachtet worden. Die Irrlehre CHRISTELLERS beruht: a) auf seinen Bestrebungen,
einen großen „Formenkreis" Ostitis fibrosa zu schaffen, in dem er alles hineinnehmen wollte.
Bekanntlich setzte er auch Ostitis fibrosa = Ostitis deformans. b) Die Bedeutung der Phase
und des Ablaufes der Erkrankung ist nicht genügend berücksichtigt. CHRISTELLER sah

immer nur Endstadien bei toten Tieren, die nicht behandelt und meist nicht an ihrer Knochenerkrankung eingegangen waren, wobei dann noch Infekte, bei Affen hauptsächlich Tuberkulose usw., die morphologischen Bilder kompliziert haben. c) Klinische und röntgenologische Befunde, sowie vor allem Untersuchung der Mineralstoffwechselstörung sind in allen diesen Fällen nicht oder nur in ganz ungenügendem Maße bekanntgeworden.

Schließlich ist eine *acidotische Stoffwechselrichtung* (VII) imstande, Entkalkungen des Skeletes herbeizuführen: Acidose → Skeletentkalkung.

Die morphologischen Veränderungen sind wieder Ostitis fibrosa-ähnlich, aber niemals mit der Ostitis fibrosa generalisata des Menschen identisch. Es ist zu unterscheiden zwischen einer *renal* und *intestinal* bedingten Acidose. Bei der Acidose handelt es sich um ein mangelhaftes Säurebindungsvermögen des Körpers und eine Herabsetzung der Alkalität, also nur um eine relative Säuerung, denn die Reaktion des Blutes ist nicht sauer, was eine Ausfällung der Eiweißkörper zur Folge haben würde. Immer wenn überschüssig gebildete Säuren aus dem Körper entfernt werden müssen, werden hierzu Calciumionen zu ihrer Neutralisation, die mit der Ausscheidung verbunden ist, gebraucht. Der Körper holt sie sich bei erhöhtem Bedarf an der Stelle, wo sie am meisten gestapelt sind, aus dem Kalktresor: Skelet. Zu den *renalen Acidosen* gehört die „renale Ostitis fibrosa“ der Erwachsenen, die renale Rachitis bei kindlich chronischen Nierenmißbildungen und Nephriten, bei denen allen man auch Nebenschilddrüsenhypertrophien gesehen hat. Die *intestinal* bedingte Acidose führt zu sekundären Osteoporosen mit Umbauzonen und Spontanfrakturen. Auch hierbei können morphologisch manche Bilder aus bestimmten Phasen wie „Ostitis fibrosa“ aussehen!

Was lehrt eine solche Betrachtungsweise? Es ergibt sich, daß *ätiologisch* die verschiedensten Faktoren als Ursache von Skeletentkalkungen in Frage kommen können. Bestimmte Konstellationen dieser Faktoren im Sinne der TENDELOOschen Konstellationspathologie sind „die Ursache“ der Ostitis fibrosa generalisata, der „renalen“ Ostitis fibrosa usw. Die Kenntnis dieser Faktoren ist sicher noch nicht vollständig und wird sich mit der Entwicklung der Forschung ständig verbessern. *Ein* Faktor reicht zur Erklärung der verschiedenen Krankheiten, bei denen Skeletentkalkungen beobachtet werden, *nicht* aus. Als Hauptfaktoren im einzelnen kennen wir in etwa bei der Rachitis I, II, III, IV. Für die Ostitis fibrosa RECKLINGHAUSEN komme ich aber selbst mit den Faktoren I—VII zur Erklärung nicht aus, sondern wir müssen eine *übergeordnete zentrale Stoffwechselstörung, die ihren Ursprung im Zwischenhirn hat und wahrscheinlich über ein parathyreotropes Hypophysenhormon wirkt, postulieren. Das Epithelkörperchenadenom entsteht sekundär nach einer bereits eingetretenen Skeletentkalkung und verstärkt diese dann im Sinne eines Circulus vitiosus. Ebenso wirkt die sekundäre Nierenschädigung bei der Ostitis fibrosa generalisata weiter im Sinne des Circulus vitiosus schädigend.* Die Konstellation der Faktoren, die bei den einzelnen Skeleterkrankungen zur Entkalkung führen, ist uns größtenteils noch unbekannt. Aber alle Ostitis fibrosa-ähnlichen Veränderungen, die ihre Entstehung den verschiedensten Konstellationen verdanken, nach ihrer morphologischen Ähnlichkeit als Ostitis fibrosa zu bezeichnen, erscheint mir das Problem in einem zu einfachen Lichte gesehen und führt zu sehr erheblichen *klinischen* Schwierigkeiten.

Ich schlage daher vor, daß in der menschlichen Krankheitslehre nur die Ostitis fibrosa generalisata, die historisch ihren Namen zuerst von RECKLINGHAUSEN *bekommen, und deren Name sich fast in der ganzen Welt eingebürgert hat, als solche zu benennen ist,* wobei heute nicht mehr als selbstverständlich hinzugefügt zu werden braucht, daß es sich nicht um eine -„itis“ handelt. Insofern erscheint mir der Name Osteodystrophia fibrosa besser, aber auch noch aus einem andern Grunde. Es wäre sehr zweckmäßig, wenn auch der fortwährende wechselnde und sich gegenseitig ersetzende Gebrauch der Bezeichnungen Osteopathie, Osteoporose, Osteomalacie, sowohl im klinischen Wortgebrauch als auch in der experimentellen und in der Veterinärmedizin, aufhören würde. Osteopathie wäre als übergeordneter, ganz unspezifischer Begriff zu gebrauchen.

Die mit Entkalkungen einhergehenden Osteopathien zerfallen dem Grad der Entkalkung nach in Osteoporosen (Porose = Auflockerung), bei denen klinisch nur im Röntgenbild eine Entkalkung, die zur Spontanfraktur führen kann, festzustellen ist. Sie ist reversibel. Dann folgen als schwere Entkalkungen, die zu einer „Erweichung“ (Malacie) und Verbiegung des Skeletes führen, die Osteomalacien. Sie sind hinsichtlich der Entkalkung reversibel, hinsichtlich der Verbiegung und Verunstaltung der Knochen kaum. Ihnen wäre als schwerste

Form der Entkalkung mit Verbiegung der Knochen, Formverunstaltung und einer cystischen Degeneration (ENGEL) die Osteodystrophia fibrosa anzugliedern, die hinsichtlich der Mineralstoffwechselstörung nur unvollkommen reversibel, hinsichtlich der Verbiegungen und Formverunstaltungen nicht beeinflußbar ist. Hinzuzufügen ist aber der Bezeichnung Osteodystrophia fibrosa: generalisata RECKLINGHAUSEN.

Alle anderen klinisch und röntgenologisch, sowie durch Stoffwechseluntersuchung leicht abzugrenzenden Veränderungen, sollte man besser nicht als Ostitis fibrosa bezeichnen. Die renale Ostitis fibrosa generalisata der Erwachsenen ist eine *Unterform* der Ostitis fibrosa generalisata oder es handelt sich um eine renale acidotische Osteoporose. Die Ostitis deformans PAGET (s. Kap. 6) gehört nicht in die Mineralstoffwechselstörungen, desgleichen nicht die Osteofibrosis deformans juvenilis, die sog. polyostotische Ostitis fibrosa, die eine hormonale Störung mit Pubertas praecox und einer primär konstitutionellen Knochendysplasie ist (s. Kap. 7). Knochencysten und die Riesenzellgeschwülste haben *nichts* mit der Ostitis fibrosa ätiologisch zu tun und stehen außerhalb der Ostitis fibrosa und der allgemeinen Mineralstoffwechselstörungen (s. Kap. 4).

Bei den *Entkalkungsfragen* spielen *außer* dem *Parathormon noch andere Hormone* eine Rolle. Ich habe eingangs schon betont, daß bei der engen Verbindung aller sekretorischen Organe bei Dysfunktion eines Organs stets das gesamte hormonale Zusammenspiel leidet. Auch auf diesem Gebiet haben die Arbeiten von ALBRIGHT und Mitarbeitern weitergeführt. ALBRIGHT geht von der Annahme aus, daß gewisse steroidale Hormone, gonadale und corticogene, eine gewebsaufbauende und -erhaltende Wirkung für Skelet, Muskulatur und Haut, vielleicht sogar für alle Gewebe haben. Im Bereich des Skeletes werden die Osteoblasten stimuliert und der Knochenaufbau gefördert. Anabolen Effekt hat das Testosteron; es konnte nachgewiesen werden, daß Testosteron den Aufbau protoplasmatischer Strukturen fördert unter gleichzeitiger Retention von Stickstoff, Phosphor, Kalium und Schwefel, die gerade in *dem* Verhältnis der Ausscheidung entzogen werden, wie sie sich im Protoplasma finden (REIFENSTEIN und ALBRIGHT). Zu den anabolen Steroiden gehört ferner das *Östrogen* und eine Steroidgruppe aus der Nebennierenrinde, die dem Testosteron nahesteht und auch eine ähnliche Wirkung entfaltet. Dieses corticogene Hormon bezeichnet ALBRIGHT als Nitrogen- oder „N"-Hormon. Im Urin werden Testosteron und N-Hormon als 17-Ketosteroide ausgeschieden. Diesem komplexen aufbauenden Prinzip wird nun ein antianaboles, hemmendes Prinzip gegenübergestellt, verkörpert durch das corticogene „S" = Sugarhormon (Zuckerhormon, weil es die Aminosäuren der Eiweißsynthese entzieht und der Zuckerbildung zuführt). Im Urin wird es ausgeschieden als 11-Oxysteroid. Prävaliert nun dieses Zuckerhormon, relativ oder absolut, so kommt es zum Torpor der Osteoblasten, zum gestörten Eiweißaufbau in der Matrix, also zur Osteoporose. Das antianabole Prinzip ALBRIGHTs, sein Zuckerhormon, wird wahrscheinlich lebenslänglich produziert; das dem Aufbau dienende Nitrogenhormon dagegen tritt offenbar zur gleichen Zeit in Erscheinung wie seine gonadalen Partner. Nach der ALBRIGHTschen Auffassung liegt z. B. dem Morbus CUSHING eine überschießende Produktion nur *eines* Rindenhormons, des „S"-Hormons, zugrunde, damit prävaliert der hemmende, antianabole Effekt; es kommt zur Osteoporose, zum Schwund der Muskulatur. Es besteht also kein Zweifel, daß in dem Komplex der Entkalkung eine Störung des hormonalen Zusammenspieles, mag sie von irgendeiner Seite kommen, eine Rolle spielt. Sowohl bei der Osteomalacie, im engeren Sinne der weiblichen Osteomalacie im fortpflanzungsfähigen Alter (SCHÜPBACH, WERNLY), als auch bei den Osteoporosen (Altersosteoporose) wirken hormonelle gonadale Teilfaktoren mit. Eine solche Feststellung berechtigt auch, Mischformen zwischen Ostitis fibrosa generalisata und Osteomalacie oder Osteoporose bis zu einem gewissen Grade anzuerkennen.

Die *Knochenveränderungen* bei der generalisierten Ostitis fibrosa bestehen *feingeweblich* in einem *krankhaft gesteigerten osteoclastischen Abbau*, dem der Anbau nicht folgen kann. Die Knochenbälkchen werden in ganzer Ausdehnung resorbiert. Den dünnen Restbälkchen lagert sich lange Zeit osteoid bleibendes Gewebe an. Die kalklosen Zonen sind oft ungewöhnlich breit, da die Verkalkung gegenüber den im Übermaß gebildeten Neueinlagerungen nicht nachkommt. Gleichzeitig kommt es zu einer Fibrose des Markes. Aus Bindegewebsknochen bilden sich neue Bälkchen, die aber auch nicht von Bestand sind, sondern wieder dem Abbau verfallen. Braune Riesenzellgeschwülste und Cysten sind eine Folge von Markblutungen, die traumatisch oder mechanisch ausgelöst werden. Der Umbau des Knochens führt zu einem meist völlig regellosen, gelegentlich funktionell gerichteten Bälkchengeflecht (Schmorl), das in einem bald zellreichen, bald faserigen Bindegewebe eingebettet ist. Auf Stillstand der Erkrankung läßt sich feingeweblich durch das Spärlichwerden der sonst so zahlreichen osteoiden

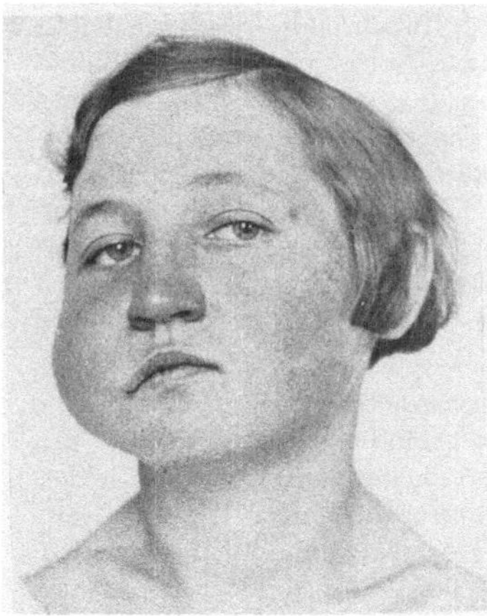

Abb. 105.

Abb. 105—116. 20jähr. ♀. Generalisierte rein rechtsseitige Ostitis fibrosa. 1932 Spontanfraktur der rechten Hüfte nach Fall. Diagnose: Ostitis fibrosa. Einige Wochen später Oberarmbruch rechts. 1933 Knieanschwellung rechts. Operation (Auskratzung) der Ober- und Unterschenkelherde. 1934 Oberkiefertumor rechts. Mai 1935 Epithelkörperchengeschwulstentfernung (Chirurgische Universitätsklinik). Serumkalk vor der Operation im Mittel 13,2—16,4 mg-%. 1936 Oberkieferentfernung. Serumkalkwerte 10 Monate nach Epithelkörperchenentfernung im März 1936 im Mittel 10,8—11,0 mg-%. Im März 1936 Auskratzung einer Unterkiefercyste. Seit Mai 1936 gehfähig. Nachuntersuchung Mai 1937: weitgehend gebessert, arbeits- und gehfähig.

Säume schließen. Heilung läßt sich annehmen, wenn die im Markgewebe locker eingestreuten Bälkchen, die untereinander kaum in Verbindung stehen, wieder

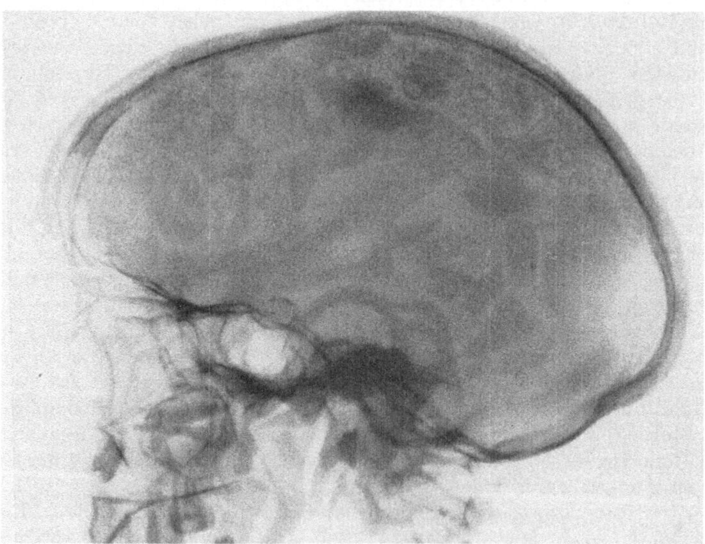

Abb. 106. Schädel von der Seite. Unregelmäßige feinfleckige Aufhellung und Verdichtungsherde.

miteinander in Verbindung treten und sich dem Bau normaler Spongiosa annähern (F. J. Lang und Haslhofer).

Grobanatomisch sind die Folgen der herabgesetzten mechanischen und statischen Widerstandsfähigkeit des Skelets Einbrüche und Verbiegungen, letztere besonders an Becken und Wirbelsäule. Im Beginn der Erkrankung bietet sich nur das Bild einer Osteoporose. Die Rinde der Röhrenknochen verschmälert sich, die Spongiosa wird lockerer, die Markräume werden weiter. Fester Knochen wird durch poröses, minderwertiges Knochengewebe ersetzt. Die Gelenkenden werden nicht verändert. Der Schädel kann entsprechend der Phase des Umbaues verdünnt oder verdickt sein (Verwechslungen mit Ostitis deformans PAGETs). Auftreibungen der Knochen

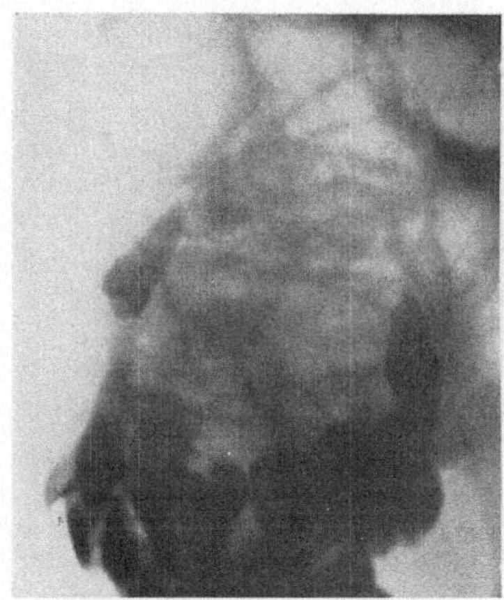

Abb. 107. Oberkiefer bei rechtsseitiger Ostitis fibrosa gen. Bild 1 Monat vor der Operation und 14 Tage vor der Epithelkörperchentumorentfernung. Das Bild entspricht weitgehend der in Heilung begriffenen einzelstehenden Riesenzellgeschwulst des Oberkiefers Abb. 78.

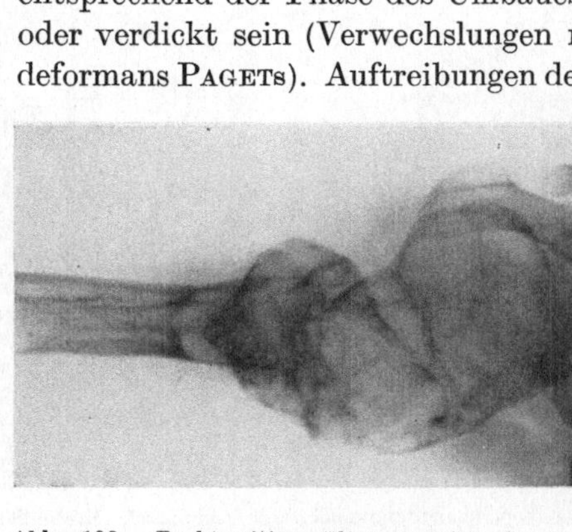

Abb. 108. Rechtsseitige Oberarmcyste. Spontanfraktur von 3 Jahren. Zustand vor Epithelkörperchengeschwulstentfernung.

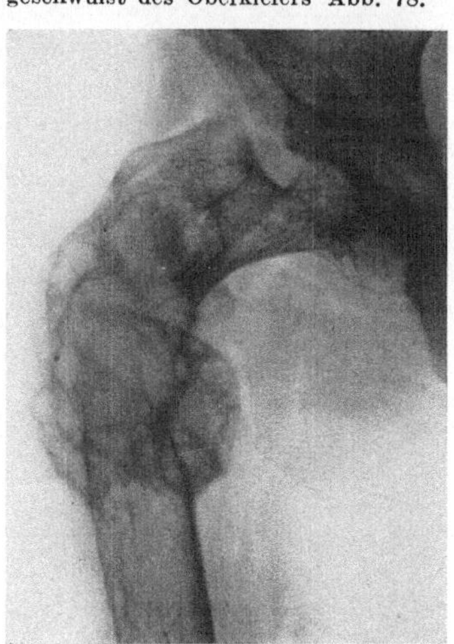

Abb. 109. Rechtsseitiger Oberschenkelherd. Spontanfraktur vor 3 Jahren. Zustand vor Epitehlkörperchengeschwulstentfernung.

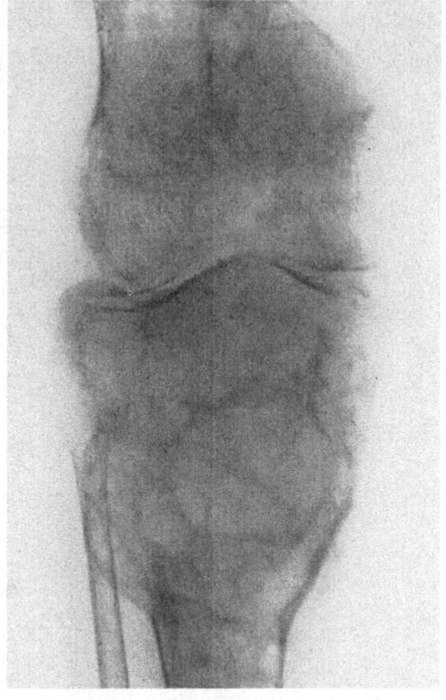

Abb. 110. Rechtsseitige Herde im unteren Ober- und oberen Unterschenkeldrittel. Zustand vor Epithelkörperchengeschwulstentfernung.

durch Cysten und braune Riesenzellgeschwülste (Abb. 108—110, 121—122), sowie Spontanfrakturen im Gebiet dieser Cysten vervollständigen das Bild. In dem am stärksten umgebauten Knochen findet sich bei voll entwickeltem Krankheitsbild durchweg faseriges Mark.

Im *Röntgenbild* läßt sich anfangs nur eine Osteoporose feststellen. Bei vollausgeprägten Erkrankungen (Abb. 105—111, 119—126) besteht eine ausge-

breitete Kalkarmut, dazu wird die Rinde der Röhrenknochen feinwabig aufgelockert (Abb. 110, 122). Später können die Knochen in der Form ver-

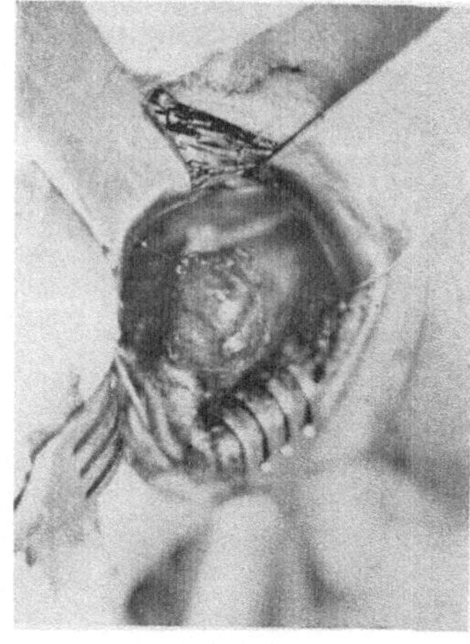

Abb. 115. Epithelkörperchenadenom bei
einseitiger Ostitis fibrosa gen.
Operationsbild.

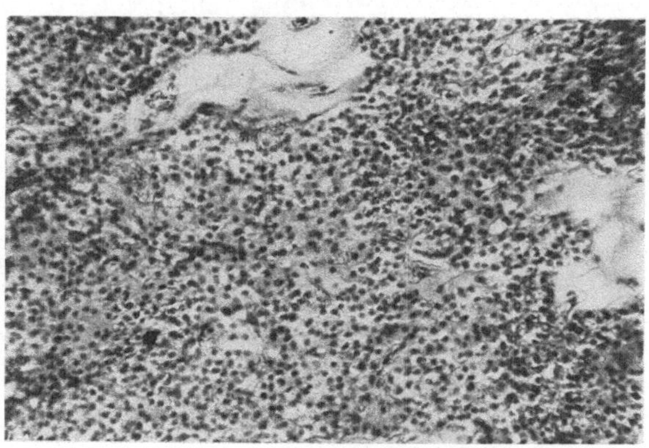

Abb. 116. Epithelkörperchenadenom bei einseitiger Ostitis
fibrosa gen. Starke Hyalinose der Gefäße (g).

unstaltet sein (Abb. 108, 109, 121). Die Formverunstaltung beruht dabei meist
auf örtlichen Auftreibungen durch cystische Herde in der Ein- oder Mehrzahl

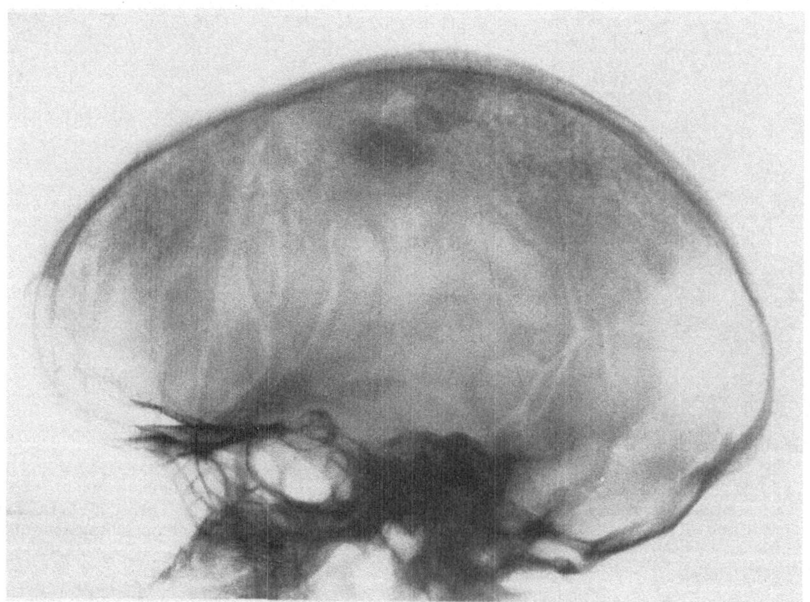

Abb. 111. Röntgenbild des Schädels. Deutliche Zunahme der Verkalkungen (vgl. Abb. 106).
Abb. 111—114. Gleiche Patientin. Ostitis fibrosa gen., einseitig. Zustand 2 Jahre nach Epithelkörperchenentfernung. Gang ungestört. Wohlbefinden.

(Abb. 121, 122). Braune Riesenzellgeschwülste zeigen die Abb. 117, 123. Ihr
Bild entspricht dem der einzeln vorkommenden gutartigen Riesenzellgeschwulst.

Bei Spontanfrakturen kommt es zu entsprechenden callösen, mehr oder weniger ausgeprägten Veränderungen. Der Schädel ist von weitverbreiteten feinfleckigen Aufhellungs- und Verdichtungsherden durchsetzt (Abb. 106, 120). In weniger ausgeprägten Fällen finden sich unregelmäßige, cystische, grobfleckigere Aufhellungsherde (Abb. 106). Aber selbst wenn größere lochförmige Defekte im Schädeldach da sind, die röntgenologisch mit Myelom, oder osteolytischen Krebsmetastasen oder, bei Jugendlichen, mit Lipoidgranulomatose verwechselt werden können, dann schützt doch immer die Erkrankung des übrigen Schädels mit ihren Strukturveränderungen vor einer Verwechslung. Man soll aber niemals nur den Schädel betrachten, sondern muß gleichzeitig das übrige Skelet berücksichtigen. Umschriebene Herde im Schädel gibt es bei der Ostitis fibrosa generalisata nur dann, wenn Cysten oder

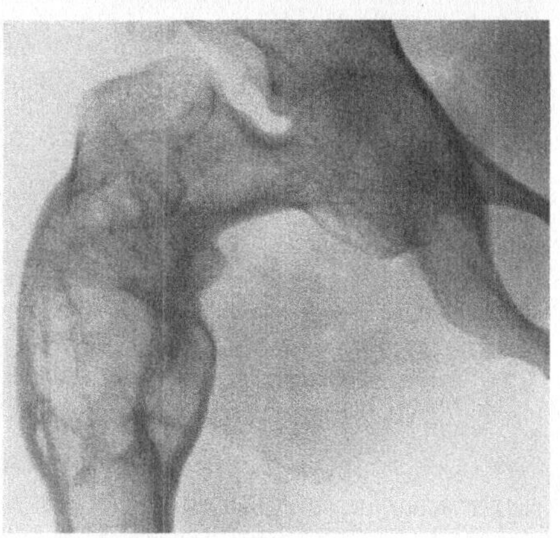

Abb. 112. Weitgehend ausgeheilte Cysten des Oberschenkels.

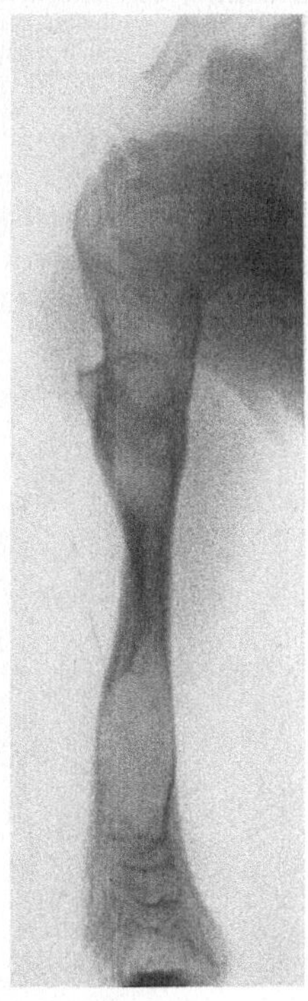

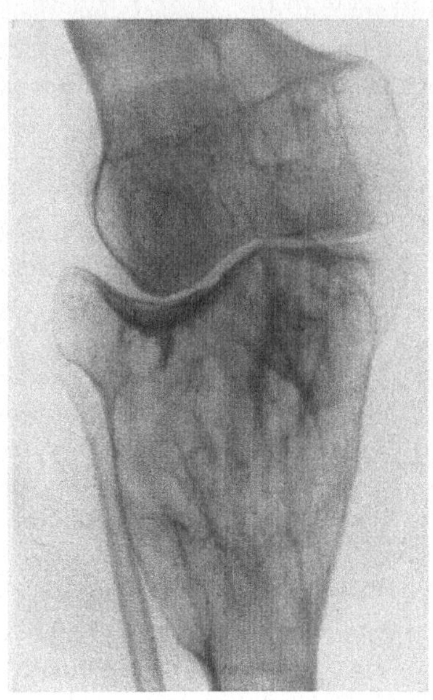

Abb. 113. Ausgeheilte Cysten des Schienbeinkopfes.

Abb. 114. Noch vorhandene Cyste in der Humerusschaftmitte.

Riesenzelltumoren auftreten. Ein solches ist röntgenologisch nicht von einem einzelstehenden gutartigen Riesenzelltumor zu unterscheiden! Das Bild an den Kiefern wechselt. Man findet mehrcystische Aufhellungsherde (Abb. 117), oder ziemlich gleichmäßige Verdichtungen (Abb. 107). Es hängt das von dem feingeweblichen Zustand der Riesenzellgeschwulst ab (s. S. 34).

Klinik. Es sind mehr Frauen als Männer befallen. Nach einer Zusammenstellung von REISCHAUER sind im zweiten, dritten und vierten Lebensjahrzehnt etwa gleich viel Fälle beobachtet, im fünften Lebensjahrzehnt ist eine Steigerung vorhanden, im sechsten Lebensjahrzehnt finden sich gleich viel Erkrankungen wie im zweiten bis vierten. Die Bevorzugung des weiblichen Geschlechts fällt besonders bei den Erkrankten jenseits des 40. Jahres ins Auge. Es weist das nachdrücklich auf eine Beziehung zur Umstellung der Funktion innersekretorisch tätiger Drüsen hin. Im Beginn der Erkrankung sind meist *Schmerzen* vorhanden, die nicht gedeutet werden können. Die Schmerzen können so zunehmen, daß die Kranken gehunfähig werden (Abb. 119). Ein weiteres Symptom ist die *Muskelschwäche,* die durch hohen Blutkalkgehalt und die hierdurch herabgesetzte elektrische Erregbarkeit der Nerven hervorgerufen wird (NOTHMANN). Wiederholt sind Beobachtungen niedergelegt, wo Ostitis fibrosa-Kranke an schweren Bauchkoliken litten,

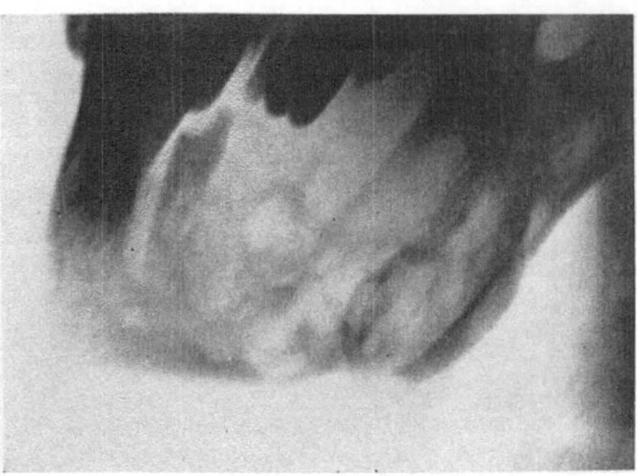

Abb. 117. Röntgenbild des Unterkiefers. Riesenzellgeschwulst (1929).

Abb. 117 u. 118. 33jähr. ♀. Ostitis fibrosa gen. 1929 wegen eines Riesenzelltumors des rechten Unterkiefers operiert. Nach der Entlassung rheumatische Ober- und Unterschenkelbeschwerden. Gehen erschwert. 1933 Entwicklung eines äußerlich sichtbaren Epithelkörperchentumors an der rechten Halsseite. Blutkalk 22,3 mg-%. Entfernung eines etwa hühnereigroßen Epithelkörperchenadenoms (Dr. DUMPERT, Rheine). 1 Monat später †.

deren Erklärung von REISCHAUER in Pankreasschäden durch den gestörten Kalkstoffwechsel gesucht wird (Beobachtung von FAHR). Der starke Blutkalkgehalt führt weiter zu schweren *Nierenschäden,* teils durch Steinbildung, teils durch Parenchymschäden infolge Überlastung der Nieren. Die vorgeschrittenen Fälle können Verkalkungen zahlreicher Organe und der Gefäße aufweisen. *Zahnverluste*

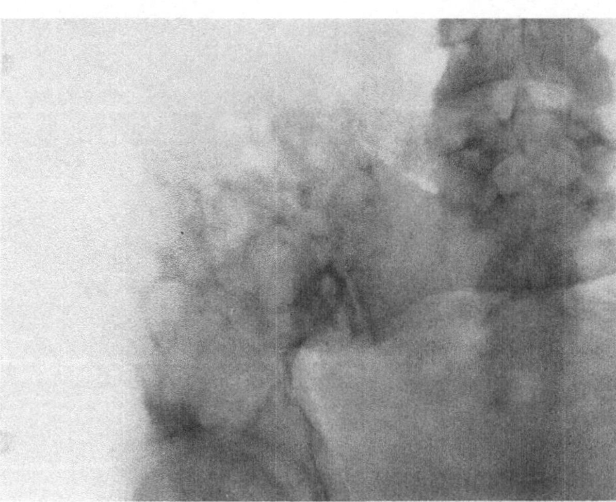

Abb. 118. Rechte Beckenhälfte 4 Jahre später (1933).

erklären sich aus dem Schwund des Alveolarfortsatzes. Die Erkrankung ist auf der vollen Höhe schließlich eine so schwere, daß ihr alle Begleiterscheinungen einer solchen anhaften können.

LIÈVRE hat einzelne *klinische Formen* des Verlaufes zu unterscheiden gesucht und von *renaler, metastatischer, akuter, digestiver* Form der Ostitis fibrosa gesprochen. Ähnlich versuchten Albright, Aub und Bauer einzelne Unterformen herauszuarbeiten. Beim *„klassischen Hyperparathyreoidismus"* sollen vorherrschend Skeletveränderungen, Porose, Cysten, braune Geschwülste, Frakturen

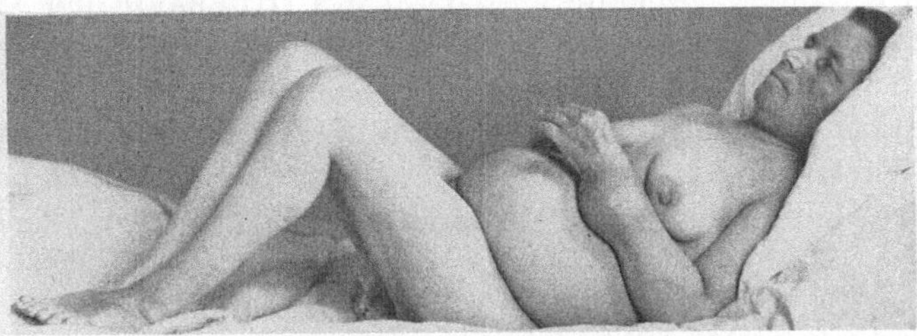

Abb. 119. Ostitis fibrosa gen. Recklinghausen. Zustand der Kranken 5 Jahre vor dem Tode (1928). Geschwulst der linken unteren Ulnaepiphyse und des 5. linken Metatarsus.

Abb. 119—126. 49jähr. ♀. Generalisierte Ostitis fibrosa Recklinghausen. Im Klimakterium Beginn der Beschwerden. Langsamer unsicherer Gang. 1923 Menopause. 1924 Geschwulst der linken kleinen Zehe. Zehenamputation und Zeigefingerendgliedamputation links wegen „Geschwulst". Starke Schmerzen in den Beinen. Auftreten einer Unterarm- und Metatarsalgeschwulst links. Auskratzung des Ulnariesenzelltumors. Resektion des 5. Metatarsus links. Weiterer Verlauf: Weiter bettlägerig. 1932 Schlüsselbeinspontanfraktur beiderseits. 1933 Spontanfraktur beider Oberschenkel. Blutkalk 36,3 mg-%. Harnkalk 22,4 mg-%. Entfernung eines walnußgroßen Epithelkörperchentumors (Dr. Dumpert, Rheine). Einen Monat später an Herzinsuffizienz † (1933). Der Blutkalk war 14 Tage post operationem auf 14,4 mg-% gesunken. — Gesamte Leidenszeit bis zum Tode 10 Jahre.

vorhanden sein, bei der *osteoporotischen* Form sollen Cysten und braune Tumoren fehlen, es soll einen Hyperparathyreoidismus mit Nephrolithiasis *ohne* erhebliche

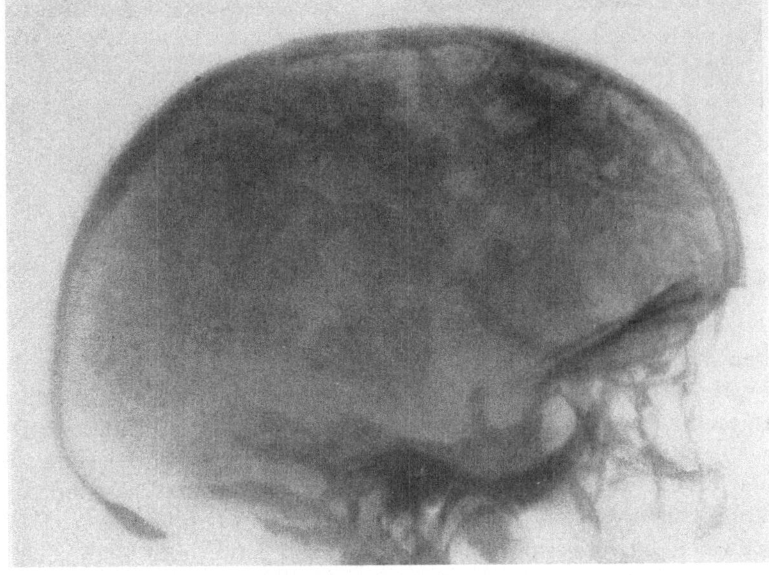

Abb. 120. Ostitis fibrosa gen. des Schädels 5 Jahre vor dem Tode.

Skeletveränderungen, ferner einen solchen mit Niereninsuffizienz, ebenfalls ohne erhebliche Skeletveränderungen, usw. geben. Alle diese Abgrenzungen machen teilweise einen etwas gezwungenen Eindruck. Gerade bei den nicht-„klassischen" Fällen können sich noch andere Erkrankungen einschleichen. Es ist immer mißlich, Phasen eines Krankheitsablaufes und bestimmte, besonders hervortretende

Symptome zur Namengebung heranzuziehen, weil die einheitliche Gesamt-
auffassung darunter leidet.

Die Abtrennung einer *renalen Form der Ostitis fibrosa generalisata* („Renale
Ostitis fibrosa cystica" ALBRIGHT, MacCALLUM, HUBBARD und WENTHWORTH
u. a.), bei denen die Skeletveränderungen gegenüber den Nierenveränderungen
zurücktreten, erscheint mir unberechtigt. Findet man die für Ostitis fibrosa
kennzeichnenden Mineralstoffwechselstörungen und dabei auch Skeletveränderungen mit Cysten und braunen Tumoren, so hat die Abgrenzung einer renalen
Form bei besonderer Beteiligung der Nieren keine Berechtigung; denn die Nierenveränderungen bei der Ostitis
fibrosa generalisata gehören zum
gewöhnlichen Bild dieser schweren Mineralstoffwechselkrankheit
und finden sich in stärkeren Graden bei über 50% der Fälle. Ob

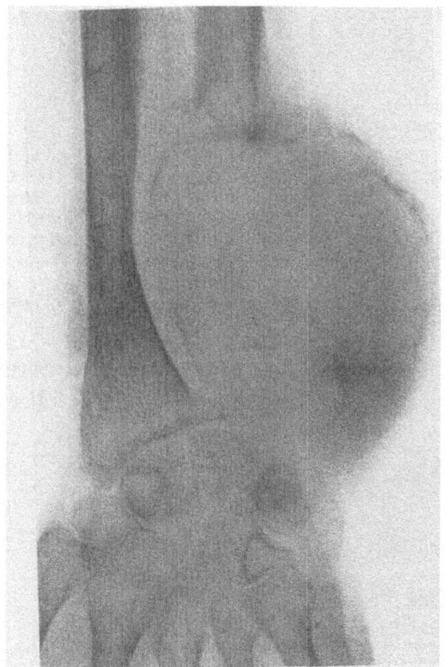

Abb. 121. Riesenzellgeschwulst der unteren Ulnaepiphyse bei
generalisierter Ostitis fibrosa 5 Jahre vor dem Tode.

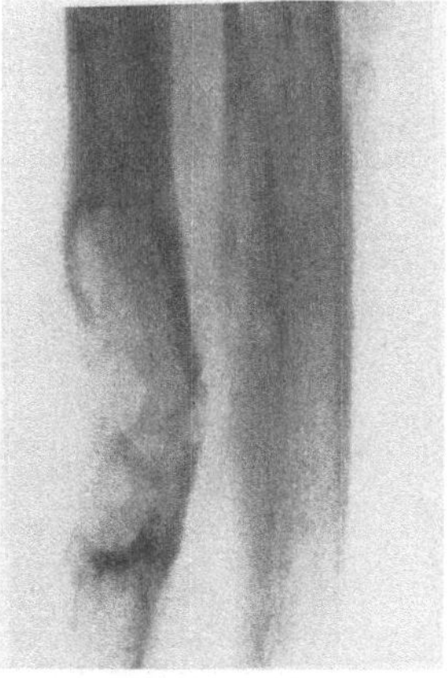

Abb. 122. Mehrkammerige Knochencyste mit
Spontanfraktur der rechten Radiusdiaphyse.
5 Jahre vor dem Tode.

die Nieren mehr oder weniger in ihrer Funktion durch die Mineralstoffwechselstörung geschädigt werden, hängt auch nicht nur von dieser, sondern auch
von dem anatomischen Zustand der Nieren bei Beginn der Mineralstoffwechselstörung ab, und wie diese einer solchen Belastung gewachsen sind. Man soll
sich stets hüten, die diagnostische Beurteilung von einer Phase im Ablaufbild
der Erkrankung abhängig zu machen. Wenn aber außer einer Entkalkung
keine schweren Skeletveränderungen vorhanden sind, und auch bei längerer
Beobachtung nicht auftreten, und wenn die kennzeichnende schwere Kalk-
phosphorstoffwechselstörung der Ostitis fibrosa generalisata fehlt, so ist es bei
Fällen von Niereninsuffizienzen mit sekundärem Hyperparathyreoidismus, der
durch die *Acidose* (s. oben) ausgelöst wird, unzweckmäßig, von renaler Ostitis
fibrosa („renaler Hyperparathyreoidismus mit Ostitis fibrosa cystica" ANDERSON)
zu sprechen. Entkalkungen des Skelets bei schweren Niereninsuffizienzen sind,
wie oben angedeutet ist, auf dem Wege des Hyperparathyreoidismus infolge

einer Acidose erklärlich, und sie nach dem nur „ähnlichen" feingeweblichen Befund als Ostitis fibrosa zu benennen, verwirrt und kompliziert die Sachlage. ALBRIGHT und Mitarbeiter nahmen zwar für ihre „renale" Ostitis fibrosa an, daß die Epithelkörperchenhyperplasie die Hauptsache, die Nierenveränderungen das Sekundäre wären, gaben aber selbst zu, daß chronische Niereninsuffizienzen mit Phosphorretention auch Hyperplasien der Epithelkörperchen erzeugen. Bei derartigen Niereninsuffizienzen mit Skeletentkalkung

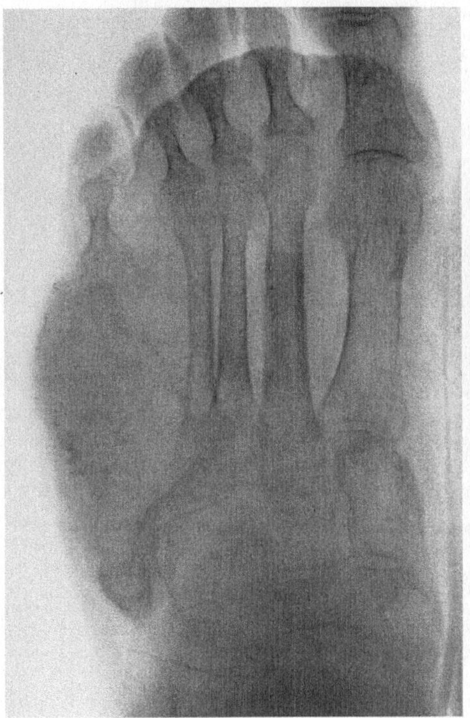

Abb. 123. Riesenzellgeschwulst des 5. Metatarsus. 5 Jahre vor dem Tode.

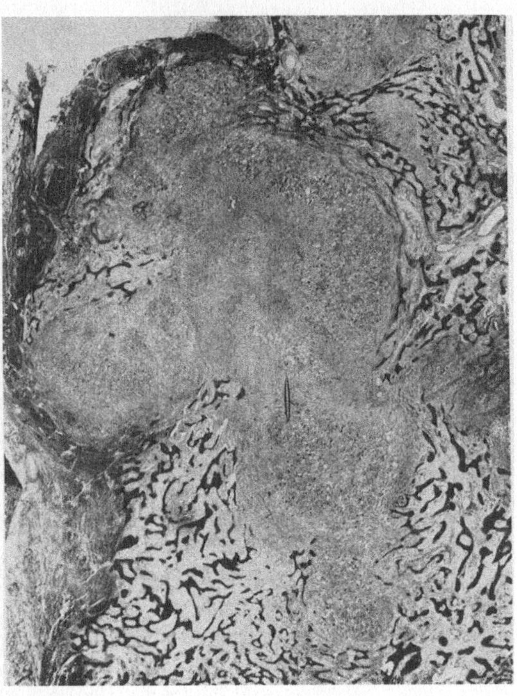

Abb. 124. Übersichtsbild der Riesenzellgeschwulst des Metatarsus („brauner Tumor"). Völlige Knochenzerstörung im Riesenzellgebiet.

werden schwerste Schrumpfnieren, aber keine Epithelkörperchenadenome, sondern höchstens Epithelkörperchenhyperplasien gesehen! Feingeweblich findet sich im Knochen ein fibröses Mark, ein gesteigerter Umbau mit einer Osteoclastenvermehrung und gelegentlichen Befunden von Osteoblastensäumen. ALBRIGHT und Mitarbeiter bezeichnen die Veränderung als „ununterscheidbar" von der Ostitis fibrosa generalisata, was wohl anatomisch für einzelne Knochenabschnitte gelten mag, nicht aber für die funktionelle Gesamtbetrachtung gilt.

Fälle von Nierenschäden mit den klinischen Zeichen einer Niereninsuffizienz können also bei Erwachsenen mit Skeletentkalkung verlaufen. Epithelkörperchenhyperplasien dabei sind sekundär. Derartige Fälle als „renale Ostitis fibrosa" zu benennen, ist unberechtigt, auch wenn eine Probeexcision „Ostitis fibrosa" ergibt; die morphologische Ähnlichkeit kann nicht dazu berechtigen. Die Entfernung hyperplastischer Epithelkörperchen führt auch nicht zur Besserung des schweren Nierenschadens, was sich durchaus gegensätzlich zur Ostitis fibrosa verhält. Am besten bezeichnet man diese Fälle als *Schrumpfnieren mit Skeletentkalkung* oder als „renale Osteopathien" der Erwachsenen.

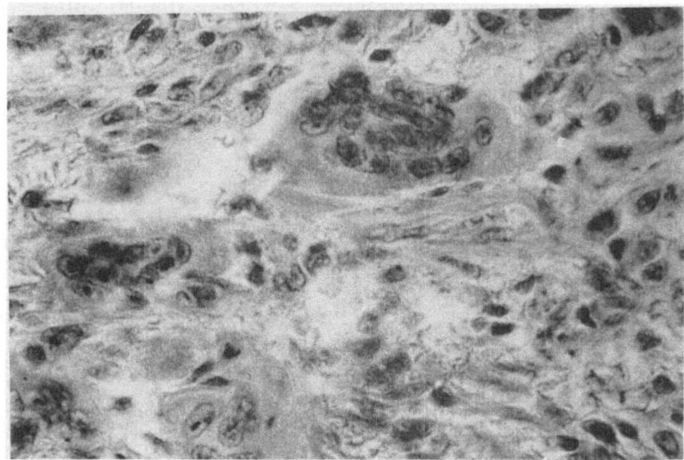

Abb. 125. Aus der Riesenzellgeschwulst des Metatarsus V (s. Abb. 123) bei generalisierter Ostitis fibrosa. Spindelzelliges Grundgewebe. Syncytium von Spindel- und Riesenzellen.

Es gibt also keine renale Ostitis fibrosa sui generis, sondern es gibt die schwere Mineralstoffwechselstörung Ostitis fibrosa generalisata, bei der Nierenschäden

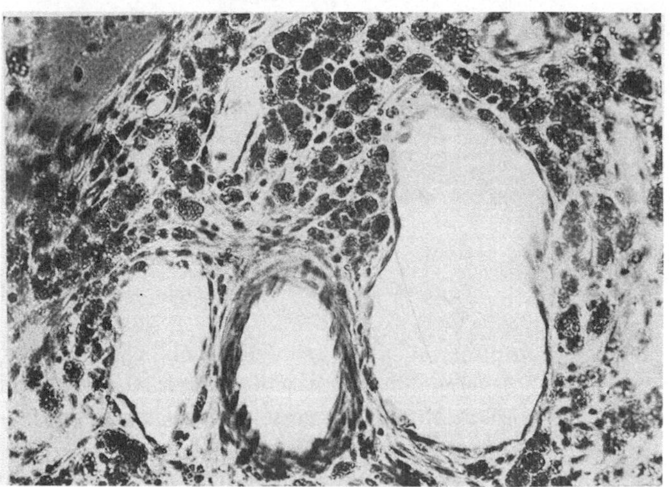

Abb. 126. Riesenzellgeschwulst des Metatarsus. Zahlreiche Hämosiderin-Pigment-Makrophagen. Erweiterte Gefäße.

immer vorhanden sind, und gelegentlich einmal klinisch besonders in Erscheinung treten können, und es gibt Schrumpfnieren mit Skeletentkalkungen (Osteoporosen).

Die *Differentialdiagnose* hat die allgemeine Skeletcarcinose zu berücksichtigen. Mehrere Verwechslungen sind vorgekommen. Myelome (ALBRIGHT, AUB und

BAUER) und Lymphogranulomatosen (MANDL) können klinisch und röntgenologisch fast gleiche Bilder hervorbringen. Myelome können auch mit einer erheblichen Hypercalcämie einhergehen (JORES, MERRITT), desgleichen Carcinosen (MASON und SHIELDS).

Eine Osteomalacie muß ausgeschlossen werden.

Die PAGETsche *Ostitis deformans*, die früher pathologisch-anatomisch mit der Ostitis fibrosa zusammengebracht wurde (CHRISTELLER), ist heute völlig von ihr abzutrennen. Sie wird nicht durch eine Überfunktion der Nebenschilddrüse hervorgerufen. Calcium- und anorganischer Phosphorgehalt des Blutes sind normal. Die Calciumbilanz ist positiv. Die Kalkausscheidung im Harn ist vermindert. Die Nebenschilddrüsen sind *nicht* vergrößert oder adenomatös. Aber nicht nur pathologisch-anatomisch, sondern auch klinisch und röntgenologisch sind Verwechslungen mit der Ostitis fibrosa wiederholt vorgekommen (vgl. den bekannten Streitfall KIENBÖCK-MANDL). Auf die Besprechung der Ostitis deformans im folgenden Abschnitt wird verwiesen. Vor allen diesen Verwechslungen schützt *eines* immer: nämlich bei jeder mit Skeletentkalkung einhergehenden Systemerkrankung stets den Mineralstoffwechsel sorgfältig zu untersuchen. Auch darf man sich niemals darauf beschränken, nur einen oder mehrere krank erscheinende Knochen zu röntgen, sondern es muß immer das ganze Skelet durchuntersucht werden. Schließlich muß man die zweifelhaften Fälle im Verlauf verfolgen, also längere Zeit beobachten.

Behandlung. MANDL hat als erster bei einer Ostitis fibrosa generalisata eine Epithelkörperchengeschwulst entfernt und dabei eine erhebliche Besserung erzielt. Er hatte bei seinem Kranken zuerst das Gegenteil ohne Erfolg versucht, nämlich die Einpflanzung von Epithelkörperchengewebe. Der 10 Jahre vorher gemachte Vorschlag von SCHLAGENHAUFER und MARESCH, gelegentlich einmal bei einem Fall von RECKLINGHAUSEN-Erkrankungen ein vergrößertes Epithelkörperchen zu entfernen, war MANDL[1] zur Zeit der Ausführung seiner Operation unbekannt. COMPÈRE hat 1936 153 Beobachtungen des Weltschrifttums tafelmäßig aufgeführt und kritisch besprochen.

Hierbei ergab sich im einzelnen folgendes:

Bei 75 Fällen stimmten die klinischen Daten mit den Zeichen der Erkrankung völlig überein. Bei diesen 75 wurde bei der Operation ein Adenom gefunden. Von diesen 75 Fällen sind 11 übrigens noch von anderen Autoren mitgeteilt (Doppelzählungen!). Bei 28 Beobachtungen von generalisierter Ostitis fibrosa, bei denen die klinischen Feststellungen nicht völlig paßten, wurde ebenfalls ein Epithelkörperchenadenom entfernt. Bei 8 Fällen wurde die klinische Diagnose Ostitis fibrosa generalisata gestellt, aber es wurde bei einer Operation kein Epithelkörperchenadenom gefunden; vielmehr wurden ein- oder mehrere gesunde Epithelkörperchen entfernt. Bei weiteren 8 klinisch als Ostitis fibrosa generalisata angesehenen Fällen wurde bei der Operation kein Adenom gefunden, es wurden aber auch keine unveränderten Epithelkörperchen entfernt. Bei 4 Fällen von Ostitis fibrosa generalisata, bei denen man einen Epithelkörperchentumor als Ursache der Erkrankung vermutete, wurde keine Operation vorgenommen, um auf den Tumor zu fahnden. 9 Fälle wurden röntgenbestrahlt. 21 Beobachtungen wurden klinisch diagnostiziert, es wurde aber ein Epithelkörperchenadenom erst bei der Autopsie nachgewiesen. Die *Operationsergebnisse* von *75 Fällen* sehen folgendermaßen aus: 61 wurden *gebessert*, bei 25 wurden zum mindesten die Knochen kalkhaltiger, 37 bekamen eine Tetanie nach der Operation, 7 starben im Anschluß an die Operation, 4 starben nach der Operation, waren aber vorübergehend gebessert,

---

[1] MANDL: Bruns' Beitr. **162**, 644 (1935).

1 Fall starb an den Metastasen eines primären Epithelkörperchenkrebses. Von den 75 operierten Patienten waren 56 Frauen, 17 Männer. 2mal war das Geschlecht nicht angegeben. 16mal war ein Tumor am Hals vorher tastbar gewesen. Nierensteine hatten 20. Knochencysten hatten 46, Riesenzelltumoren 24, pathologische Frakturen 41, eine Schädelfleckung im Röntgenbild 29. Der Höchstwert des Serumkalkgehaltes vor der Operation war 21 mg-%, der Mindestwert 9 mg-%, das Mittel 14 mg-%. Der Höchstwert des anorganischen Phosphors war 5,3, der Mindestwert 1,2 mg-%. Die Feststellung einer Besserung nach der Operation wurde in den meisten Fällen auf Grund einer mehrmonatigen Beobachtung gemacht. 14 Fälle von den operierten 75 sind über 1 Jahr nach der Operation beobachtet. Mehrjährig beobachtet sind nur 2 Fälle (SNAPPER 2 Jahre, MANDL $3^1/_2$ Jahre).

Inzwischen sind weiter von zahlreichen Autoren einschließlich eigener Beobachtungen jahrelang anhaltende an Heilung grenzende Besserungen gesehen worden.

Die *Operation* ist *unter allen Umständen angezeigt, wenn die Diagnose stimmt*. Das *subjektive Befinden* der Kranken bessert sich ganz erheblich. Die Schmerzhaftigkeit der Knochen verschwindet. Objektiv nimmt der Kalkgehalt der Knochen zu (s. Abb. 111—114), Cysten können knöchern fest werden (s. Abb. 112, 113). Die Kranken werden wieder gehfähig. Auch die Nierenveränderungen gehen nach der Epithelkörperchentumorentfernung zurück (JELKE u. a.), und zwar, weil die sinnlose Kalkausschwemmung aufhört. Die besten Erfolge werden/bei Kranken unter 25 Jahren und bei männlichen Patienten beobachtet. Die Operation begünstigt ohne Zweifel eine Umstellung des krankhaften Kalkstoffwechsels (MANDL, SNAPPER, GOLD). Nach der Epithelkörperchentumorentfernung verschwindet die hohe Kalkausscheidung im Harn. Die Hypercalcämie wird nach anfänglich zu starker postoperativer Herabminderung des Blutkalkgehalts (Tetanie!) gebessert. Die Muskelschwäche bessert sich erheblich. Die Kranken werden wieder arbeitsfähig. Dagegen wissen wir heute, daß vollständige Heilungen sehr wahrscheinlich nicht zu berichten sind. REUSS und ROLLER haben nachgewiesen, daß auch nach der Entfernung eines Epithelkörperchentumors noch während der Heilungszeit ein *zu* starker Gesamtkalkverlust besteht, der auf einer Verlagerung der Kalkausscheidung von den Nieren zum Darm beruht. Infolgedessen kam es bei ihrer Beobachtung auch noch 2 Jahre nach der Operation nicht zu einer regelrechten Schattendichte des Skelets. Diese Feststellung deckt sich mit eigenen Beobachtungen. Auch alte Verbiegungen und Deformitäten bleiben bestehen.

Nach der Entfernung eines Epithelkörperchenadenoms kann man Cysten und Riesenzellengeschwülste mit Auskratzung und Spaneinpflanzung angehen. Auch Schenkelhalsnagelungen und KÜNTSCHER-Nägel kommen *dann* in Frage. Die Knochenveränderungen werden also nur bis zur Wiederherstellung eines normalen Kalkgehaltes gebessert, nicht jedoch bis zum regelrechten Aufbau. Letzteres kann jedoch kaum von einer selbstgeheilten, so schweren Knochenveränderung erwartet werden. Für die *Beurteilung einer Besserung sind also vor allem das Allgemeinbefinden des Kranken, die Wiederherstellung seiner beruflichen Leistungsfähigkeit, nicht jedoch Röntgenbefunde allein heranzuziehen*.

Zweifellos gibt es *spontane Ausheilungsvorgänge* bei generalisierter Ostitis fibrosa (BACHMANN, BERBLINGER, BORSTEL, DELMAS-MARSALET, MEYER, KIENBÖCK, MARKOWITZ, ÖSTLING, SCHMORL, WILLICH), ohne daß ein Epithelkörperchentumor entfernt wurde. Trotzdem ist es auch in derartigen Fällen angezeigt, nachzusehen, ob nicht ein Epithelkörperchentumor vorhanden ist, da die einfache Absuchung der Schilddrüsenpole und des Raumes zwischen Struma und Speiseröhre, sowie unter dem Sternum, ein in örtlicher Betäubung durchführbarer, technisch einfacher Eingriff ist. Es muß in jedem Fall dazu geraten werden!

Nach Mandl sind erfolglose Operationen so zu erklären, daß zunächst einmal die Diagnose nicht immer richtig gestellt wird. Die Differentialdiagnose muß die in Frage kommenden Erkrankungen ausschließen (s. oben). Sie muß Alter, Geschlecht, Allgemeinzustand, die Kalk- und Phosphorbefunde, die Kraftlosigkeit, die Knochenschmerzen, die Kalkablagerungen, die Nierenschädigung usw. berücksichtigen. Als zweite Versagerquelle ist das Nichtauffinden einer Epithelkörperchengeschwulst anzusprechen. Hinzu kommt, daß es sowohl bei Entfernung einer Epithelkörperchengeschwulst als auch unveränderter Epithelkörperchen nicht zu bestreitende Versager gibt. Mandl schlägt vor, bei vergeblicher Suche nach einer Epithelkörperchengeschwulst ein oder zwei normale Epithelkörperchen zu entfernen, weil man dadurch wenigstens halbe Arbeit leistet und sich nicht jeden Operationserfolges benimmt. Eine mögliche Tetanie könne mit Parathyreoideapräparaten bekämpft werden. Ein derartig behandelter Fall von Dubois (zit. Hoff) wurde gebessert. Ich rate dringend von der Entfernung nicht vergrößerter Epithelkörperchen ab.

Die *Gefahr der Tetanie* nach der Operation ist groß. Ihr erliegen noch recht viele Operierte. Die Tetanie ist vom Stoffwechsel her gesehen das Gegenstück zur Ostitis fibrosa generalisata. Bei ihr kommt es zur starken Senkung des Blutkalkes bei erhöhten anorganischen Phosphorwerten im Blut. Die Steigerung der nervösen Erregbarkeit beruht auf dem Vorwiegen der Phosphor- und Kaliumionen. *Eine fortlaufende Kontrolle der Kalk- und Phosphorwerte ist daher nicht nur vor, sondern ganz besonders auch nach der Operation dringend erforderlich.* Die Erklärung schwerer und tödlicher Tetanien nach der Operation wird von Reischauer, Scholtz und Nothmann recht einleuchtend damit erklärt, daß die übrigen Epithelkörperchen bei Ausbildung eines Epithelkörperadenoms funktionell sozusagen minderwertig sind, weil das Adenom die Hauptarbeit übernommen hat. Das Auftreten der Tetanie hängt übrigens weniger von der Höhe des Kalkspiegels nach der Operation, als vom Verhältnis Phosphor/Kalk ab. Große Verschiebungen dieses Quotienten nach der Operation rufen Tetanie hervor. Nach der Operation ist Kalk intravenös zu verabreichen. Bei ausbrechender Tetanie ist Parathormon zu geben.

Die von Lériche und Jung vorgeschlagene Unterbindung der Arteria thyreoidea superior und inferior zur Schädigung der Epithelkörperchen ist noch nicht genügend nachgeprüft worden. Auch Röntgenbestrahlungen der Nebenschilddrüsen sind versucht. Die Erfolge sind nicht überzeugend. Borak und Mandl raten auch zur Bestrahlung der Skeletveränderungen. Vitamin D-Verabreichungen sind bei sicherer Ostitis fibrosa generalisata nicht angebracht, weil das Vitamin D ähnlich wie das Parathormon wirkt. Besserungen nach Vigantolverabreichungen kamen bei Osteomalacien mit Cystenbildungen zustande.

Örtliche Eingriffe allein haben bei einer generalisierten Ostitis fibrosa keinen Sinn, wenn nicht nach einem Epithelkörperchentumor gefahndet ist. Ich kenne zahlreiche Beobachtungen, eigene und fremde, wo unter der Annahme einer örtlichen Ostitis fibrosa, also einer Knochencyste oder einem Riesenzelltumor, eine Auskratzung oder Knochenplastik erfolglos gemacht wurden, weil die Diagnose generalisierte Ostitis fibrosa nicht gestellt wurde. Ich habe deshalb sowohl bei den Riesenzellgeschwülsten als bei den Knochencysten darauf hingewiesen, daß immer auch an die generalisierte Ostitis fibrosa gedacht werden muß, besonders bei über 30jährigen, und daß durch Blutkalk- und Blutphosphorbestimmung, sowie durch reichliche Röntgenaufnahmen eine generalisierte Ostitis fibrosa ausgeschlossen werden muß. Es gibt, worauf ich schon oben hingewiesen habe, spontane Ausheilungen der Ostitis fibrosa, wo kein Epithelkörperchentumor zu finden ist, und auch ganz langsam verlaufende Fälle. Bei einem solchen Fall bedeutet die Einheilung eines autoplastischen Spans (BACHMANN) nichts Besonderes.

Zur *Benennung:* Sie stammt von RECKLINGHAUSEN (1891). Aus *historischen* Gründen sollte sie vorläufig beibehalten werden, obwohl es sich nicht um eine -itis handelt. Um einer Verwechslung zu begegnen, fügt man zweckmäßig RECKLINGHAUSEN hinzu. Die von MIKULICZ (1904) stammende Bezeichnung „Osteodystrophie", die er übrigens für die jugendlichen Knochencysten gebrauchte, wurde von CHRISTELLER auf die Ostitis fibrosa generalisata übertragen und von vielen übernommen. Die weitgehende gestützte Auffassung der ursächlich nicht primären Rolle der Epithelkörperchenadenome bei der Ostitis fibrosa generalisata schließt aus, von einer „Ostéose parathyreoidienne" oder von „Hyperparathyreoidismus" zu sprechen.

6. Die Ostitis deformans PAGET.

Die Anführung der Ostitis deformans als Anhang in dieser Monographie erfolgt aus zwei Gründen: 1. weil diese chronisch unspezifische Entzündung des Knochenmarks mit dem hieraus resultierenden Knochenumbau von der Mineralstoffwechselstörung Ostitis fibrosa generalisata abgegrenzt werden muß und zur engeren Differentialdiagnose bei dieser gehört; 2. weil es auf dem Boden der Ostitis deformans zur Sarkomentstehung kommt.

Die *Ostitis deformans* PAGET (1876) ist als Sonderform einer chronisch unspezifischen Ostitis bzw. Osteomyelitis aufzufassen (LOOSER, ERDHEIM, KNAGGS, GAETANO, HASLHOFER). Ein konstitutioneller Faktor, der den Boden bereitet, kann nicht außer acht bleiben. Er ist durch familiär gehäuftes Auftreten bewiesen (zahlreiche Angaben bei ASCHNER-ENGELMANN, HANKE). Die Frage der Erblichkeit wird von LUNN, KILMER, STAHL, CHAUFFARD, GUTMAN und ROBERTS erörtert. Bei der Ostitis deformans handelt es sich um eine chronische Knochenerkrankung, die Jahre zu ihrer Entwicklung braucht und einen jahrzehntelangen Verlauf hat. Nach einem jahrelangen uncharakteristischen Vorstadium mit rheumatischen Beschwerden wird meist eine Verdickung und Verkrümmung von Röhrenknochen oder eine Zunahme des Schädelumfanges vom Kranken festgestellt (Größerwerden der Hutnummer, s. Abb. 127). Mit dem Fortschritt der Veränderungen am Skelet kommt es *anatomisch* zu einer Dickenzunahme des Knochens, wobei die Dicke mit einer Abnahme des Gewichtes und der mechanischen und statischen Widerstandsfähigkeit einhergeht. Spontanfrakturen im Bereich des erkrankten Knochens sind gar nicht so selten. Der Knochen wird krummer. Seine Oberfläche bedeckt sich mit dichtstehenden Osteophyten. Die

Rinde wird streifig aufgelockert, die Bälkchen werden umgebaut, plumper; sie sind funktionell gerichtet. KNAGGS hat *anatomisch* 3 Stadien abzugrenzen versucht:

1. Das vasculäre Stadium. Blutgefäßreiches Fasermark des Knochens führt zu einer bläulich-rötlichen Farbe des Knochens. Frühfälle.

2. Stadium der beginnenden Sklerose. Es finden sich unregelmäßig fleckige und verteilte Verdichtungsherde.

3. Stadium der vollausgebildeten Sklerose. Endzustand. Knochen elfenbeinartig.

Die histologischen Kennzeichen sind: Aufbau der Knochenbälkchen aus kleinsten Bausteinen, starke Betonung der diese verbindenden Kittlinien und Fasermarkbildung.

Feingeweblich hat nach HASLHOFERs Darstellung der Ausdruck „deformans" genau so Berechtigung wie für den makroskopischen Umbau. Die Spongiosabälkchen werden plump und breiter. Als besonders charakteristisch sind seit SCHMORLs Hinweisen die *Mosaikstrukturen* geworden. Diese kommen durch An- und Abbauvorgänge zustande, die dicht nebeneinander scheinbar regellos auf kurze Strecken hin verlaufen. Aus der Breite der Kittlinien läßt sich von ungefähr darauf schließen, ob sich einer Abbauphase gleich wieder eine Anbauphase angeschlossen hat, oder ob Pausen dazwischen lagen. Bei dem feingeweblichen Umbau des Knochens werden keine vollständigen HAVERSschen Systeme aufgebaut.

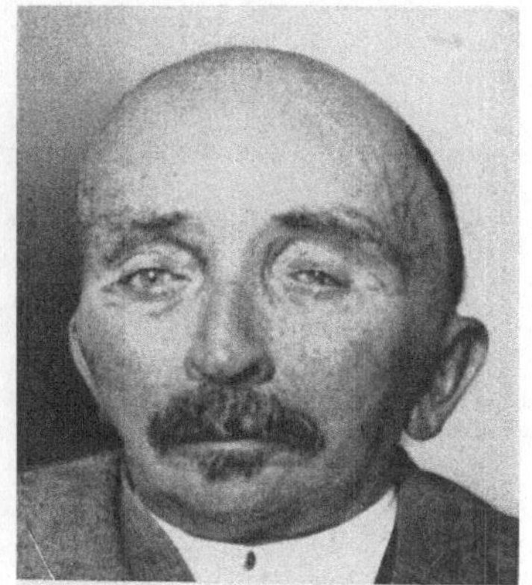

Abb. 127.

Abb. 127—131. 68jähr. ♂. Ostitis deformans PAGET. Vorgeschrittener Fall.

Im Gegensatz zu anderen mit Umbau einhergehenden Knochenveränderungen werden Mosaikstrukturen beim PAGET allgemein verbreitet gefunden, während sie sonst nur umschrieben und an einzelnen Knochenbälkchen zur Beobachtung gelangen. Der Umbau des normalen Knochens zum PAGET-Knochen setzt in der *Rinde*, und zwar am Röhrenknochen in der Mitte der Dicke der Rindencompacta (ERNST FREUND), am Schädel an der inneren Knochentafel (ERDHEIM) ein. Er beginnt mit einem osteoclastischen Abbau in den HAVERSschen Kanälen. Durch den fortschreitenden Abbau geht die lamelläre Struktur der Bälkchen und der Aufbau der HAVERSschen Systeme verloren. Der Umbau ist dabei nur bis zu gewissen Graden statischen Bedürfnissen angepaßt. Während der Umgestaltung des Knochengewebes selbst zum PAGET-Knochen erleidet auch das Mark Veränderungen. Hierbei wird nach neuesten Auffassungen, für die sich auch HASLHOFER einsetzt, diesen Markveränderungen sogar die einleitende und entscheidende Rolle zugeschrieben. Der lange Zeit maßgebenden Ansicht von SCHMORL, daß die Erkrankung im normalen Mark beginnt, ist entgegenzutreten. Es findet sich ein ausgesprochen zelliges Mark mit einer albuminösen Entzündung und die Knochenveränderungen stellen sich erst im Gefolge dieser Markveränderungen ein. KOOPS spricht von einer schleichenden serösen Entzündung. Der besonders langsam verlaufende Knochenumbau, bei dem sich Fasermarkbildung in sämtlichen vorgeschrittenen Fällen findet, läßt

6*

zu, daß Probeexcisionen von irgendeinem kleinen Stück mit der pathologisch-anatomischen Diagnose Ostitis fibrosa zurückkommen, was ich wiederholt beob-

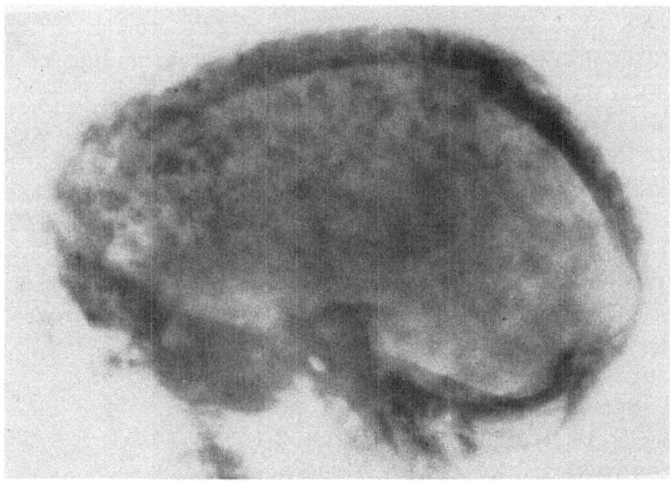

Abb. 128. Hyperostotischer Pagetschädel. Wahrscheinlich Druck auf den linken 3. Hirnnerven. Schädel röntgenologisch sklerotisch-hyperostotisch. Sehr dichte flockige Verschattungsherde, vgl. Abb. 111, Ostitis fibrosa gen. in Ausheilung.

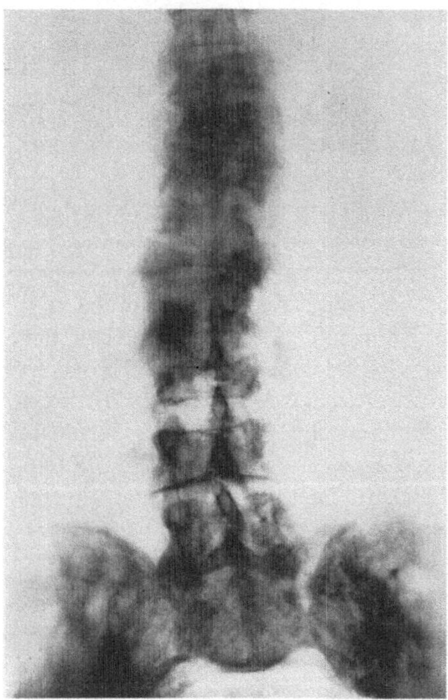

Abb. 129. Pagetwirbelsäule.

achtete. Dieses zeigt wieder, daß die Diagnose einer Knochenerkrankung nicht ohne den klinischen und röntgenologischen Befund möglich ist! Die *klinische* Erkennung erfolgt in einem Drittel der Fälle zufällig auf Grund des Röntgenbildes. In nur einem Drittel genügen die klinischen Symptome zur Sicherung der Diagnose (GUTMANN und KASABACH). Das Jahrzehnte dauernde Leiden tritt meistens polyostotisch auf, wobei aber monostotische Erkrankungen jahrelang vorangehen können. Eine primäre Stoffwechselstörung wie bei der RECKLINGHAUSENschen Erkrankung besteht sicher nicht. Veränderungen des Blutkalks und Phosphors sind gelegentlich als geringe Serumkalkverminderung und Serumphosphataseerhöhung zu finden und spielen ursächlich keine Rolle. Epithelkörperchenadenome werden nicht gefunden, Epithelkörperchenhyperplasien kommen wie bei jeder mit Umbau verlaufenen Knochenerkrankung mit Entkalkung vor. Es sind etwa ebensoviel Männer wie Frauen befallen. Unter den Anfangserscheinungen

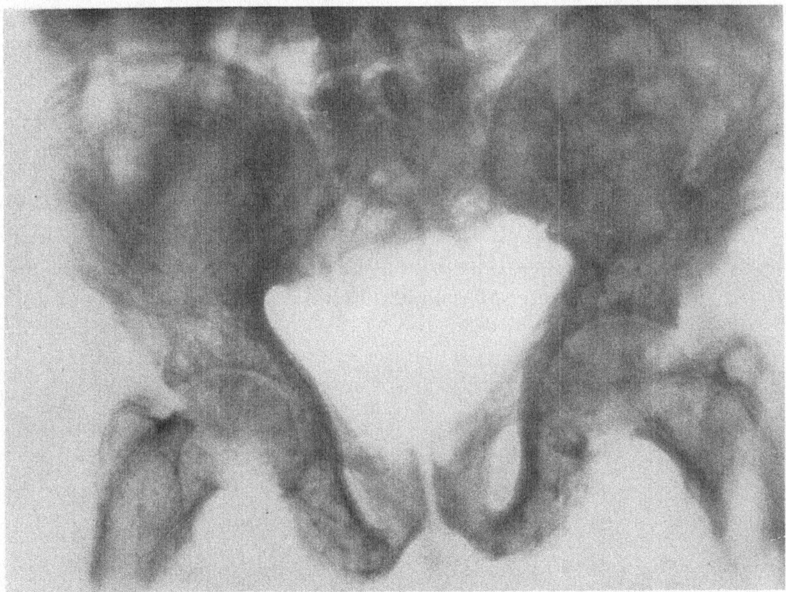

Abb. 130. Pagetbecken. Grobsträhnige Struktur des umgebauten Knochens.

stehen an erster Stelle Kreuzschmerzen und Glieder-
reißen. Es folgen die Formverunstaltungen der
Röhrenknochen und die Größenzunahme des Schädels. Neurologische und psychische Erscheinungen
sind selten. Das vollausgeprägte PAGET-Bild verlangt die bekannten röntgenologischen Knochenveränderungen und das Fehlen einer Kalk- und
Phosphorstoffwechselstörung. *Spontanfrakturen* werden häufig festgestellt (KRAAS, LEHNER). Vor der
Fraktur ist röntgenologisch schon öfter eine In-
fraktion gesehen worden (Umbauzone s. Abb. 133).

Im *Röntgenbild* zeigt die vollausgereifte PAGETsche
Krankheit (*multiple Skleromalacie* KIENBÖCKs) entsprechenden Knochenumbau, verplumpte und zum
Teil verdichtete Knochen, die dabei im ganzen doch
strähnig aufgelockert sind (Abb. 130, 131). Die erkrankten Knochen sind verbogen, während neben-
stehende gesunde ihre regelrechte Form bewahren.
So bildet das Wadenbein z. B. die Sehne des ver-
bogenen Schienbeins. Die Verlängerung ist dabei
eine scheinbare. Am Oberschenkel formt sich meist
der Hals im Sinne der Coxa vara um (Abb. 130).
Das Schädeldach des Vollerkrankten zeigt neben
der Verdickung einen von dichten dunklen Herden
durchsetzten aufgelockerten Knochen (Abb. 128),
der kaum mit etwas anderem verwechselt werden

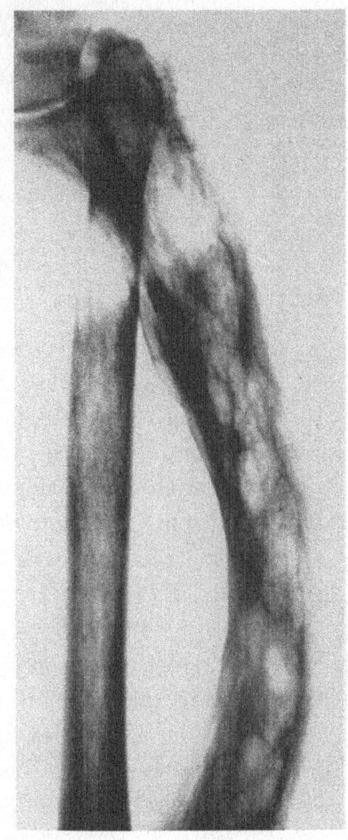

Abb. 131. Ostitis deformans. Verbiegung von Speiche und Elle gerade.
Knochen plumper und dicker.

kann. Das Röntgenbild der PAGET-Knochen ist so bezeichnend, daß es sehr oft, aber nur in seiner Gesamtheit betrachtet, zur Diagnose ausreicht. Wenn man bei einer polyostotischen Erkankung, wie bei der Ostitis deformans, oder einer generalisierten Systemerkrankung, wie bei der RECKLINGHAUSENschen Knochenerkrankung, nur einen einzelnen Knochen aus einer bestimmten Phase des Krankheitsgeschehens betrachtet, so kann man selbstverständlich einmal sehr ähnliche Bilder finden! Eine ausheilende Ostitis fibrosa kann schon einmal PAGETähnlich, ein beginnender Paget auch einmal Ostitis fibrosa-ähnlich aussehen. Übergänge und Kombinationen zwischen beiden Erkrankungen gibt es aber nicht. Derartige Mitteilungen müssen als Fehldiagnose gewertet werden.

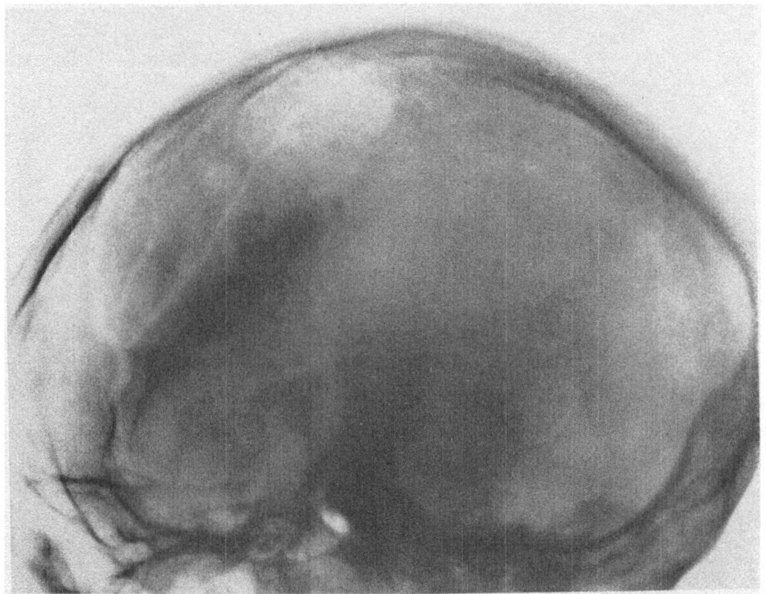

Abb. 132. 48jähr. ♂. Osteoporosis circumscripta cranii. Beginnende Ostitis deformans PAGET.

Bei der röntgenologischen *Differentialdiagnose* muß vor allem an Knochenlues gedacht werden. Ob es Kombination von Lues und Ostitis deformans gibt, ist noch unentschieden. Daß Metastasen von Krebsen im Skelet unter dem röntgenologischen Bild einer Ostitis deformans erscheinen (DIVOUX), ist ganz ungewöhnlich. Es gibt aber auch in PAGET-Knochen Krebsmetastasen (SCHMORL, KIENBÖCK)!

Für die *röntgenologische Frühdiagnose* der PAGETschen Krankheit ist die „Osteoporosis circumscripta cranii" (SCHÜLLER) sehr wichtig geworden. Es handelt sich um ein kalkarmes Umbaufeld im Bereich des Stirn- und Scheitelbeines auf der Höhe der Schädelwölbung. Die Weiterentwicklung der als „Osteoporosis circumscripta" bezeichneten jungen PAGET-Erkrankung bringt im Röntgenbild Verdichtungsstellen, dann den Übergang in das bekannte PAGET-Bild (Abb. 132). Das, was im Röntgenbild als Osteoporose in Erscheinung tritt, ist nach ERDHEIMs Untersuchungen eines solchen Falles übrigens schon fertiger PAGET-*Knochen*. Das gleichzeitige Vorkommen von typischer Osteoporosis circumscripta und ausgebildeter Ostitis deformans in anatomisch und röntgenologisch durchuntersuchten Fällen erweist nicht nur die Richtigkeit der Vermutung SCHÜLLERs, „daß die Osteoporosis circumscripta und die PAGETsche Knochenkrankheit wesensverwandt sind“, es führt darüber hinaus zu der engeren Annahme, daß die Osteoporosis circumscripta eine selbständige, selten vorkommende Erscheinungsform der PAGETschen Ostitis deformans ist. Der Ent-

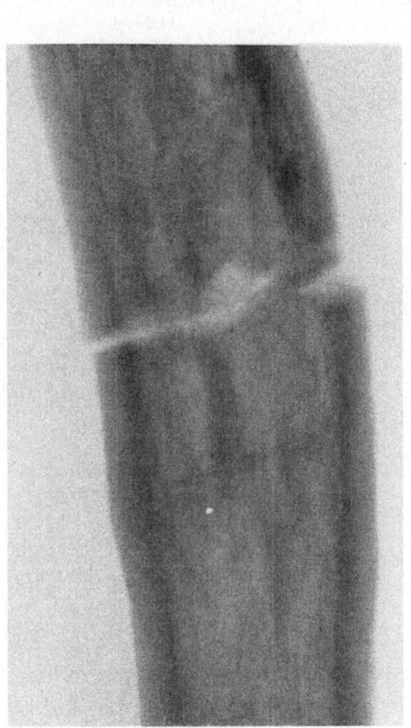

Abb. 133. 47jähr. ♂. Ostitis deformans PAGET des Femur. Umbauzone und Spontanfraktur.

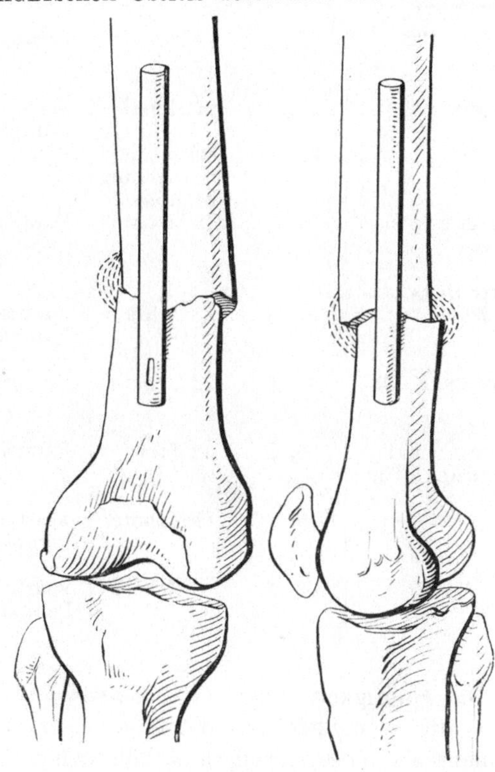

Abb. 134. Achsengerechte Aufeinanderstellung und Nagelung mit abgesägtem Küntschernagel. Ein längerer Nagel ließ sich nicht in die pathologisch veränderte Markhöhle eintreiben. Festigung.

wicklungsgang des Schädel-PAGET-Herdes ist wieder ein eindrucksvolles Beispiel dafür, daß sich im Verlauf des typischen Entwicklungsganges eines pathologischen Knochenprozesses nicht immer gleichartige, nur graduell verschiedene Bilder aneinanderreihen, sondern daß ganz verschiedenartige Bilder, die miteinander keinerlei Ähnlichkeit haben, Ausdruck und Erscheinungsform verschiedener Entwicklungsphasen desselben Prozesses sein können (R. WEISS).

In der *Behandlung* der Ostitis deformans kann man nur symptomatisch vorgehen. Bei Schenkelhals- und Diaphysenbrüchen kann man nageln. Von Osteotomien schwer verbogener Knochen darf man nicht zu viel erwarten (s. Abb. 134). Die Veränderungen gehen unaufhaltsam bis zum Tode weiter, so daß sich auch bei monostotischen, vorsichtig ausgedrückt, *noch* monostotischen Fällen, in der Operationsanzeige Zurückhaltung empfiehlt. Bei Rückenmarkskompressionen und Hirnnervenschädigungen infolge Einengung von Knochenlöchern, die Hirnnerven durchtreten lassen, sind operative Entlastungen angezeigt. Die folgende Tabelle gibt über den Erfolg einer Laminektomie Auskunft.

Tabelle 3.

Autor	Alter Geschlecht	Dauer der Symptome	Haupt-veränderungen	Röntgen	Operation
WYLLIE 1923 . .	55, ♂	14 Monate	Paraparese	Brust-wirbel	Laminektomie D2—4 gebessert
WYLLIE 1923 . .	63, ♂	24 Monate	spastische Paraplegie	D2—5	Laminektomie gestorben
BRINTON	55, ♂	schleichende Entwicklung 24 Monate	Paraparese		Laminektomie gebessert
VINCENT 1936 .	57, ♂	12 Monate	Paraplegie	D6—10	Laminektomie D5—7 vollständige Erholung
PETIT-DUTAILLIS 1936	57, ♂	8 Jahre	spastische Paraplegie	Stop D4	Laminektomie D3—8 vollständige Erholung
HAGUENAU 1937	47, ♂	12 Monate	Paraparese	D4—9	Laminektomie D5—9 vollständige Erholung
SCHWARZ und REBACK 1939	55, ♀	2 Jahre	Paraparese	D9	Laminektomie D8—10 vollständige Erholung
	46, ♀	14 Monate	spastische Paraparese	D5—9	Laminektomie D5—9 langsame Erholung
	52, ♂	6 Monate	spastische Paraparese	D6—8	Laminektomie D4—8 gestorben

Die Häufigkeit einer *Sarkomentstehung auf dem Boden der Ostitis deformans* wird von SPEISER auf 2% geschätzt. Mit der Auffassung der Ostitis deformans als eines chronisch-entzündlichen Vorganges erscheint bei der langen Dauer der Erkrankung eine verhältnismäßig häufige und multizentrische Sarkomentstehung (vgl. auch sekundäre osteogene Sarkome, S. 125) im Sinne einer Reizgeschwulst durchaus im Rahmen des Geläufigen (HASLHOFER). Eine *multizentrische* Entstehung ist durchaus wahrscheinlich (WANKE, GEORG HERZOG). Während die PAGETsche Ostitis deformans selbst ebenso oft bei Männern wie bei Frauen vorkommt, ist das Verhalten beim Sarkom auf dem Boden der Ostitis deformans nach GERSTEL und JANKER 36 ♂ : 3 ♀. Je länger die Erkrankung besteht, um so mehr nimmt die Gefahr der Sarkomentstehung zu. Nach einer Zusammenstellung von GERSTEL und JANKER wurde bei 39 Fällen ein Auftreten im 5. Jahrzehnt 4mal, im 6. 13mal, im 7. 19mal, im 8. 3mal beobachtet. Die Vorerkrankung ist in der Regel eine polyostotische, sehr viel seltener eine monostotische. Die Sarkomentstehung betraf den Schädel (7mal), den Stamm (10mal), die oberen Extremitäten (16mal), die unteren (15mal). Feingeweblich handelt es sich in der Regel um sekundäre osteogene Sarkome (vgl. S. 125). KNAB sah ein Plasmocytom auf dem Boden einer Ostitis deformans, ein Hinweis, daß die Entartung *nicht* von einer osteogenen Stammzelle auszugehen braucht!

Behandlung des PAGET-Sarkoms. Ein chirurgisch radikaler Eingriff (Amputation, Exartikulation) lohnt sich nicht, weil die Lebensdauer danach nur noch sehr kurz ist. Das Sarkom auf dem Boden einer Ostitis deformans verläuft besonders bösartig und rasch. Auch von einer Bestrahlung rate ich ab.

7. Die Begrenzung der Ostitis fibrosa.

Aus den vorstehenden Kapiteln ergibt sich bereits, daß eine Unterscheidung zwischen der Mineralstoffwechselstörung Ostitis fibrosa generalisata RECKLINGHAUSEN mit Knochenumbau und Riesenzellgeschwülsten und Cysten (Kap. 5) *und* der chronisch unspezifischen Osteomyelitis mit Knochenumbau Ostitis deformans PAGET (Kap. 6) gemacht werden muß. Es wurden bereits auch die gutartigen einzeln vorkommenden Riesenzellgeschwülste und die Cysten als auf dem Boden einer örtlichen angeborenen Fehlbildung entstandene Geschwulstbildungen abgegrenzt (Kap. 4).

Die Diagnose *Ostitis fibrosa* muß eine *klinisch* gestellte und begründete Diagnose sein! Trotz aller Hinweise darauf macht sich aber immer noch die Neigung bemerkbar, die Diagnose Ostitis fibrosa vom pathologisch-anatomischen Befund abhängig zu machen. Hierdurch entstehen häufige und zu therapeutischen Fehlmaßnahmen führende Irrtümer. *Der pathologisch-anatomische Befund kann auf dem Gebiet der Ostitis fibrosa höchstens die letzte Bestätigung einer klinisch und röntgenologisch durchgeführten Diagnose bringen; er kann aber weder eine andere Knochenerkrankung mit Sicherheit allein ausschließen noch die Diagnose Ostitis fibrosa ohne klinisch-röntgenologische Bestätigung sichern.* Viele Chirurgen und Orthopäden neigen leider heute immer noch dazu, alles, was man als Knochenerkrankung nicht definieren kann, als Ostitis fibrosa anzusehen. KONJETZNY, dem wir die Abgrenzung des früher sog. Riesenzellsarkoms von den echten Sarkomen verdanken, hat wiederholt darauf hingewiesen, daß eine „lokalisierte", d. h. also örtlich begrenzte Ostitis fibrosa als unspezifische Knochenreaktion bei den verschiedenartigsten Erkrankungen vorkommt, z. B. der Osteomyelitis, bei Tumoren, bei jugendlichen Cysten, bei gutartigen Riesenzellgeschwülsten. Auch in eigenen Arbeiten wurden wiederholt dementsprechende Beweise gebracht, die bildlich belegt sind. Der feingewebliche Befund „Ostitis fibrosa localisata" besagt also gar nichts. *Die* Reaktion des Knochens in der Umgebung irgendeines geschwulstmäßigen, entzündlichen oder sonstwie bedingten Knochenherdes ist die mehr oder weniger fibröse Umwandlung des Markes, mit anderen Worten die Fibrocytenaktivierung eines sonst ruhenden Bindegewebes in den HAVERSschen Räumen. Dazu kommt eine vermehrte Osteoclastenbildung als Folge jedweder Hyperämie, sei sie entzündlich oder mechanisch bedingt. Wenn der physiologische langsame Knochenumbau erst einmal gesteigert wird, so folgt einem vermehrten Abbau meist auch der Versuch eines Anbaues, d. h. die Osteoblasten vermehren sich, und es kann auch geflechtartig gebauter osteoider Knochen gebildet werden. Bei dieser Feststellung muß man sich selbstverständlich davor hüten, einen großen Sammeltopf Ostitis fibrosa aufzustellen und dort alles hineinzuwerfen, was feingeweblich einem völlig unspezifischen gesteigerten Umbau als solchen entspricht. Die Forschung ist in den letzten Jahrzehnten tatsächlich auch ihren Weg dahin gegangen, daß sie alle Bestrebungen und Versuche, einen großen „Formenkreis"

Ostitis fibrosa (Christeller) zu schaffen, zunichte gemacht hat, und versucht, eine klare Abgrenzung ätiologisch ganz verschiedener Krankheitsbilder zu schaffen. Infolgedessen sind viele Erkrankungen, die man früher der Ostitis fibrosa zurechnete, heute auch nicht mit der geringsten Berechtigung mehr als Ostitis fibrosa zu bezeichnen, und besonders falsch und geradezu den Kliniker irreführend ist die Bezeichnung „lokalisierte Ostitis fibrosa", die ganz im Beginn einmal von Konjetzny angewandt, von ihm selbst aber wieder aufgegeben worden ist. Leider wurde sie von vielen Verfassern aufgegriffen und leider fristet sie auch heute noch ihr Dasein.

Es sind zu unterscheiden:

Die *Ostitis fibrosa* (Recklinghausen) generalisata (s. Kap. 5) von der *Ostitis deformans* Paget (s. Kap. 6), die gar nichts mit ihr zu tun hat. Trotzdem wird die Ostitis deformans auch heute noch mit der Ostitis

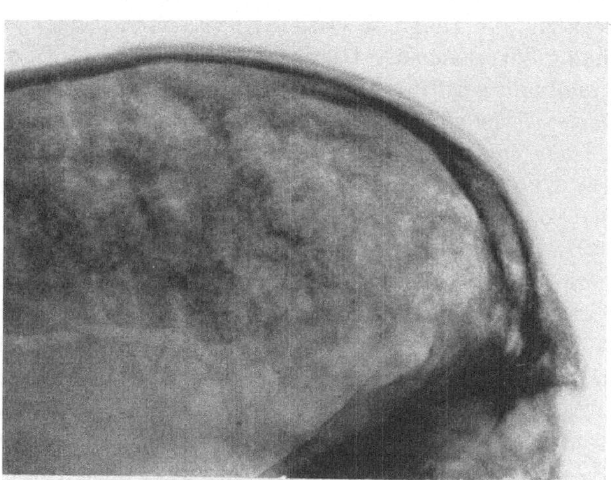

Abb. 135. Pubertas praecox.   Abb. 136. Schädel. Osteofibrosis deformans juvenilis.

Abb. 135—138. 15jähr. ♀. Osteofibrosis deformans juvenilis mit Pubertas praecox (früher sog. polyostotische Ostitis fibrosa). Pfingsten 1936 Spontanfraktur des Oberschenkels. Im August 1936 mehrere Knochenherde im Röntgenbild. Januar 1937 operative Suche nach einem Epithelkörperchentumor negativ. Kalkserumwerte vor der Operation. Im Mittel 12,3 mg-%. Später Aufsplitterung der Oberschenkelcysten.

fibrosa Recklinghausen zusammengeworfen und tatsächlich auf Grund von Probeausschneidungen als Ostitis fibrosa erklärt. Bekanntlich faßte auch Recklinghausen *beide* Erkrankungen noch als wesensgleich auf!

Die *renale Ostitis fibrosa* der Erwachsenen gehört zur Ostitis fibrosa generalisata (s. Kap. 5, S. 76) und ist als besondere Unterform *nicht* abzugrenzen.

Schrumpfnieren mit Osteoporose gehören nicht zur Ostitis fibrosa generalisata Recklinghausen (s. Kap. 5, S. 77).

Mit der vegetativ-hormonalen Systemerkrankung der Ostitis fibrosa generalisata haben die früher einmal als „lokalisierte Ostitis fibrosa" bezeichneten, im Kapitel 4 behandelten *jugendlichen Knochencysten*, sowie die „*polycystische*" *Ostitis fibrosa* an einem oder zwei Knochen, eine Abart der jugendlichen Knochen-

cyste, ferner die *gutartige Riesenzellgeschwulst* des frühen Erwachsenenalters
ätiologisch nichts zu tun. Bei den Cysten und Riesenzellengeschwülsten besteht
nur eine *gewebliche* Übereinstimmung mit den gleichen Bildungen bei der Ostitis
fibrosa generalisata. Beide sind, wie im Kapitel 4 auseinandergesetzt ist, als
Hamartien oder Geschwülste bzw. als Geschwülste auf dem Boden von angeborenen geweblichen Fehlbildungen aufzufassen. Gewebliche Übereinstimmung
beweist keine Identität!

Es bleiben jetzt nur noch zwei Erkrankungen übrig, die ebenfalls mit der
Ostitis fibrosa generalisata zusammengeworfen werden, obwohl sie nicht zu ihr

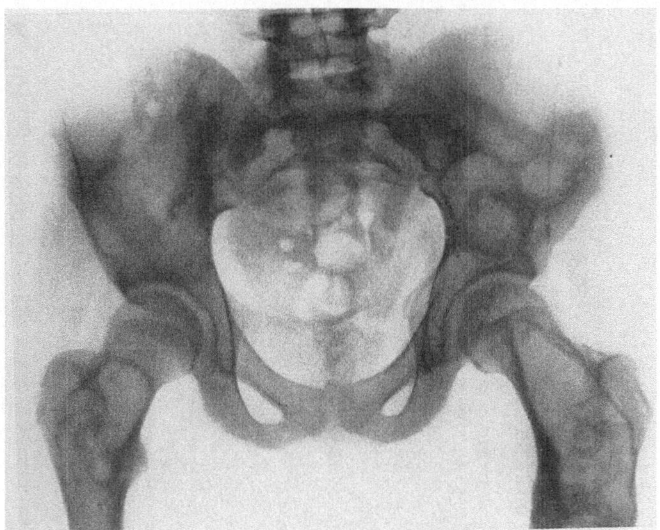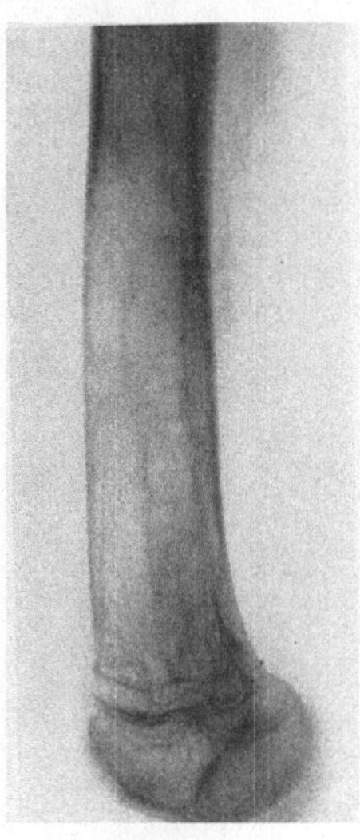

Abb. 137.   Abb. 138.

Abb. 137. Beckenübersicht. „Cysten" in den Beckenschaufeln und in beiden Oberschenkelhälsen.
Abb. 138. Ausgedehnte Oberschenkelschaft„cysten". Röntgenologisch lediglich vorgetäuschte Cysten.

gehören. Es sind das die sog. *„polyostotische" Ostitis fibrosa*, die ursächlich
nichts mit der Ostitis fibrosa generalisata zu tun hat und daher ihren Namen
zu Unrecht trägt. Eine andere Bezeichnung muß dafür in Anwendung kommen
(s. unten), und die *renale Ostitis fibrosa* oder *renale Rachitis* der Kinder und
Jugendlichen, die weder zur Ostitis fibrosa generalisata gehört, noch zur Rachitis und hier nur kurz zu erwähnen ist, weil die Diagnose Ostitis fibrosa generalisata bei *Kindern* nach meiner Ansicht immer eine Fehldiagnose ist.

Bei der sog.

a) polyostotische „Ostitis fibrosa"

handelt es sich um eine angeborene hormonal bedingte Knochenerkrankung.
Das klinische Interesse für diese Erkrankung ist durch amerikanische Veröffentlichungen angebahnt worden. Es werden niemals Epithelkörperchenadenome
gefunden, und die Erkrankung hat nichts mit der Ostitis fibrosa generalisata
zu tun. Auch geht aus ihnen niemals später eine Ostitis fibrosa generalisata
hervor, obgleich ich diese Möglichkeit noch in der I. Auflage dieser Monographie
erwogen habe. Besser als die Bezeichnung „polyostotische Ostitis fibrosa"

(die auch noch von mir in der „Chirurgie der Knochen" von KIRSCHNER-NORD-
MANN gebraucht wurde) ist sicher die Benennung als „*polyostotisch-fibröse
Dysplasie*" oder, wenn auch ziemlich lang, als „*fibrös-cystische Knochenerkrankung
mit Hautpigmentstörungen und endokriner Dysfunktion*" (LICHTENSTEIN und
JAFFÉ, ROBSON und TODT) oder als „*Pubertas praecox mit Knochendysplasie*"
oder als **Osteofibrosis deformans juvenilis** (UEHLINGER). Dabei betrifft die Pu-
bertas praecox weibliche und nicht männliche
Individuen (vgl. Abb. 135 u. 139).

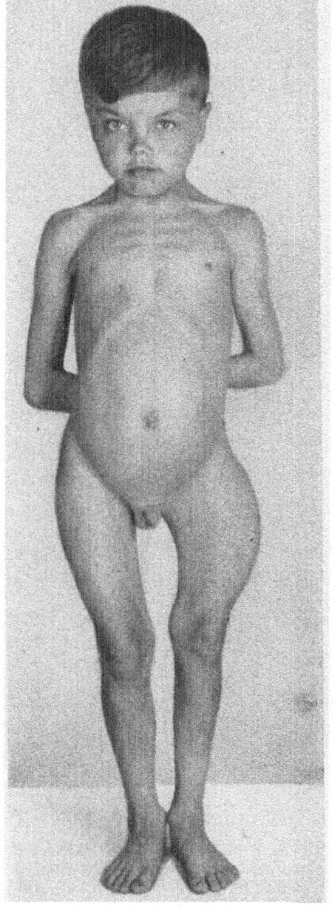

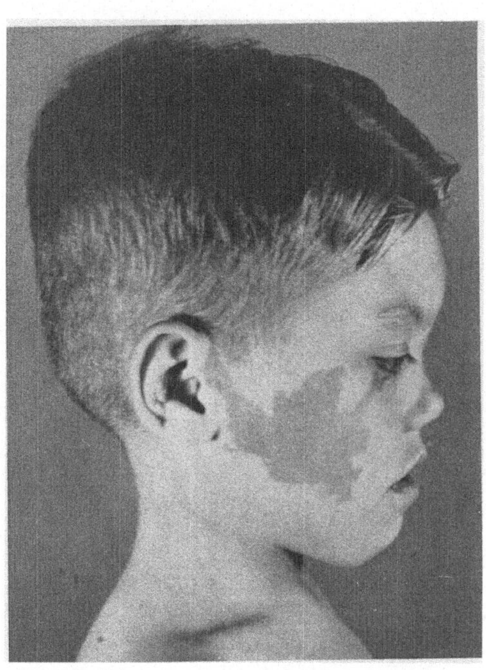

Abb. 139. Gesamtbild.
Abb. 140. Pigmentnaevus im Gesicht.

Abb. 139—143. 11jähr. ♂. Osteofibrosis deformans juvenilis (ohne Pubertas praecox). Großer Schädel, einge-
zogene Nase, Pigmentnaevi. „Paget"-ähnliche Verformung der Oberschenkelknochen. Beginn des Leidens
mit Spontanfraktur des rechten Oberschenkels vor mehreren Jahren. Diagnose damals nicht gestellt, Leiden
nicht erkannt.

Familiäres Vorkommen, Auftreten in früher Jugend und die häufige Einseitigkeit weisen auf einen *gen*bedingten Einfluß hin. Die Erkrankung betrifft
meist mehrere Knochen und beruht auf einer Markfibrose, wovon ich mich
bei drei Operationen überzeugen konnte. Es sind Kinder und Jugendliche
befallen, und das weibliche Geschlecht ist stärker bevorzugt. Mineralstoffwechselstörungen fehlen. Das wichtigste ist die Tatsache, daß nach bisherigen
Beobachtungen bei derartigen Mädchen, von denen ich bisher drei gesehen
habe, eine frühzeitige Geschlechtsreife auftritt. So beobachtete ich zwei 15jäh-
rige reife Mädchen (s. Abb. 135) und ein 11jähriges Mädchen, das schon im
Alter von 5 Jahren in Abständen von $^1/_2$ Jahr Menstrualblutungen bekam.
Bei diesem Kind war neben der ausgesprochenen frühzeitigen Entwicklung der

sekundären Geschlechtsmerkmale eine Hautpigmentierung nachweisbar. Bis
jetzt hat man eine vermehrte Follikelausscheidung im Harn nicht gefunden,
und auch eigene Nachprüfungen waren negativ. Deformierungen der Knochen
und Spontanfrakturen vervollständigen das Bild. Der Femur ist in der Regel
wie bei der Ostitis deformans PAGET hirtenstabartig verbogen (Abb. 139 u. 143).

Im *Röntgenbild* findet man sehr ähnliche Knochenveränderungen wie bei
den ausgedehnteren Knochencystenbildungen der Jugendlichen und wie bei der

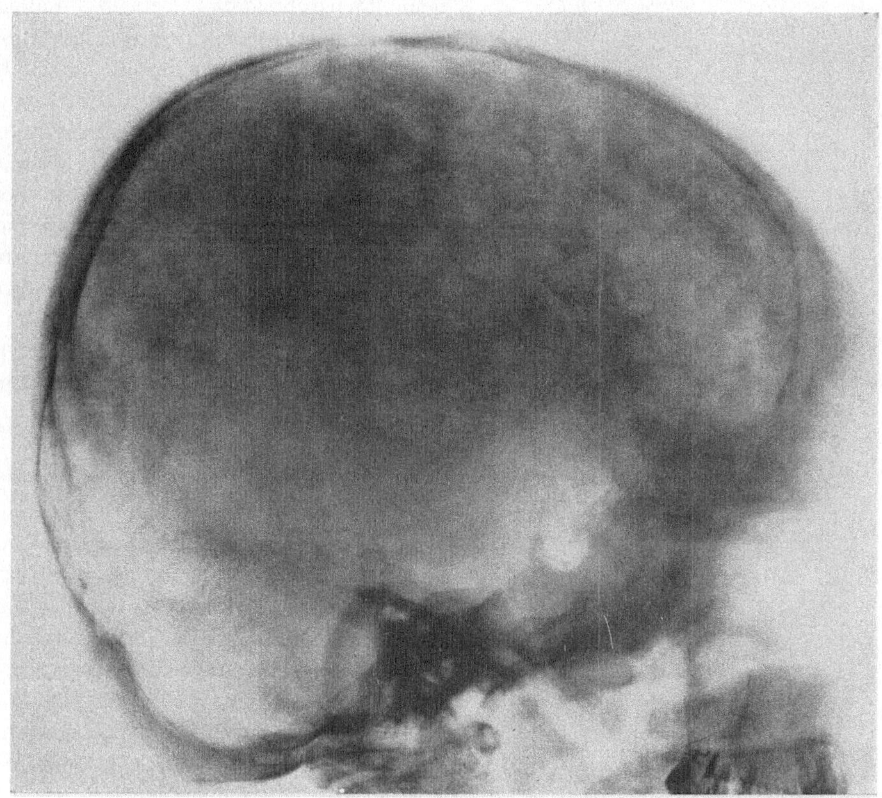

Abb. 141. Osteofibrosis deformans juvenilis. Röntgenbild des Schädels. Wolkenartige Verdichtung.

Ostitis deformans PAGET der Erwachsenen (vgl. Abb. 130 und Abb. 143). Es
sind also cystenähnliche Aufhellungen mit Verdünnung der Rinde gelegentlich
auch mit Spontanfrakturen beobachtet worden. Die bisher mitgeteilten Fälle
einschließlich von 4 eigenen (insgesamt 17) sind vorwiegend einseitig gewesen
(s. Abb. 137 u. 143). Doppelseitig erkrankt ist der Knabe der Abb. 139. Die Oberschenkelschäfte sind hirtenstabähnlich verkrümmt und weisen an den Span-
nungsspitzen Umbauzonen auf (s. Abb. 143). Das Röntgenbild des Schaftes
ergibt unregelmäßige, wolkige Verdünnungen mit Aufhellungen, ähnelt also auch
der Ostitis deformans der Erwachsenen (s. Abb. 143).

Zur *Behandlung* ist eine Freilegung der Herde nur bei großer Ausdehnung
mit Spontanfraktur erforderlich. Es finden sich trotz der Vermutungen auf
Grund des Röntgenbildes in den Röhrenknochen keine mit Flüssigkeit gefüllte

Cysten, sondern nur ein lockeres fibröses Gewebe! Wenn eine *Pubertas praecox* mit Pigmentveränderungen vorliegt und im Röntgenbild einseitige cystenähnliche Aufhellungen in Röhrenknochen erkennbar sind — meist kommen auch Schädelveränderungen vor — und wenn der Mineralstoffwechsel regelrecht ist, so braucht nach einem Epithelkörperchentumor nicht gesucht zu werden! Die Suche nach einem Epithelkörperchentumor war in 7 Fällen, darunter einem eigenen, negativ. Da Mineralstoffwechselstörungen fehlen, braucht man von vornherein nicht anzunehmen, daß man einen Epithelkörperchentumor finden wird. Eine chirurgisch örtliche Behandlung der Knochenherde ist meistens überflüssig. Nur bei vollständiger Spontanfraktur kommt die Auslöffelung der fibrösen Herde und die Einlegung eines Tibiaspanes in Frage. Ausheilung ist danach ohne weiteres zu erwarten. Verkrümmungen muß man durch spätere Osteotomien beseitigen.

b) Die renale „Ostitis fibrosa" der Kinder ist mehr unter dem Namen renale Rachitis bekannt; sie wurde früher auch als renaler Zwergwuchs bezeichnet, und wird neuerdings wieder von mehreren Verfassern als „renale Ostitis fibrosa" geführt und mit der renalen Ostitis fibrosa der Erwachsenen auf eine Stufe gestellt. Bezüglich letzterer ist meine Stellungnahme oben schon klargelegt (s. Kap. 5, S. 76). Es steht zur Entscheidung, ob die Zurechnung der renalen Rachitis zur Ostitis fibrosa größere Berechtigung hat.

Die Pädiater verstehen seit FLETCHER (1910) unter renaler Rachitis eine im Schul- oder Adoleszentenalter eintretende mitunter familiäre (!) Erkrankung, bei der langsames Zurückbleiben im Wachstum, Blässe, Ermüdbarkeit, Polyurie und -dipsie die führenden Erscheinungen sind. Der Harn enthält Eiweiß, nicht regelmäßig Cylinder. Es bestehen Hypersthenurie, Hyperproteinämie und Azotämie, nicht regelmäßig dagegen eine Blutdruckerhöhung. Es entwickeln sich dann Skeletverformungen mit Erweichungen und Infraktionen. Die Röntgenuntersuchung ergibt in manchen Fällen die für Rachitis kennzeichnenden Bilder: ausgefranste Epiphysenlinien, Becherbildungen,

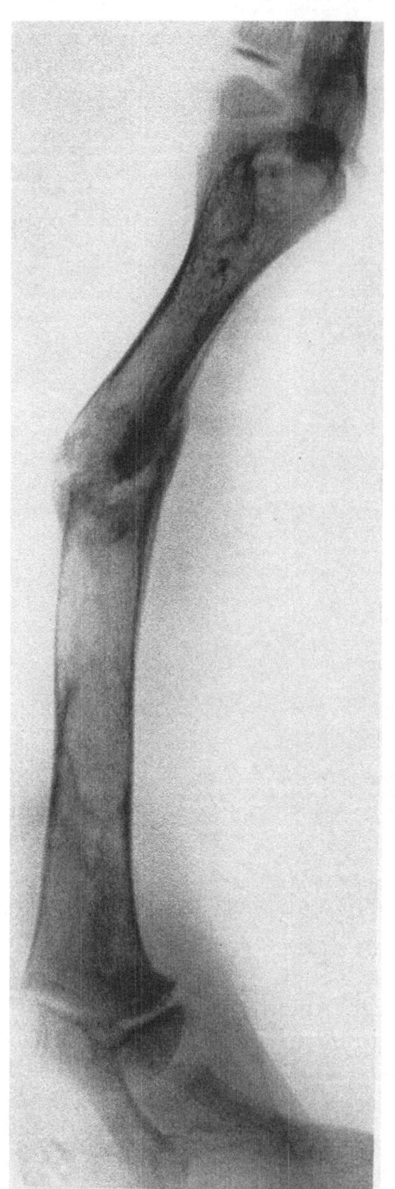

Abb. 142. Osteofibrosis deformans juvenilis. Alte Spontanfraktur am Oberarm. Pseudocysten.

gelegentlich auch nur eine Osteoporose und Neigung zu Infraktionen (FREUDEN-
BERG). Während man früher eine interstitielle Nephritis als kennzeichnend
für die renale Rachitis angesehen hat, hat später KLUGE Fälle mit pyelonephri-
tischer Schrumpfniere beschrieben. Da man auch in einigen Fällen Erweiterung
der Nierenbecken und Harnleiter ohne Abflußbehinderung fand, so haben sich

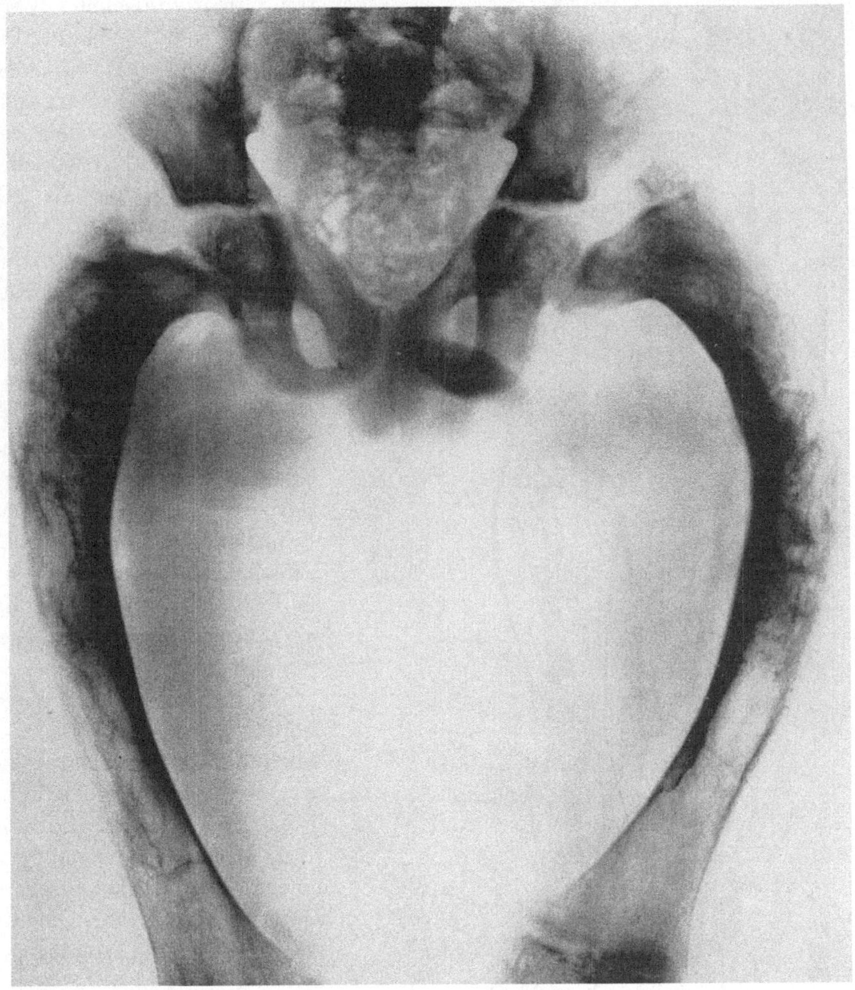

Abb. 143. Osteofibrosis deformans juvenilis. Beckenübersicht. Coxa vara. Hirtenstabartige
Oberschenkelverkrümmung.

LOESCHKE, KLUGE u. a. für die Annahme einer primären Nierenmißbildung
entschieden. Auf die Nierenmißbildung würde sich dann ein pyelitischer In-
fekt aufpfropfen.

Morphologisch hatte man bis vor wenigen Jahren die Skeletveränderungen
bei der renalen Rachitis meist als „Rachitis“ aufgefaßt (SHIPLEY, PARK, MC
COLLUM und SIMMONDS, ANDERSON, PARSONS). HAMPERL und WALLIS wiesen
aber schon auf die besonders starke Entwicklung eines fibrösen Markes am

Schädeldach hin, so daß dabei „PAGET-*ähnliche*" Bilder zu beobachten waren. ALBRIGHT und Mitarbeiter sprachen dann entsprechend zur renalen Ostitis fibrosa der Erwachsenen von „renaler Ostitis fibrosa" der Kinder.

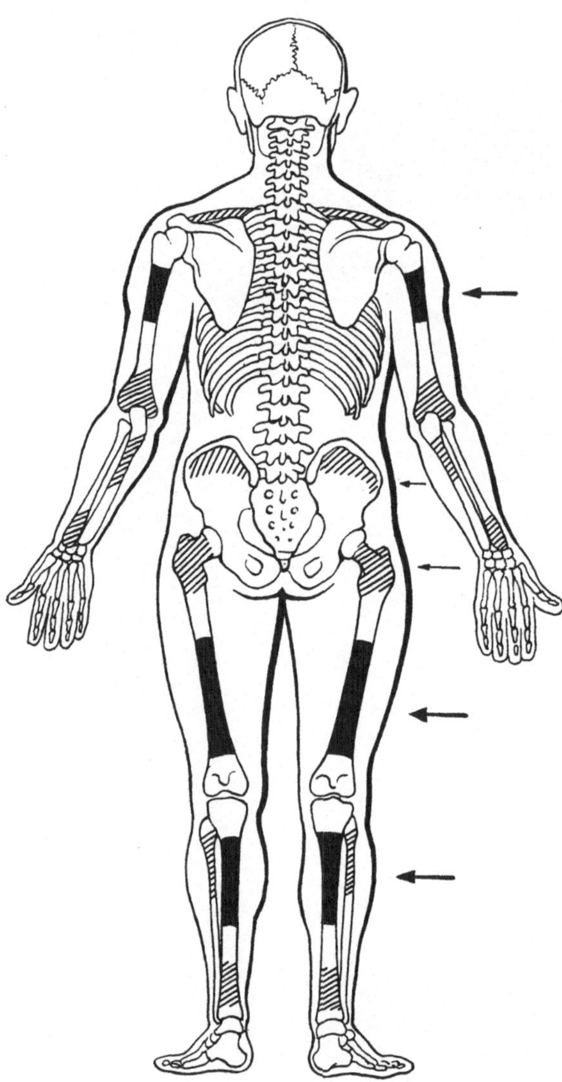

Abb. 144. Osteolytisches Sarkom. Hauptorte schwarz. Selteneres Vorkommen gestrichelt.

Was hat nun SCHELLACK, DUKEN, EGER und die erwähnten amerikanischen Verfasser ALBRIGHT u. a. veranlaßt, die renale Rachitis als Ostitis fibrosa zu bezeichnen? SCHELLACK fand bei einer menschlichen renalen Rachitis (WERNER) Knochenveränderungen, die er als „Ostitis fibrosa generalisata" ansprach. Er schuldigte für die Knochenveränderungen eine chronische Niereninsuffizienz mit nachfolgender Epithelkörperchenhyperplasie an, wie es ALBRIGHT, ANDERSON, PAPPENHEIMER u. a. für die renale Ostitis fibrosa der Erwachsenen behauptet hatten. Das Gemeinsame wäre also die Epithelkörperchenhyperplasie. Eine solche kommt aber bei allen acidotischen mit Mineralstoffwechselstörungen einhergehenden Krankheiten vor.

Es muß also die renale Ostitis fibrosa der Kinder als Ausdruck eines angeborenenNierenschadens mit nachfolgender Acidose aufgefaßt werden, und die Bezeichnung Ostitis fibrosa auf Grund einer rein morphologischen Betrachtung ist falsch. Die alte Bezeichnung renale Rachitis ist wesentlich besser,obwohl es sich auch nicht um eine Rachitis handelt. Wahrscheinlich spielt aber auch ein Vitamin D-Mangel mit hinein.

Es ergibt sich also, daß es eine renale Ostitis fibrosa der Kinder wie der Erwachsenen nicht gibt, sondern daß es sich bei der renalen Rachitis der Kinder auch um eine renal bedingte acidotische Osteoporose (vgl. S. 68) handelt.

Mit der Diagnose Ostitis fibrosa generalisata bei Kindern kann man gar nicht vorsichtig genug sein! *Ich* bezweifle ihr Vorkommen überhaupt. Fälle, die als solche bei Kindern beschrieben sind, gehören entweder zur *Osteofibrosis deformans juvenilis (polyostotischen Dysplasie)*, oder zur *renalen acidotischen Osteoporose* oder zur *Lipoidgranulomatose* SCHÜLLER-CHRISTIAN (s. Kap. 17).

8. Die osteogenen Knochensarkome.
a) Einleitung und Einteilung.

Es sind zwei große Hauptgruppen unter den Knochensarkomen zu unterscheiden: Die *osteogenen Sarkome* und die *Reticulosarkome des Knochenmarkes*, die EWINGschen Sarkome. Die *osteogenen Sarkome* leiten sich von einem Muttergewebe ab, das imstande ist, jede Gewebebildung bis zum Knochen in unreifer Form und in ungeordneter Beziehung zueinander hervorzubringen. Das EWINGsche Sarkom stammt vom Retikulum des Knochenmarkes ab. Genau wie das Myelom ist es nicht zu den vom Knochengewebe selbst abstammenden Geschwülsten zu rechnen. Folglich sind die EWINGschen Knochensarkome vom osteogenen Sarkom abzugrenzen. Hierfür sprechen aber auch anderes klinisches und röntgenologisches Verhalten, sowie Strahlenansprechbarkeit. Sie bilden eine besondere klinische Einheit, und es ist daher unberechtigt und unzweckmäßig, sie mit den osteogenen Sarkomen zusammenzuwerfen.

Es sind unter *osteogenen Sarkomen* also nur jene Knochengewächse zu verstehen, deren Ableitung von einem bösartig wuchernden Bindegewebe mit dem Vermögen, Knochen zu bilden, gesichert ist. Der Ausdruck osteogenes Sarkom stammt von EWING (1920); er hat sich in ganz überwiegendem Maße in allen Ländern eingebürgert.

Früher teilte man in Deutschland die Knochensarkome ein in *periostale* und *myelogene* Sarkome. Diese Einteilung ist aus mehreren Gründen *unberechtigt*: weil die früher sog. myelogenen Sarkome zum überwiegenden Teil zu den Riesenzellgeschwülsten gehören, also nicht bösartig sind; weil man Geschwülste, die man vom Markgewebe ableitet, den EWING-Sarkomen oder Myelomen zurechnen muß; weil die periostale Entstehung aller nicht im Mark entstehenden Gewächse eine unbewiesene Behauptung ist; weil sich in Periostnähe, also in den oberflächlichen Rindenschichten, anfangs entwickelnde Sarkome so gleichmäßig nach außen und innen entwickeln können, daß man schwanken müßte, wohin man diese Geschwülste rechnen soll. Die Einteilung in *periphere* und *zentrale* Knochensarkome ist ebenfalls für die Klinik völlig *belanglos*; denn sie sagt nichts über die Entstehung und Zugehörigkeit aus und beschreibt nur ganz oberflächlich die Lage. Außerdem gehören viele früher sog. zentrale Sarkome gar nicht zu diesen, sondern zu den Riesenzellgeschwülsten. Zentrale Entstehung gibt es aber auch bei den osteogenen Sarkomen (s. Abb. 145, 154 usw.).

Man hat auch dann versucht, *Röntgenformen* in den Vordergrund zu stellen. So haben SCHINZ und UEHLINGER, zum Teil NOVÉ-JOSSERAND und TAVERNIER folgend, röntgenologisch unterschieden zwischen

1. vorwiegend osteolytischen osteogenen Sarkomen ohne starke Knochendeformierung,

2. vorwiegend osteosklerotischen osteogenen Sarkomen,

3. diffus grobfleckig verkalkenden osteogenen Sarkomen und dem maligne entartenden Chondrom,

4. strahligen osteogenen Sarkomen,

5. diaphysären osteogenen Sarkomen und

6. maligne entarteten Exostosen und Enostosen.

Alle diese Formen kann man im Röntgenbild tatsächlich beobachten. Wenn man die Einteilung näher betrachtet, so fällt unseres Erachtens ein Teil der zweiten und dritten Gruppe zusammen. Die fünfte Gruppe erscheint unberechtigt, weil sie höchstens Seltenheitswert besitzt, und vorwiegend diaphysäre Ausbreitung nur gelegentlich einmal vorkommt, dagegen die meisten diaphysären Sarkome EWING-Sarkome sind. Die vierte Gruppe gehört mit zur zweiten, die sechste größtenteils zur dritten.

Die Amerikaner haben unter Benutzung des von BLOODGOOD, CODMAN und EWING ins Leben gerufenen Knochensarkomregisters (s. Einleitung) das Gebiet der osteogenen Sarkome bearbeitet. KOLODNY hat 700 osteogene Sarkome des Registers zu einer monographischen Darstellung benutzt. Die Früchte dieser amerikanischen Sammelarbeit und Einzelbearbeitungen kommen uns zugute. Die amerikanischen Autoren sind immer mehr dazu übergegangen, den *feingeweblichen Befund* zur Grundlage der Einteilung zu benutzen, und Gruppen aufzustellen, die nach dem feingeweblichen Befund zusammengehören, denen aber *auch klinisch und röntgenologisch gemeinsame Merkmale anhaften.* Als letzten Abschluß haben dann GESCHICKTER und COPELAND die feingeweblichen Befunde mit der embryonalen Knochenentstehung und deren einzelnen Phasen verglichen und auf eine Stufe zu stellen gesucht. Sie haben Knochengewächse nichtknöchernen und knöchernen Ursprungs unterschieden. Letztere wurden zunächst unterteilt in solche Gewächse knöchernen Ursprungs, die sich vom „*präcartilaginären*", später besonders im Periost enthaltenden Bindegewebe ableiten *(Osteochondrome, Osteome, Chondrome, Chondromyxosarkome, osteoblastische osteogene Sarkome).* Diese Gewächse haben also noch knorpel- und knochenbildende Fähigkeiten in sich. Ihnen werden solche Geschwülste knöchernen Ursprunges gegenübergestellt, die von einem Gewebe *nach* bereits erfolgter Knorpelfertigstellung abzuleiten sind. Diese stammen also von Zellen ab, welche nicht mehr imstande sind, aus Bindegewebszellen Knorpel, Osteoid und Knochen zu bilden. Hierher zählen sie das „*chondroblastische*" Sarkom, das *osteolytische osteogene* Sarkom, die *Knochencysten* und *Riesenzelltumoren.* Man müßte also zwischen osteogenen Sarkomen unterscheiden, die sich von einer Bindegewebszelle mit osteogener Fähigkeit, und solchen, die sich von einer Bindegewebszelle mit verlorener Knorpelknochenbildungsfähigkeit ableiten. Hierzu ist zu sagen, daß man den didaktischen Wert zugeben muß, daß es jedoch, wie immer in der Natur, Übergänge zwischen den einzelnen Arten der Sarkome gibt. Nicht ganz folgerichtig erscheint die Einordnung der chondroblastischen Sarkome, deren Fähigkeit („wenn auch in fragmentarischer Weise"), hyalinen Knorpel zu bilden, die Autoren zugeben. Einzelne Knochensarkome lassen sich unter Umständen nur mit einem gewissen Zwang in eine Untergruppe einteilen, wie auch GEORG HERZOG hervorgehoben hat. Was schließlich die Einordnung der Cysten und Riesenzellengeschwülste anbetrifft, so muß gerade deren Aufbaugewebe die Fähigkeit mannigfaltiger Differenzierung zugesprochen werden.

Wenn man alle osteogenen Sarkome in *eine* Reihe einzugliedern versucht, und wenn man der Überzeugung ist, daß sich jedes osteogene Sarkom von einem Geschwulstkeim ableitet, der sich nach Anlage und Außeneinwirkungen bis zu verschiedenen Graden entwickeln kann, so kommt man unter Benutzung der bereits weitgehend eingebürgerten und zweckmäßigen amerikanischen Benennung zu folgender **Reihe der osteogenen Sarkome:**

1. *Osteolytische (osteogene) Sarkome.* Sie können weder Knorpel noch Osteoid, noch Knochen bilden, und lassen höchstens Ansätze zu einer beginnenden Osteoidbildung erkennen. In der Regel wird es sich bei Funden von Osteoid oder Knochen um am Rand des zerstörten Knochens ablaufende reaktive Vorgänge handeln. Die Knochenzerstörung steht ganz im Vordergrund. Dementsprechend finden sich auch reichlich geschwulstartige Riesenzellen, die zur Verwechslung dieser Sarkome mit angeblich bösartig gewordenen Riesenzellgeschwülsten viel beigetragen haben.

2. Die *Chondromyxosarkome.* Sie bilden vorwiegend ein embryonal-myxomatöses Gewebe, in denen es bis zur Knorpelbildung kommt.

3. Die *chondroblastischen Sarkome.* Sie setzen sich fast nur aus Knorpelkeimgewebe, das verkalken kann, und etwas hyalinem Knorpel zusammen.

4. Die *osteoblastischen Sarkome.* Es gelingt den Geschwulstzellen noch eine reichliche Osteoid- und Knochenbildung. Die Bezeichnung sklerosierende osteogene Sarkome ist ungünstiger, weil sie sich mehr auf den Röntgenbefund bezieht. Der Knochen wird auch nicht härter, sondern trotz der Knorpelknochenbildung zerstört. Der geschwulstmäßig gebildete Knochen ist statisch minderwertig!

Für die osteoblastischen und osteolytischen osteogenen Sarkome gilt dasselbe, was für Knochenzerstörung und -aufbau bei den osteolytischen und osteoblastischen Krebsmetastasen ausgeführt wird. Der Typus hängt auch von der Schnelligkeit der Zerstörung überhaupt ab. Langsamer wachsende Geschwülste lassen es eher zu einer reaktiven Knochenneubildung und auch zu einer Ausreifung in sich kommen. Bei den osteogenen Sarkomen tritt hierzu aber noch die Eigenart des Geschwulstgewebes selbst, ob dieses noch zur Knochenbildung befähigt, oder bereits so verwildert ist, daß kein Knochen mehr gebildet wird. Ein derartiges Gewächs wird bei schnellem Wachstum die stärksten Grade der Zerstörungen hervorrufen (osteolytisches Sarkom).

Diesen vier Grundarten des osteogenen Sarkoms lassen sich auch klinische und röntgenologische Eigenschaften zuordnen, welche die Annahme einer klinischen Zusammengehörigkeit erlauben. Übergangsformen sind gelegentlich möglich. Die angeführten vier Arten des osteogenen Sarkomes werden auch als *primäre osteogene Sarkome,* also sich selbständig aus einem Geschwulstkeim und sich von vornherein bösartig entwickelnde Geschwülste, bezeichnet. Als *sekundäre* osteogene Sarkome werden in einer fünften Gruppe alle diejenigen bösartigen Geschwülste zusammengefaßt, welche sich aus einer gutartigen, anlagebedingten Knochengeschwulst entwickeln, also aus Exostosen, Chondromen, Osteomen, oder auf dem Boden chronisch-entzündlicher und dysplastischer Knochenerkrankungen (z. B. Ostitis deformans PAGET, Ostitis fibrosa RECKLINGHAUSEN, Radiumostitis): sekundäre chondromyxo- oder osteoblastische Sarkome.

Die Einteilung der osteogenen Sarkome in diese fünf Formen, die CAMPBELL, GESCHICKTER und COPELAND u. a. folgt, und der sich auch G. HERZOG angeschlossen hat, soll in der vorliegenden Darstellung beibehalten werden. G. HERZOG spricht dazu noch von einem periostalen Chondroidsarkom, das sich meines Erachtens wohl mit dem chondroblastischen Sarkom von GESCHICKTER und COPELAND deckt. Eine *vereinfachte* Übersicht der Knochensarkome sieht also folgendermaßen aus:

Knochensarkome.

A. Osteogene *Herkunft.* Geschwulstmäßig entartete osteoblastische Zelle.	*B. Reticulosarkome* (EWING-Sarkome). Retikulumzelle.

I. Primäre	*II. Sekundäre*
a) mit osteoblastischer Potenz. Myxochondrosarkome, chondroblastische Sarkome, osteoblastische Sarkome. b) Mit Verlust der osteoblastischen Potenz. Osteolytische.	Auf dem Boden von Ostitis deformans PAGET, entartete Osteochondrome und Chondrome, chronische Osteomyelitis, Lues, Tuberkulose, Strahlenschädigung.

Eine weitere Untergruppierung halte ich für unnötig. GOIN und CARROLL trennen z. B. die primären und sekundären Chondromyxosarkome von den osteogenen Sarkomen ab und bezeichnen als osteogene Sarkome nur diejenigen, welche die Funktion der Knochenbildung in irgendeiner Form behalten. Da auch in Chondromyxosarkomen eine geschwulstmäßige Knochenbildung, mindestens angedeutet, erkennbar ist, ist die Abtrennung unberechtigt. Man kann auch für die osteogenen Geschwülste keinen Unterschied zwischen der Knochenbildung auf dem Bindegewebs- und Knorpelwege machen (s. S. 17).

Zu den *primären osteogenen* Sarkomen ist noch zu sagen, daß unter Umständen die Beobachtung eines osteogenen Sarkomes in einem bestimmten Zeitabschnitt zur Einteilung nicht genügt. Sowohl im unbeeinflußten Verlauf kann ein osteogenes Sarkom von sich aus, als auch unter bestimmten äußeren Einflüssen, besonders irgendeiner Behandlung, vor allem der Bestrahlung, scheinbar einen anderen Typus annehmen. Ferner ist die Tatsache, daß in *experimentell durch Strahlen erzeugten Knochensarkomen* (SCHÜRCH und UEHLINGER, LÜDIN, K. H. BAUER, H. HELLNER) verschiedene gewebliche Bilder zu sehen sind (Abb. 195, 196), dafür *beweisend, daß die gleiche Schädigung am gleichen Tier in derselben Zeit zu einer verschieden weit entwickelten Gewebsentartung führen kann.* Die angeführten Formen des osteogenen Sarkomes sind also tatsächlich *nur Unterarten.* Ob sich ein Geschwulstkeim zu einem osteolytischen oder osteoblastischen osteogenen Sarkom entwickelt, hängt von seiner Erstbeschaffenheit, seiner Lage, der Schnelligkeit des Wachstums *und* äußeren Einflüssen ab, also im Sinne von TENDELOO einer bestimmten Konstellation von Faktoren.

Die *osteogenen Sarkome insgesamt* nehmen in einer Aufstellung von CHRISTENSEN über 918 Fälle die Hälfte *aller*, und über zwei Drittel der bösartigen Knochengewächse ein. Nach CODMAN kommt in USA. auf etwa 100000 Einwohner 1 Knochensarkom. Von 441 osteogenen Sarkomen CHRISTENSENs lagen allein 139 am unteren Oberschenkelende, 69 im oberen Schienbein- und 31 im oberen Oberarmabschnitt. Hiermit ist *die Bevorzugung der drei größten Metaphysen der langen Röhrenknochen mit dem stärksten Wachstum im jugendlichen Alter* bewiesen. Nach COLEY waren unter 856 Knochengeschwülsten 496 Knochensarkome der langen Röhrenknochen. Die übrigen osteogenen Sarkome verteilen sich auf sämtliche Knochen des Skelets in etwa folgender Reihenfolge: Wadenbein, Becken, Schulterblatt, Oberkiefer, Speiche, Elle, Schlüsselbein, Wirbelsäule, Fußknochen, Schädeldach, Rippen, Brustbein. Ein einziger Fall soll die Kniescheibe betroffen haben. Die bevorzugte Ansiedlung des osteogenen Sarkomes an den langen Röhrenknochen war schon RUDOLF VIRCHOW bekannt, die schlechte Prognose und der Tod an Lungenmetastasen ebenfalls. *Männer* sollen häufiger als Frauen betroffen sein (IVAR BEHRING).

Die *Ätiologie* des osteogenen Sarkomes ist, wie die der bösartigen Geschwülste überhaupt. noch nicht aufgeklärt. Sichere ätiologische Faktoren stellen nach klinischen, pathologisch-anatomischen und experimentellen Erfahrungen folgende dar:

1. Embryonale Geschwulstkeime, bewiesen durch die Entwicklung von Sarkomen in cartilaginären Exostosen, auf dem Boden der Chondromatose usw.

2. Fortschwelend-entzündliche Vorgänge, bewiesen durch die Entwicklung von Sarkomen auf dem Boden der Ostitis deformans PAGET, Tuberkulose usw.

3. Strahlen, bewiesen durch die experimentelle Erzeugung von osteogenen Radium- und Röntgensarkomen.

Nicht gesichert ist der Faktor *Trauma*. Für einen Zusammenhang haben sich unter anderen BLOODGOOD und KOLODNY ausgesprochen, sehr skeptisch sind TROELL und COLEY. Unzweifelhaft gilt für die Mehrzahl der Beobachtungen, daß die geschwulstartige Veränderung von einem Trauma gefolgt wird, und nicht, daß einem Trauma die Geschwulstbildung folgt. Daß unter Umständen eine bereits zur Zeit des Traumas vorhandene geschwulstartige Veränderung übersehen wird, ist bekannt (vgl. Abb. 145). Nicht abgestritten werden kann, daß ein Trauma einen bereits vorhandenen Geschwulstkeim zur Wucherung veranlassen kann. KOLODNY führt hierzu aus, daß nach Abschluß der physiologischen Wachstumsperiode das Wachstum sozusagen als potentielle Energie bestehen bleibt. Ein Trauma könne diese wieder in kinetische Energie umwandeln.

Die Bevorzugung der Wachstumsgegenden langer Röhrenknochen im jugendlichen Alter, besonders derjenigen, wo Zellieferung und Zellabbau besonders stark sind, beweist, daß *gesteigertes Wachstum schon den Keim zur Entartung in sich trägt*. Kommt zu diesem gesteigerten Wachstum noch etwas hinzu, z. B. eine entzündliche oder regenerative Zellneubildung, oder eine experimentelle Zellkernveränderung (Mutation) durch Strahlen, so kann eine Entgleisung des Wachstums ausgelöst werden.

b) Die einzelnen Unterarten der osteogenen Sarkome.

α) Das osteolytische Sarkom.

Das osteolytische wird von GESCHICKTER und COPELAND von einem Bindegewebe nach abgeschlossener Knorpelbildung abgeleitet, das nicht mehr die Fähigkeit besitzt, Knorpel und Knochen zu bilden. Es wird von ihnen als ein besonders verwildertes, ursprünglich osteoblastisches Sarkom aufgefaßt. Es ist aber ebenso gut möglich, daß das Geschwulstgewebe von vornherein überhaupt nicht zur Knochenbildung befähigt ist, also sehr unreif ist. Ich stelle die *Besonderheiten* des osteolytischen Sarkoms kurz zusammengefaßt voran.

Klinik.

  Alter. Jedes Alter.

  Sitz. Bevorzugt lange Röhrenknochen, aber auch andere Knochen.

  Häufigkeit. Häufigstes Knochensarkom des Erwachsenen.

  Entwicklungszeit. Wenige Wochen bis einige Monate.

  Symptome. Uncharakteristische Schmerzen. „Rheumatismus." Geschwulstvergiftung. Gelegentlich Fieber.

Röntgen. Ausradierung des Knochens. Keine reaktiven Knochenneubildungen. Keine geschwulstmäßigen Knochenneubildungen. Verwechslung mit: Riesenzelltumoren, Metastasen, Ewing-Sarkomen, Osteomyelitis.
Behandlung. Radikale Operation.
Prognose. Sehr schlecht.

Feingeweblich besteht das osteolytische Sarkom aus Spindelzellen, Rundzellen und sehr wenig Osteoid (s. Abb. 162, 150). Es fragt sich, ob letzteres nicht, wenn es überhaupt zur Beobachtung kommt, reaktiv vom zerstörten Knochen

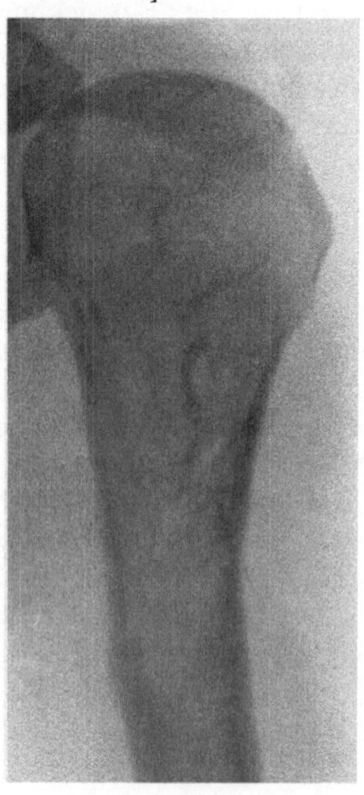

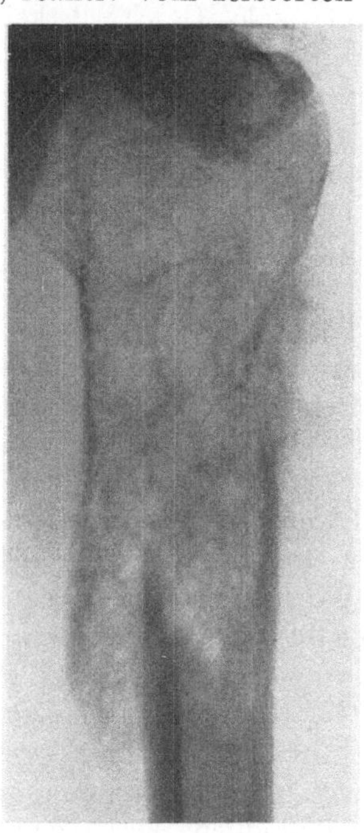

Abb. 145. Osteolytisches Oberarmsarkom (Frühbefund). *Zentrale* Lage. Keinerlei periostale Reaktionen. Als Fraktur nach Herumreißen des Armes durch scheuendes Pferd behandelt.

Abb. 146. Befund 20 Tage später. Kein Callus. Zunehmende feinfleckige Aufhellung. Sarkomverdacht.

Abb. 145—150. 25jähr. ♂. Osteogenes Sarkom der oberen Humerusmetaphyse.

in Randabschnitten gebildet ist (Abb. 150). Riesenzellen kommen gelegentlich gehäuft vor (s. Abb. 149); sie haben schon öfter zur Verwechslung mit einer „wildgewordenen" Riesenzellgeschwulst geführt. Das Gewächs entsteht nach der Auffassung von Geschickter und Copeland bevorzugt in der Markhöhle langer Röhrenknochen (Abb. 145, 154) und wird vom Endost abgeleitet, eine Behauptung, die nicht bewiesen ist. Es wird eine ganz frühe Phase der Knochenbildung auf dem Bindegewebsweg nachgeäfft, ohne daß es zu einer solchen kommt.

Die osteoclastischen Riesenzellen in den osteolytischen Sarkomen veranlassen G. Herzog, eine bösartige Wucherung knochenabbauenden Gewebes, also von Osteoclasten, anzunehmen. Da bei der enchondralen und späteren endostalen Knochenbildung ein reichliches Auftreten von Osteoclasten vorhanden ist, erklärt sich nach Herzog das Vorkommen von Osteoclasten in diesen Geschwülsten ohne weiteres als geschwulsteigen. Auf der anderen Seite wird aber überstürzte Zellbildung und nicht genügend schnelles Abräumen zerstörten Knochens häufig von Riesenzellbildung begleitet.

Klinische Eigentümlichkeiten. Im Gegensatz zu den anderen primären Knochensarkomen sind *alle Alter* betroffen. Wenn ein Knochengeschwulstkeim *nach* dem Wachstumsalter in Wucherung gerät, dann handelt es sich in der Regel um ein Geschwulstgewebe, das nicht mehr imstande ist, eine Knochenbildung, wenn auch nur angedeutet, bis zu Ende zu führen oder nachzuahmen.

Unteres Ober- und oberes Unterschenkelende sind wie bei den anderen primären osteogenen Sarkomen bevorzugte Lagen. Genau wie jedes Alter kann auch jeder Knochen befallen sein. Neben den genannten bevorzugten Stellen an den langen Röhrenknochen (Abb. 144, 145) sieht man es gelegentlich an der Beckenschaufel (Abb. 167), den Rippen (Abb. 165), am Kiefer (Abb. 161), an kleineren Gliedmaßenknochen (s. Skizze Abb. 144). Die Geschwulst zerstört den Knochen in *rasender Schnelligkeit.* Hiermit hängt das

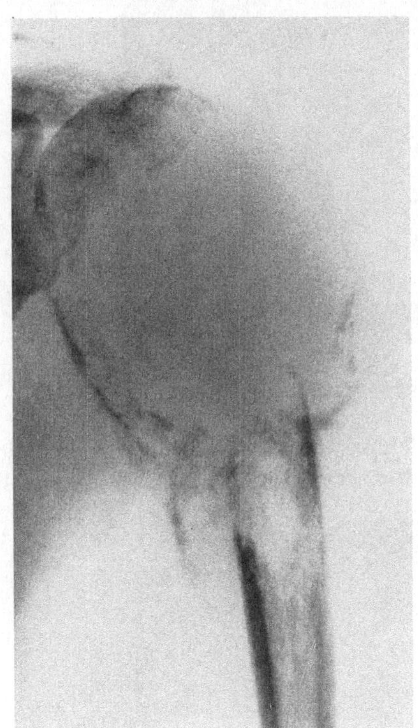

Abb. 147. Befund weitere 3 Wochen später. Amputatio inthoraco-scapularis.

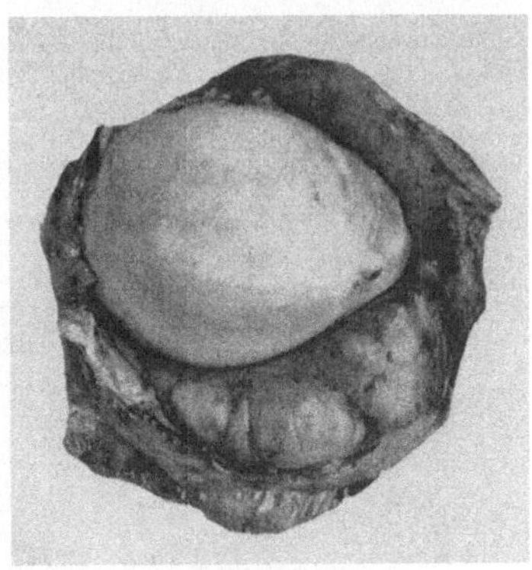

Abb. 148. Einbruch der Geschwulst in die Gelenkkapsel. Knorpelkappe des Oberarmkopfes gesund. Eine Exartikulation hätte nicht ausgereicht.

außerordentlich häufige Vorkommen von Spontanfrakturen, nach amerikanischen Angaben in der Hälfte der Fälle, zusammen. Im klinischen Bild kommt es entsprechend der schnellen Knochenzerstörung zu *Schmerzen* durch Periostdruck und -durchbruch, zu *Funktionsstörungen,* zur *allgemeinen Geschwulstvergiftung.* Menschen mit osteolytischen Sarkomen sehen niemals so täuschend blühend aus, wie manche jungen Menschen mit einem der anderen Knochensarkome (Chondromyxo-, chondro- und osteoblastisches osteogenes Sarkom). *Fieber* ist durch Gewebszerfall möglich. Es erreicht meist nicht die Höhe und erstreckt sich nicht in Schüben wiederkehrend so über längere Zeitabschnitte wie beim EWING-Sarkom. Das bekannte Bild der geschwulstartigen Schwellung mit seinen Folgeerscheinungen an Haut und Blutadern kehrt bei allen Knochengeschwülsten, welche die Knochenhaut durchbrechen und die Weichteile unter Druck und

Spannung versetzen, wieder (vgl. Abb. 189). Daß viele Sarkomträger in der Vorgeschichte auf ein Trauma hinweisen und den Arzt hiermit auf eine falsche

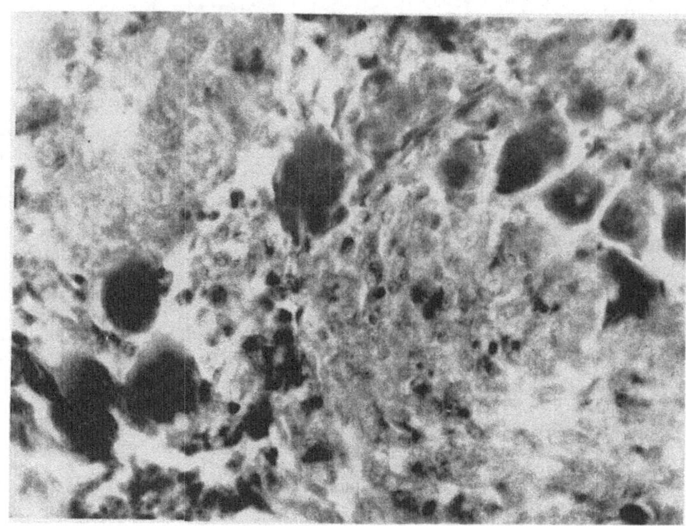

Abb. 149. Feingeweblicher Schnitt vom Rand der Geschwulst. Spindelzellensarkom mit spärlichen Geschwulst-
riesenzellen. Sonst nur Spindelzellen.

Fährte setzen, hängt damit zusammen, daß sich der Geschwulstkranke irgendwie an seiner Geschwulststelle verletzt oder schädigt, weil die Gliedkette funktionell

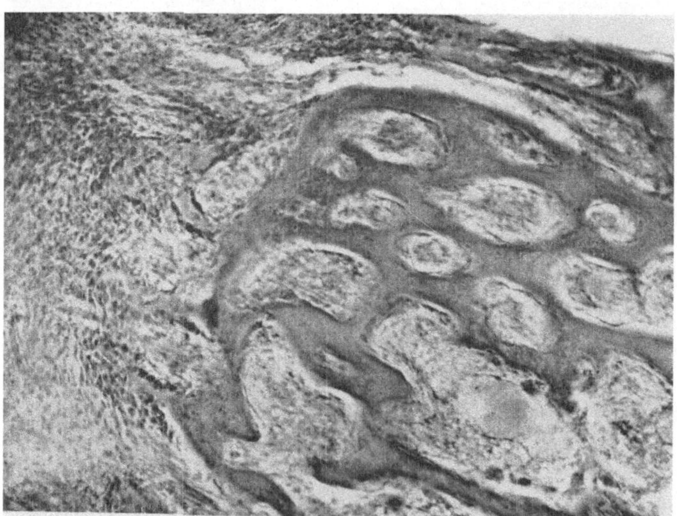

Abb. 150. Schnitt vom untersten Ende der Geschwulst. An der Grenze regelrechte (periostale)
Knochenneubildung.

nicht mehr vollwertig ist (vgl. Abb. 145). Dabei wird er auf eine Veränderung erstmalig aufmerksam. Die klinischen Zeichen ziehen sich oft bis zu einem Jahr hin, ehe die Kranken in die Beobachtung des Arztes kommen. Osteo-

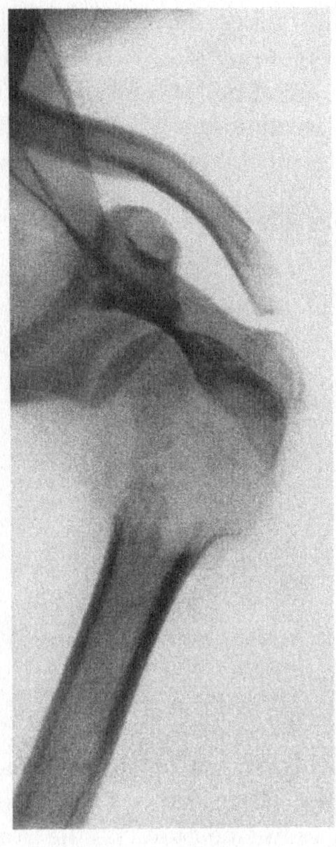

lytische Sarkome des Kreuzbeines und der Wirbel können unter dem Bild eines Rükkenmarktumors in Erscheinung treten (Abb. 166, 168).

Im *Röntgenbild* sieht man bei Frühfällen, die man leider selten zu Gesicht bekommt, mehr oder weniger zentrale Aufhellungen durch die beginnende Zerstörung (Abb. 145), oft mit reaktiven Erscheinungen am Periost (Abb. 158). Röntgenologisch eine zuverlässige Diagnose zu stellen, kann sehr schwer sein. Verwechslungen mit Knochencysten und Riesenzellgeschwülsten (vgl. Abb. 65, 69, 71), osteolytischen Metastasen (Abb. 417), EWING-Sarkomen (Abb. 304), sogar mit Osteomyelitis (Abb. 213—216, 226) sind vorgekommen. Daß bei der Periostreaktion der corticalen Osteomyelitis die durch Eiter abgehobene Knochenhaut im Röntgenbild von der Rinde durch einen feinen Aufhellungsstreifen getrennt ist, stimmt oft, leider aber auch nicht immer (vgl. Abb. 158, 214, 215).

Abb. 151.

Abb. 151—153. 21jähr. ♀. Osteolytisches Oberarmsarkom. Außerhalb Resektion und Einpflanzung eines Humerusspanes. Rezidiv nach ¹/₂ Jahr. Exartikulation. Histologisch osteolytisches osteogenes Sarkom. † 9 Monate später.

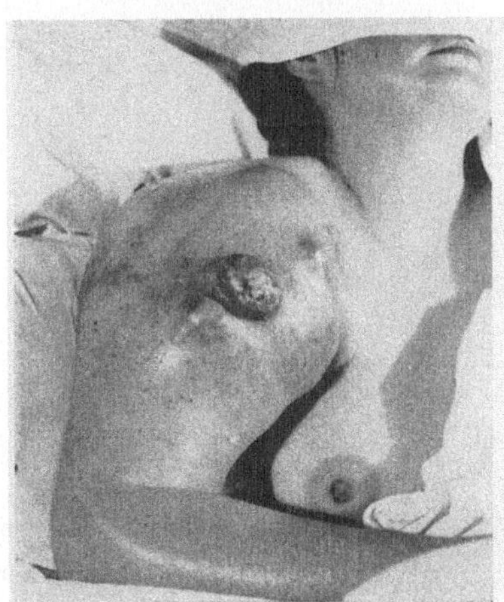

Abb. 152.

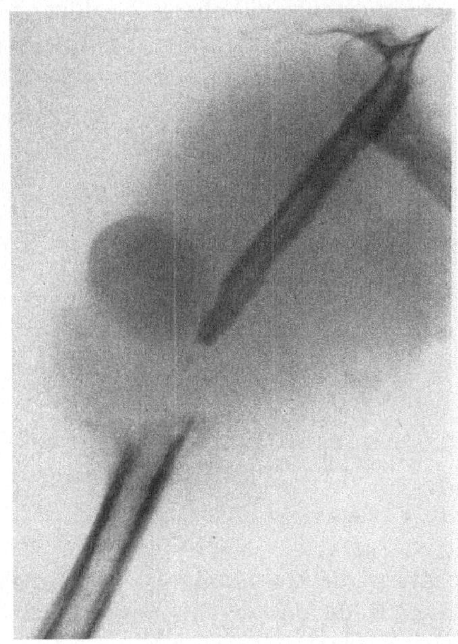

Abb. 153. Zugehöriges Röntgenbild des Rezidivs. Beispiel für Mißerfolg der Resektion beim osteogenen Sarkom.

In den Abb. 158 u. 159 ist ein derartiges osteolytisches Sarkom mit subcorticalem Sitz, das als *Frühfall* nach Probeschnitt erkannt wurde, wiedergegeben. Klinisch und röntgenologisch wurde die Diagnose nicht gestellt. Man sieht lediglich eine Auslöschung der Umrißzeichnung des inneren Knöchels (Abb. 159). Nach den Probeschnitten ist es dann selbstverständlich zu periostalen Reaktionen gekommen. Der Kranke wurde amputiert; 2 Jahre später waren bereits Beckenlymphknoten und Lungenmetastasen nachweisbar.

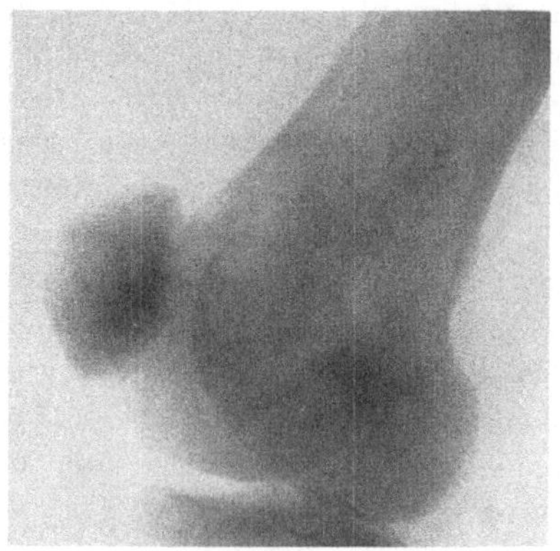 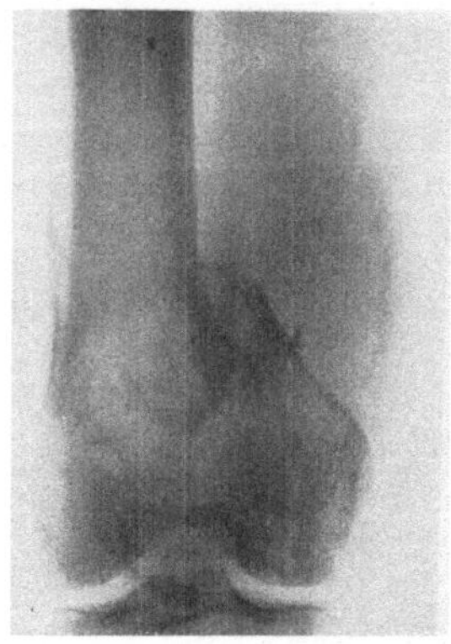

Abb. 154. Osteolytisches Sarkom, unerkannt als   Abb. 155. $^1/_2$ Jahr später Spontanfraktur.
Rheumatismus behandelt.

Abb. 154—157. 58jähr. ♂. Zeitlicher Verlauf eines osteolytischen Sarkoms binnen eines Jahres.

Ein sehr lehrbuchmäßiges Röntgenbild eines osteolytischen osteogenen Sarkomes bei einem 44jährigen Mann zeigt die Abb. 160. Hier erkennt man eine fleckige, mottenfraßähnliche Zerstörung des ganzen Schienbeinkopfes, die Auslöschung der äußeren Rindenzeichnung, die wie wegradiert aussieht, den Weich-

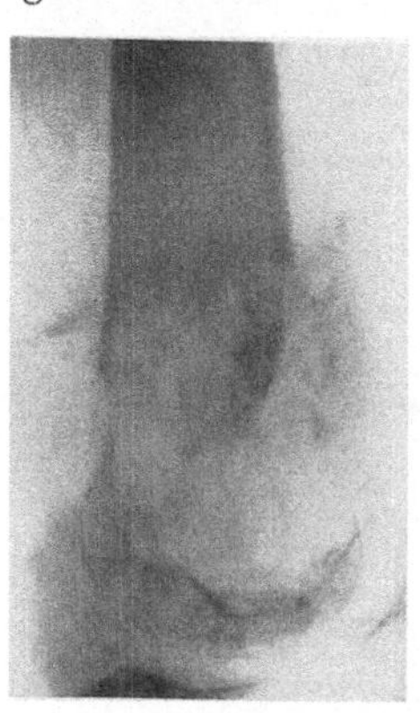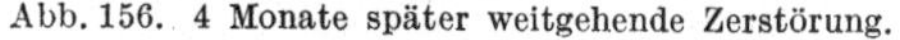 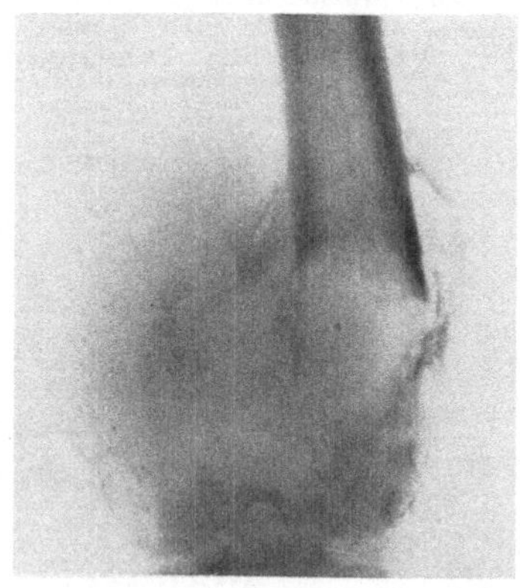

Abb. 156. 4 Monate später weitgehende Zerstörung.   Abb. 157. Inoperabler Zustand. † 2 Wochen später.

teilschatten, die Zerstörung des Wadenbeinköpfchens. Auf die Übereinstimmung mit dem Bilde des experimentell erzeugten Knochensarkoms am Schienbeinkopf (Abb. 194) ist hinzuweisen.

Die Abb. 154—157 lassen den *Verlauf* bei einem *osteolytischen Sarkom* mit Spontanfraktur verfolgen. Zunächst zentrale Aufhellung in der unteren Femurmetaphyse und innerhalb dieser eine Spontanfraktur, die als traumatische Fraktur behandelt wurde. 4 Monate später vorgeschrittene Zerstörung ohne Zeichen

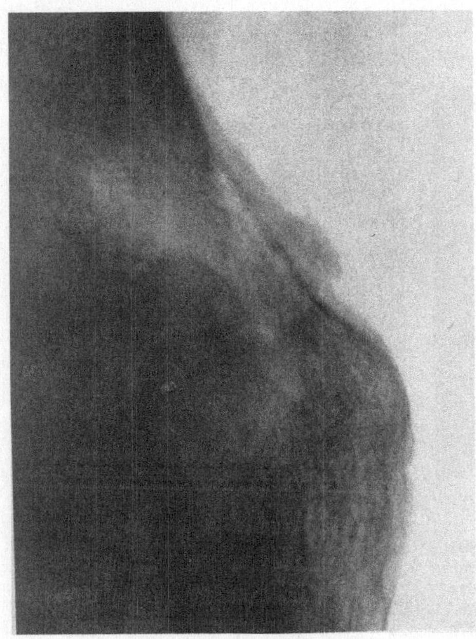

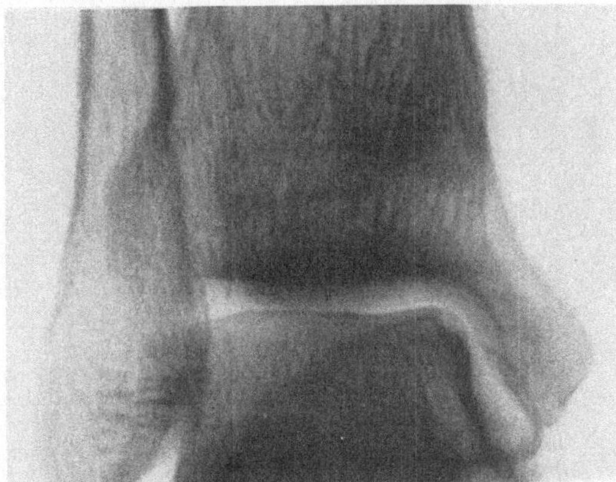

Abb. 158.   Abb. 159.

Abb. 158. 66jähr. ♂. Osteolytisches Sarkom der unteren Femurmetaphyse. Beginn der Erscheinungen $^1/_4$ Jahr vor der Operation. Zweimalige Probeexcision. Anschließend sofortige Amputation. 10 Monate später an Lungenmetastasen †. Vgl. Abb. 213 albuminöse Schaftosteomyelitis des Humerus.

Abb. 159. 35jähr. ♂. Osteolytisches Sarkom des inneren Knöchels. Im Verlauf eines halben Jahres Anschwellung am inneren Knöchel. Außerhalb im April 1935 Exstirpation einer „Geschwulst". Mikroskopisch Sarkom. Am 30. 4. 35 Amputation. Seit Herbst 1936 ausstrahlende Schmerzen im rechten Bein, Kribbeln und Taubsein auf der Rückseite des Oberschenkels. Januar 1937 in der Chirurgischen Universitätsklinik Feststellung einer Metastase im Gebiet der rechten Articulatio sacro-iliaca. Röntgenbestrahlung (1680 r). Im April 1937 nachweisbare Lungenmetastasen. Beachte das Fehlen einer Periostitis!

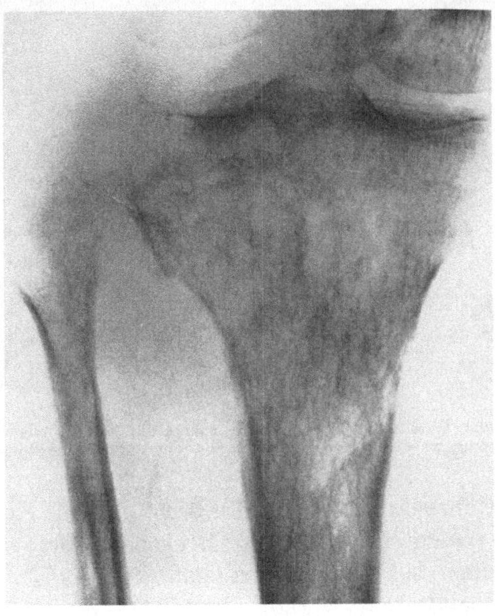

Abb. 160. 44jähr. ♂. Osteolytisches Sarkom der oberen Tibiametaphyse. Links oben Einbruch ins Gelenk. Das Sarkom reicht bis an den unteren Rand des Bildes. Exarticulatio coxae. Nach $2^1/_2$ Jahren noch rezidivfrei.

jeden Versuches der knöchernen Heilung. Nach weiteren 3 Monaten riesige Geschwulst mit nur angedeuteter schalenförmiger Begrenzung und restloser Zerstörung der ganzen Metaphysengegend, sowie Einbruch in Epiphyse und Weichteile. Eine Schaftauftreibung, die bei Frühfällen gegenüber dem Riesenzelltumor fehlen soll (GOIN und CARROLL), kann bei Spätfällen vorhanden sein (s. Abbildung 157).

Einen Spätfall zeigt ebenfalls die Abb. 151. Wenn man ohne Kenntnis der Vorgeschichte nur das Röntgenbild sehen würde, könnte auch eine Metastase in Frage kommen. Das osteolytische Unterkiefersarkom mit Spontanfraktur (Abb. 161) läßt

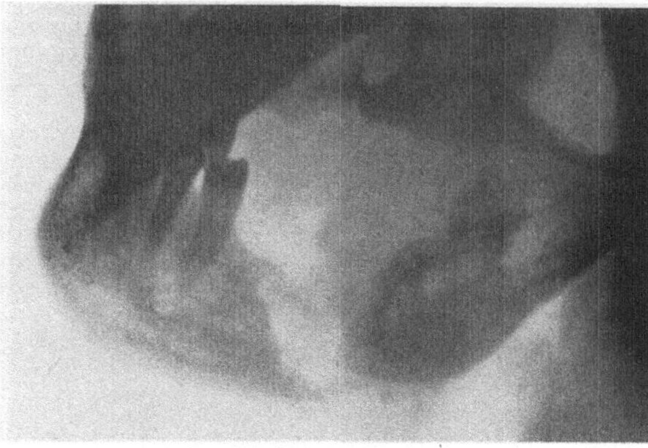

Abb. 161.

Abb. 161—163. 37jähr. ♀. Osteolytisches osteogenes Sarkom des Unterkiefers mit Spontanfraktur. 9 Monate vor Aufnahme Gefühlloswerden der Wange nach vorherigen monatelangen ziehenden Schmerzen. 7 Monate vorher Beginn einer Anschwellung. 4mal anoperiert, dann der Klinik überwiesen. Exartikulation der rechten Unterkieferhälfte. 1¹/₄ Jahr später †.

eine geschwulstmäßige Zerstörung des horizontalen Unterkieferastes nachweisen. Verwechslungen ausgedehnter zentraler osteolytischer Sarkome in der

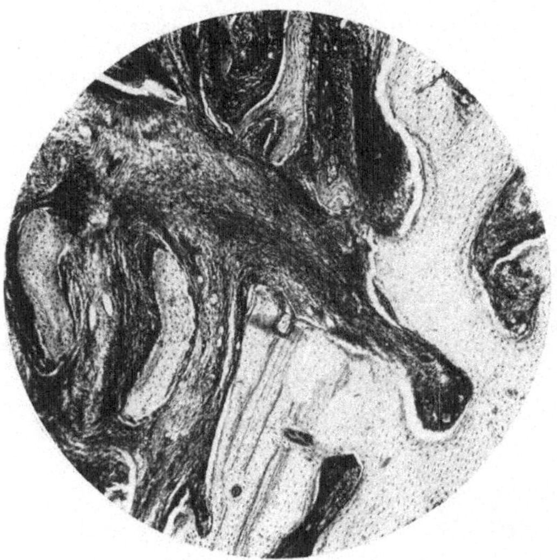

Abb. 162. Zugehöriger Schnitt. Unterkiefermarkräume von spindelzelligem Sarkomgewebe eingenommen.

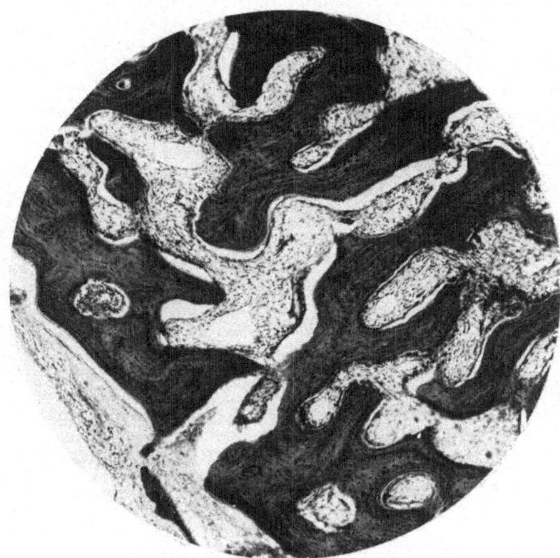

Abb. 163. Am Rande der Geschwulst sind weite Markraumgebiete geschwulstfrei!

Metaphyse langer Röhrenknochen mit Einbruch in die Epiphyse mit Riesenzellgeschwülsten kommen vor. An der Beckenschaufel sahen wir mehrfach osteolytische Sarkome bei älteren Kranken (Abb. 167). Die Entscheidung Metastase oder osteolytisches Sarkom kann oft nur mit Hilfe des Probeschnittes gefällt werden. Vergleicht man entsprechende Röntgenbilder, so erkennt man restlose Übereinstimmung (vgl. Abb. 167 und 447).

Die *Prognose* des osteolytischen Sarkomes ist sehr schlecht. Nach GESCHICKTER und COPELAND lebten von 69 Patienten nach 5 Jahren nur noch 7. Von diesen erweckte die Hälfte wegen der längeren Vorgeschichte den Verdacht, daß eine chronisch-entzündliche oder eine gutartige Knochenveränderung vorangegangen war. Diese Feststellung steht in enger Beziehung zur Frage der bösartig gewordenen Riesenzellgeschwülste, deren röntgenologisches und feingewebliches Bild so große Ähnlichkeiten mit dem osteolytischen Sarkom hat, daß man sich fragen muß, ob nicht ein Teil der osteolytischen Sarkome Ausgänge von solchen anfänglich gutartigen Knochengeschwülsten darstellen. CAMPBELL macht darauf aufmerksam, daß die osteolytischen Sarkome bei Kindern und Jugendlichen noch bösartiger als

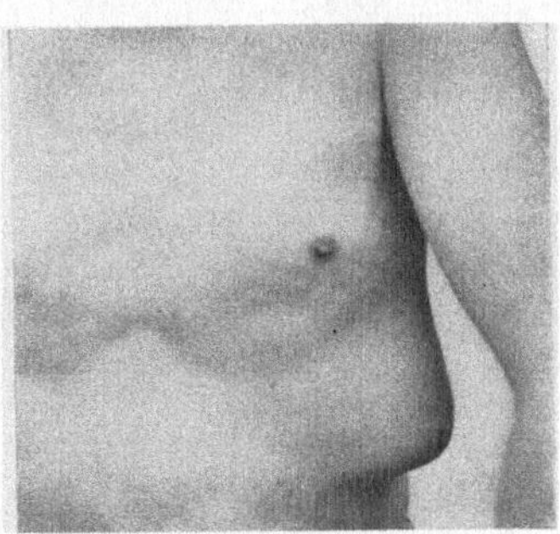

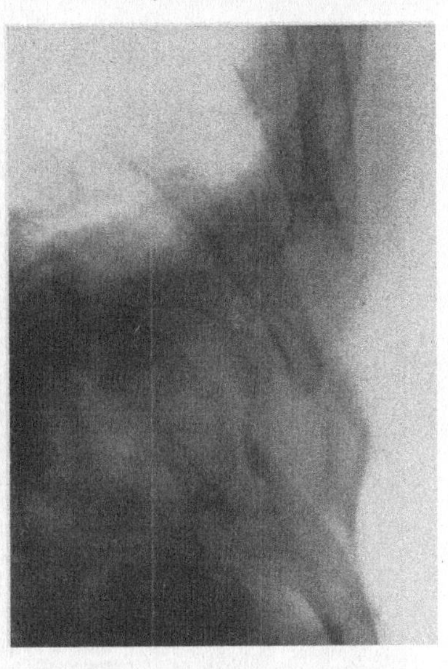

Abb. 164

Abb. 165. Zugehöriges Röntgenbild.

Abb. 164 u. 165. 52jähr. ♂. Osteolytisches Sarkom der 8. Rippe. Vor 3 Monaten Stoß gegen die linke Brustseite. Seitdem Geschwulstbildung, angeblich an gleicher Stelle. Röntgenbild: Auflösung der 8. Rippe in der mittleren Achsellinie. Geschwulstentfernung durch Pleurarippenresektion unter Überdruck. Röntgennachbestrahlung 1 Jahr lang (9000 r). Nach 1¹/₂ Jahren 3 Lungenmetastasen. † 2 Jahre nach Operation.

bei Erwachsenen verlaufen. Osteolytische Sarkome bei Kindern werden von ihm als „medullär osteolytische" geführt, weil sie sich vorwiegend zentral entwickeln. Die schlechte Prognose kommt auch in folgenden Zahlen von CAMPBELL zum Ausdruck, die sich verwerten lassen, weil sie zwei Gruppen von gleich vielen Kranken enthalten. Von 9 osteolytischen Sarkomen bei Jugendlichen starben alle nach wenigen Monaten, gleichgültig, ob sie excidiert (3), amputiert (3), nicht behandelt (2) oder röntgenbestrahlt (1) waren. Von 9 osteolytischen Sarkomen Erwachsener lebten von 2 Amputierten nach 3 Jahren noch 1; von 3 Resezierten 1 nach 12, 1 nach 11 Jahren, während 1 nach 4 Monaten gestorben war. 2 Röntgenbestrahlte starben nach 4¹/₂ und 12 Monaten.

Die *Behandlung* wird für alle osteogenen Sarkome im Zusammenhang besprochen.

β) Das primäre Myxochondrosarkom.

Das primäre Myxochondrosarkom ist *das* osteogene Sarkom des *Kindes und Jugendlichen*. Alterskurven zeigen den steilen Aufstieg in der zweiten

Lebensdekade. Jenseits des 40. Lebensjahres ist es, im Gegensatz zum sekundären Chondromyxosarkom und dem osteolytischen Sarkom, nicht zu beobachten.

Das Gewächs zeigt sich, mit *bloßem Auge betrachtet*, als eine unter der abgehobenen Knochenhaut liegende, graue, weiche Neubildung von knorpeliger oder schleimgewebeartiger Beschaffenheit. Die subperiostale Entwicklung hat

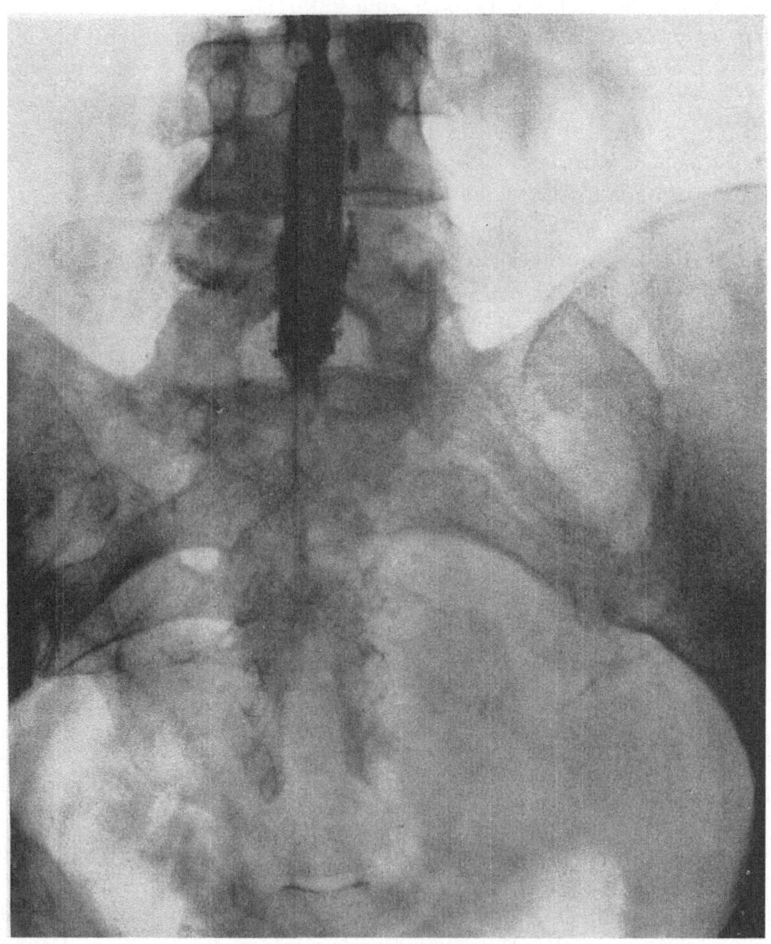

Abb. 166. 55jähr. ♂. Osteolytisches Sarkom des Kreuzbeines. Seit 6 Wochen „Ischias", seit 2 Monaten Schwäche in beiden Beinen. Verdacht auf Rückenmarktumor. — *Befund:* Schlaffe Parese des linken Fußes und der Zehen. PSR beiderseits vorhanden. ASR beiderseits negativ. Hypästhesie beiderseits, links stärker als rechts, S_3—S_5. Occipitalliquor negativ. Stop in Höhe L 5. Röntgenbild: Zerstörung des Sacrums, hauptsächlich links. Operation unmöglich. — *Autopsie:* Sarkom im Bereich des Promontoriums und Kreuzbeines mit Einwachsen in die LWS und Kompression des Lendenmarks.

zu der früheren Bezeichnung „periostales" Sarkom geführt. Die Rinde ist schon im Beginn angenagt, die Knochenhaut wird von dem nach außen gerichteten Wachstumsausdruck immer mehr abgehoben, und schließlich auf der Kuppenhöhe durchbrochen. Auch nach innen schreitet die Zerstörung fort.

Sowohl der Lage nach, als auch nach dem feingeweblichen Bau, bestehen Vergleichsmöglichkeiten zu den cartilaginären Exostosen, als dessen bösartiges

Vergleichsgewächs diese primären Chondromyxosarkome von GESCHICKTER und COPELAND aufgefaßt werden. Hinzuzufügen ist jedoch, daß das Gewächs von vornherein als bösartig und stürmisch wachsend in Erscheinung tritt. Der Lage nach sind am unteren Oberschenkelende die Ansatzstellen des Adductor magnus, des lateralen Gastrocnemius, am oberen Unterschenkelende die Ansatzstellen des Quadriceps an der Tuberositas tibiae diejenigen Orte, wo das bösartige Wachstum losgeht. An diesen Stellen sind „präcartilaginäre" Geschwulstkeime an Sehnenansatzstellen zu vermuten.

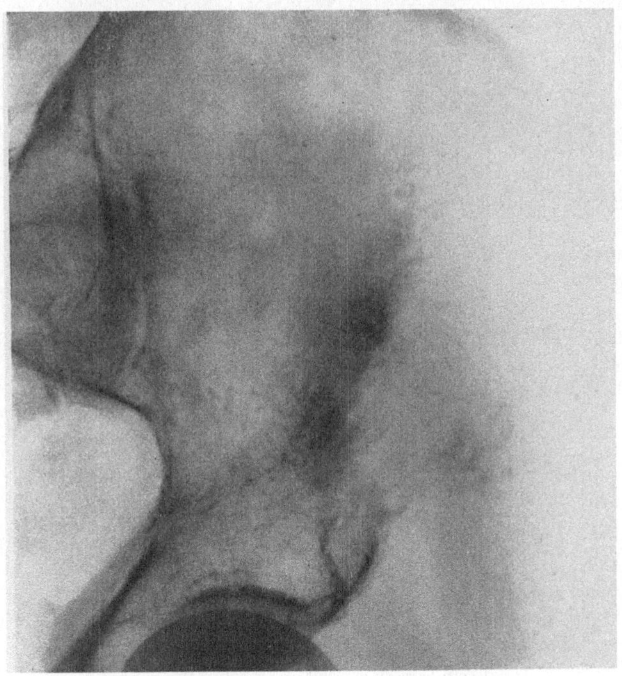

Abb. 167. 63jähr. ♂. Osteolytisches Sarkom der Darmbeinschaufel. Röntgenbestrahlung. † ¹/₂ Jahr später.

Der *feingeweblichen Beschaffenheit* nach haben besonders GESCHICKTER und COPELAND auf vergleichbare Bilder bei cartilaginären Exostosen und den Chondromyxosarkomen hingewiesen. Es findet sich ein „präcartilaginäres", embryonalähnliches, schleimiges Sternzellengewebe, das sich bis zur Knorpelbildung entwickelt (Abb. 175 und 177). Früher haben einige Autoren die schleimigen Anteile als Degenerationen von Knorpelgewebe bezeichnet (RIBBERT, STERNBERG, KOLODNY). GESCHICKTER und COPELAND, sowie BORST fassen sie, nach eigener Auffassung mit Recht, als *Vorstufe* des Knorpelgewebes auf. Gewebekulturen von einem primären Chondrosarkom haben gezeigt, daß sich das Gewebe vorwiegend in Richtung des myxomatösen Gewebes entwickelt. Ein derartiges embryonales Schleimzellgewebe findet sich auch bei den experimentellen Radiumsarkomen. Einzelne Abschnitte aus einem Chondromyxosarkom können für sich allein betrachtet wie Bilder bei einem gutartigen Chondromyxom aussehen.

Klinik. Es handelt sich fast nur um Jugendliche, die an den Vorzugsstellen des osteogenen Sarkomes, den genannten drei großen Metaphysen (s. Abb. 169), ihre zunächst unbestimmten Beschwerden bekommen. Oft sind es besonders kräftig und gutgewachsene Jünglinge, die von dem Geschwulstleiden ergriffen werden (COENEN). Innerhalb *weniger* Monate entwickelt sich eine Geschwulst,

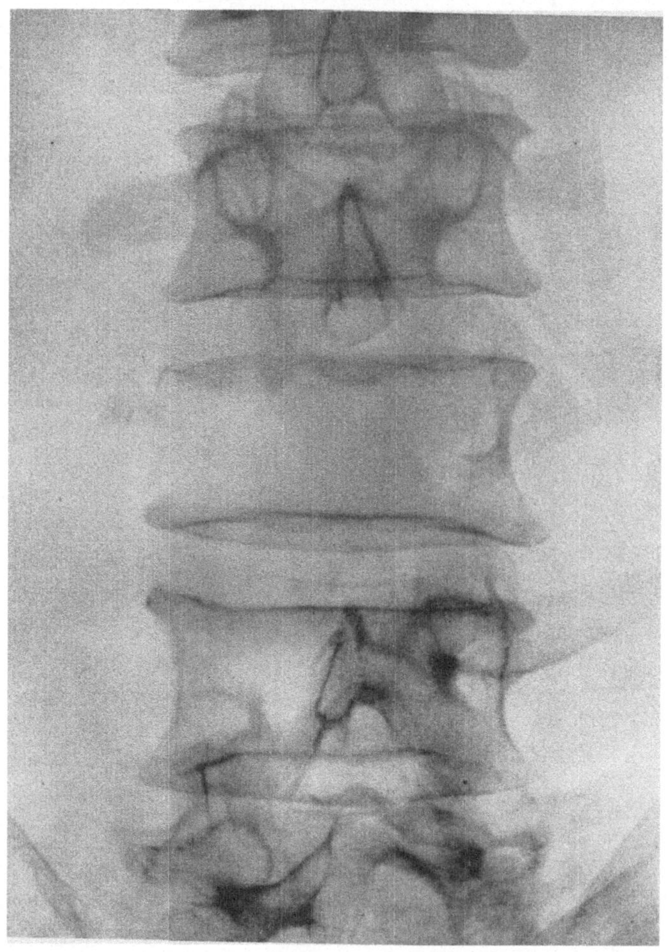

Abb. 168. 47jähr. ♂. Wirbelbogensarkom. Wirbelbogen „ausradiert“. Vor ¹/₄ Jahr Beginn mit ischias-
artigen Beschwerden. Seit 5 Wochen gehunfähig. Dann Blasen- und Mastdarmschwäche. Schlaffe Parese
beider Beine! Lasègue beiderseits +. Reithosenanästhesie. L. P.: stark xanthochromer Liquor. 250/3 Zellen.
Nonne +. Inoperabler Tumor. — PE: Spindelzelliges Sarkom.

die sehr bald auch Schmerzen verursacht und bei Sitz im Kniebereich zu einem leichten Nachschleppen des Beines führt. Bald kommt es zur leichten Beuge-kontraktur. Die Haut wird gespannt und zeigt vermehrte Blutaderzeichnung.

Röntgenbefunde. Die Tatsache, daß sich das Gewächs subperiostal um den Knochen herum entwickelt und zu einem spindeligen Weichteiltumor führt, der infolge seiner geweblichen Schleimgewebe- und Knorpelbeschaffenheit nur einen ganz schwachen und durchsichtigen Schatten aufweist, hat zu der Bezeich-

nung „unsichtbares“ Sarkom veranlaßt (Abb. 170, 176). Die Unsichtbarkeit
ist gelegentlich allerdings auf technisch schlechte (zu harte) Röntgenaufnahmen
zurückzuführen. Das Beiwort bezieht sich also auf den *Weichteilschatten*, der
schon übersehen worden ist.
Dort, wo das Geschwulstgewebe
die Knochenhaut abhebt, erscheint der bekannte *Periostsporn*, der nach feingeweblichen
Untersuchungen   (RIBBERT,
HELLNER) reaktiv von der abgehobenen Knochenhaut neu-
gebildetes, nicht geschwulst-
mäßiges Knochengewebe darstellt (Abb. 171, 173). Wenn es
zur geschwulstmäßigen Knochenbildung im Sarkom kommt,
so sieht man eine feinstrahlige
Zeichnung, die senkrecht auf
die Rinde zu verläuft (Abb. 174).
Es ist also geradezu *das* röntgenologische Zeichen dieser primären Chondromyxosarkome,
daß der Knochen im Anfang
auf den ersten Blick gesund
aussieht (s. Abb. 176). Später
kommt es dann selbstverständlich zu einer Zerstörung der
Rinde durch die Geschwulst
(Abb. 171). Die röntgenologische Differentialdiagnose hat
gelegentlich die Myositis ossificans zu berücksichtigen. Orte
der Myositis ossificans sind
aber hauptsächlich der Brachialis internus in der Ellenbeuge
und die Adductorenmuskeln am
Oberschenkel in der Mitte innen.
Beide Stellen sind für ein primäres   Chondromyxosarkom
ganz ungewöhnlich. Ferner

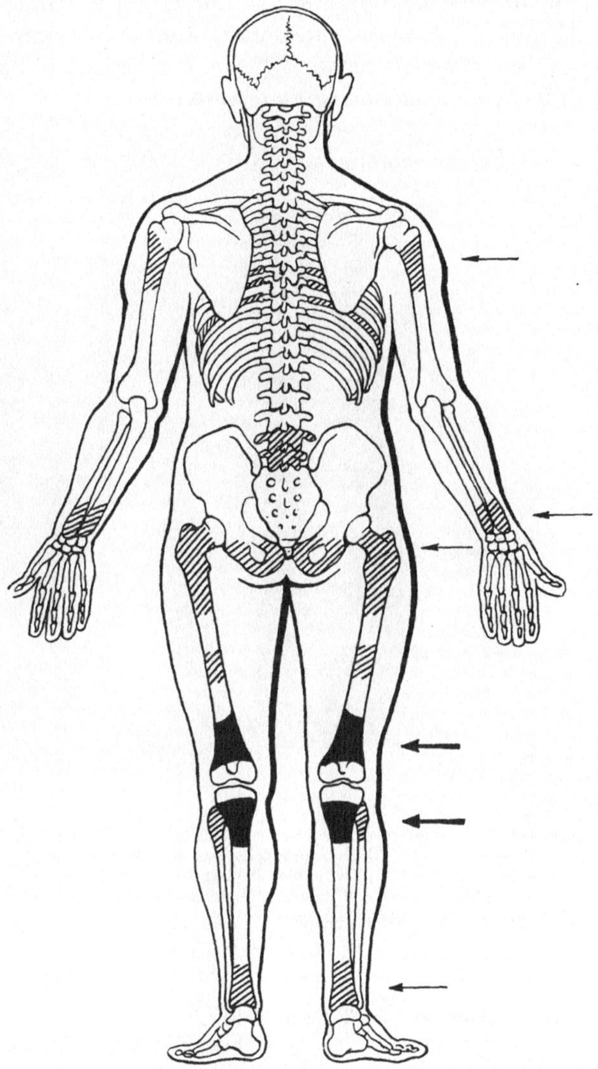

Abb. 169. Primäres Myxochondrosarkom. Hauptorte schwarz.
Selteneres Vorkommen gestrichelt.

führt die Myositis ossificans zu einer parallel zum Schaft verlaufenden Streifung.
Es geht ihr aber ein sicheres Trauma voran. Eine entzündliche Myositis
ossificans über einem schleichenden Osteomyelitisherd kann mit einem Sarkom verwechselt werden (v. SEEMEN). Ich verweise auf den Abschnitt 8c,
Differentialdiagnose des osteogenen Sarkoms, unten.

Die *Prognose* des primären Chondromyxosarkomes ist ganz ungewöhnlich
schlecht. Von 52 Kranken GESCHICKTERs, die 5 Jahre verfolgt werden konnten,

lebten nach 5 Jahren noch 6. Die meisten Patienten sterben auch bei radikaler Operation nach 1 Jahr, und zwar an Lungentochterherden (s. Abb. 178). Auch bei den Nichtsezierten bekommt man von den Angehörigen alle die Angaben, die auf eine Erkrankung der Lunge mit schwerer Beeinträchtigung der Atmung (Erguß!) hinweisen. Regionäre Lymphknotenmetastasen sind sehr selten.

Die *Behandlung* wird für alle osteogenen Sarkome in Zusammenhang besprochen. *Zusammengefaßt* lauten die Besonderheiten dieses osteogenen Sarkoms folgendermaßen:

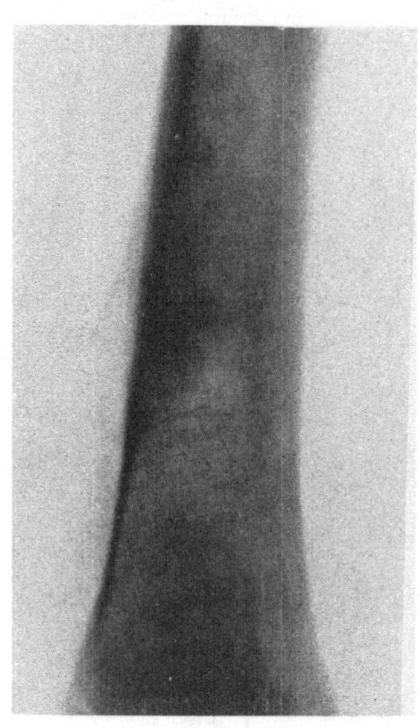

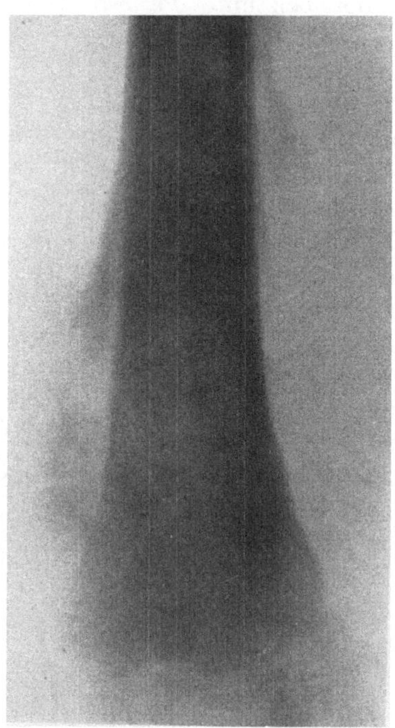

Abb. 170.

Abb. 171.

Abb. 170—171. 13jähr. ♂. Osteogenes Sarkom der unteren Femurmetaphyse. Primäres Myxochondrosarkom (Frühbefund). Beginn mit schmerzhafter Schwellung und Temperatursteigerung bis 38,4°. Nach 4 Wochen Amputation. $^1/_2$ Jahr nach Beginn der Erkrankung, 5 Monate nach Amputation †. Im Röntgenbild leichte zentrale Aufhellung und periostale Reaktionen, die sehr hoch am Schaft anfangen.

Abb. 171. 35 Tage später Zunahme der periostalen Reaktionen. Atrophie des Knochens und Verknöcherung in der Geschwulst schreitet fort.

Klinik.
   Alter. Kindes- und Pubertätsalter.
   Sitz. Vorwiegend große Metaphyse der langen Röhrenknochen.
   Häufigkeit. Selten.
   Entwicklungszeit. Einige Wochen bis Monate.
   Symptome. Uncharakteristische Schmerzen.
Röntgen. Subperiostale Entwicklung. „Unsichtbares Sarkom." „Periostsporn." Spiculae.
   Verwechslung: Osteoblastisches Sarkom. Osteomyelitis. Myositis ossificans.
Behandlung. Radikale Operation.
Prognose. Sehr schlecht.

γ) Das chondroblastische Sarkom.

Das Gewächs soll von knorpeligen Gewebekeimen der Epiphyse seinen Ursprung nehmen, und vom Epiphysenknorpel während des Wachstumsalters abzuleiten sein. G. Herzog bezeichnet es als das bösartige Analogon zu den Wucherungen, wie sie Speiser bei generalisierter Chondromatose an den Epiphysenknorpeln gesehen hat. Von Geschickter und Copeland wird die Seltenheit des Vorkommens betont. Unter 100 osteogenen Sarkomen sollen nur 5 von chondroblastischem Aufbau sein. Von der Metaphysenseite aus kommt es zu einer zentralen Zerstörung der Epiphyse. Die Beteiligung der Epiphyse ist also die Regel, und nicht wie bei den anderen osteogenen Sarkomen ein Spätausgang.

Feingeweblich handelt es sich um Chondroblasten, junge, anfangs ziemlich kleine, später bläschenförmig werdende Geschwulstzellen mit einer schwach färbbaren, netzförmigen Zwischenzellensubstanz (s. Abbildung 181). Stellenweise verkalkt die Zwischensubstanz gitterförmig (Abb. 181 links), was von Geschickter und Copeland mit dem Gitterwerk der provisorischen Verkal-

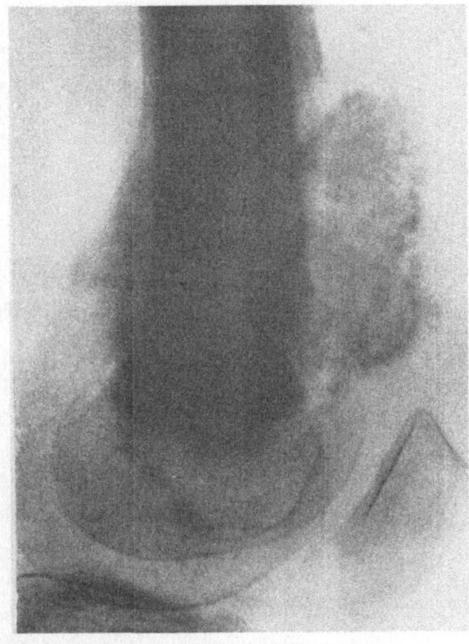

Abb. 172.

Abb. 172—175. 15jähr. ♀. Primäres Myxochondrosarkom der unteren Femurmetaphyse in vorgeschrittenem Stadium. Vorbestrahlt. Beginn der ersten Erscheinungen 4 Monate vor der Amputation. Exarticulatio coxae. † 2 Jahre nach der Operation.

kungszone verglichen wird. Die Verkalkung kann sehr reichlich sein (vgl. Abb. 182, 183). Hyaliner Knorpel wird nur in geringem Umfang, Knochen wird von Ge-

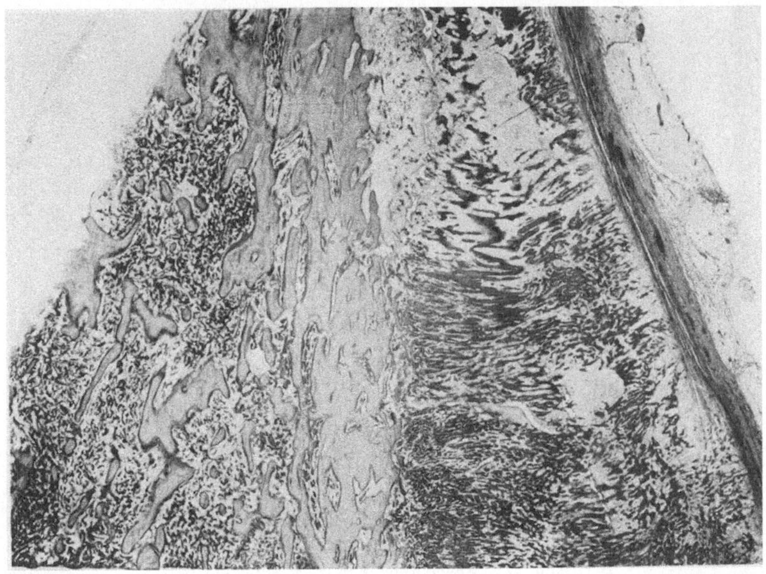

Abb. 173. Zugehöriger Schnitt. Periostsporn rechts über der Corticalis (Mitte).

schwulstgewebe nicht gebildet. Es wird das dafür als Begründung angeführt, daß die Geschwulst von einem Gewebe nach der abgeschlossenen Knorpelbildung

8*

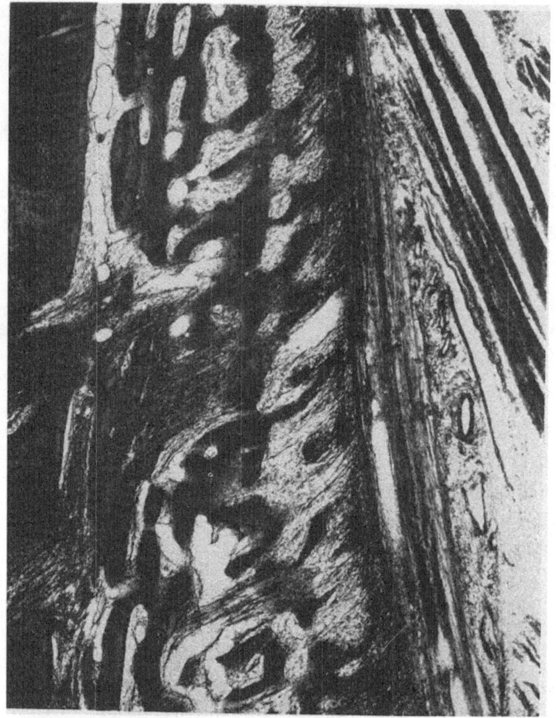

Abb. 174. Einbruch des Sarkomgewebes aus der Corticalis von der Mitte und links her in den Periostsporn.
Dieser ist oben und unten geschwulstfrei.

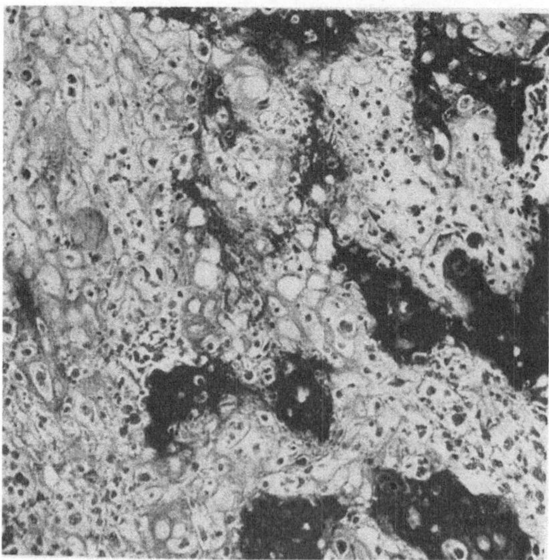

Abb. 175. Zugehöriges Feingewebebild.

abzuleiten ist. Da ziemlich reichlich Knochen abgebaut werden muß, können Herde
von Riesenzellen in Haufen auftreten, was, wie bei den osteolytischen Sarkomen,
gelegentlich zu Verwechslungen mit Riesenzellgeschwülsten geführt hat. Die

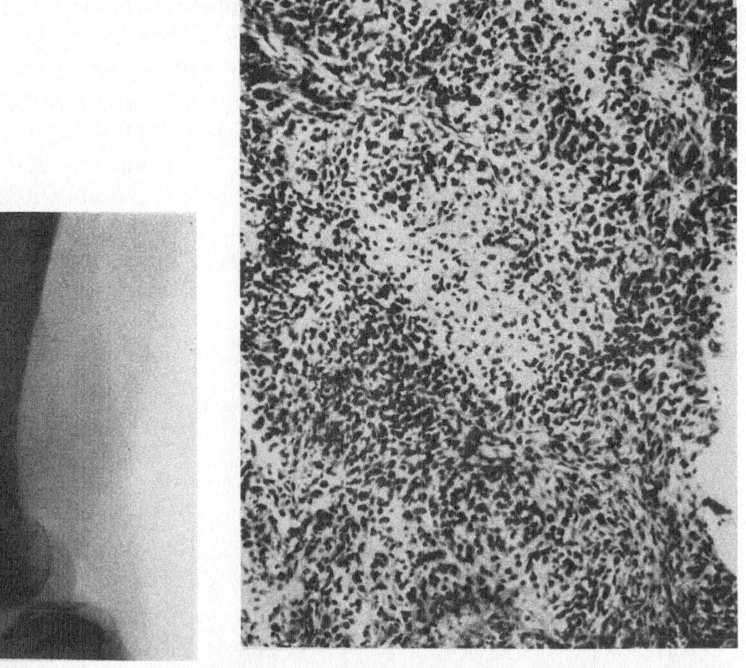

Abb. 176.   Abb. 177. Zugehöriger Schnitt. Myxochondrosarkom.

Abb. 176—178. 16jähr. ♂. Primäres Myxochondrosarkom der unteren Femur-Metaphyse. Entstehungsdauer ¹/₂ Jahr. Amputation. † 3 Monate später an Lungenmetastasen.

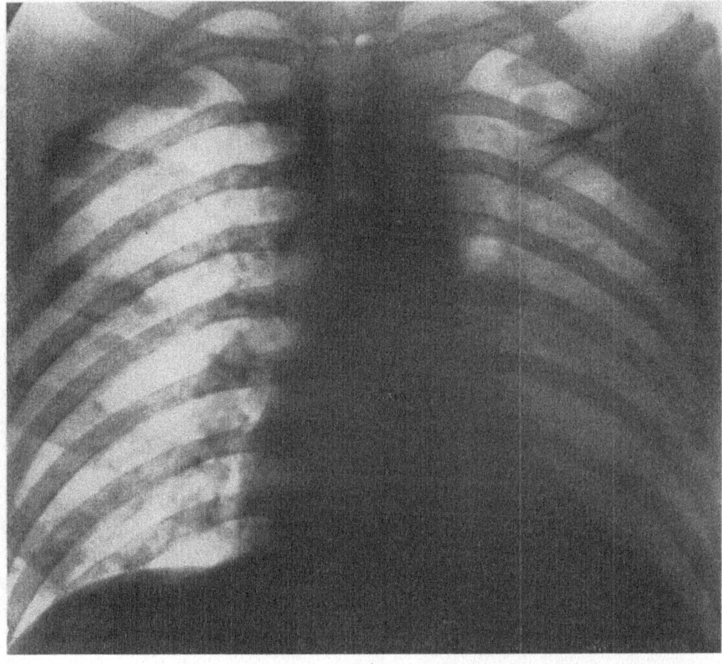

Abb. 178. Lungen-Pleurametastasen. 2 Monate nach Amputation eines primären Myxochondrosarkoms der unteren Oberschenkelmetaphyse.

Riesenzellhaufen stellen ferner einen vergeblichen Versuch dar, im Überschuß gebildete, der provisorischen Verkalkung nachgeäffte Kalkanhäufungen zu beseitigen.
Eine unserer Kranken (Röntgenbild Abb. 180) unterlag tatsächlich der Fehl-
diagnose Riesenzellgeschwulst im Probeschnitt. Das resezierte geschwulsttragende Knochenstück ergab ein chondroblastisches Sarkom, das schon wenige Monate später im überpflanzten Knochenspan wiedergekehrt war, so daß dann noch amputiert werden mußte.

Das Gewächs wird von den amerikanischen Autoren in Zusammenhang mit dem letzten Wachstumsschub (Endspurt) gebracht, der sich bei Jugendlichen hauptsächlich an der oberen Oberarm-, der unteren Speichen- und den knienahen Epiphysenlinien abspielt. Es sind diese tatsächlich die Ansiedlungsstellen des chondroblastischen Sarkomes. Die Verteilung zeigt die Abb. 179.

Klinik. Das Alter der Geschwulstträger bewegt sich vorwiegend zwischen 10 und 20 Jahren. Wieder sind es Oberarmkopf- und Knieepiphysen, wo auch diese Form des osteogenen Sarkoms am häufigsten zu beobachten ist. Die Abb. 182 zeigt eine derartige Geschwulst am oberen Oberarmende, die Abb. 180 am unteren Speichenende. Die Entwicklung war bei beiden Kranken stürmisch vor sich gegangen.

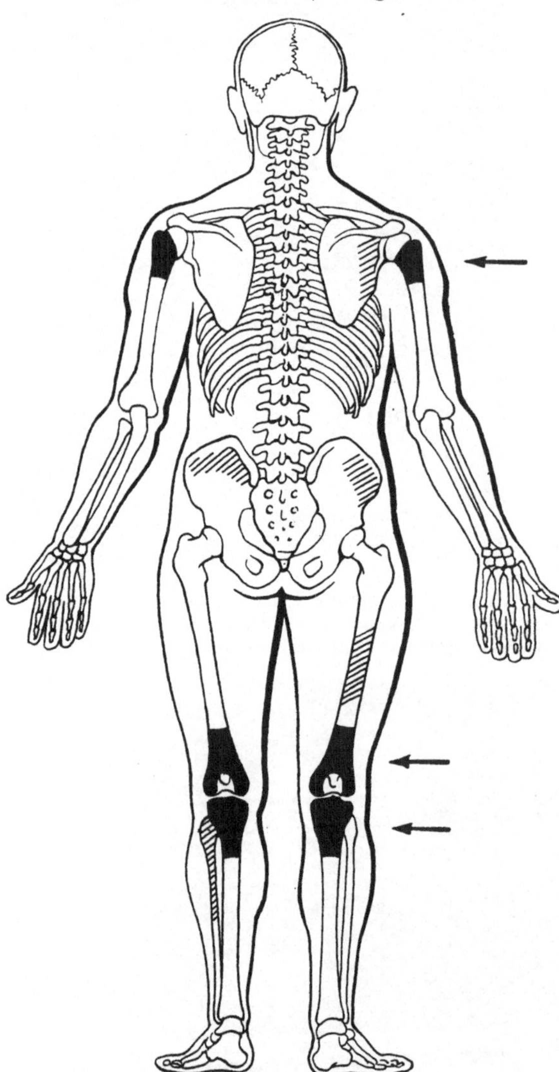

Abb. 179. Chondroblastisches Sarkom. Hauptorte schwarz, seltener Sitz gestrichelt.

Röntgenologisch ergibt sich in Epiphysennähe und unter Beteiligung der
Epiphyse eine den Knochen mottenfraßähnlich zerstörende Geschwulst (Abb. 182),
die sich zunächst zentral entwickelt, dann aber auch das Gelenkende des Knochens umhülsen kann (Abb. 182). Die subperiostale Ausbreitung entspricht
dann dem primären Chondromyxosarkom. Es kommt im Geschwulstgewebe
mangels einer Knochenneubildung nicht zu jener strahligen Spießbildung, wie
sie hauptsächlich das osteoblastische Sarkom zeigt, sondern, wenn die Knorpelmassen verkalken, zu einer feingetüpfelten, marmorierten Zeichnung (Abb. 182).

Die röntgenologische Feststellung der Geschwulst als osteogenes Sarkom dürfte
meist gelingen. Allerdings sind Verwechslungen mit Riesenzellgeschwülsten möglich

und COPELAND und GESCHICKTER bilden ein täuschend ähnliches Röntgenbild ab. Hierzu können epiphysäre
Lage, wabig-cystische Aufhellung des
sich zentral entwickelnden Gewächses
und die auch bei der Riesenzellgeschwulst mögliche Randschalendurch-
brechung verleiten.

Die Bestimmung der chondroblastischen Unterform des osteogenen Sarkomes nach dem Röntgenbild scheint,
abgesehen von der möglichen Verwechslung mit einer Riesenzellgeschwulst, recht schwierig zu sein. Der
Vergleich der beiden Abb. 182 und 202
ergibt große Ähnlichkeiten. Beide sind
feingeweblich in Ganz- und Einzel-
schnitten durchuntersucht; es handelte
sich bei der Abb. 202 um ein sekundäres
chondroosteoblastisches, bei der Abbildung 182 um ein chondroblastisches

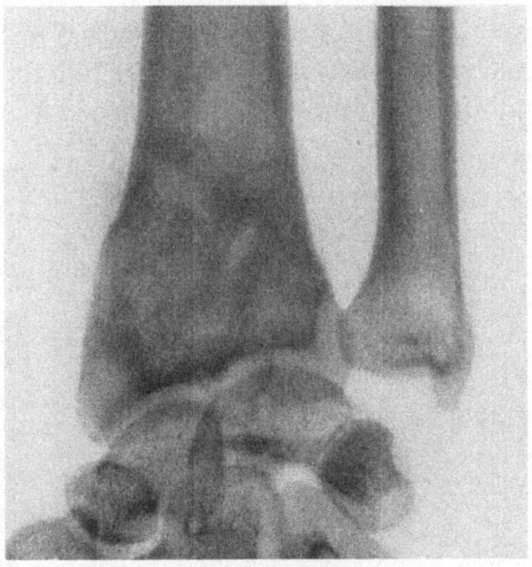

Abb. 180.

Abb. 180 u. 181. 19jähr. ♀. Chondroblastisches osteogenes Sarkom der unteren Radiusepiphyse. Beginn
der ersten Erscheinungen 3 Monate vor der Operation.
Resektion mit Tibiaspaneinpflanzung. Rezidiv nach
2 Monaten. Oberarmamputation.

Sarkom. Das Röntgenbild Abb. 182 könnte die Diagnose sklerosierendes osteogenes Sarkom stellen lassen, wogegen allerdings die feine Marmorierung des
den Knochen umgebenden Geschwulstschattens spricht. Im übrigen ist das

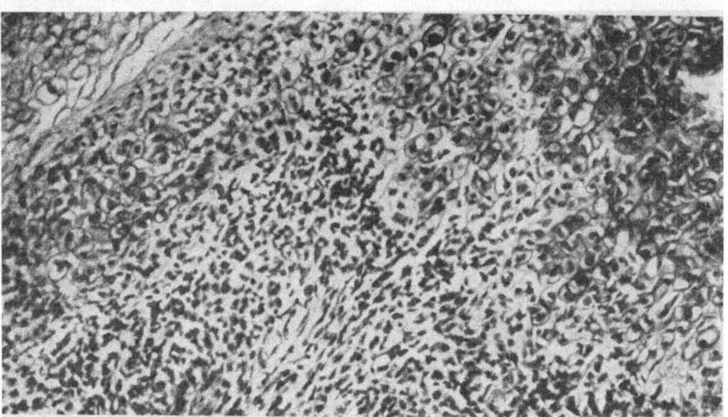

Abb. 181. Chondroblastisches Sarkom. Aus perivasculären indifferenten Zellwucherungen hervorgehende
Chondroblastenwucherungen, rechts in beginnender Verkalkung.

biologische Verhalten der besprochenen beiden jugendlichen *("Pubertäts"-)*
Sarkomunterarten, des Myxochondrosarkoms und des chondroblastischen Sarkoms gleich. Unterschiede bestehen im Sitz, im Feinbau und dem offensicht-
lich sehr viel selteneren Vorkommen des chondroblastischen Sarkoms.

Die *Differentialdiagnose* hat also vor allem die Riesenzellgeschwulst und
andere Formen des osteogenen Sarkomes zu berücksichtigen. Es muß wegen der

operativen Anzeigenstellung in erster Linie eine Riesenzellgeschwulst ausgeschlossen werden. Ein Probeschnitt erscheint daher in unbestimmten Lagen unerläßlich.

Die *Prognose* ist schlecht. Unter den 24 Fällen, die GESCHICKTER und COPELAND anführen, sind zwei Fünf-, eine Vierjahresheilung (mikroskopisch gesicherte Diagnosen!). Die Behandlung bei diesen drei Kranken bestand zweimal in Radiumbestrahlung nach Auskratzung, einmal in Röntgenbestrahlung

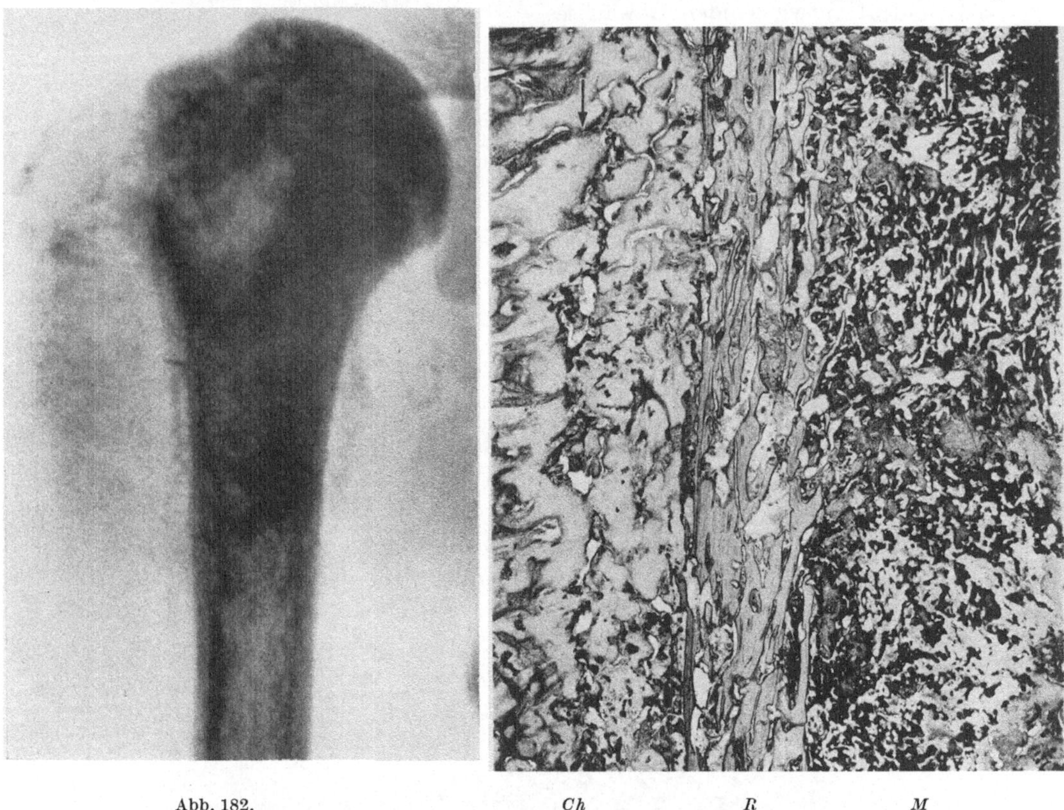

Abb. 182.   Abb. 183.

Abb. 182 u. 183. 18jähr. ♀. Chondroblastisches Sarkom des oberen Humerusdrittels. Unregelmäßige fleckige Zerstörung des Oberarmkopfes. Feingetüpfelter peripherer Geschwulstschatten. Seit $^1/_2$ Jahr Anschwellung. Keine Schmerzen. Erschwertes seitliches Heben des Armes. Amputatio interthoracoscapularis. Nach 6 Jahren gesund.

Abb. 183. *Ch* Chondroblastisches Sarkomgewebe. *R* die geschwulstdurchwachsene Rinde. *M* Mark mit sehr vielen verkalkten Knorpelmassen und Resten von Knochenbälkchen.

nach Auskratzung und einmal in Amputation nach vorheriger Auskratzung und Röntgenbestrahlung. Eine Sechsjahresheilung nach Amputatio interthoracoscapularis gibt die Abb. 182 wieder. Die Kennzeichen des sehr seltenen chondroblastischen Sarkoms sind folgende:

Klinik.

Alter. Pubertät, jugendliches Erwachsenenalter.
Sitz. Epiphysennähe langer Röhrenknochen. Herkunft Epiphysenknorpel?
Häufigkeit. Selten.
Entwicklungszeit. Wenige Wochen.
Symptome. Uncharakteristische Schmerzen. Gelenkbehinderung.

Röntgen. Epiphysäre mottenfraßähnliche Zerstörung. Verkalkung häufig. Eigenartig marmoriert. Verwechslung mit Riesenzelltumoren und sekundären osteogenen Sarkomen.
Behandlung. Radikale Operation.
Prognose. Sehr schlecht.

δ) Das osteoblastische (sklerosierende) Sarkom.

Nach der Benennung muß feingeweblich und röntgenologisch reichlich Knochenneubildung durch das Geschwulstgewebe nachweisbar sein. Diese geht auf dem Bindegewebs- *und* dem Knorpelwege vor sich (Abb. 187, 188).

Die *Altersverteilung* entspricht durchaus dem primären Myxochondrosarkom (Hauptalter 15—25). In der dritten Lebensdekade und später werden diese Geschwülste ganz selten beobachtet. Wieder sind in vier Fünfteln die Gegenden der drei großen Metaphysen ergriffen (Kniegelenksumgebung, Schulternähe). Das Gewächs erscheint in der Metaphyse, weil das Knochenwachstum im Wachstumsalter dort noch stattfindet (s. Abb. 184).

Klinik. Innerhalb weniger Monate erscheint die Geschwulst, welche die bereits angeführten klinischen Zeichen und Schmerzen hervorrufen kann. Daß Spontanfrakturen seltener sind, ergibt sich aus der feingeweblichen Beschaffenheit der Geschwulst. Die Entwicklung ist langsamer als bei den Myxochondro- und den osteolytischen Sarkomen.

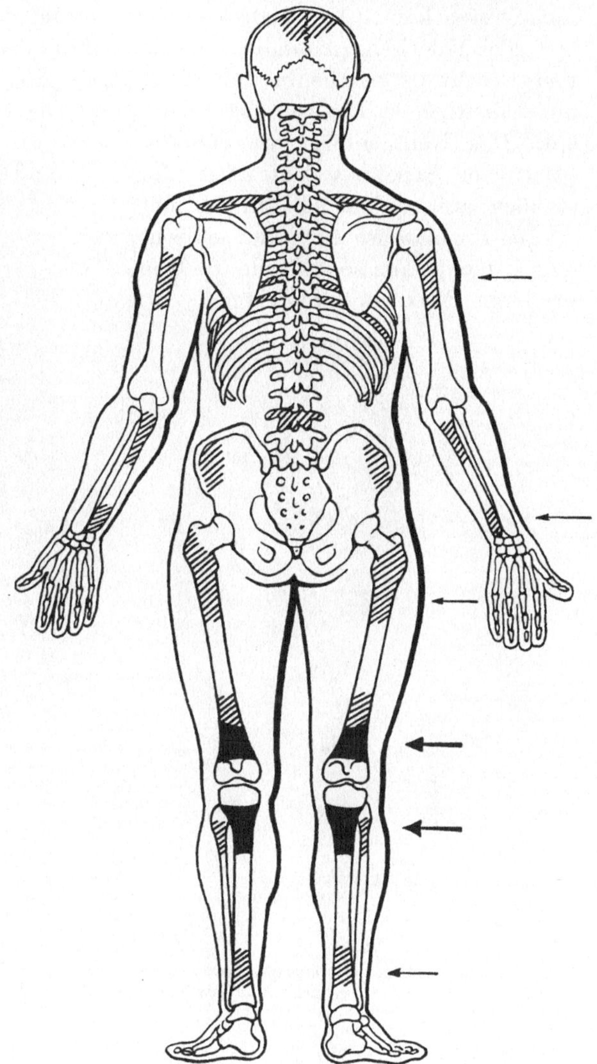

Abb. 184. Osteoblastisches Sarkom. Hauptorte schwarz. Nebenorte gestrichelt.

Röntgenbefunde. Es ist *das* osteogene Sarkom, das fast immer, auch von weniger Erfahrenen, diagnostiziert wird. Die gleichzeitige Zerstörung und unregelmäßig strahlige Knochenspießbildung (Spiculae) ist in die Augen fallend (Abb. 185, 190, 191). Ausdrücklich hervorzuheben ist, daß Spießbildung nicht nur osteogenen Sarkomen eigen ist; sie kommt z. B. auch bei Metastasen vor (Abb. 438). Die Rinde ist im Metaphysenbereich zerstört (Abb. 185, 190). Die geschwulstmäßige Knochenneubildung hat eine strahlige Form, wobei die Verdichtung im zerstörten Rindengebiet selbst besonders grobfleckig in Erscheinung treten kann (Abb. 190, 191). Der Grund ist in dem schnellen Abbau des normalen Knochens und in der Überschneidung von abgebauten Knochenbröckeln und Geschwulstknochenbildung zu finden (Abb. 188). Ein Periostsporn tritt meist deutlich in Erscheinung (Abb. 185). Die Geschwulst bricht in das Mark ein. Das Röntgenbild des chondroblastischen Sarkomes sieht unter Umständen außerordentlich ähnlich aus.

Die *Prognose* ist auch hier schlecht, jedoch nicht ganz so schlecht wie beim primären Myxochondrosarkom. Von

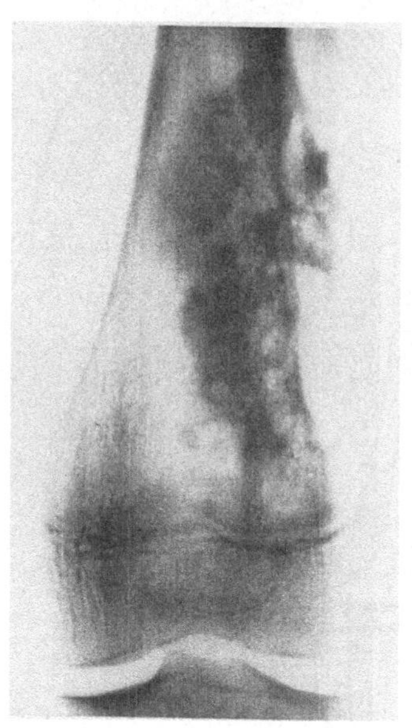

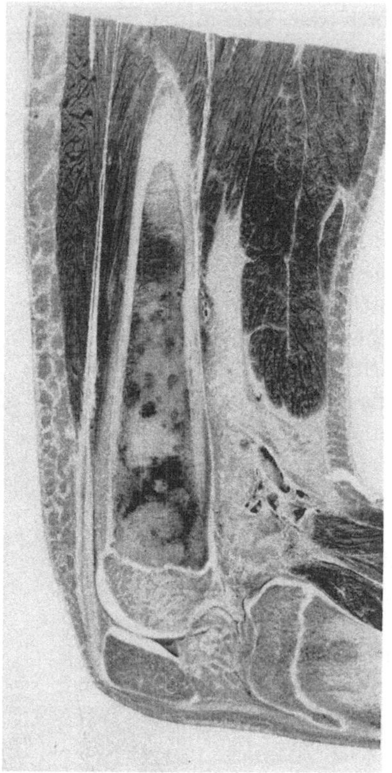

Abb. 185.   Abb. 186. Zugehöriges Präparat.

Abb. 185—188. 12jähr. ♀. Osteoblastisches Sarkom der unteren Femurmetaphyse. Exarticulatio coxae. Nach 12 Jahren noch rezidivfrei und völlig gesund.

65 über 5 Jahre verfolgten Kranken GESCHICKTERs und COPELANDs lebten 17 5 Jahre und länger. Diejenigen, die für diese Zeit geheilt waren, sind sämtlich amputiert worden. Die Möglichkeit der Fünfjahresheilung ist also bei sofortiger Radikaloperation für ein Viertel der Patienten gegeben. Anschließend sind noch primäre osteogene Sarkome mit *besonderem* Sitz zu besprechen.

Am *Schädeldach* sah ich bisher nur einmal ein osteoblastisches Sarkom, öfter primäre Weichteilsarkome mit Einbruch in den Knochen. Noch häufiger sind sich als „Sarkome" tarnende Hypernephrommetastasen. *Kiefer*sarkome gehören teils zu den osteogenen, von denen nach eigenen Beobachtungen wohl nur osteolytische vorkommen, teils ist bei den Oberkiefersarkomen keine osteogene Herkunft, sondern, wie bei den Carcinomen, ein Ursprung aus der HIGHMORES-Höhlenauskleidung anzunehmen, wobei noch zur Diskussion steht, ob nicht ein Teil dieser Oberkiefersarkome auch Carcinome sind, die besonders entdifferenziert sind (s. Kap. 19, S. 235).

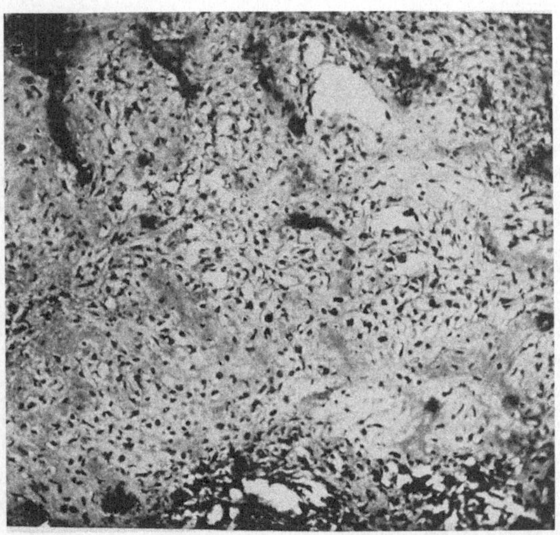

Abb. 187. Osteoblastisches Sarkom. Knorpelbildung und Verknöcherung im Knorpel.

Wirbelsarkome gehören teils zu den osteogenen, teils zu den EWING-Sarkomen (WICHTL). Bei den osteogenen Wirbelsarkomen handelt es sich feingeweblich

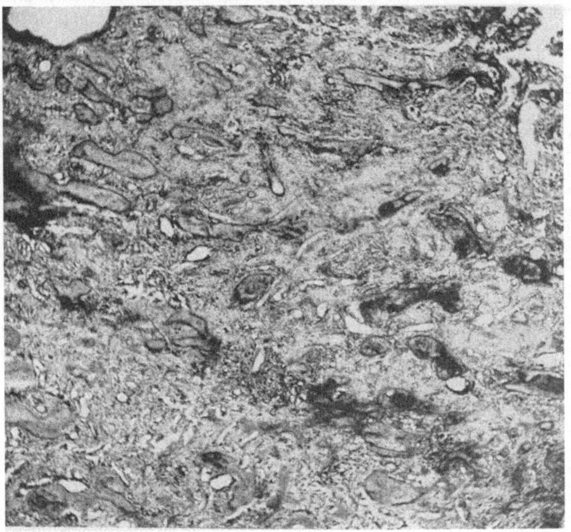

Abb. 188. Gleiche Geschwulst. Knochenbildung.

um Myxochondro-, osteoblastische- oder osteolytische Sarkome. Die Unterscheidung ist nicht so einfach wie bei den Röhrenknochensarkomen. Ich selbst beobachtete ein osteolytisches Wirbelsarkom (s. Abb. 168) und zwei Kreuzbeinsarkome mit Übergreifen auf den 5. Lendenwirbelkörper. Alle drei waren osteolytisch. Von den Kreuzbeinsarkomen betraf das eine einen 55jährigen Mann

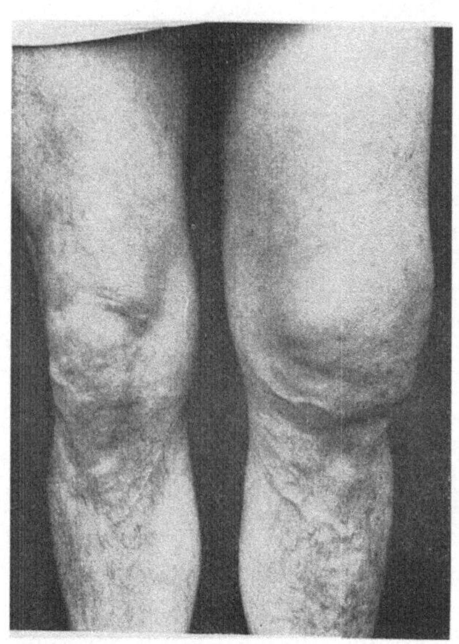

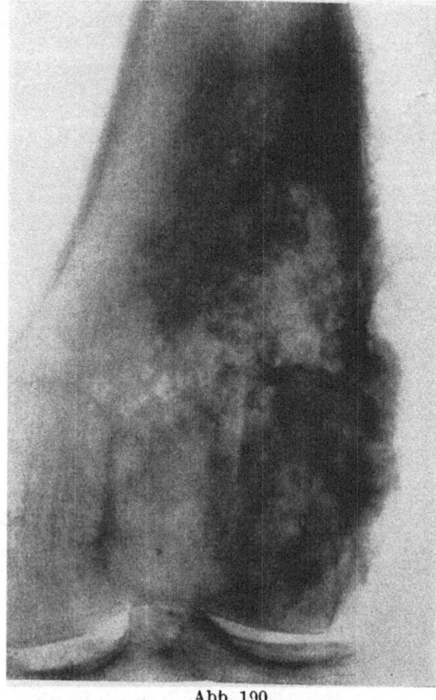

Abb. 189.   Abb. 190.

Abb. 189—190. 55jähr. ♂. Osteoblastisches Sarkom der linken unteren Oberschenkelmetaphyse. Seit ¹/₄ Jahr
Beschwerden. Amputatio femoris. 1 Jahr später an Lungenmetastasen †.

Abb. 190. Zugehöriges Röntgenbild. Osteoblastisches Sarkom.

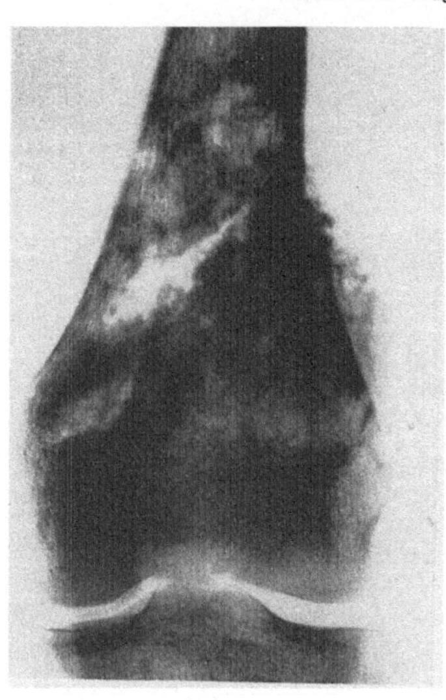

Abb. 191. 14jähr. ♂. Spontanfraktur
in einem osteoblastischen Sarkom.

(s. Abb. 166), das andere einen 38jährigen Mann
mit genau dem gleichen Röntgenbefund, wie ihn
die Abb. 166 wiedergibt.

Klinisch bestanden bei dem letzteren seit 4 Monaten
Schmerzen im linken Gesäß, die bis in das Kniegelenk
einstrahlten. Dazu waren leichte Blasenstörungen vorhanden. Der Patient war immer verstopft. In beiden
Beinen allgemeines Schwächegefühl. Befund: Fehlen
der Achillessehnenreflexe. Hypästhesie am linken äußeren
Fußrand und im unteren Bereich des linken Unter-
schenkels. Lasègue links bei 30⁰ positiv, rechts bei
45⁰ positiv. Wa.R. negativ, Liquor o. B. Myelographie,
da Knochenveränderungen im Röntgenbild nicht gesehen wurden! Operation abgelehnt, weil schwere Knochenveränderungen im Kreuzbein nachgewiesen wurden,
und die angrenzende Beckenschaufel links völlig zerstört war. Rectal: deutlicher Knochentumor fühlbar.
5 Monate später gestorben. Keine Autopsie.

KIENBÖCK beschreibt „sklerosierende" *Wirbel-*
sarkome bei Kindern und Erwachsenen. Bei
Kindern wurde der Eindruck einer entzündlichen
Erkrankung erweckt und eine Tuberkulose vorgetäuscht. In einem Fall war ein
Brustwirbelkörper diffus verdichtet; allerdings fehlt ein autoptischer Befund. Bei

einem Erwachsenen wurde ein infiltrierend wachsendes, sklerosierendes Wirbelsarkom nachgewiesen. Von BOUDREAUX werden zwei Wirbelsarkome mitgeteilt (das erste von SORREL 1926 veröffentlicht, das zweite in der Dissertation von HUET 1929). Das erste betraf den Atlas bei einem 6jährigen Kind. Die Fehldiagnose lautete wie bei KIENBÖCK: Tuberkulose. Keine Behandlung. Das zweite betraf einen 19jährigen Mann mit einem Sarkom des Kreuzbeines, das von LECÈNE operiert wurde. In den nicht vollständig entfernten Tumor wurde postoperativ Radiun.. eingelegt. Lebensdauer nach der Operation etwa $1^1/_4$ Jahre. Der Fall verhielt sich wie die beiden oben von mir angeführten Beobachtungen. Einige neuere gut durchuntersuchte Fälle sind in einer von mir etwas veränderten Tabelle von WICHTL angehängt.

Für die primären Wirbelsarkome ergibt sich also eine trostlose Prognose. Sie führen samt und sonders zu Querschnittslähmungen und zum Tode.

Die Eigentümlichkeiten des osteoblastischen Sarkoms beruhen in folgendem:

Osteoblastische Sarkome.

Klinik.

Alter. Pubertät, jugendliches Erwachsenenalter.

Sitz. Metaphysen, gelegentlich hoch am Schaft hinaufreichend.

Entwicklungszeit. Einige Monate.

Symptome. Sehr gering. Bei Periostdehnung Schmerzen.

Röntgen. Zerstörung. Stärkere und auffallende Knochenneubildung in der Geschwulst.

Behandlung. Radikale Operation.

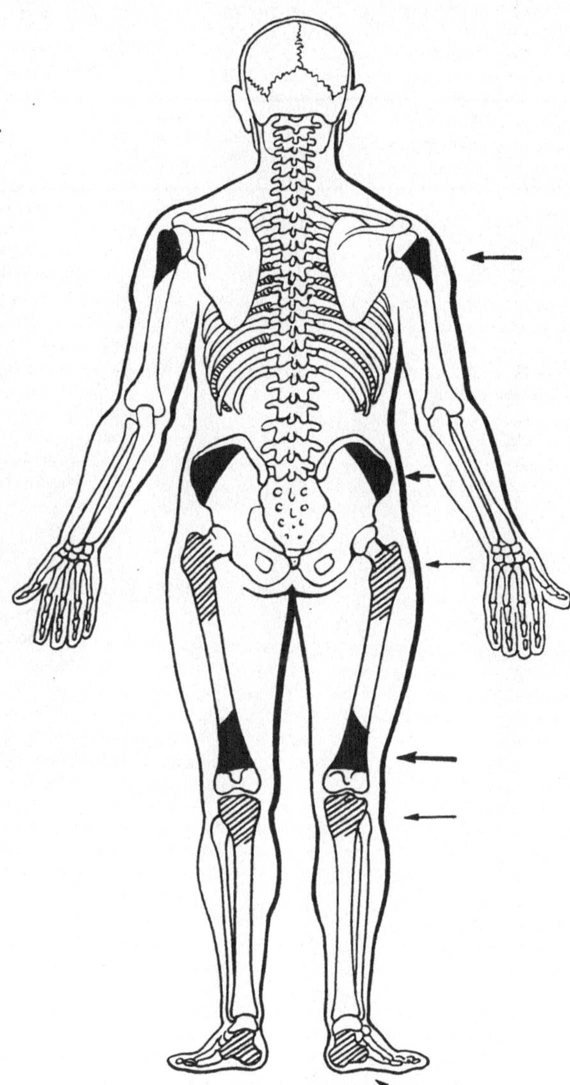

Abb. 192. Sekundäres Chondromyxosarkom. Hauptorte schwarz. Nebenorte gestrichelt.

Prognose. Schlecht, aber wesentlich besser als bei den andern osteogenen Sarkomen. Grund: stärkere gewebliche Ausreifung.

ε) *Die sekundären osteogenen Sarkome.*

Mit der Bezeichnung sekundär soll zum Ausdruck gebracht werden, daß bei diesen Formen der osteogenen Sarkome ein gutartiges Knochengeschwulstleiden

(Chondrome, cartilaginäre Exostosen, generalisierte Chondromatose) vorange-
gangen ist. Sie sind teils als sekundäre Myxochondrosarkome zu bezeichnen.
Diese machen tatsächlich den Hauptanteil unter den sekundären osteogenen
Sarkomen aus. Zum anderen Teil kommen aber auch sekundäre osteoblastische

Tabelle 4. *Osteogene*

Autor	Alter Geschlecht	Dauer der Beschwerden bis zur Untersuchung	Sitz	Symptome
E. Gold, Neue Deutsche Chirurgie, Bd. 54. 1933	15jähr. ♂	—	Ein unterer Lendenwirbel	Querschnittslähmung
R. R. Rix u. Ch. F. Geschickter, Arch. Surg. 36, 899 (1938)	35jähr. ♂	4 Monate	D 9	Rückenschmerzen nach Unfall. 9 Monate später spastische Paralyse der unteren Gliedmaßen. Hämatothorax
	14jähr. ♀	9 Monate	Obere Brustwirbelsäule	Anfangs Gangschwierigkeit, später Rückenschmerzen und Bewegungseinschränkung der Nackenmuskulatur. Paralyse der unteren Gliedmaßen
	41jähr. ♀	3 Jahre bzw. 1 Jahr	L 3—5	Seit je multiple Exostosen. Seit 3 Jahren Rückenschmerzen, seit 1 Jahr tastbare Geschwulst der Lendengegend
A. Rothmann, Zbl. Path. 71, 499 Erg.-H. (1939)	15jähr. ♀	—	L 2	Schmerzen in der Lendenwirbelsäule, Gangunsicherheit. Apfelgroße derbe Vorwölbung der linken Lendengegend. Areflexie, später Lähmung

Sarkome vor; sie entstehen vornehmlich auf dem Boden der Ostitis deformans
PAGET, wovon wir eine große Anzahl im Schrifttum niedergelegter Beobachtungen
haben. Die Sarkombildung auf dem Boden der PAGETschen Knochenerkrankung
tritt meist multipel auf (vgl. S. 88).

Wirbelsarkome.

Röntgenbefund	Diagnose	Therapie, Operation, Probeexcision	Tod, Sektion, histologischer Befund
Gleichmäßige Erniedrigung des Wirbels, der auseinandergepreßt ist und ausgedehnte Zerstörungen zeigt; außerdem einige fleckige Verdichtungen	—	Laminektomie, Teilresektion	Tod bald nach der Operation. Histologisch: Hämangioendothelsarkom
Zunächst anscheinend normaler Befund; 3 Monate später teilweise Zerstörung des Wirbelkörpers mit einem zarten paravertebralen, fusiformen Schatten. Keine Kompression. Später Anwachsen des paravertebralen Schattens	Caries tuberculosa	—	Sektion: Chondrosarkom, Lungenmetastasen
Paravertebral fleckige Kalkschatten an der oberen Brustwirbelsäule	Primäres Chondrosarkom mit mehrfachen Herden	Laminektomie	Tod 4 Monate nach der Röntgenuntersuchung. Keine Sektion
Zarter paravertebraler Weichteilschatten rechts neben 3.—5. Lendenwirbel mit mehrfachen unregelmäßigen Verdichtungen. Mehrfache gutartige Exostosen langer Knochen	Sekundäre sarkomatöse Entartung einer Exostose	Operation (knorpeliger cystischer Tumor mit Verkalkungen), Radiumbestrahlung	Tod $1^3/_4$ Jahr nach der Operation. Sektion: 8 kg schweres Chondrosarkom. Leber- und Lungenmetastasen
2. Lendenwirbel auf die Hälfte erniedrigt, Bandscheiben normal; links paravertebral kleine unregelmäßige Kalkschatten. Zunahme der Kompression, Gibbus; Anwachsen des beiderseitigen paravertebralen, zum Teil verkalkten Tumors auf Kindskopfgröße	Anfangs Spondylitis tuberculosa	—	Tod 8 Monate nach Beginn der Erscheinungen. Sektion: Großer, retroperitonealer Tumor mit Einwachsen in die Niere und die Vena cava inferior; Lungenmetastasen. D 8—L 4 sekundär vom Tumor ergriffen mit Zerstörung der Dornfortsätze und Einwuchern in die Rückenmuskulatur. Bandscheiben fast völlig frei von Tumor. Geschwulst aus kleineren und größeren rundlichen Knoten zusammengesetzt. Histologisch: Chondroosteosarkom. Im Zentrum der Lungenmetastasen osteoide Bälkchen

Tabelle 4.

Autor	Alter Geschlecht	Dauer der Beschwerden bis zur Untersuchung	Sitz	Symptome
B. Simons, Röntgendiagnostik der Wirbelsäule. Jena: Gustav Fischer 1939.	28jähr. ♀	—	12. Brustwirbel	Gesamtkrankheitsdauer etwa 3 Jahre
	62jähr. ♂	—	Sekundäre Durchwachsung von 1. bis 3. Halswirbel	—
O. Wichtl, Fortschr. Röntgenstr. **64**, 1 (1941).	65jähr. ♂	5 Monate	8. und 9. Brustwirbelkörper	Vollständige Querschnittslähmung ab D 5

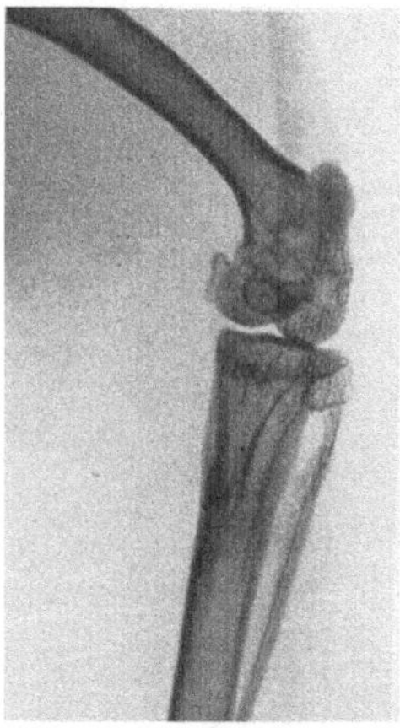

Abb. 193. Röntgenbild vom September 1936. Periostaler spindeliger Geschwulstschatten um das obere Wadenbeindrittel. Unregelmäßige Verschattung in der Markhöhle des oberen Schienbeindrittels.

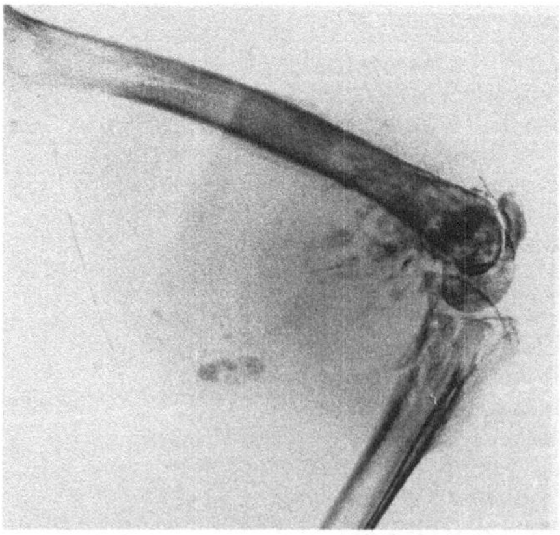

Abb. 194. Röntgenbild vom Dezember 1936. 2 Jahre 2 Monate nach Beginn der Bestrahlung. Zerstörung des oberen Schienbeindrittels, osteoblastisches osteogenes Sarkom der unteren Femurmetaphyse.

Abb. 193—197. Experimentell durch Radiumstrahlen erzeugtes Knochensarkom beim Kaninchen. Beginn der Bestrahlung am 24. 10. 34. Feststellung des Sarkomes im Dezember 1936. Tod des Tieres an Lungenmetastasen.

Zu den sekundären osteoblastischen osteogenen Sarkomen sind auch diejenigen Knochensarkome zu rechnen, die von Martland, Humphries u. a. bei

(Fortsetzung.)

Röntgenbefund	Diagnose	Therapie, Operation, Probeexcision	Tod, Sektion histologischer Befund
Erheblicher Wirbelzusammenbruch mit annähernd plattenförmiger Erniedrigung; Zerstörung der Bogenanteile mit folgender Lockerung der festen Verbindung mit dem oberen Nachbarwinkel, der nach hinten verschoben ist	Sarkom	—	—
Zerstörung des Dornfortsatzes vom 2. Halswirbel, außerdem auch der linken Atlas- und Epistropheushälfte sowie des linken Querfortsatzes des 3. Halswirbels durch Arrosion	—	Operation: Trotz großer Ausdehnung rechts und links der Mittellinie sowie nach oben hin bis zur Schädelbasis konnte die knollige, ziemlich derbe und leidlich gut abgekapselte Geschwulst völlig entfernt werden	Parostales Sarkom?
Tumorschatten in Höhe Brustwirbelkörper 8 und 9 Einzelheiten nicht erkennbar	Paravertebraler metastatischer oder Primärtumor?	—	Tod nach 1 Monat. Sektion: Vom 8. und 9. Brustwirbelkörper ausgehendes Spindelzellensarkom

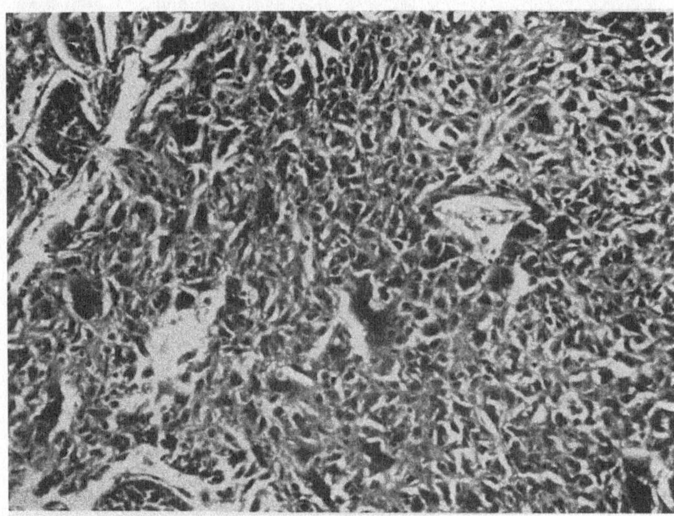

Abb. 195. Polymorphzelliges Sarkom mit Riesenzellen von der Tibia. Osteolytisches osteogenes Sarkom.

Fabrikarbeiterinnen in Leuchtuhrfabriken beobachtet sind, die mit Radium in Berührung kamen (dial painters). Sie brechen auf dem Boden einer chronisch-fibrösen Osteomyelitis aus. Dieselben osteoblastischen osteogenen Sarkome

konnten Schürch und Uehlinger durch Einbringen von Radium- und Meso-
thoriumvaselinplomben in das Femurmark erzeugen. Deren Versuche bilden die

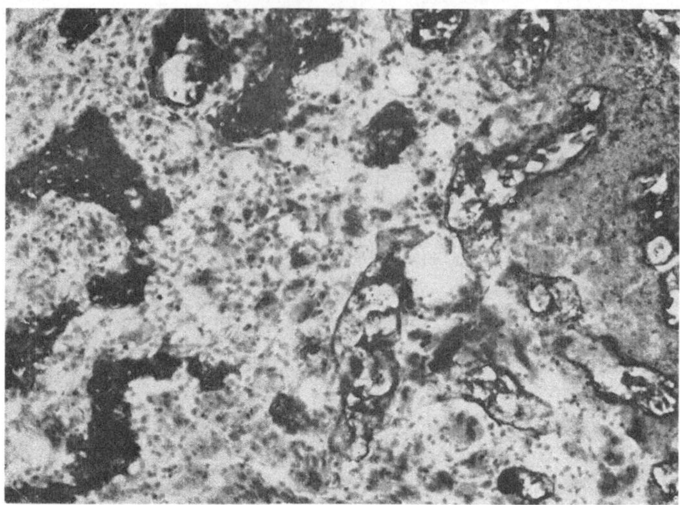

Abb. 196. Bildung unreifen Knorpels und Knochens im Femursarkom. Osteoblastisches osteogenes Sarkom.

experimentelle Bestätigung für die amerikanischen Gewerbesarkome. Martland nimmt durch die Speicherung radioaktiver Substanzen eine unaufhörliche

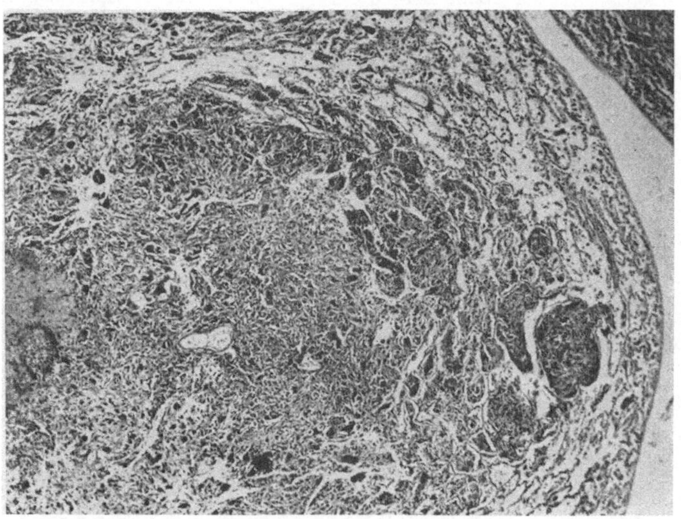

Abb. 197. Lungenmetastase. Gewebliche Übereinstimmung mit Abb. 195.

Beschießung mit α-Teilchen an. Es gelang uns ebenfalls, sklerosierende osteogene Sarkome der unteren Femur- und ein osteolytisches der oberen Tibiametaphyse beim Kaninchen durch Radiumbestrahlung zu erzeugen (Abb. 193
bis 197). Da in eigenen Versuchen mit gefilterten Radiumstrahlen von außen
gearbeitet wurde, und da Lüdin mit Röntgenstrahlen ein Knochensarkom erzeugte,

sind wohl doch im wesentlichen γ-Strahlen wirksam. Ein derartiges experimentelles Sarkom braucht aber nicht als sekundäres aufgefaßt zu werden, sondern es kann als Beweis für die Entgleisungsmöglichkeit zum geschwulstmäßigen Wachstum der wachsenden Metaphyse überhaupt herangezogen werden.

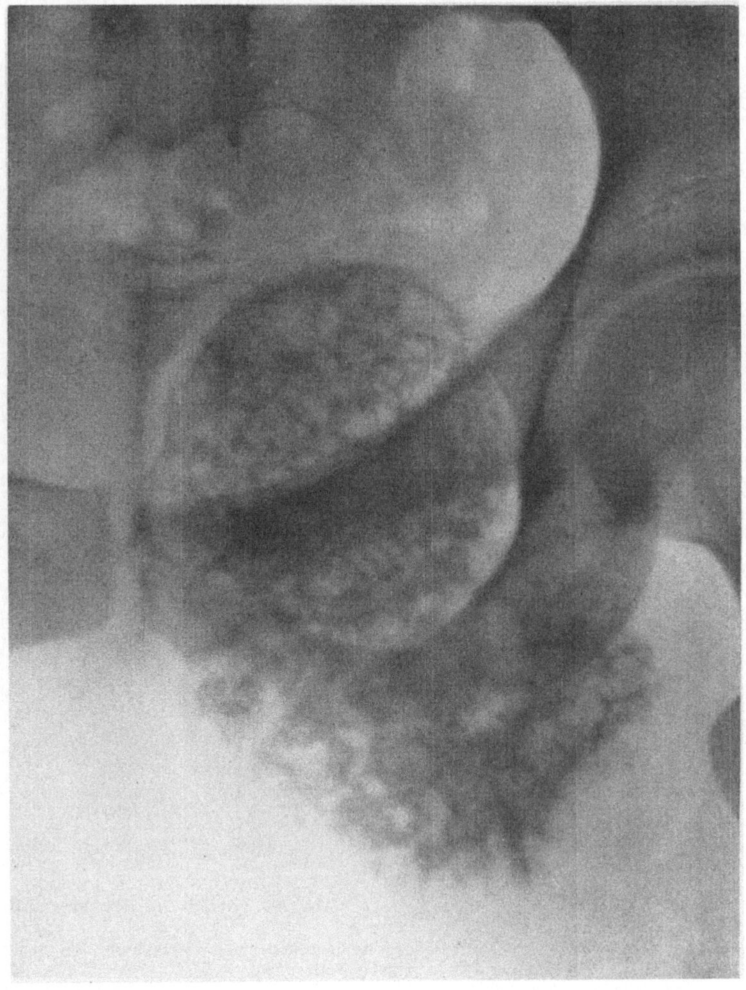

Abb. 198. 26jähr. ♀. Sekundäres Chondrosarkom des Schambeins. 1937 kirschgroße Anschwellung an der Symphyse. Operative Entfernung. Röntgenhistologisch: Osteochondrom. — Ende 1938 Schmerzen auf der Innenseite des linken Oberschenkels, unterhalb der Leiste, besonders bei Ruhe und nachts. Keine Gewichtsabnahme, kein schlechtes Allgemeinbefinden. — Rezidiv. Februar 1939: Entfernung eines mannsfaustgroßen verkalkten Tumors, der mit kleinen Herden bis in die Muskulatur hineingewuchert ist. Histologisch: Myxochondrosarkom. Röntgennachbestrahlung. Nach 1 Jahr Rezidiv.

Klinik. Die Vorgeschichte bei diesen „sekundären" Geschwülsten ist eine viel längere, als bei den anderen osteogenen Sarkomen; sie kann sich über mehrere Jahre erstrecken. Man muß sich hüten, solche Fälle darum etwa von vornherein als gutartig zu betrachten. Oft wissen die Kranken vom jahrelangen Bestehen einer Knochenveränderung, die plötzlich einen Wachstumsschub aufweist.

9*

Das *Alter* der Kranken ist ein höheres als bei den primären osteogenen Sarkomen, mit der Ausnahme der osteolytischen, die, wie oben als charakteristisch bezeichnet wurde, in *jedem* Lebensalter vorkommen. Das Hauptalter liegt zwischen 35 und 55. Im Gegensatz zum primären Myxochondrosarkom mit seiner auffälligen Bevorzugung der drei größten Metaphysen sind neben diesen Orten selbst *vor allem* der *Schulter-* und *Beckengürtel* (Abb. 198, 202, 204, 206) befallen. Oft gehen lange Zeit Beschwerden voraus, die vom Kranken und seinen Ärzten als Rheuma gedeutet werden, eine bekannte und häufige Fehldiagnose! Der Verlauf nach Erkennung der Bösartigkeit ist darin ein

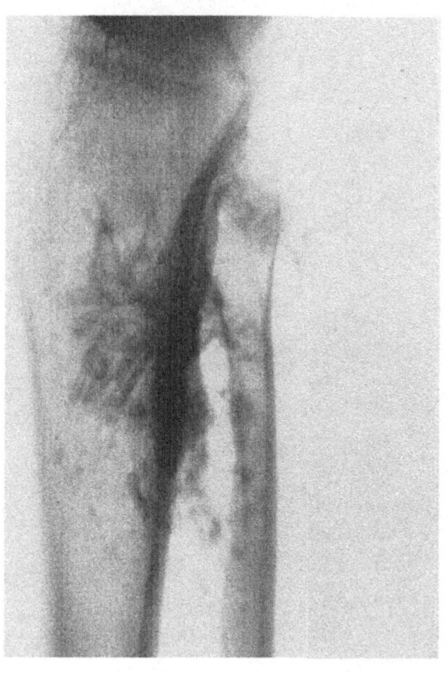

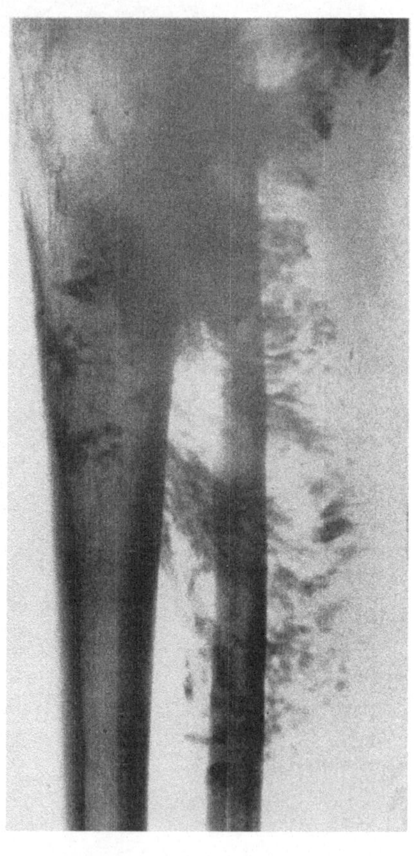

Abb. 199.   Abb. 200. Rezidiv im November 1932.

Abb. 199—201. 34jähr. ♀. Sekundäres Chondrosarkom der proximalen Tibiametaphyse. Erstes Bild vom Oktober 1931. Örtliche Entfernung.

anderer als bei den primären osteogenen Sarkomen, weil es oft gelingt, durch mehrfache Operationen der Geschwulstbildung zeitweise immer wieder Herr zu werden (Abb. 203—205).

Die *Röntgendiagnose* ist dann leicht, wenn man Zeichen eines zunehmenden und zerstörenden Wachstums an einer als gutartig bekannten Veränderung, also einer Exostose (Abb. 198), einem Chondrom z. B. (Abb. 204, 206) findet. Solche früheren Exostosen können bei vorgeschrittenen Erkrankungen noch an der stärkeren Verkalkung der Basis erkennbar sein. In den von ihnen ausgehenden sekundären Chondrosarkomen sieht man dann wirre und ungeordnete Haufen zerbröckelter Knochenteilchen und unregelmäßiger Verkalkungen

(Abb. 207). Manchmal wird die sekundäre Form des osteogenen Sarkomes auch dadurch beweisbar, daß man in anderen Skeletabschnitten Veränderungen (Chondrome, Exostosen) findet. In den Abb. 11—14 ist eine multiple Chondromatose wiedergegeben, die an zwei Stellen bösartig geworden ist. Die Röntgenbilder Abb. 204 und 206 ff. zeigen bei zwei Kranken mit jahrelanger Vorgeschichte solche stark kalk- und knochenhaltigen sekundären Chondrosarkome des Beckens, deren Feingewebebild stellenweise einen durchaus gutartigen Eindruck machte, weil reifes Knorpelgewebe und reife Knochenbildung (s. Abb. 207) gefunden wurden. Beide Kranke sind innerhalb weniger Jahre nach dem letzten Eingriff gestorben.

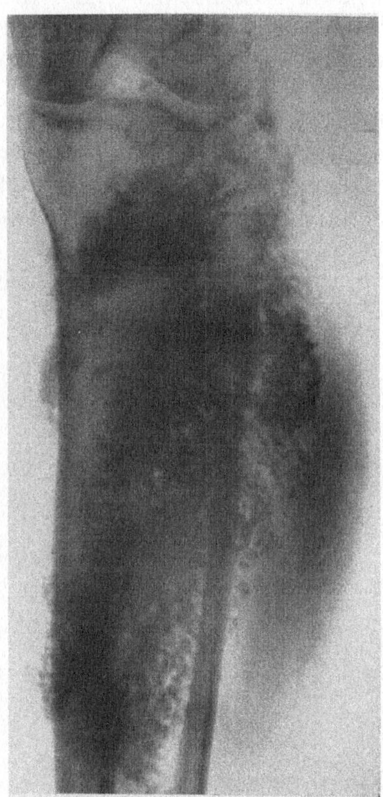

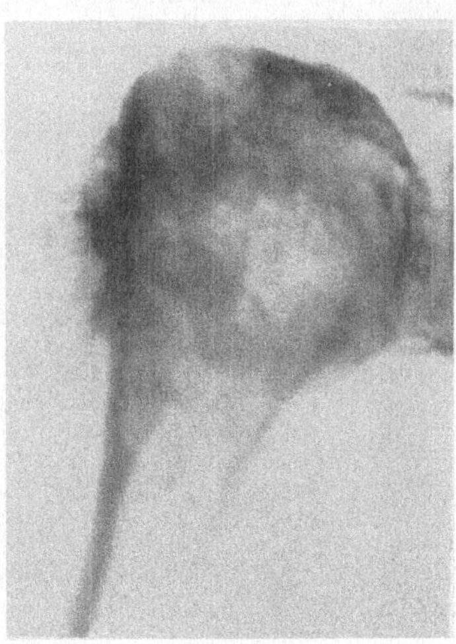

Abb. 201.

Abb. 202.

Abb. 201. 1934 Zustand 3 Jahre später. Amputation des Oberschenkels. Seitdem 3 Jahre geheilt.

Abb. 202. 37jähr. ♀. Sekundäres Chondrosarkom der proximalen Humerusmetaphyse. 14 Jahre früher Oberarmhalsfraktur. Seit 1 Jahr Vorwölbung der Vorderseite der rechten Schulter. Amputatio interthoracoscapularis. 2 Jahre nach Operation wegen hochgradigster lumbaler Wurzelschmerzen im rechten Bein durch Metastasen Chordotomie. Außerdem röntgenologischer Nachweis von Lungenmetastasen. † 3 Jahre später an Lungenmetastasen. Bei der Sektion außerdem Metastasen auf der rechten Beckenschaufel.

Einen lehrreichen Verlauf eines derartigen sekundären Chondrosarkomes zeigen auch die Abb. 199—201. Hier hätte man nach dem Röntgenbild differentialdiagnostisch auch sehr an eine Myositis ossificans zu denken.

Feingeweblich handelt es sich bei den sekundären osteogenen Sarkomen um Myxochondro-, Chondro-, chondro-osteoblastische Sarkome. Geradezu überraschend ist das „reife" Knorpelgewebsbild gerade bei den Beckensarkomen, die bereits mehrfach rezidiviert sind, womöglich schon Lungenmetastasen haben und klinisch und röntgenologisch alle Zeichen einer ganz offensichtlichen und unbezweifelbaren Bösartigkeit aufweisen. Derartige Fälle, von denen ich bisher fünf langjährig beobachtet habe, laufen im Schrifttum unter Überbewertung des feingeweblichen Bildes und in Unkenntnis des biologischen Verhaltens dieser Geschwulst als „Beckenchondrome" oder „Chondrome".

Die *Prognose* ist mit Ausnahme der sekundären Sarkome auf dem Boden der Ostitis deformans wesentlich günstiger als bei den primären osteogenen Sarkomen. Abgesehen davon, daß oft wiederholte Eingriffe, besonders bei Beckengeschwülsten, große Geschwulstmengen beseitigen können, sind 27% Fünfjahresheilungen von GESCHICKTER und COPELAND auf 73 Beobachtungen mitgeteilt. Einige Patienten erliegen dann allerdings immer noch der wiederkehrenden Neubildung oder Tochterherden. Bei den Geheilten war die Art der Behandlung chirurgisch-radikal.

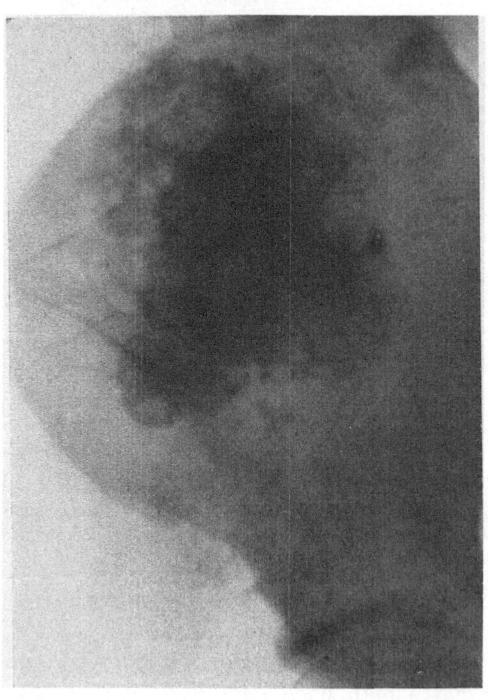

Abb. 203.

Abb. 203—205. 35jähr. ♂. Sekundäres Chondrosarkom des Darmbeines. Entstehungszeit 5 Jahre. Im Verlauf des letzten Jahres drei Operationen mit Geschwulstentfernung.

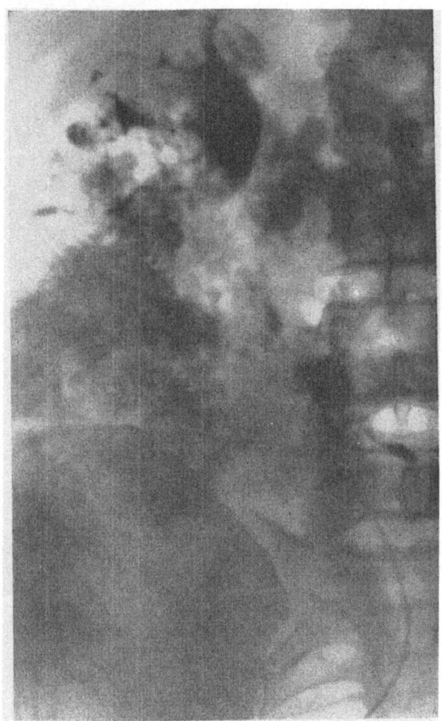

Abb. 204.   Abb. 205.

Abb. 204. Zugehöriges Röntgenbild von der Beckenschaufel.

Abb. 205. Das Gewächs reicht nach oben bis in das Nierenlager und hat den Ureter nach links verdrängt. Im vorliegenden Zustand 4. Operation, die abgebrochen werden muß. Bestrahlung. An Lungenmetastasen †. Dauer des gesamten Leidens 6 Jahre.

Zusammenfassung: „Sekundäre" osteogene Sarkome.

Klinik. Alter. Jedes Alter, 35—55.

Sitz. An der Stelle der „Vor"geschwulst oder der Vorentzündung. Schulter-Beckengürtel.

Häufigkeit. Nur geringer Hundertsatz der gutartigen Veränderung.

Entwicklungszeit. Jahre!
Symptome. Plötzliche Größenzunahme einer schon bestehenden Geschwulst.
Röntgen. Zerstörung, starke Verkalkung, starke Neubildung.
Behandlung. Radikale Operation.
Prognose. Besser als bei den primären osteogenen Sarkomen mit Ausnahme der Sarkome auf dem Boden einer Ostitis deformans PAGET.

c) Die Differentialdiagnose der osteogenen Sarkome.

Diese ist darum im Zusammenhang zu besprechen, weil es sich in der Praxis herausgestellt hat, daß die osteogenen Sarkome immer wieder mit ganz bestimmten Erkrankungen verwechselt werden. Dabei interessiert nicht so sehr die Feststellung der Unterart des osteogenen Sarkoms, weil es für die Behandlung ganz gleichgültig ist, welche Art von Sarkom vorliegt, sondern die möglichst exakte Abgrenzung von gutartigen Geschwülsten und bestimmten entzündlichen Knochenveränderungen. Auch irgendwelche seltenen und ausgefallenen, gelegentlich schon einmal mit Sarkomen verwechselte Erkrankungen sollen hier nicht berührt werden, sondern es soll nur auf die *erfahrungsmäßig häufige* Verwechslung mit drei anderen Erkrankungen hingewiesen werden. Es sind dieses:

1. die *Riesenzellgeschwulst* und *Knochencyste,*

2. *besondere Formen* der *hämatogenen Osteomyelitis* und

3. die *Myositis ossificans.*

Die Verwechslungen mit der Riesenzellgeschwulst oder Knochencyste kommen dadurch zustande, daß in

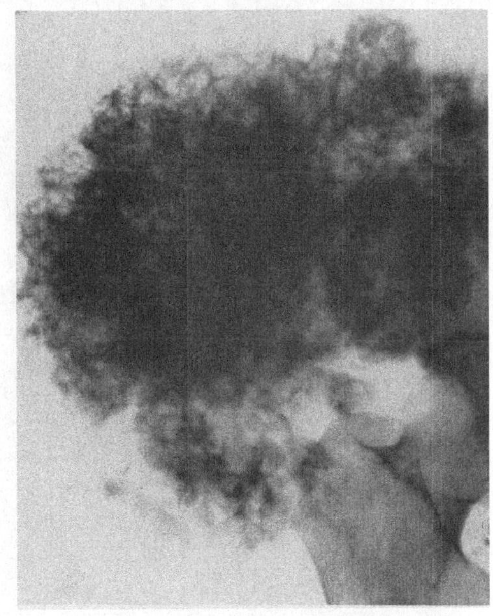

Abb. 206.

Abb. 206—208. 30jähr. ♀. Sekundäres Chondrosarkom. Rezidiv aus dem Jahre 1933. Beginn mit einer pflaumengroßen Verhärtung 1926. Zuerst 1926 zweimal Entfernung von Knorpelmassen. 1936 Resektion der Beckenschaufel. Röntgennachbestrahlung. 2 Jahre später an Lungenmetastasen †.

Unkenntnis des klinischen und röntgenologischen Bildes dieser Erkrankung von einem auf diesem Gebiete Unerfahrenen Probeexcisionen gemacht werden, und diese dann, wenn sie womöglich noch an unrichtiger Stelle, also vom Rand, gemacht werden, vom Pathologen als „Ostitis fibrosa" zurückkommen. Daraufhin erfolgt dann eine falsche Behandlung.

Der histologische Begriff „lokalisierte Ostitis fibrosa" ist uferlos und völlig unspezifisch (s. S. 31 und S. 89). Um noch einmal die wichtigsten Punkte hervorzuheben:

a) Der gewebliche Befund einer „Ostitis fibrosa" kann bei sämtlichen Knochenerkrankungen und Geschwülsten in Randgebieten vorkommen.

b) Eine „lokalisierte" Ostitis fibrosa als Anfangsstadium einer generalisierten Ostitis fibrosa gibt es nicht.

c) Die früher als lokalisierte Ostitis fibrosa bezeichneten Cysten und Riesenzellgeschwülste gehören nicht zur Ostitis fibrosa und sind keine -itis, sondern

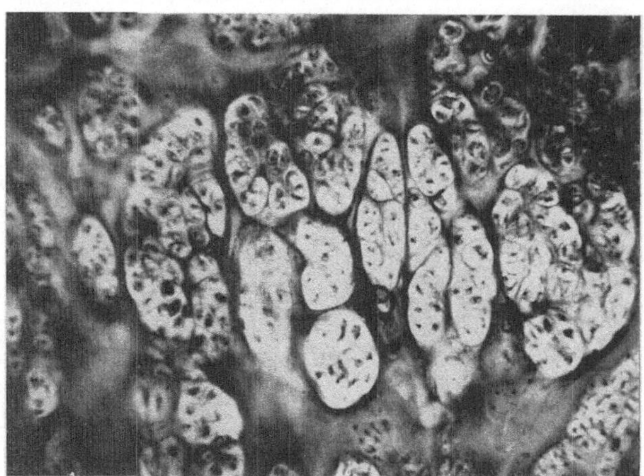

Abb. 207. Zugehöriger Schnitt. Reife Knorpelmassen.

Geschwülste auf dem Boden einer örtlichen angeborenen geweblichen Fehlbildung, wie das in Kapitel 7 besprochen ist.

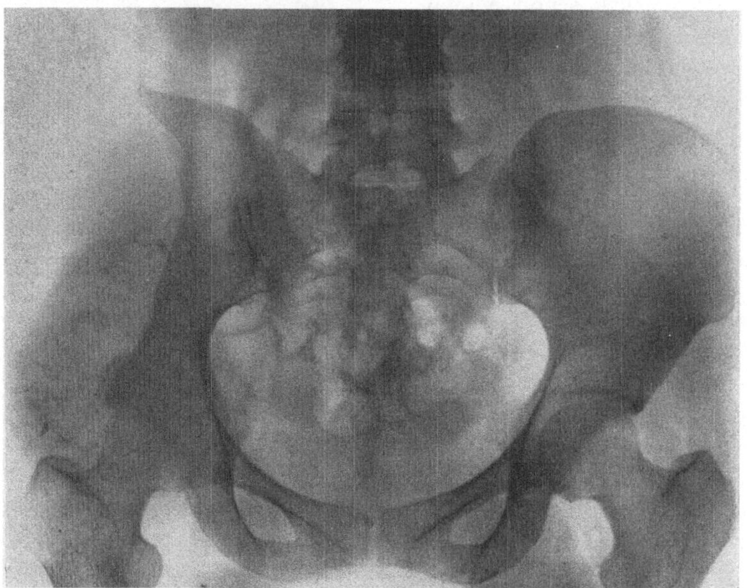

Abb. 208. Zustand nach Resektion der Beckenschaufel.

Der Pathologe kann beim Befund einer „Ostitis fibrosa“ in einem kleinen Probeschnitt überhaupt nicht sagen, ob es sich um die Mineralstoffwechselstörung Ostitis fibrosa generalisata mit Riesenzellgeschwülsten und Cysten handelt, oder um eine gutartige, einzeln vorkommende Riesenzellgeschwulst bzw. Cyste, oder um die unspezifische Reaktion am Rande irgendeiner anderen gut- oder bösartigen Geschwulst.

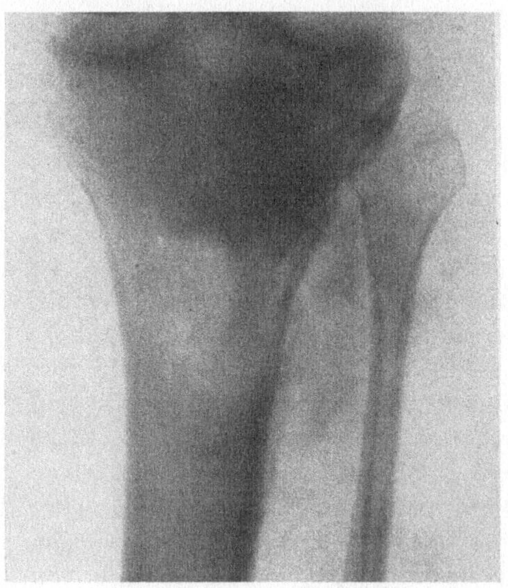

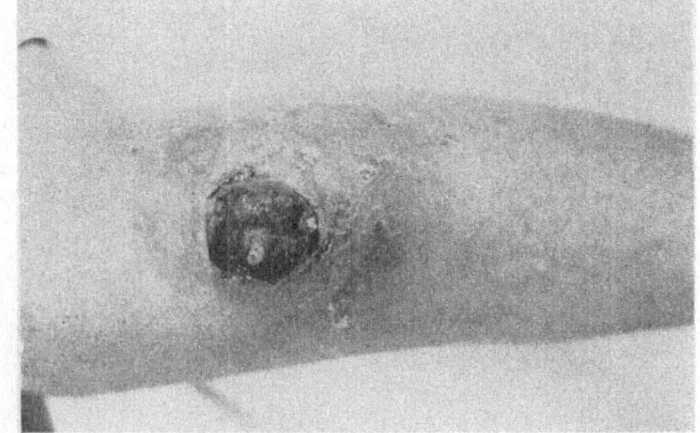

Abb. 209—211. 19jähr. ♀. Osteogenes Sarkom der Tibiametaphyse, fälschlich für „Ostitis fibrosa" gehalten. Januar 1938 gelegentlich beim Sitzen Stechen und Ziehen in der linken Kniegegend. Verschlimmerung bis zum Oktober 1938. Pathologisch-anatomische Diagnose der Probeexcision seitens eines Universitätsinstitutes: „Ostitis fibrosa". Daraufhin Auskratzung und Auslöffelung mit rapider Entwicklung der Geschwulst.

Abb. 209. Zugehöriges Röntgenbild. Einwandfreies Sarkom.

Abb. 210. 2 Monate später Durchbruch des Sarkoms durch die Haut.

Abb. 209—211 u. 212. Sarkome unter der Fehldiagnose „Ostitis fibrosa".

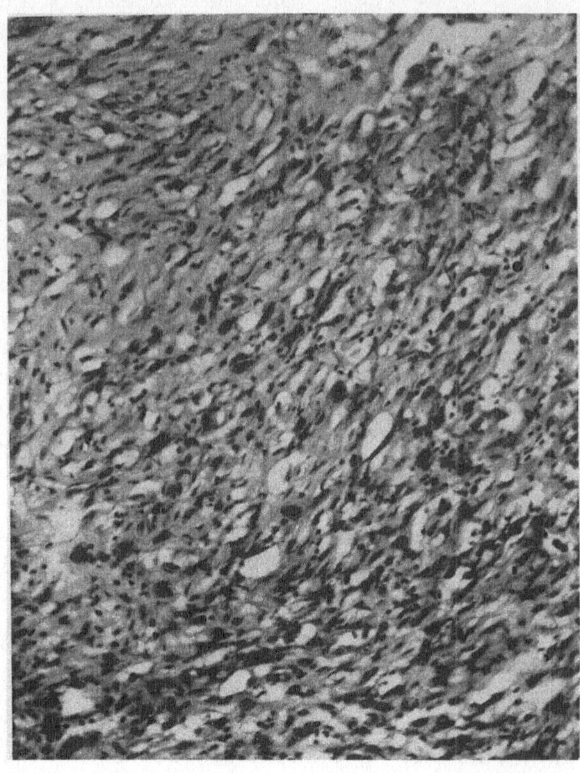

Abb. 211. Lichtbild der PE: Osteolytisches Sarkom. Diagnose „Ostitis fibrosa" war eine Fehldiagnose. 1 Jahr später an Lungenmetastasen gestorben.

Um Irrtümer zu vermeiden, muß die Übereinstimmung des klinischen, röntgenologischen und feingeweblichen Befundes gefordert werden.

Zwei hierhergehörige Beispiele geben die Abb. 209—212 wieder. In beiden Fällen bestand weder klinisch noch röntgenologisch der geringste Anhalt für eine der früher als „lokalisierte Ostitis fibrosa" bezeichneten Erkrankung, also eine jugendliche Knochencyste oder eine gutartige Riesenzellgeschwulst. Der Pathologe kann in solchen Fällen an kleinen Schnitten nicht entscheiden. Er braucht entweder den ganzen Krankheitsherd, oder er müßte die Krankengeschichte und das Röntgenbild mit eingesandt bekommen und dann sagen, daß der feingewebliche Befund nicht zum klinischen und röntgenologischen Bilde paßt. Es muß vom Kliniker verlangt werden, daß er den Pathologen um Bestätigung oder Ablehnung der von ihm auf Grund genauester klinischer und röntgenologischer Untersuchung gestellten Diagnose bittet, oder daß er sich in Zweifelsfällen mit dem Pathologen in Verbindung setzt. Mit anderen Worten: Der Pathologe muß auf dem Gebiet der Knochengeschwülste auch etwas von Klinik und Röntgenologie verstehen und der Kliniker von Pathologie.

Jugendliche Knochencysten, die pathologisch-anatomisch auf Grund einer Probeexcision als Sarkome bezeichnet wurden, kenne ich nicht, wohl aber mehrere osteogene Sarkome (s. Abb. 209 bis 212), die auf Grund der Probeexcision als „Ostitis fibrosa" zurückkamen. Es waren dieses aber Fälle, die, wie bereits

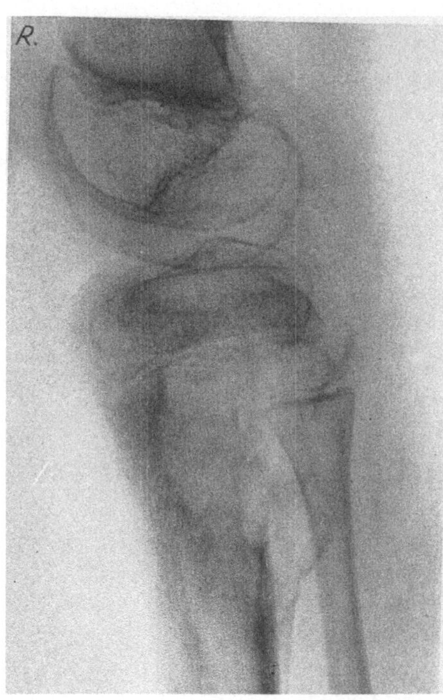

Abb. 212. 11jähr. ♂. Osteogenes Sarkom, osteolytische Unterform. Vom Chirurgen wegen der „expansiven Aufhellung" für gutartig gehalten. Bei der PE, die vom Rande stammte, von Pathologen für „Ostitis fibrosa" gehalten. Infolgedessen konservative Behandlung. 3 Monate später schwerste Zerstörung des Schienbeinkopfes † an Lungenmetastasen.

gesagt, weder klinisch noch röntgenologisch eine Knochencyste oder eine Riesenzellgeschwulst waren, und bei denen die Probeexcision zum mindesten als höchst sarkomverdächtig hätte eingeschickt werden müssen. In derartigen Zweifelsfällen müssen die Probeexcisionen besonders überlegt und genügend groß gemacht, und genau „orientiert" eingesandt werden. Auf der Abb. 209 und 212 fehlt jede gleichmäßige expansive Auftreibung und Cystenbildung. Ich verweise auf das Kapitel 4 mit seinen entsprechenden Abbildungen.

Weiter spielen in der Differentialdiagnose des osteogenen Sarkoms bestimmte Formen von *corticalen, blanden Herdosteomyeliten,* die Osteomyelitis albuminosa von PONCET (1874) und der sog. BRODIE-Absceß (1830) eine Rolle. Beide setzen bekanntlich entweder einen abgeschwächten Erreger oder eine gute Widerstandslage des Erkrankten voraus. Die Osteomyelitis albuminosa entsteht meist

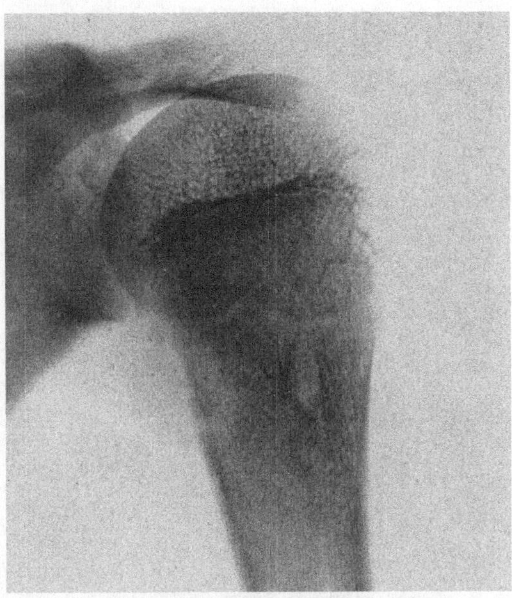

Abb. 213. 15jähr. ♂. Blande corticale Osteomyelitis des Oberarmschaftes. Eingewiesen wegen Sarkomverdacht. 11. 3. 41 Schmerzen während der Turnstunde im linken Oberarm. Klinisch geringe Schmerzhaftigkeit bei Druck und kaum sichtbare Schwellung. Röntgenbild: Herd unterhalb der Epiphysenlinie im Oberarmschaft mit deutlicher Abhebung des Periostes und periostaler Knochenneubildung. Freilegung, Auskratzung, Drainage. Abduktionsgips. Bakteriologisch: Weiße, schwach hämolysierende Staphylokokken. Histologisch: Eitriges Granulationsgewebe. Nach 3 Monaten geheilt.

Abb. 213—215. Osteomyelitis als Sarkomverdacht. Drei verschiedene Fälle.

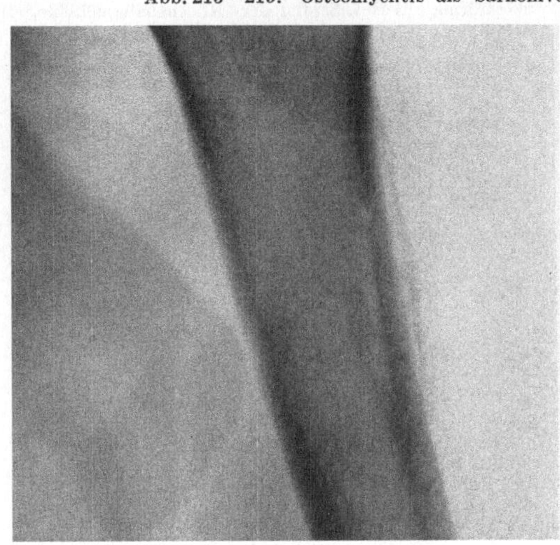

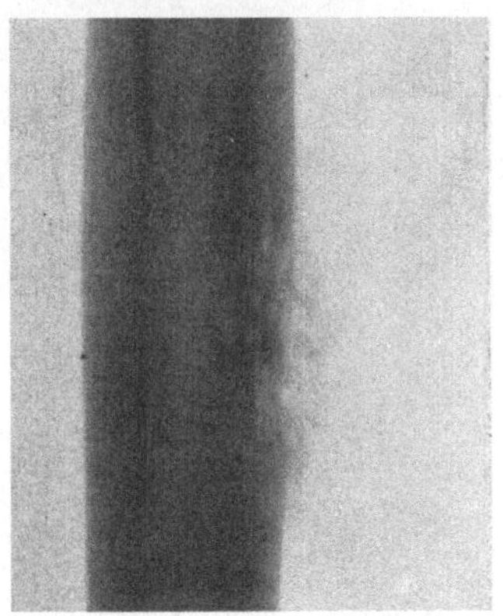

Abb. 214. 29jähr. ♀. Oberarmschaftosteomyelitis. Rheumatische Schmerzen im Oberarm. Röntgenbild in 2 Ebenen: Abhebung des Periostes und periostale Knochenneubildung. Diagnose: Osteomyelitis. Histologische Bestätigung.

Abb. 215. 25jähr. ♀. Corticale albuminöse Osteomyelitis des Oberarmschaftes, als Sarkom angesehen. Freilegung: Osteomyelitis albuminosa.

subakut, kann sich aber auch schleichend entwickeln. Das Fieber ist meist nicht sehr hoch. Fieber gibt es aber auch beim Knochensarkom, ebenso eine örtliche Wärmeentwicklung über der Erkrankungsstelle. Das Röntgenbild zeigt

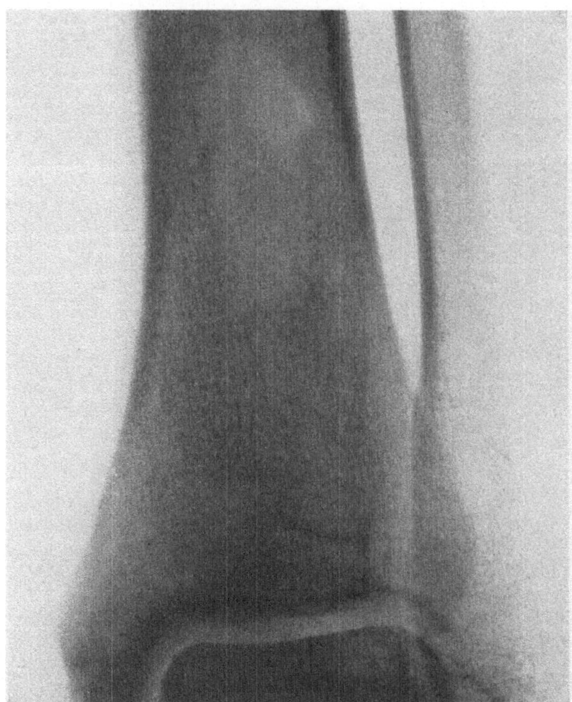

Abb. 216. 29jähr. ♂. BRODIEscher Absceß der unteren Schienbeinmetaphyse. Klinisch: Schwellung, Hitze und Rötung. Röntgenbild: BRODIEscher Absceß. — Muldenförmige Ausmeißelung der Knochenabsceßhöhle, die Eiter enthält. Bakteriologisch: Staphylokokken. Wunde nach 7 Wochen verheilt.

Abb. 216—218. BRODIEscher Absceß und Osteomyelitis als Sarkomverdacht.

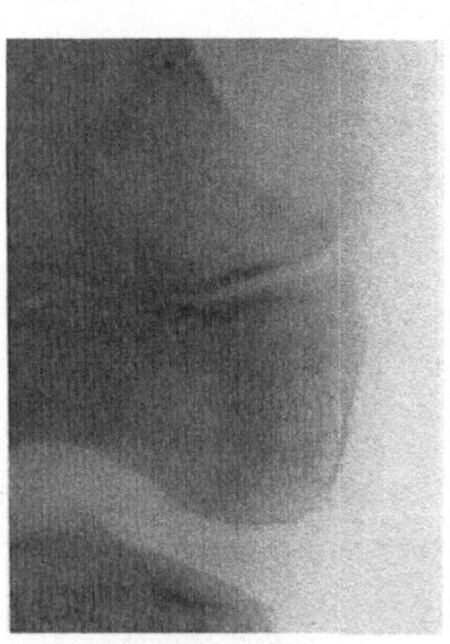

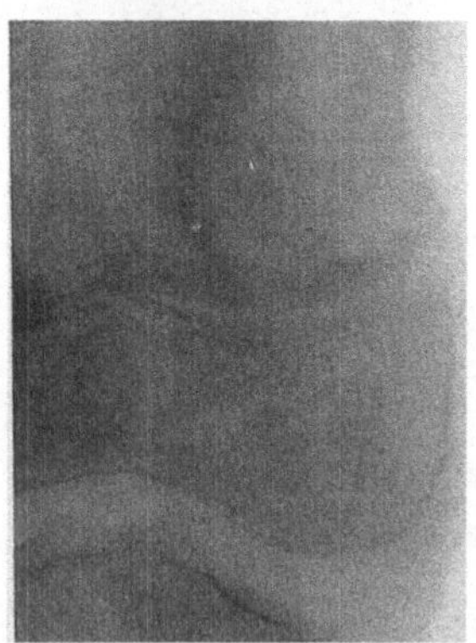

Abb. 217.   Abb. 218.

Abb. 217 u. 218. 8jähr. ♂. Osteomyelitis femoris. Differentialdiagnose: osteogenes Sarkom. Seit 14 Tagen Schmerzen im rechten Kniegelenk und leichtes Ziehen. Befund: Kniegelenk geschwollen, bei Beugung heftige Schmerzen. Leistendrüsen geschwollen. BSZ 103/124. Keine Linksverschiebung im Blutbild. 5750 Leukocyten. Deutliche Corticalisusur am inneren Condylus oberhalb der Epiphysenlinie. Operation: Ausstemmung des Herdes. Histologische Sofortuntersuchung: plasmazellreiches Granulationsgewebe. Glatte Wundheilung.

Abb. 218. Röntgenbild 2 Monate später, nach der Ausräumung. Beachte die reaktive, entzündliche Randsklerose.

entweder Periostabhebungen (Abb. 213—214), die allerdings recht charakteristisch sind, weil zwischen Periost und Rinde ein freier Raum erkennbar ist.

Außen vom abgehobenen Periost sieht man dann meist ossifizierende Auflagerungen, und innen ist die Corticalis manchmal (Abb. 214, 215, 217, 218), aber nicht immer rarifiziert. Nur selten gelingt es, einen kleinen Sequester im Röntgenbild darzustellen. Unangenehm und tatsächlich leicht mit einem osteogenen Sarkom zu verwechseln sind jene corticalen Osteomyeliten aber dann,

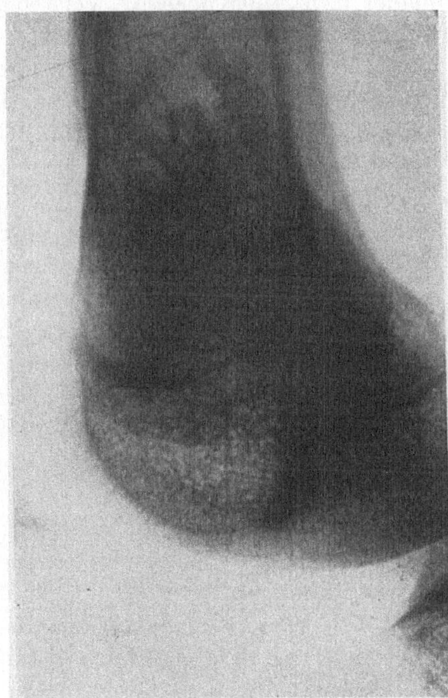 wenn sie nicht diaphysär (Abb. 215), sondern metaphysär sitzen, wo auch die osteogenen Sarkome in fast sämtlichen Unterarten ihren Lieblingssitz haben, und wenn eine Periostabhebung kaum oder nicht sichtbar ist (Abb. 217 und 226). Diese Fälle können von einem beginnenden osteogenen Sarkom nicht unterschieden werden (vgl. Abb. 213

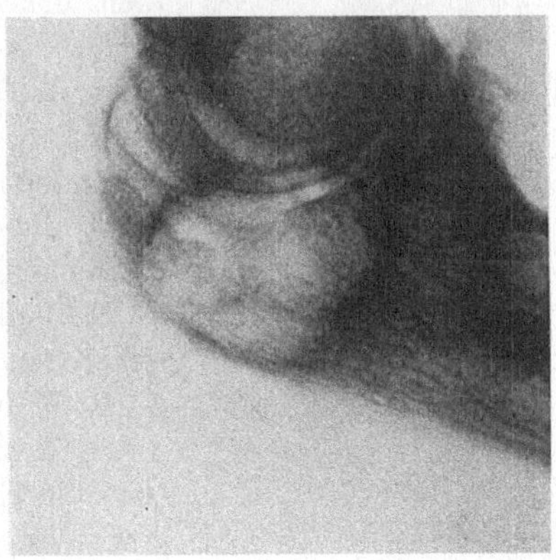

Abb. 219.   Abb. 220.

Abb. 219. 17jähr. ♂. BRODIEscher Absceß der unteren Femurmetaphyse. Zentrale Aufhellung und sklerotischer Rand, sowie Sequester. 15. 2. 43 Skiunfall. Stürzte auf das Knie. 3 Monate später Schmerzen im Kniegelenk. Schwächegefühl. Rechtes Knie leicht geschwollen und heiß. Röntgenbefund: BRODIEscher Absceß, operative Freilegung und Auskratzung, histologische Bestätigung.

Abb. 220. 51jähr. ♂. BRODIEscher Absceß im Olecranon. Aufhellung mit sklerotischer Randzone. Früher nie krank gewesen. Seit 3 Jahren Schmerzen im rechten Ellbogengelenk beim Arbeiten. Seit 1 Jahr zunehmende Schwellung des Gelenkes. Befund: Gelenkerguß, Streckhemmung. Punktion: trüb-seröse Flüssigkeit. Bakteliologisch: steril. HOHNsche Kultur und Tierversuch negativ. Tuberkulinprobe nur in den höchsten Konzentrationen positiv. 6 Wochen später Resektion des Ellenbogengelenkes. Histologische Untersuchung: keine Tbc! Eitriges Granulationsgewebe. Geheilt.

und 217 mit Abb. 159). Bei derartigen Beratungen muß dem Patienten gesagt werden, daß die Diagnose nur durch Probeexcision gestellt werden kann. Bei der Freilegung kommt man zuerst auf ein schwielig verdicktes und ödematös durchtränktes Periost und darunter erscheinen geringe Mengen zähflüssigen, schleimigen Eiters, die Staphylokokken oder Streptokokken enthalten. Eine Staphylolysinreaktion kann vorher zur Diagnose mit herangezogen werden, bewahrt aber nicht vor der Notwendigkeit der operativen Freilegung. Ich kenne einen Fall, wo eine derartige corticale Osteomyelitis ohne Probeexcision fälschlich als Sarkom amputiert wurde, und zahlreiche Zweifelsfälle, wo erst die Freilegung, die bakteriologische und histologische Untersuchung die Diagnose klärten.

Die andere Form der chronischen hämatogenen Osteomyelitis, die gelegentlich auch mit Sarkom verwechselt wird, ist der BRODIEsche Absceß, den es
mit einem metaphysären, zentralen und einem diaphysären Sitz gibt. Die Kranken
klagen über dumpfe Schmerzen im Knochen und im benachbarten Gebiet,
welche nachts am stärksten und periodisch auftreten. Intervalle sind ziemlich
charakteristisch. Bei Witterungswechsel meldet sich der Knochen. Verwechslungen kommen im Röntgenbild nicht so sehr dann vor, wenn sich der kennzeichnende sklerotische Randwall (Abb. 219, 220), womöglich mit zentralem
Sequester (Abb. 219), zeigt, sondern wenn sich eine diffuse metaphysäre oder diaphysäre Aufhellung (Abb. 216)
erkennen läßt. In derartigen Fällen muß auch an
osteogenes Sarkom gedacht werden.

Eine eigenartige Beobachtung, wo an *einem* Patienten
zwei osteogene Sarkome mit verschiedenem Sitz zuerst
nicht erkannt und als Osteomyelitis angesehen wurden,
geben die Abb. 222—225 wieder. Ob es sich um eine
multiple Gewächsbildung oder um eine Metastase unter
dem Bild eines zweiten Primärtumors am Oberarm
gehandelt hat, hat sich auch durch die Obduktion
nicht entscheiden lassen. Ich nehme eher multiple
Gewächsbildung an.

Schließlich kommt gelegentlich die Myositis ossificans
differentialdiagnostisch gegenüber einem osteogenen
Sarkom in Frage, und zwar am meisten gegenüber
dem Myxochondro- und dem *sekundären* chondro-
osteoblastischen Sarkom. Eine derartige Beobachtung
gibt Abb. 221 wieder. *Gegen* Sarkom spricht immer
das Erhaltensein von Corticalis und Periost, sowie das
Fehlen von subcorticalen oder corticalen zerstörenden
Aufhellungen, während eine anamnestische Unfallangabe
nicht unbedingt für Myositis ossificans verwertbar ist.

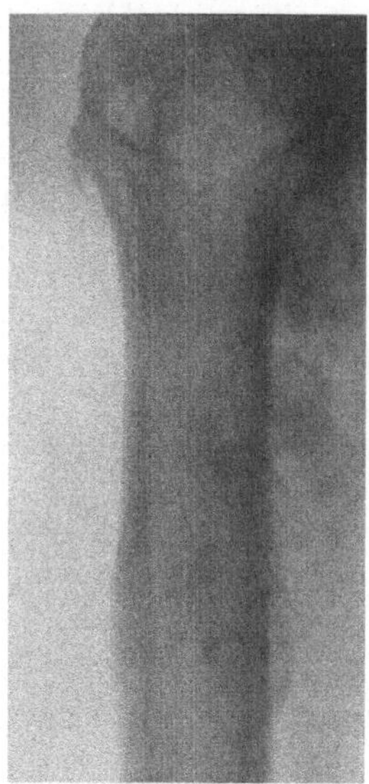

Abb. 221. 32jähr. ♂. Myositis
ossificans am Oberarm. Zustand
nach Schulterluxation. Eingewiesen als Sarkom zur Exartikulation. Keine Behandlung.

Die Hauptorte der Myositis ossificans sind das Adduktorengebiet im Oberschenkel und der Brachialis internus, seltener die Wadenmuskulatur und sehr
selten der obere Oberarmschaft wie in Abb. 221.

d) Behandlung der osteogenen Sarkome.

Operative und strahlentherapeutische Statistiken mit hohen Heilziffern
legen den dringenden Verdacht nahe, daß viele Fehldiagnosen unterlaufen sind
(SABRAZÈS, JEANNENEY, MATHEY-CORNAT; SCHINZ, BAENSCH, FRIEDL). *Denn
die Prognose des osteogenen Sarkomes ist allbekannt bei jeder Behandlung schlecht,
sogar sehr schlecht.* Da innerhalb der Gruppen des osteogenen Sarkomes im
biologischen Verhalten Verschiedenheiten bestehen, osteoblastische Sarkome sich
prognostisch z. B. besser verhalten als osteolytische, da sich die sekundären
osteogenen Sarkome weit besser als die primären beurteilen lassen, da die bekannten Verwechslungen von osteogenen Sarkomen mit Riesenzellgeschwülsten,
parostalen Fibrosarkomen, entzündlichen Periostiten, Myositis ossificans usw.
vorkommen, muß vor allem gefordert werden, daß die Diagnosen der osteogenen

Abb. 222—225. Zwei osteogene Sarkome oder Metastase eines osteogenen Sarkoms der Tibia unter dem Bild eines zweiten Primärtumors am Oberarm? Beginn der Erkrankung mit Knieschmerzen im Frühjahr 1946. † Herbst 1947.

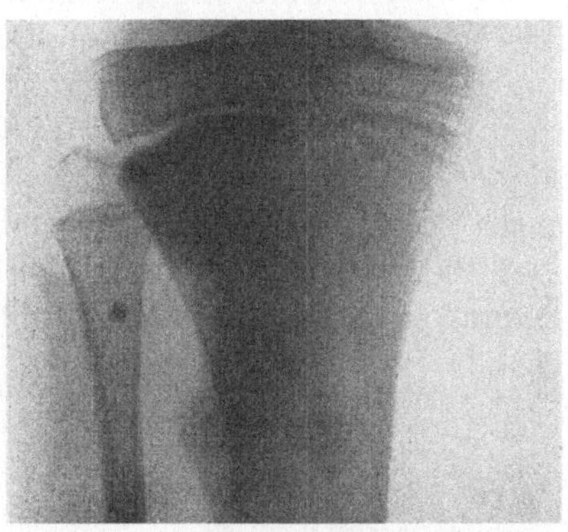

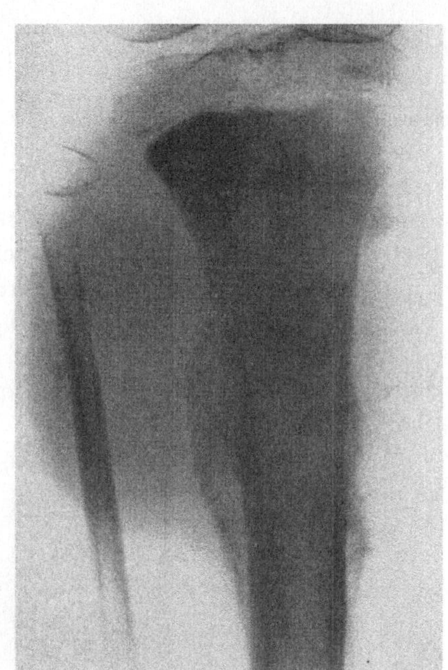

Abb. 222. Röntgenbild des rechten Schienbeinkopfes vom 26. 4. 46. Beachte die unregelmäßige Verdichtung und die Periostreaktion auf der Außenseite. Diagnose wurde außerhalb nicht gestellt, obwohl typisches Bild. Als Osteomyelitis operiert.

Abb. 223. Bild vom 16. 9. 46 nach 5 Monaten in der Klinik. Diagnose klar. Ablatio femoris.

Abb. 223.

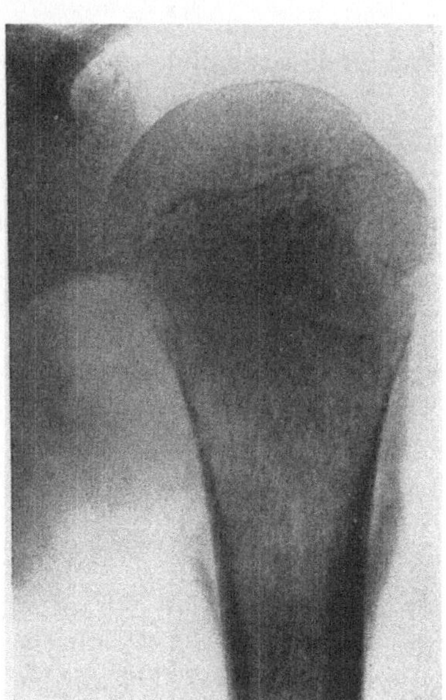

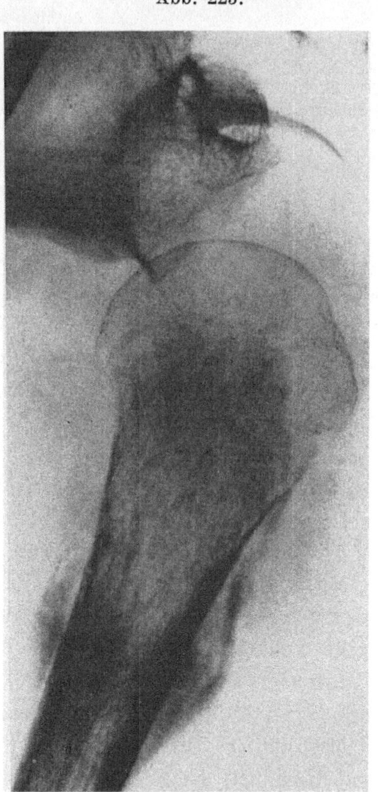

Abb. 224.   Abb. 225.

Abb. 224. 9 Monate später Schultergelenksbeschwerden und Schwellung des linken Schultergelenkes. Bild vom 13. 6. 47. Diagnose wird außerhalb wieder nicht gestellt.

Abb. 225. Bild vom 14. 7. 47. Diagnose klar. † Oktober 1947. Obduktion Pathologisches Institut Göttingen. Beide Sarkome vom gleichen histologischen Bau des osteogenen Sarkoms. Lungenmetastasen mit Knorpel- und Knochenbildung.

Sarkome in jeder Beziehung, d. h. also klinisch, röntgenologisch *und* anatomisch
bis ins einzelne gesichert sind. Irrtümer unterlaufen bekanntlich ohne anatomische Kontrolle auch dem Erfahrenen, und die Begründung der Zuverlässigkeit
der Diagnose mit der klinischen und röntgenologischen Erfahrung genügt nicht.
Es besteht hier, wie auch bei anderen chirurgischen Gebieten, die Notwendigkeit,
vor dem chirurgischen Eingriff Sitz, Ausdehnung und *Art* der Geschwulst genau
zu bestimmen. Der Hirnchirurg verlangt heute auch nicht nur *vor* der Operation die Beantwortung der Frage, wo das Gewächs sitzt und wie groß es ist,
sondern er will auch möglichst schon vorher wissen, welche feingewebliche
Beschaffenheit die Geschwulst hat. Kann er die letztere aus klinischen und
röntgenologischen Befunden nicht erschließen, muß er ebenfalls die feingewebliche

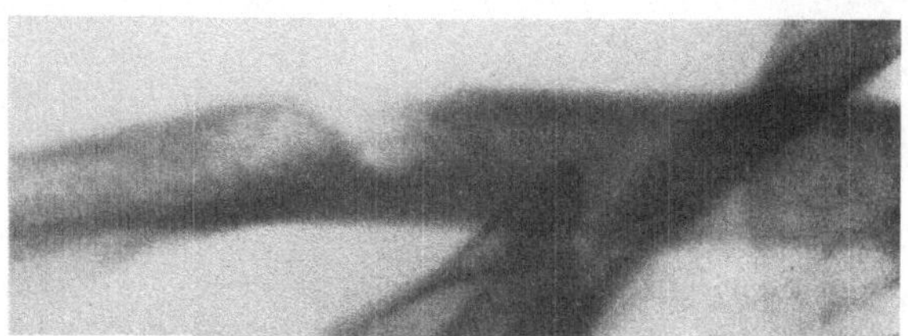

Abb. 226. 28jähr. ♂. Osteomyelitis des Schlüsselbeines. Trug vor 4 Wochen einen schweren Koffer auf der
rechten Schulter. Seitdem Schlüsselbein schmerzhaft. „Rheumatismus". — Röntgenbild: deutliche Aufhellung
im mittleren Drittel des Schlüsselbeines. Diagnose: Sarkom? Tuberkulose? — Ausräumung des Herdes. —
Histologisch: eitriges Granulationsgewebe. Bakteriologisch: steril. Frischpräparate und HoHnsche Kultur
auf Tbc. negativ. Ausheilung. 3 Jahre später als Soldat im Felde. Beachte das Fehlen jeder Periostreaktion
und jeder entzündlichen Sklerose. Vgl. Abb. 304 Ewing-Sarkom.

Untersuchung nach Freilegung der Geschwulst und Entnahme von Gewebe
vornehmen.

Die anatomische Sicherung ist also bei chirurgischem Angehen vieler Geschwülste nur durch *Probeschnitt* möglich.

Gerade im Hinblick auf die schwerwiegende Folgerung der meist verstüm-
melnden Operation für den Kranken bei bösartigen Knochengewächsen muß die
anatomische Sicherung unter allen Umständen gefordert werden. Es kann keinem
Zweifel unterliegen, daß die Vorteile der sicheren Diagnosenstellung für die
Anzeige zur Operation alle anderen Erörterungen zurückstellen lassen müssen.
Außerdem haben erfahrene Autoren immer wieder darauf hingewiesen, daß die
sachgemäß ausgeführte Probeexcision nichts schadet (KONJETZNY, BLOODGOOD,
GESCHICKTER und COPELAND, LANGENSKIÖLD, MEYERDING, COENEN u. a.). Die
sachgemäß ausgeführte Probeexcision verlangt:

1. Vorherige genaueste klinische und röntgenologische Diagnose mit bereits
mit dem Kranken oder dessen Angehörigen erwogenem Heilplan.

2. Ausführung durch einen chirurgisch und pathologisch-anatomisch *Er-*
fahrenen (COENEN, KONJETZNY).

3. Entnahme des Gewebes aus der Tiefe der Geschwulst und nicht vom Rand.

Die *Probepunktion* zur Sicherstellung der Diagnose ist bei Knochengeschwülsten eine völlig unzureichende Methode; sie ist daher abzulehnen. (Ausnahmen
gelten nur für die Sternalpunktion bei Myelomen und die Punktion von Schädelherden bei der Lipoidgranulomatose, um auf Xanthomzellen zu fahnden.)

Ungenügend gesicherte Beobachtungen sollten heute zu Erfolgsstatistiken nicht mehr verwandt werden, ein Vergleich zwischen operativen und strahlungstherapeutischen Erfolgen beansprucht bei beiden Wegen die genaue Abgrenzung. Das prognostisch verschiedene Verhalten einzelner Gruppen der osteogenen Sarkome ist schon 1929 von Ivar Behring hervorgehoben worden, der bei den rezidivfreien Fällen auf die geweblich höhere Ausdifferenzierung hingewiesen hat.

Für den *Vergleich* der operativen und strahlentherapeutischen Behandlung genügen bisher eigentlich nur die Angaben von Geschickter und Copeland. Sie ergeben eindeutig den Wert eines radikalen operativen Vorgehens, obwohl auch nach ihren Angaben weit mehr Fälle chirurgisch als strahlentherapeutisch behandelt sind (Tabelle S. 146 und 147).

Die *Überlegenheit der chirurgischen Behandlung* geht aus den Angaben zahlreicher Autoren (unter anderen Kolodny, Behring, Geschickter und Copeland, Campbell, Goin und Carroll, Nové-Josserand; Sabrazès, Jeanneney, Mathey-Cornat; Higinbothan u. a.) hervor, vor allem auch aus dem *amerikanischen Knochensarkomregister*. Die wenigen Fünfjahresheilungen beim osteogenen Sarkom sind radikalen Operationen zuzuschreiben.

In den folgenden Tabellen ist versucht worden, gewisse Serien von Fünfjahresheilungen zusammenzustellen. Bei den Fällen, die unter 5 Jahren lebten, ist die Art der Behandlung von untergeordneter Bedeutung; sie sind tatsächlich in der überwiegenden Mehrzahl auch radikal chirurgisch behandelt worden. Bei den Fünfjahresheilungen ist es wichtig, wenigstens anhaltsweise zu erfahren wie vorgegangen wurde. Meines Erachtens beweisen alle Zahlen die *Vorzüge einer chirurgisch-radikalen Behandlung* und unter dieser die Überlegenheit der Amputation, bzw. Exartikulation, obwohl nicht zu bezweifeln ist, daß es auch bei Resektionen Fünfjahresheilungen gibt. Troell und Albee haben sich bei den Sarkomen, die nicht oder nur unbedeutend auf Weichteile übergegriffen haben, für die Kontinuitätsresektion mit Knochentransplantation ausgesprochen. Troell fand die Spätergebnisse seiner Gruppe chirurgisch-konservativ behandelter Sarkome etwas besser. Seine Zahlen lassen sich aber nicht überzeugend heranziehen, da er auch Riesenzellgeschwülste mitangeführt hat, und auch der Fehler der kleinen Zahl in seinem Beobachtungsgut zu berücksichtigen ist. Es ist ganz interessant, wenn man den Verlauf ,,bösartiger'' Knochengeschwülste nach irgendeiner Behandlung überhaupt überprüft.

Sjövall verfolgte das Schicksal von Knochengeschwülsten über eine Zeitdauer von 25 Jahren. Von 90 bösartigen Knochengeschwülsten waren nach über 5 Jahren nur noch 10 am Leben, diese 10 teilten sich folgendermaßen auf:

4 Riesenzellgeschwülste, die also von vornherein nicht bösartig waren,

2 osteogene Sarkome,

3 keine sichere Diagnose, und daher auch höchst fragliche Sarkome,

1 überhaupt ohne Neubildung!

Die beiden osteogenen Sarkome, die nach 13 und 18 Jahren noch lebten, hatten eine ,,hohe feingewebliche'' Reife!

Gegen die Resektion bei osteogenen Sarkomen langer Röhrenknochen haben sich Kolodny, Ivar Behring, Roscher, Geschickter und Copeland u. a. ausgesprochen. Rezidive im Transplantat sind wiederholt auch von uns gesehen worden (Abb. 153, 460). Auch die Gefahr der Infektion des Transplantates besteht.

Tabelle 5. *Operative Ergebnisse bei*
A. Ohne Angabe

Bearbeiter	Gesamtzahl der Beobachtungen	Fünfjahresheilungen	Alleinige
			Resektion
Amerikanisches Knochen-sarkomregister Crowell (1935) Beobachtungsgut aus vielen Kliniken	773	74	Von den Fünfjah-resheilungen sind 71 radikal operiert, davon sind 35 auch nachbestrahlt
Ivar Behring (1930). Schwedisches Sarkomgut 1900—1926 aus verschie-denen Krankenhäusern	Femur 66	**Vierjahresheilungen** 8 { 1 Resektion / 6 Amputationen / 1 Exartikulation	9
	Tibia . 69	19 19 Amputationen	3
	Fibula 15	3 3 Resektionen	10
	Humerus 31	3 { 2 Amputationen / 1 Amputatio inter-thoraco-scapularis	12
	181	33	
Meyerding (1935), Mayo-klinik Rochester. Beob-achtungsgut einer Klinik 1921—1933	100	**Fünfjahresheilungen** 16 (7 Probeexcision, Ampu-tation + Nachbestrahlung)	27
Higinbotham (1935), Me-morial Hospital New York	79	6 (alle amputiert)	

B. Operative Ergebnisse
α) Nach Geschickter und Copeland 1936 (Johns Hopkins Hospital Baltimore).

	Gesamt-zahl der 5 Jahre Beobach-teten	5-Jahres-heilungen	Art der Operation bei den 5-Jahresheilungen	Nach-bestrahlung	Bemerkungen
Myxochondro-sarkome	52	6	5 Amputationen	2 davon mit Radium	Prä- und postopera-tive Bestrahlung nach Angabe der Verf. ohne Ergebnis
Sekundäre osteogene Sarkome	59	16	10 Resektionen oder Amputationen 6 Curettage und Excochleation	6 mit Ra-dium oder Röntgen	Postoperative Radium bestrahlung empfohlen
Sklerosierende osteogene Sarkome	65	17	sämtlich radikal reseziert *oder* amputiert		Bestrahlung ohne Einfluß
Chondro-blastische	14	keine	alle Fälle radikal operiert		Nachbestrahlung empfohlen
Osteolytische	69	7	6 amputiert 1 reseziert		Nachbestrahlung empfohlen

Nach den allgemeinen Eindrücken, welche die beigefügten Tabellen geben,
und nach eigenen Erfahrungen muß man sagen, daß unter allen Umständen
die radikal-chirurgische Behandlung anzustreben ist. Die Frage, ob nicht

der Behandlung osteogener Sarkome.
der Unterform.

Operation		Operation + Nachbestrahlung	Bemerkungen
Amputation	Exartikulation		
		35	Genaue Heilziffer nicht sicher, da günstige Fälle eher gemeldet sind. Angabe der Operation bezieht sich **nur** auf die 5-Jahresheilungen
24	33	keine	Keine Unterformen, sondern Ortseinteilung. Anführung nur der häufigsten und wichtigsten Röhrenknochensarkome. Angabe der
66			Operation für **alle** Operierten
5			
2	17, davon 7 Amputatio interthoraco-scapularis		
50		alle nach-bestrahlt	Keine Unterformeneinteilung. Angabe der Operation für **alle** Operierten. Empfehlung von Amputation und Nachbestrahlung
62	12 (6 Exartikulationen, 6 Amputatio interthoraco-scapularis	30 Amputierte vorbestrahlt	desgleichen

bei Angabe der Unterform.

β) Nach CAMPBELL 1933 (Memphis Tenn.).

	Gesamtzahl der 5 Jahre Beobachteten	5-Jahresheilungen	Art der Behandlung bei allen Beobachtungen	Nachbestrahlung	Bemerkungen
Primäre Myxochondrosarkome	6	1	3 Amputationen 1 Excision 1 Bestrahlung 1 Nichtbehandlung	1 davon	4 tot, 1 lebt nach 3 Jahren, 5-Jahrgeheilter amputiert
Sekundäres osteogenes Sarkom	6	1	3 Amputationen 3 Excisionen		3 tot, 1 lebt nach 4 Jahren. 5-Jahrgeheilter amputiert
Osteoblastisches Sarkom	17	keine	8 Amputationen 2 Bestrahlte 7 Nichtbehandelt	1 nach-bestrahlt	15 tot, 2 unbekannt
Chondroblastisches Sarkom	3	keine	3 Amputationen	1 nach-bestrahlt	2 am Leben, 1 tot
Osteolytisches Sarkom	15	1	5 Amputationen 3 Excisionen 2 Bestrahlungen 4 Nichtbehandelte		4 am Leben, 10 tot, 1 unbekannt. 5-Jahrgeheilter amputiert

Kontinuitätsresektionen mit Knochentransplantation für einige Gruppen von Sarkomen in Frage kommen, kann heute noch nicht mit genügender Sicherheit beantwortet werden. Es ist z. B. aus den meisten Angaben nicht zu ersehen, wieviele Fünfjahresheilungen auf Kosten der Resektion, wie viele auf Kosten der Amputation gehen. Bei CAMPBELL sind einige Patienten auch nicht bis zum Abschluß des fünften Jahres beobachtet worden. Die Fünfjahresheilungen bei ihm sind Amputationen zu verdanken! Die Ergebnisse BEHRINGs sprechen für die Bevorzugung der Amputation gegenüber der Resektion bei osteogenen Sarkomen. Die Zahlen der Fünfjahresheilungen sind bei der operativen Behandlung zugegebenermaßen schlecht. Je höher die Gesamtzahlen der Beobachtungen sind, um so eher finden sich übrigens noch Fünfjahresheilungen! Beim amerikanischen Knochensarkomregister sind die Heilziffern aber nicht ganz verläßlich, da die Neigung bestand, gute Fälle eher zu melden, worauf amerikanische Bearbeiter selbst hingewiesen haben. Trotzdem hat sich *bis jetzt noch keine bessere Behandlung als die Radikaloperation finden lassen.*

Da auch sonst in der operativen Geschwulstbehandlung die Frühdiagnose ausschlaggebend ist, müßte zunächst versucht werden, die osteogenen Sarkome, die leider meist in *vorgeschrittenem* Zustand in die Behandlung kommen, früher zu erkennen. Versuchsoperationen und nicht zielbewußte Geschwulstbehandlung durch ungeeignete Hände müssen bekämpft werden. Besonders schädlich ist das Anoperieren und Abwarten. Wenn ein diagnostischer Irrtum vorgekommen ist, der auch dem Erfahrenen zustoßen kann, so muß für schleunigste Radikaloperation oder Nachbestrahlung durch zuständige Stellen Sorge getragen werden.

Aber auch bei Frühoperationen wird unbedingt daran zu arbeiten sein, die Ergebnisse zunächst einmal durch *gemeinsame Behandlung mit dem Strahlenarzt zu verbessern.* Die Göttinger Klinik hat diesen Weg jetzt auch ganz bewußt beschritten. Die Aufgabe muß trotz ihrer Schwierigkeit verlockend sein, da besonders viel blühende junge Menschen dem Leiden zum Opfer fallen. Die Radiologen PFAHLER und PARRY, sowie MAGNUSSON halten die chirurgische Radikaloperation zusammen mit einer intensiven Bestrahlung für die aussichtsreichste Behandlung. Ebenso hat sich von deutschen Strahlenärzten 1947 GLAUNER geäußert, und von ausländischen EKER und POPPE (1942). Für die Strahlenbehandlung haben sich nach den Erfahrungen des Radiumheimes in Stockholm (MAGNUSSON) Röntgenstrahlen wirksamer als Radium erwiesen.

Einwandfreie Fünfjahresheilungen *nur bestrahlter* osteogener Sarkome sind in größeren Serien nicht bekannt. Viele Strahlentherapeuten haben überhaupt keine Fünfjahresheilungen osteogener Sarkome gesehen. MAGNUSSON teilte seine Erfahrungen über 59 osteogene Sarkome aus dem Radiumheim in Stockholm mit. Niemals wurde die Dauerheilung eines bestrahlten osteogenen Sarkomes gesehen (16 Fälle). Von Operierten und gleichzeitig Bestrahlten waren nach 7 Jahren noch 3 am Leben (2 osteogene, 1 EWING-Sarkom)! Von Erfolgen werden fast immer nur wenige Einzelfälle mitgeteilt. SABRAZÈS, JEANNENEY, MATHEY-CORNAT, die selbst nicht viel von der Bestrahlung halten, führen die französischen Strahlentherapeuten REGAUD, GUTTIEREZ und TAVERNIER an, die mehrjährige Erfolge, jedoch keine Fünfjahresheilungen haben. 25 Fälle von HOLFELDER lassen sich schlecht übersehen, da zunächst Riesenzellgeschwülste in erheblicher Anzahl vertreten sind. HOLFELDER hat selbst das Fehlen des feingeweblichen Befundes für die Aufstellung einer Statistik als sehr störend empfunden und empfahl daher 3—4 Wochen nach Einleitung einer energischen

Strahlenbehandlung die Vornahme einer Probeexcision, von der er keine nachteiligen Folgen sah. Durch die Bestrahlung ändert sich aber das mikroskopische Bild! Von 13 klinisch geheilten Fällen (nur *drei* Fünfjahresheilungen!) HOLFELDERs waren 5 sichere Riesenzellgeschwülste, und von 8 als Sarkom angesehenen Fällen fehlen zum größten Teil die feingeweblichen Befunde. Die Mehrzahl der von ihm gegebenen Abbildungen betrifft Riesenzellgeschwülste. Ein strahlentherapeutisch geheiltes Oberarmsarkom bei einem 4 Monate alten Säugling war *vorher excochleiert*. Ein Oberschenkelsarkom bei einem 50jährigen Mann legt röntgenologisch den Verdacht auf Krebsmetastase nahe, zumal später eine Wirbelmetastase auftrat. Eine feingewebliche Untersuchung fehlt. Eine Beobachtung betrifft ein periostales Fibrosarkom des Oberschenkels, dessen günstigere Prognose sicher ist.

GRASHEY, GLAUNER und MEESE berichteten über ein über die Fünfjahresgrenze gebrachtes osteogenes Sarkom des Schulterblattes, das zunächst *exstirpiert* und *dann* nachbestrahlt war, und über ein osteogenes (osteolytisches?) Sarkom der unteren Femurmetaphyse, das nach vollständiger Auskratzung und Nachbestrahlung 5 Jahre geheilt blieb. Im letzteren Falle kann es sich allerdings um ein solitäres Myelom oder ein EWING-Sarkom gehandelt haben. Jedenfalls lautete die feingewebliche Bezeichnung großzelliges Rundzellensarkom; Rundzellensarkome sind aber strahlenempfindlicher. Derartige Fünfjahresheilungen unter Umständen auch unvollständig voroperierter und dann sorgfältig nachbestrahlter osteogener Sarkome finden sich auch im amerikanischen Schrifttum wiederholt angeführt. MELAND (1936) berichtet über 38 bestrahlte osteogene Sarkome. 4 kamen über die Fünfjahresgrenze. Von den Geheilten war einer vorher amputiert, bei einem excidiert, bei zweien war nach Excision bestrahlt worden! Von den letzteren war bei einem Radium in die Wundhöhle gebracht, der andere war mit Röntgenstrahlen nachbehandelt. MELAND hält die chirurgische Behandlung aber für sich allein oder mit Nachbestrahlung für besser!

Bei den meisten *früheren* Mitteilungen über strahlentherapeutisch geheilte Knochensarkome fehlt fast immer der Beweis, daß osteogene Sarkome, und welche osteogenen Sarkome vorgelegen haben. Sammelstatistiken, in denen alle Sarkome enthalten sind, sind für die Beantwortung des Wertes von Messer oder Strahlen wertlos.

Da die überwiegende Mehrzahl der an osteogenem Sarkom Leidenden an Lungentochtergewächsen stirbt, könnte der *Versuch* gemacht werden, durch *Frühbestrahlung* der *Lungen* eben eingeschwemmte Geschwulstzellen so zu schädigen, daß sie nicht angehen. Es wird eine Frage des richtigen Zeitpunktes und der richtigen Dosierung sein! Vielleicht muß man sich schon kurz nach der Amputation zu Lungenbestrahlungen entschließen. Man muß doch wohl annehmen, daß die Geschwulstzellen schon zur Zeit der Operation in den Blut- und Lymphbahnen sind, und nicht etwa erst durch die Eröffnung der Blut- und Saftbahnen eingeschleppt werden. Denn es wird doch weit ab von der Geschwulst operiert. Die technischen Bedingungen sind hier so günstig wie kaum bei einer anderen Geschwulst. Den Vorschlag der Lungenfrühbestrahlung haben PFAHLER und PARRY (1931) gemacht. Ein Ausbau erscheint erfolgversprechend.

Trotz weniger Erfolge in der operativen und Strahlenbehandlung der osteogenen Sarkome muß auch heute noch daran festgehalten werden, daß die

Prognose so gut wie infaust ist, und daß ein großer Teil der scheinbaren Heilungen nach radikalen Eingriffen zum größten Teil als Fehldiagnose zu erklären ist. Es sollte deshalb besonders darauf hingearbeitet werden, worauf BROCA, FORSTER und LANGENSKIÖLD hingewiesen haben, daß alle Erkrankungen, welche erfahrungsgemäß mit osteogenen Sarkomen verwechselt werden, aber eine viel bessere Prognose haben, durch eine frühzeitige und sorgfältige Diagnosenstellung herausgefunden werden. Es sind das besonders die Riesenzellgeschwülste, deren Gutartigkeit offenbar immer noch nicht genügend bekannt ist, verknöchernde Hämatome, die Myositis ossificans und die corticalen blanden Osteomyeliten (s. den vorhergehenden Abschnitt).

9. Bösartige Riesenzellgeschwülste.

(Malignant giant cell tumor of bone. Metastatic giant cell tumor.)

Der Streit, ob es bösartige Riesenzellgeschwülste gibt, herrschte lange. Es wurde auf der einen Seite behauptet, daß die Mehrzahl der Beobachtungen, wo die bösartige Umwandlung einer Riesenzellgeschwulst beschrieben worden ist, *Fehldiagnosen* waren. Es hätte sich entweder bei der ersten Untersuchung um *Randzonen osteogener Sarkome* gehandelt, die betreffende Geschwulst sei also von vornherein bösartig gewesen und nur nicht als solche feingeweblich erkannt, oder sie sei *ungenügend* oder *überhaupt nicht* im Beginn des Leidens untersucht worden (KONJETZNY, WANKE, GESCHICKTER und COPELAND). Für einen gewissen, nicht kleinen Anteil der Veröffentlichungen treffen diese Behauptungen zu. GESCHICKTER und COPELAND haben 8 sog. bösartige, metastasierende Riesenzellgeschwülste des Schrifttums und eigener Beobachtung analysiert und dabei festgestellt, daß alle metastatischen Lungenherde den Gewebebau des osteogenen Sarkoms und nicht der gutartigen Riesenzellgeschwülste aufwiesen. Sie behaupteten ferner, daß in keinem einzigen Fall der Beweis für die sarkomatöse Umwandlung einer anfänglich gutartigen Riesenzellgeschwulst erbracht ist, haben aber später doch die bösartige Umwandlung einer gutartigen Riesenzellgeschwulst durch „unzweckmäßige" Behandlung, Bestrahlung, traumatische Einflüsse usw. zugegeben.

Es ist zunächst zu bestätigen, daß tatsächlich die gutartigen Riesenzellgeschwülste nicht Tochtergewächse hervorbringen, und daß Tochtergewächse mit dem Bau der gutartigen Riesenzellgeschwulst nicht vorkommen (GESCHICKTER und COPELAND, HASLHOFER. KORCHOW). Wenn eine gutartige Riesenzellgeschwulst zu Metastasen führt, so muß sie bereits sarkomatös umgewandelt sein. Der Schluß jedoch, daß diese Riesenzellgeschwülste von vornherein nicht gutartig waren, erscheint unberechtigt. Es liegen dazu schon zu viel gesicherte Beobachtungen und kritische Bearbeitungen vor (EWING und STONE, KOLODNY, COLEY, TROELL, KOKITA, KORCHOW, KING, PFAHLER, PARRY und HASLHOFER, GOLD, DEUTSCHBERGER, SZANTO). Drei eigene Beobachtungen (Abb. 80—82) und Abb. 227—231) bestätigen die Richtigkeit der Angaben, daß eine gutartige Riesenzellgeschwulst mit den klinischen, röntgenologischen und feingeweblichen Kennzeichen einer solchen unter der fortlaufenden Beobachtung bösartig werden kann. Die *bösartige Umwandlung einer gutartigen Riesenzellgeschwulst muß also zugegeben werden.*

Es erhebt sich die Frage, ob die Neigung zur sarkomatösen Umwandlung einer noch gutartigen Riesenzellgeschwulst *feingeweblich* angesehen werden kann. Sie ist dahin zu beantworten, daß nur die bereits erfolgte sarkomatöse Umwandlung (vgl. Abb. 229 und 231) festgestellt werden kann. Eine sichere Gewähr, daß eine bösartige Entartung nicht eintreten wird, kann nicht immer bei der Riesenzellgeschwulst, auch wenn sie ein völlig gleichmäßiges und gutartiges Bild aufweist, gegeben werden.

Es ist bekannt, daß besonders die *osteolytischen* Sarkome (s. Kap. 8b, S. 101) *feingeweblich* Bilder hervorbringen, die bei Vorhandensein von epulisähnlichen Riesenzellen eine gewisse *Ähnlichkeit* mit einer Riesenzellgeschwulst haben können. Es wird aber eine Entscheidung bei sorgfältigen Untersuchungen trotz gewissen Ähnlichkeiten zwischen den gutartigen Riesenzellgeschwülsten und osteogenen Sarkomen mit dem Bau des „Riesenzellensarkoms" in den meisten Fällen doch wohl zu treffen sein. FRANZ SCHRÖDER weist dabei besonders auf die außerordentliche Vielgestaltigkeit der Zellen in echten Sarkomen hin. Das Geschwulstgewebe der osteogenen Sarkome ist ferner sehr reich an Kernteilungsfiguren. Auch sollen Riesenzellen im osteogenen Sarkom selten über 15 Kerne besitzen (GESCHICKTER und COPELAND). HOTZ hebt dagegen hervor, daß vorläufig noch ein Mangel sicherer Kennzeichen für die histologische Entscheidung zwischen einer gutartigen und der bösartig verlaufenden Riesenzellgeschwulst vorliegt. Die von SCHRÖDER, KING u. a. angegebenen mikroskopischen Kennzeichen sollen erst in fortgeschritteneren Fällen vorhanden sein. Hinter dem regelrechten Befund einer gutartigen Riesenzellgeschwulst kann sich also eine bösartige Abwandlung bereits verbergen. Meines Erachtens bestehen hier durchaus Vergleichsmöglichkeiten mit anderen Geschwülsten, z. B. dem metastasierenden kleinfollikulären Schilddrüsenadenom (s. S. 268). Organisationsvorgänge und gewebliche Differenzierungen, die früher nur als für gutartige Riesenzellgeschwülste kennzeichnend angesehen sind, kommen auch im bösartigen osteogenen Sarkom vor (HOTZ). Es kann also heute gesagt werden, daß es Riesenzellgeschwülste gibt, die ein völlig regelmäßiges Bild auf große Strecken hin aufweisen, wo sich aber doch in einer vielleicht feingeweblich noch nicht erkennbaren Form, vielleicht aber auch an einer kleinen, von der feingeweblichen Untersuchung anfangs nicht erfaßten Stelle eine bösartige Umwandlung anbahnt.

Nicht von dieser schwierigen Frage berührt werden *osteogene Sarkome*, die sich als *Riesenzellgeschwülste tarnen* (WANKE, KONJETZNY, DELBET, GESCHICKTER und COPELAND). Die Feststellung derartig getarnter Sarkome wird durch schlechte Beschaffenheit und unrichtige Auswahl des Gewebestückes bei Probeschnitten sehr erschwert. Es darf nicht vorkommen, daß infolge unrichtiger Entnahme *Randstellen von osteogenen Sarkomen als gutartige Riesenzellgeschwulst fehlgedeutet werden*. Die wirklich recht schwierige Entscheidung, ob es sich um ein osteogenes Sarkom mit riesenzellsarkomartigem Aufbau oder um eine gutartige Riesenzellgeschwulst mit starker Wachstumsneigung und gesteigerten Abbauvorgängen handelt, kann der Untersucher nur an genügend großen Stücken, am ehesten von verschiedenen Stellen, fällen. Es gibt auch bei der gutartigen Riesenzellgeschwulst Proliferationen einer Zellart, selbst mit deutlichen Kernatypien und mit Zurücktreten der Grundsubstanz, was nicht mit Sicherheit auf ein Sarkom schließen läßt (HOTZ). Eine histologische Fehlerquelle bedeuten ferner die

Veränderungen an Riesenzellgeschwülsten, die durch Infektion nach Operationen und durch Heilungsvorgänge zustande kommen. Der Pathologe muß also wissen,

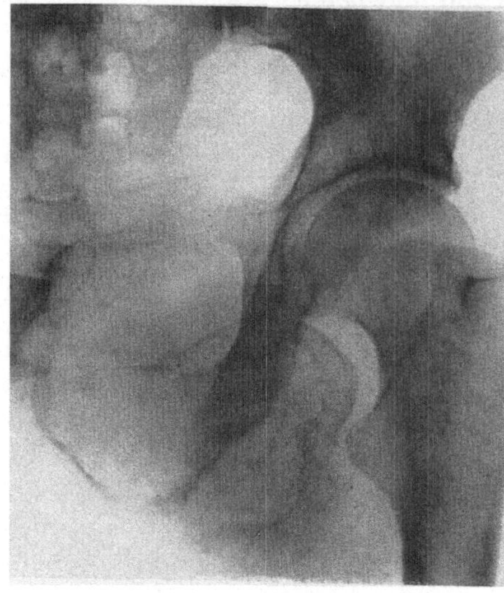

Abb. 227.

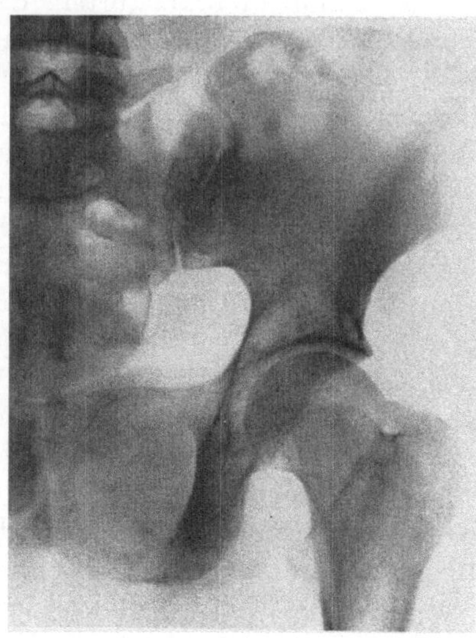

Abb. 228.

Abb. 227—231. 37jähr. ♀. Bösartige Riesenzellgeschwulst des Schambeins. Seit 7 Monaten Beschwerden im Becken, die auf einen Sturz mit dem Fahrrade 1¹/₂ Jahre vorher zurückgeführt werden. Entwicklung einer Geschwulst in der Leistengegend.

Abb. 227. Riesenzellgeschwulst des Schambeins. Röntgenbestrahlung. 6 Wochen später gleicher Befund. Probeexcision: gutartiger Riesenzelltumor. Auskratzung des gesamten Geschwulstgewebes.

Abb. 228. Röntgenbild 2 Monate später. Knochenschale um den Tumor.

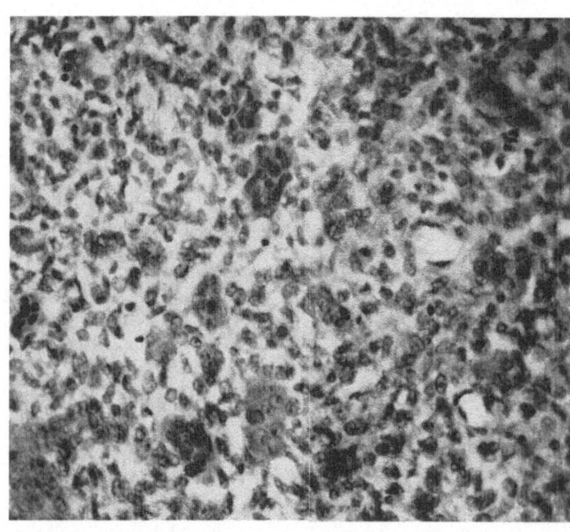

Abb. 229. Probeexcision in der Zeit zwischen Abb. 227 u. 228. Gutartige Riesenzellgeschwulst.

ob die Entnahme an einer Erstgeschwulst oder am Rezidiv ausgeführt ist. Dem Wunsche der Pathologen nach zusammenhängenden und genügend großen Stücken und nicht ausgekratzten, losen, blutvermischten Bröckeln muß entsprochen werden (LANG, HOTZ u. a.). Eigene Erfahrungen haben mich gelehrt, daß hiergegen immer wieder verstoßen wird. Wenn man schon Gewebe mit dem Löffel entfernt, was bei weichem Geschwulstgewebe oft nicht anders geht, dann soll man das Gewebe vorsichtig herausnehmen und nicht herausreißen oder -kratzen!

Aus alledem gehen die besonders *großen Schwierigkeiten bei der feingeweblichen Entscheidung osteogenes Sarkom — gutartige Riesenzellgeschwulst — bösartig werdende Riesenzellgeschwulst* zur Genüge hervor.

Für die Feststellung der Bösartigkeit einer Riesenzellgeschwulst stehen jedoch glücklicherweise noch *weitere Hilfsmittel* zur Verfügung. So spricht

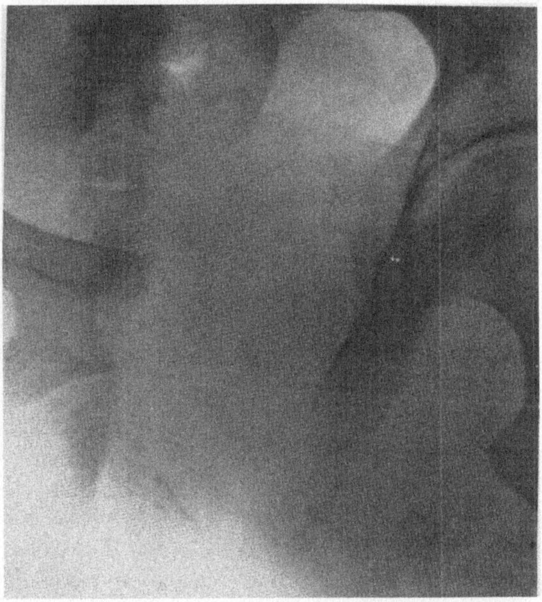

Abb. 230. Bösartig gewordene Riesenzellgeschwulst 1 Jahr später. Starkes Anwachsen der nach der Röntgenbestrahlung und Operation verschwundenen Geschwulst. Erhebliche Gewichtsabnahme. Blutarmut. Schmerzen beim Gehen. Im Röntgenbild Schale fast ganz verschwunden.

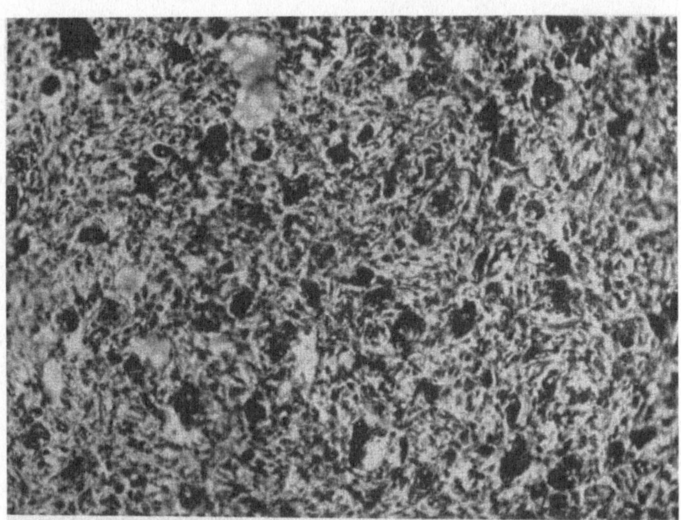

Abb. 231. Bösartig gewordene Riesenzellgeschwulst. Riesenzellen unregelmäßig. Geringerer Kerngehalt, aber mehr Mitosen und Chromatinveränderungen.

zunächst einmal *klinisch* höheres Alter, ein plötzlich einschießender Wachstumsschub, eine Beeinträchtigung des Allgemeinbefindens, eine Zunahme von Schmerzen und Beschwerden gegen Gutartigkeit. *Röntgenologisch* ist Durchbruch durch die Schale in *großem* Umfang, nicht etwa nur auf der Höhe der Vorwölbung, was auch bei gutartigen Riesenzellgeschwülsten vorkommt (Abb. 65), Auflösung benachbarter Knochenabschnitte (Abb. 230), Verschwinden einer schottenartigen Abgrenzung im Innern der Geschwulst (Abb. 81) auf eine bösartige Umwandlung verdächtig. Im Röntgenbild von vornherein nicht typische Riesenzellgeschwulstbilder dürfen überhaupt nicht als solche angesehen, sondern müssen mit dem Ziel des Nachweises oder Ausschlusses eines osteogenen Sarkomes angegangen werden. So bestätigt sich auch hier die in der Einleitung erhobene Forderung nach *Übereinstimmung des klinischen, röntgenologischen und feingeweblichen Befundes zur Entscheidung, wie zu handeln ist.*

Für die Auslösung der bösartigen Umwandlung einer gutartigen Riesenzellgeschwulst hat W. B. COLEY übrigens angenommen, daß die *Bestrahlung* hierbei eine ursächliche Rolle spielen kann. Er hat hierzu mitgeteilt, daß bei 23 ausgekratzten und nachbestrahlten Riesenzellgeschwülsten 7mal ein bösartiger Verlauf gesehen wurde, von 33 nur ausgekratzten dagegen nur 1mal. Auf Grund der eigenen Beobachtung (Abb. 227) und der experimentellen Ergebnisse (Radiumknochensarkome s. S. 128) muß die *Möglichkeit* einer bösartigen Umwandlung durch Bestrahlung erwogen werden. Jedoch sprechen hiergegen die günstigen Erfolge einer Strahlenbehandlung bei der gutartigen Riesenzellengeschwulst, für die sich mehrere Autoren eingesetzt haben (s. oben S. 52). Es sind auch, wenn man wirklich bewiesene Beobachtungen berücksichtigt, im ganzen recht wenige, wo eine bösartige Umwandlung überhaupt und wo diese nach Bestrahlungen aufgetreten ist. Der Einwand fehlgedeuteter osteogener Sarkome und die Möglichkeit des Übersehens einer bereits von vornherein schon bösartig wuchernden Stelle in einer gutartigen Riesenzellgeschwulst hat für die Mehrzahl der Beobachtungen immer noch seine Gültigkeit.

Wenn man also auch der Bestrahlung als *alleiniger* Ursache der bösartigen Umwandlung einer Riesenzellgeschwulst mangels genügender Unterlagen und Beweise sehr kritisch gegenüber stehen muß, so bleibt immer noch die Frage, ob es nicht eine *unrichtige Behandlung überhaupt* ist (GESCHICKTER und COPELAND), welche Rezidive und auch eine bösartige Umwandlung eines Rezidivs begünstigt. Als ursächlich für Rezidive einer gutartigen Riesenzellgeschwulst haben sich folgende Tatsachen herausgestellt. Zunächst wird das Rezidiv bei höherem *Alter* eher gesehen. Die meisten Kranken sind über 30 Jahre alt. *Bestimmte Stellen* sind eher betroffen, so besonders das untere Speichenende. Das weist darauf hin, daß der *Grad der Rindenzerstörung* eine Rolle spielen muß; denn gerade bei Riesenzellgeschwülsten des unteren Speichenendes wird die Knochenschale besonders weitgehend zerstört, weil die Speiche nicht solche Tragaufgaben hat, wie Knochen der unteren Gliedmaßen, bei deren Erkrankung sich die Betroffenen eher melden. Corticalis ist aber für die knöcherne Heilung notwendig. Schließlich soll es das unvollständige Auskratzen (GESCHICKTER und COPELAND) sein, das Rezidive begünstigt. Dieses findet einmal aus einer falschen Diagnose heraus statt, auf der anderen Seite ist es auf eine starke Blutung zurückzuführen. Alle *diese Faktoren, die schon die Wiederkehr der gutartigen Riesenzellgeschwulst begünstigen, kommen selbstverständlich im gleichen Maße für die bösartige Umwandlung in Betracht.* Denn es ist wohl immer nur das erste oder ein weiteres Rezidiv, das sarkomatös wird. Dabei wird außerdem noch auf die *Infektion* nach einer Operation als Quelle der bösartigen Umwandlung hingewiesen. Eine Entzündung liefert genau wie bei Fistelkrebsen (Abschnitt 20, S. 240) des Knochens (und anderen Geschwülsten) diejenigen gehäuften Zellregenerate, deren Entgleisung unter einem Strahleneinfluß klinisch beobachtet und experimentell nachgewiesen ist. So stellt sich also schließlich heraus, daß es unrichtig ist, die Bestrahlung selbst für eine bösartige Umwandlung einer gutartigen Riesenzellgeschwulst anzuschuldigen, daß es sich vielmehr um eine Reihe von Faktoren handelt, die bei einer ungünstigen Konstellation die Ursache des bösartigen Verlaufes einer Riesenzellgeschwulst werden.

Ob man dazu raten soll, sich bei *reiner Bestrahlung* von Riesenzellgeschwülsten feingewebliche Unterlagen für die Art der Geschwulst zu schaffen, ist fraglich. Jeder, der sich in die Schwierigkeiten vertieft hat, die bei der Erkennung einiger osteogener Sarkome mit riesenzellgeschwulstartigen Abschnitten und bei Riesenzellgeschwülsten mit feingeweblich nachgewiesener Gutartigkeit und späterem bösartigen Verlauf auftreten, wird die Notwendigkeit der feingeweblichen Unterlage zugeben. Auf der anderen Seite haben sich Radiologen bei der Riesenzellgeschwulst bei reiner Bestrahlung gegen den Probeschnitt ausgesprochen. Da sich unzureichende Auskratzung und Infektion als belastend herausgestellt haben, könnte man ihnen recht geben. Aber auch hier wird es sehr wahrscheinlich so sein, daß die sachgemäße Entnahme eines Stückes für die feingewebliche Untersuchung bei richtiger Technik und Vermeidung einer Infektion (Penicillin!) nichts schaden wird. Bei klinisch und röntgenologisch *eindeutigen* gutartigen Riesenzellgeschwülsten ist eine Probeexcision *nicht* notwendig, bei nicht sicherer Diagnose *muß* sie gefordert werden.

Behandlung. Wenn eine anfänglich als gutartig angesehene Riesenzellgeschwulst bei klinischer und röntgenologischer Beobachtung im Verlauf irgendwie verdächtig wird, so muß ein Probeschnitt vorgenommen werden. Ergibt dieser einen mit den klinischen und röntgenologischen Feststellungen übereinstimmenden Befund, so muß radikal chirurgisch vorgegangen werden, sofern der Lage nach die Möglichkeit dazu besteht.

Die Einstellung gegenüber der überwiegenden Mehrzahl der gutartig verlaufenden Riesenzellgeschwülste, die zwar rezidivieren können, sich aber *nicht* bösartig umwandeln, *nicht* zerstörend in die Nachbarschaft einbrechen, *keine* Geschwulstvergiftung und *keine* Ableger in den Lungen hervorbringen, darf hierdurch nicht berührt werden, siehe Kapitel 4a. Je mehr sich aber von vornherein eine sorgfältige Entfernung, also die Resektion mit plastischem Ersatz der dadurch hervorgerufenen Knochenlücke, durchsetzt, um so weniger wird man Rezidive und in das Sarkom entgleisende Rezidive beobachten (vgl. Abb. 450, 451).

B. Gewächse nichtknöchernen Ursprungs.

10. Hämangiome. Knochenblutschwämme.

1913 konnten in einer Dissertation (KORNMANN) nur 20 Knochenhämangiome aus dem Schrifttum zusammengestellt werden. SCHMORL hat 1926 auf die große Zahl der Wirbelhämangiome bei systematischem Absuchen jeder Leichenwirbelsäule hingewiesen; sie sollten sich in 11,93% aller Sektionen finden lassen

(SCHMORL, TÖPFER). JUNGHANNS gibt 10,7% Angiome auf 3829 Wirbelsäulensektionen an. Ausführliche feingewebliche Befunde stammen von MAKRYCOSTAS (1917). 1929 hat BUCY mit 7 eigenen klinischen Beobachtungen 39 Fälle gesammelt. BAILEY und BUCY und BUCY und CAPP haben dann aus dem amerikanischen Knochensarkomregister 27 Wirbelhämangiome und 8 Hämangiome (SCHMORL, TÖPFER) bearbeitet.

Wirbelhämangiome stehen der Häufigkeit nach an erster Stelle. Zunächst ist aber hervorzuheben, daß die Zahlen der Pathologen über ihre Häufigkeit für den Kliniker nicht in Betracht kommen. REINBERG, KOLJU u. a. haben darauf aufmerksam gemacht, daß es sich wohl weniger um echte Gewächse, als um Erweiterung der Gefäßräume bei seniler Knochenporose handelt. Es wären diese Veränderungen auf die gleiche Stufe zu stellen, wie kleine Wirbelmarklipome und sog. Compactainseln, die auch nicht als „Osteome" zu werten sind. Da die Wirbelhämangiome sehr oft nur in der Größe einer Erbse bei der Leichenuntersuchung gefunden werden, und wir wissen, daß sich Herde derartiger Größe der röntgenologischen Darstellbarkeit entziehen (CHASIN), so können diese kleinen Sektionsnebenbefunde keine klinische Bedeutung beanspruchen, zumal sie auch klinisch keine Erscheinungen verursachen.

Das *Wirbelhämangiom* findet sich in allen Altern, wird aber mit zunehmendem Alter häufiger gefunden, was ebenfalls auf die Bedeutung der senilen Osteoporose (REINBERG) hinweist. Es kann Wirbelkörper, Bogen oder Fortsätze oder einzelne zusammen betreffen. Öfter ist mehrfaches Auftreten an verschiedenen Wirbelabschnitten und Vergesellschaftung mit Organhämangiomen beobachtet. MAKRYCOSTAS gibt eine Bevorzugung vom 12. Brustwirbelkörper und 1. Lendenwirbelkörper an. TÖPFER fand gleichzeitiges Vorkommen von Wirbelangiomen mit Brustbein-, Schädel- und Oberschenkelknochenhämangiomen 15mal.

Ursache von *klinischen* Erscheinungen wird erst die Untergrabung der Standfestigkeit des Wirbelkörpers durch ein zu großes Hämangiom oder Druck auf aus- oder eintretende Nerven. Ursache von Rückenmarksdruck können sowohl Brüche als auch Einwuchern oder Einbruch in den Wirbelkanal sein (KOCH-GRÜNBERG, MORASCA). Es kommt nach BOUDREAUX auch gleichzeitiges Bestehen eines Wirbel- und eines epiduralen Hämangioms in Frage, was er 7mal bei 24 Beobachtungen angegeben fand. *Klinisch* hat man bei *Wirbelhämangiomen*, die zu Druckerscheinungen auf das Rückenmark führen, die nach einem langjährigen Vorstadium einsetzende Paraplegie. Im Vorstadium sind Gefühlsmißempfindungen, Wurzelschmerzen (JUNGHANNS) und eine symptomatische Ischias mit jahrelangem Verlauf beschrieben (MUTHMANN, REISNER). In anderen Fällen, die nicht mit Lähmungen enden, sah man sehr heftige Schmerzen, die gelegentlich auch als *Ischias* gedeutet sind, wie denn überhaupt die Diagnose Ischias bei irgendwelchen knöchernen Veränderungen im Bereich der Lendenwirbelsäule eine der *häufigsten Fehldiagnosen* ist (Abb. 237, vgl. Knochenmetastasen Abb. 406—408, S. 258). Allein auf Grund der klinischen Untersuchung ist die Diagnose Wirbelhämangiom noch nicht gestellt worden. Die Diagnose des Wirbelhämangioms, soweit sie während des Lebens gestellt ist, ist dementsprechend auch eine röntgenologische.

Das *Röntgenbild* zeigt eine wabige oder gitterartig vergröberte Zeichnung der Wirbelspongiosa (Abb. 238). Längsgestellte verdickte Bälkchen überwiegen (PERMAN, BOUDREAUX, ZDANSKY). Ein derartiges Röntgenbild ändert sich jahrelang nicht. LIÈVRE sah dasselbe Bild in einem Fall 7 Jahre (vgl. die Abb. 237). Gelegentlich ist der befallene Wirbelkörper verbreitert

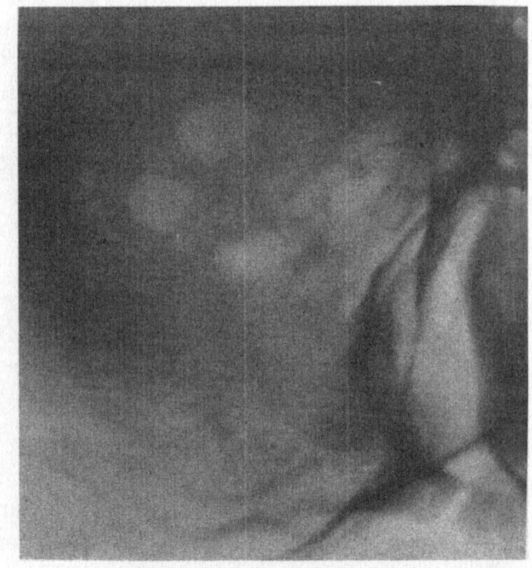

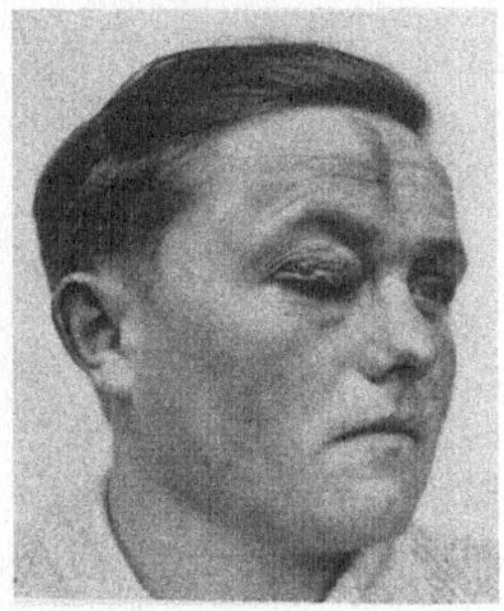

<table>
<tr><td>Abb. 232.</td><td>Abb. 233. Zugehöriges Röntgenbild.</td></tr>
</table>

Abb. 232—233. 25jähr. ♂. Hämangiom des Stirnbeins. Radiumspickung. In ¹/₂ Jahr wesentliche Besserung.

oder höher. Die Seitenfläche ist im Vorderbild oft nach außen ausgebaucht (Abb. 237). Die Veränderung auf der linken Seite des 3. Lendenwirbelkörpers und im zugehörigen Querfortsatz der Abb. 237 sind als Hämangiom zu deuten; sie sind mehrere Jahre verfolgt worden und in dieser Zeit die gleichen geblieben. Klinisch bestanden Wurzelschmerzen. Kommt es zum Zusammensacken des nicht mehr tragfähigen Wirbels, so erkennt man Keilformen (KIENBÖCK, MORASCA) oder Fischwirbelbildungen (JUNGHANNS).

JUNGHANNS berichtet in einem operativ bestätigten Fall über einen solchen fischwirbelförmig verschmälerten 3. Brustwirbel mit gitterartiger Zeichnung, der zur Querschnittslähmung geführt hatte. ZDANSKY sah eine fast völlige Zerstörung des 4. Brustwirbelkörpers, der bis auf krümelige Massen fast völlig zerrieben war, so daß sich die Diagnose röntgenologisch überhaupt nicht stellen ließ. Eine gleiche Beobachtung, wo restlose Vernichtung des 6. Brustwirbelkörpers

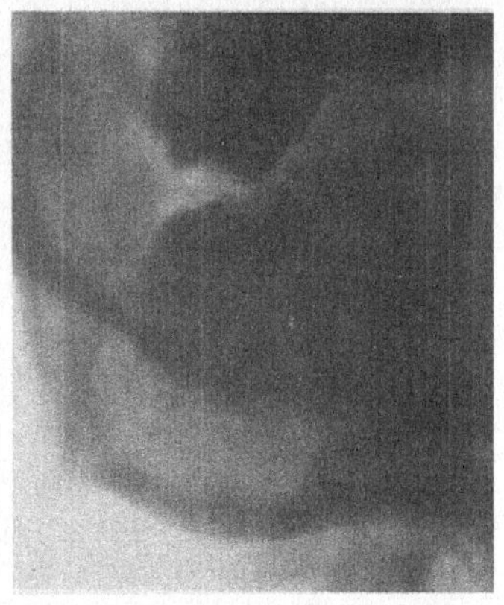

Abb. 234. 12jähr. ♀. Kieferhämangiom. Operative Ausräumung. Geheilt.

bestand, stammt von MUTHMANN. Eine Anzahl von Kranken mit Wirbelhämangiomen sind *operativ* behandelt worden. PERMAN berichtet über einen Erfolg, JUNGHANNS ebenfalls. BOUDREAUX teilte zwei wesentliche Besserungen mit. Die Mehrzahl der operativen Behandlung waren Mißerfolge (BOUDREAUX, PALTRINIERI). Für die Diagnose Wirbelhämangiom kommt es nicht nur auf den Röntgenbefund an, sondern es ist in derartigen Fällen immer auch nach einem myelographischen Stop zu fahnden, falls Beschwerden da sind. Viele Wirbelhämangiome stellen lediglich Zufalls- und meist belanglose Nebenbefunde dar (s. Abb. 237).

Außer den Wirbeln ist vorwiegend der *Schädel* von Hämangiomen befallen (BUCY). Vor allem sind *Stirn-* (Abb. 233, 236) und *Scheitelbeine* ergriffen. Eine sehr gute feingewebliche Abbildung bringt HERZOG. Die Nachbarschaft zu Nahtlinien wird von BUCY bestritten. Das Röntgenbild zeigt Waben- oder Gitterformen (s. Abb. 233 und 236). Das Periost kann reaktiv Spießchen bilden.

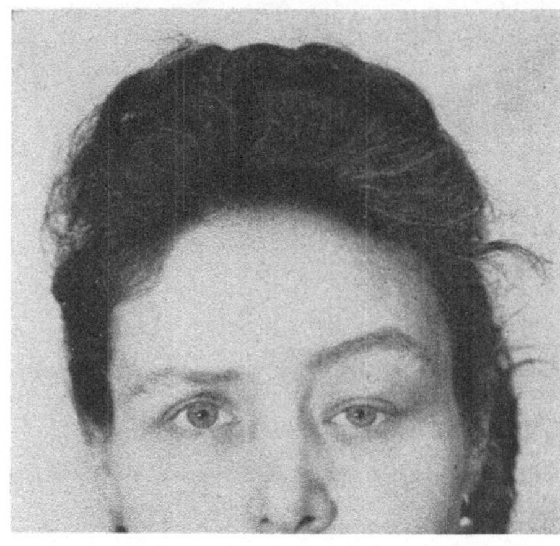

Abb. 235.

Abb. 235—236. 36jähr. ♀. Hämangiom des linken Stirn- und Scheitelbeins. Beachte die Schwellung des linken Oberlides und die engere Lidspalte.

An den *langen Röhrenknochen* finden sich Hämangiome in der Nähe der Epiphysenlinie. Der Knochen kann zentral ergriffen sein (BUCY und CAPP), es gibt aber auch exzentrische Rindenformen (GESCHICKTER und COPELAND). Der Defekt hat in der Regel ovale Form. Am Rande findet sich manchmal eine Sklerose. Die Knochenbälkchen im Innern können grobsträhnig werden. Immer findet sich ein grobwabiges Bild. Die Rinde kann durchbrochen, die Knochenhaut abgehoben sein. Die Knochenhaut wird nicht in die Geschwulst einbezogen und hebt sich bei zunehmendem Wachstum der Geschwulst nur ab. Ein Hämangiom der Femurepiphyse bei einer 25jährigen Frau ist von USADEL vorgestellt worden.

Die Erkrankung der *flachen* Knochen zeigt sich im Röntgenbild durch unregelmäßig geformte Knochendefekte (MORASCA). Die Wabenform ist oft nur angedeutet, meist am Rand erkennbar (KOLJU), und zwischen den Waben finden sich verdickte Bälkchen. Die Kavernen stehen in der Regel mit dem arteriellen Blutgefäßsystem nicht in Verbindung. Erst bei weitgehender Zerstörung kann eine sekundäre Anastomose mit dem arteriellen Blutstrom zustande kommen, so daß mit dem Speichenpuls synchrone Pulsationen auftreten können (KOLJU).

Hämangiome in kleinen Knochen sind im Metacarpalknochen (SCHUH), im Fersen- und Sprungbein (FURLKRÖGER), im Kahnbein (BUCY und CAPP) und in Fingern und Mittelhandknochen (KOLJU, MORASCA) beschrieben. Im letzteren Fall fanden sich röntgenologisch kleine Cysten (KOLJU) oder gröbere, unregelmäßig gestaltete Defekte (MORASCA), deren Hämangiomnatur erst bioptisch bewiesen werden mußte. Ein Kieferhämangiom gibt die Abb. 234 wieder. Es blutete bei der Operation erheblich!

Feingeweblich besteht das Gewächs wie ein kavernöses Weichteilangiom aus kavernösen, blutgefüllten, von Endothel ausgekleideten Hohlräumen. Das histologische Bild des Knochenhämangioms unterscheidet sich also nicht von irgendeinem andern Blutschwamm.

Eine *ausgedehnte Hämangiomatose des Skelets* und der Milz ist von ZDANSKY beschrieben. Eine Mischung von Chondromen und Hämangiomen im Skelet zeigte eine unserer Beobachtungen einer OLLIERschen Dyschondroplasie (Abb. 15 bis 20). Die von ZDANSKY mitgeteilte, autoptisch belegte Beobachtung bot ein so eigenartiges Röntgenbild, daß die Diagnose während des Lebens nicht zu stellen war. Die röntgenologische Diagnose schwankte zwischen osteoblastischen

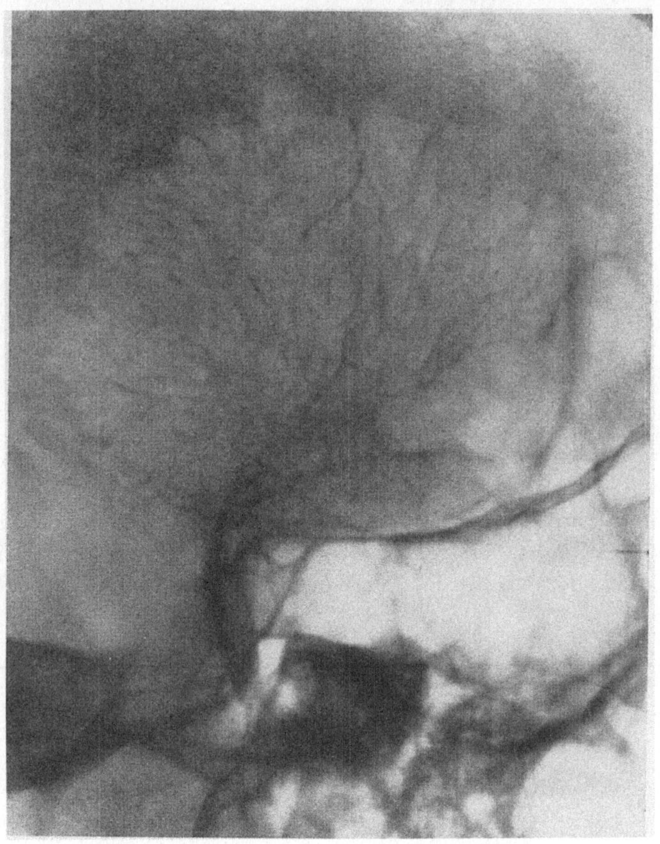

Abb. 236. Zugehöriges Röntgenbild. „Klassisches" Bild eines Knochenhämangioms mit radiärer Struktur.

Metastasen und einer Ostitis deformans PAGET. Ausgebreitete sklerotische Veränderungen in der Wirbelsäule, im Becken, im linken Oberschenkelschaft und im linken Schulterblatt, sowie mächtige Zerstörungen am Darmbein hatten zu Bildern geführt, die als völlig abweichend vom gewöhnlichen Bild des Hämangioms der Knochen bezeichnet werden müssen. ENDRISS berichtet über einen 44jährigen Mann, bei dem im Humerus, in der Scapula und zwei Metakarpen Hämangiome gefunden wurden, die röntgenologisch große Ähnlichkeit mit einer Ostitis fibrosa aufwiesen.

Für die *Behandlung* der Knochenhämangiome kommt in erster Linie die *Bestrahlung* in Frage. Das Röntgenbild ist so charakteristisch, und die Diagnose läßt sich durch Ausschluß anderer Erkrankungen soweit einengen, daß eine

Probefreilegung nicht nötig ist. Daß das Hämangiom des Knochens eine Überraschung bei der Operation ist, sollte nicht mehr vorkommen. Bucy und Capp

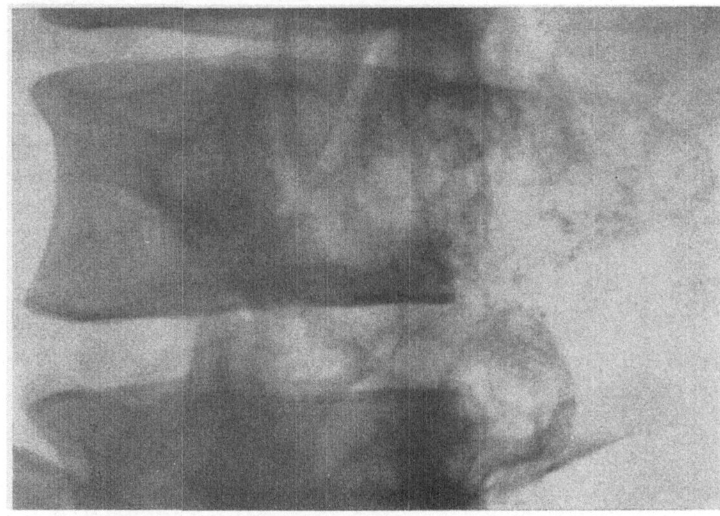

Abb. 237. 24jähr. ♂. Hämangiom des 3. Lendenwirbelkörpers und Querfortsatzes. Röntgendiagnose. Befund ist in 2 Jahren der gleiche geblieben (Röntgenbilder von 3 Instituten). Klinisch: ischiasartige Schmerzen. Differentialdiagnose: Riesenzelltumor. Gleichbleibender Befund spricht für Hämangiom. Röntgenbestrahlung.

berichten über gute Ergebnisse schon bei Anwendung von 180 r (0,5 Cu + 1 mm Al, 200 KV) in 3 Fällen. Eine wesentliche Besserung von multiplen Finger- und Handhämangiomen wurde von Kolju durch abwechselnde Radium- und

Tabelle 6.

Name	Alter Geschlecht	Brust-wirbel		
Gold	23, ♂	6.	Laminektomie	Exitus an Verblutung
Perman	24, ♀	8.	,, + Rö.	Geheilt
Globus-Doshay . .	13, ♀	8.	,,	Exitus
Guillain	18, ♂	7.—9.	,,	Exitus
Bucy-Capp	61, ♀	3.—6.	,, + Rö.	Geheilt
Hille	57, ♂	4.	,,	Geheilt
Climescu	15, ♂	5.	,,	Exitus an Verblutung
Sandahl.	17, ♀	12.	,,	Geheilt
Alpers-Pancoast. .	46, ♂	8.	,,	Geheilt
Sebening			,,	Geheilt, heftige Blutung
Junghanns	62, ♂	3.	,,	Geheilt, Blutung
Bachmann	46, ♂	10.	,,	Geheilt
Bachmann	14, ♂		,,	Geheilt
Roith		7.	,,	Besserung
Usadel	17, ♂	12.	,,	Geheilt
Usadel	36, ♀	8.	,,	Geheilt

Röntgenbestrahlung erzielt. Eine wesentliche Besserung sahen wir selbst bei Radiumspickung eines Stirnbeinhämangioms (Abb. 232). Eine Anzeige zur operativen Behandlung bilden Rückenmarksdruckerscheinungen, wobei man sich über die technischen Schwierigkeiten des Eingriffes (Blutstillung!) von

vornherein klar sein muß. Die Operationssterblichkeit soll sehr hoch sein (60%
SABRAZÈS, JEANNENEY, MATHEY-CORNAT). Ich füge eine von F. MEVES zu-
sammengestellte Tabelle über die Erfolge
von Laminektomien bei Wirbelhämangiomen mit Rückenmarkkompressionen an.

Wichtig erscheint mir der Hinweis von
STEHR, daß Wirbelhämangiome als Nebenbefund nicht operiert zu werden brauchen.
Das Für und Wider einer Operation muß
bei Wirbelhämangiomen sorgfältig erwogen
werden. Ein Bestrahlungsversuch sollte
vorher ruhig gemacht werden.

Daß wie bei jeder modernen Geschwulst-
operation auch bei Hämangiomen (und
Riesenzellgeschwülsten) Blut zum mindesten bereitgestellt sein, wenn nicht schon
bei Beginn der Operation einlaufbereit an
die Blutbahn angeschaltet sein muß, ist
selbstverständlich.

Anhang. Lymphangiom des Knochens.

Das Röntgenbild (Abb. 239) gibt eine
starke Erweiterung der Orbita bei einem
angeborenen Lymphangiom der Augenhöhle wieder. Die Diagnose ist bioptisch
gesichert. Hierbei ist darauf hinzuweisen,
daß die sog. „Lymphangioendotheliome der

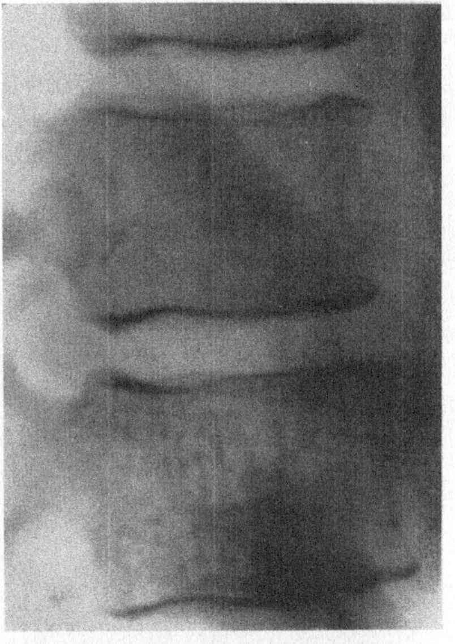

Abb. 238. 43jähr. ♀. Hämangiom des 1. Lendenwirbelkörpers. Seit 1 Jahr Klagen über hart-
näckige Kreuzschmerzen. Klinisch keine wesentliche Bewegungseinschränkung der Wirbelsäule.
Stauch- und Klopfschmerz der unteren Brust-
und der Lendenwirbelsäule. Lasègue beiderseits +. ASR rechts abgeschwächt. Keine
Ischiasdruckpunkte.

Meningen" (Abb. 374) heute als *Meningiome* (CUSHING) geführt werden und
daß diese mindestens in einem Viertel der Fälle in den Knochen eindringen,

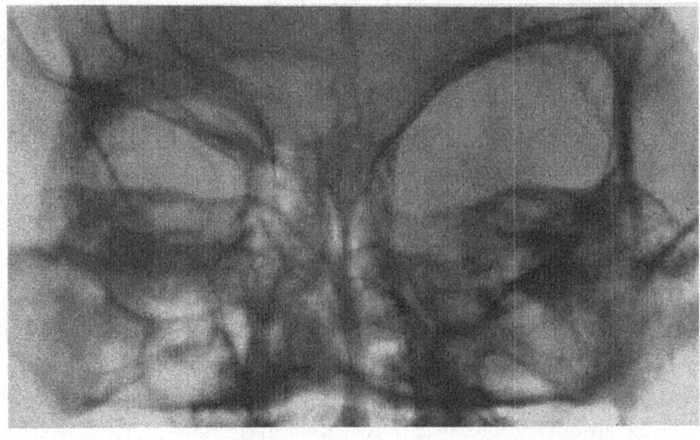

Abb. 239. 17jähr. ♂. Angeborenes Lymphangiom der Orbita. Histologisch durch Teilexcisision sichergestellt.

wo sie zu hyperostotischen Verdickungen führen (vgl. Abschnitt **3**, Osteome,
und **21**, Schädelveränderungen bei Hirngeschwülsten).

Hellner, Knochengeschwülste, 2. Aufl. 11

11. Lipome. Knochenfettgewächse.

Lipome sind sowohl im Inneren des Knochens als auch unter der Knochenhaut gesehen worden. Die letzteren beweisen ihre enge Verbundenheit mit dem Periost durch eine knöcherne Grundlage, die locker auf der Rinde sitzt. Herzog ist der Ansicht, daß eine primäre Entstehung unter dem Periost wegen der histogenetischen Beziehung des Periostes zu den weiten äußeren Knochenmarkräumen im Bereich der Metaphyse denkbar ist. Bei der Operation kann die knöcherne Basis von der Rinde des Schaftes leicht abgelöst werden. Knochenbälkchen strahlen von der knöchernen Basis in das Lipom ein. Diese subperiostalen Lipome sitzen am häufigsten an den Schäften langer Röhrenknochen. Die Abb. 240 gibt ein solches am Oberarmschaft wieder. Es handelt sich um ein subperiostales, etwa hühnereigroßes Lipom (Abb. 240), das im Röntgenbild eine Exostose an der Rinde des

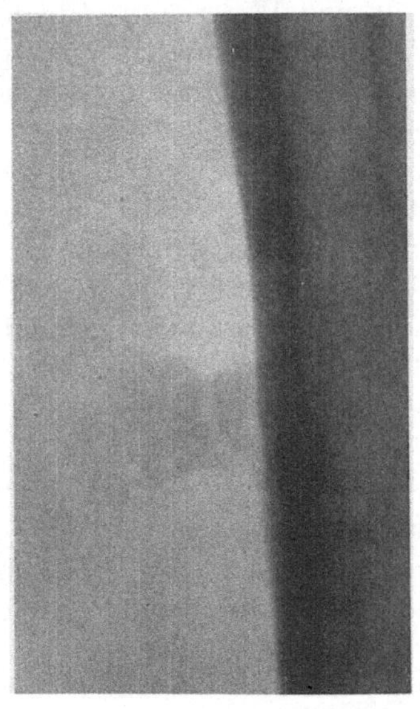

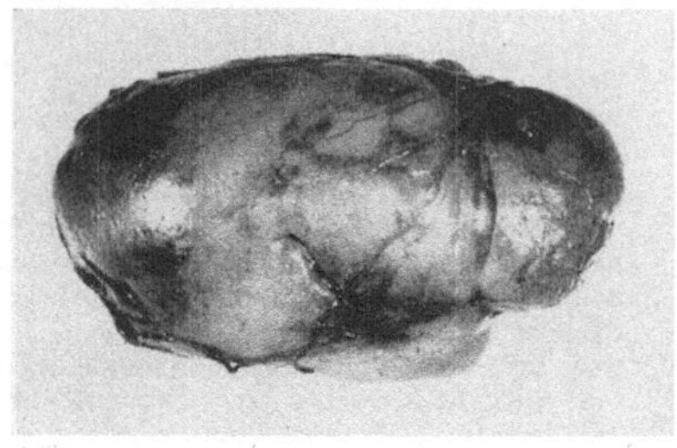

Abb. 240. 47jähr. ♂. Parostales Lipom des Oberarms. Operationspräparat.

Abb. 241. Zugehöriges Röntgenbild. Parostales Lipom des linken Oberarmschaftes. Seit 5 Wochen leichte Schmerzen beim Strecken des Armes. Beachte den Weichteilschatten! Vgl. Abb. 215, Osteomyelitis albuminosa.

Oberarmschaftes erkennen läßt (Abb. 241). Der Weichteilschatten des Lipoms ist ebenfalls sichtbar. Klinisch wurde die Diagnose nicht gestellt; es war eine Osteomyelitis albuminosa mit einem Absceß in Erwägung gezogen worden (vgl. Abb. 215). Ein völlig gleiches Bild am Oberschenkelschaft bringen Sabrazès, Jeanneney und Mathey-Cornat. Feingeweblich wurde Übergang des Knochens mit lockeren Bälkchen in das reine Lipom gesehen. *Maligne Lipome* sind ebenfalls beschrieben; sie sind höchst selten.

Innere, im Knochenmark entstehende Lipome sind selten (Wehrsig). Neugebauer berichtet über ein Lipom des unteren Oberschenkelknorrens, das lange Zeit wegen sichtbarer Zerstörungserscheinungen im Röntgenbild und wegen einer begleitenden Kniebeugekontraktur für Tuberkulose gehalten worden war. Das betreffende Lipom war sogar in den Gelenkspalt eingebrochen. Eine ähnliche Beobachtung machte Mosti am Radiocarpalgelenk. In den Wirbelkörpern sind, besonders in den Lendenwirbelkörpern, kleine zentrale Marklipome gesehen worden (Makrykostas). Eine Anzahl dieser Bildungen sind zweifelsohne als umschriebene Fettmarkbildungen im höheren Alter anzusehen, und sie haben wohl die gleiche Bedeutung wie Compactainseln, die wir im Röntgenbild häufig sehen, und die wir auch bei größerer Ausdehnung nicht als selbständige Osteome werten.

12. Odontogene Kiefergeschwülste.

a) Adamantinome.

Das Adamantinom ist jenes dem Kiefer eigene Gewächs, das sich von einem ektodermalen Gewebe ableitet, welches Schmelzkeime (BROCA 1868) bilden kann. Es bleibt in seiner Entwicklungsstufe an der Stelle stehen, wo Ameloblasten und Schmelzpulpazellen bereits ausgebildet sind. Das *feingewebliche* Bild zeigt diese Schmelzbestandteile in Form epithelialer Kolben und Stränge in einem bindegewebigen Stroma. Die äußere Schicht der Stränge besteht aus hochzylindrischen Epithelien *(Ameloblasten)*, dann folgen kubische Zellen *(intermediäre Schicht des Schmelzorganes)*, und im Innern liegen die sternförmigen Zellen, welche den *Schmelzpulpazellen* entsprechen. Das Stroma kann in seinem Zellgehalt außerordentlich wechseln. Es besteht die Möglichkeit, den bindegewebigen Anteil des Adamantinoms als bindegewebige Zahnpapille aufzufassen.

Die ektodermalen Bestandteile des Zahnes werden bekanntlich bis zur Ausbildung der Ameloblasten und Schmelzpulpazellen entwickelt. Dann erfolgt die Bildung der mesodermalen Odontoblasten. Erst wenn diese das Dentin geliefert haben, beginnt die Schmelzbildung durch die Ameloblasten. Man kann sich so Dentifizierungen in Adamantinomen erklären und erkennt auch die engen Beziehungen zwischen Adamantinomen und Odontomen.

Das Adamantinom betrifft in der Regel jüngere Menschen im Alter zwischen 10 und 35 Jahren. Es sind nur wenige Fälle bei Säuglingen und bei Kindern bekanntgeworden. Es kommt häufiger im Unterkiefer als im Oberkiefer vor. Die Verhältniszahlen werden verschieden angegeben [PINCUS (1904) 30 Unter-, 10 Oberkieferadamantinome, HESSE (1913) 45 : 40, E. SCHMIDT (1922) 48 : 14, GESCHICKTER und COPELAND 36 : 7].

Man kann aber wohl sagen, daß eine Reihe von *Ober*kiefergeschwülsten, die als Krebse reseziert sind, wahrscheinlich als Adamantinome nicht erkannt sind. Für das häufigere Vorkommen im Unterkiefer fehlt bisher eine triftige Erklärung. Die Behauptung der Bevorzugung der linken Seite (H. WINTER) läßt sich nicht halten. Wohl aber sind Frauen häufiger als Männer befallen.

Das Unterkieferadamantinom als häufigstes vom ektodermalen Zahngewebe abstammendes Gewächs kann in zwei Formen auftreten: als solides Adamantinom und als polycystisches. Das *solide Adamantinom* macht zunächst keine Erscheinungen, bis es langsam wachsend den Kiefer auftreibt Die *polycystischen* wandeln den Kiefer in ein mehrfaches Hohlraumsystem (Abb. 243) um. Beide bevorzugen die Molargegend. In etwa einem Drittel der Beobachtungen kann man eine Ausdehnung bis in den aufsteigenden Kieferast feststellen. Das Wachstum kann mehrere Jahre bis Jahrzehnte dauern. Schmerzen bilden meist keinen Grund für die Zuziehung eines Arztes, sondern eher die Entstellung des Gesichtes. Das Allgemeinbefinden ist außer bei Infektionen (s. unten) nicht gestört. Große Adamantinome fallen durch Behinderung der Zungenbewegung und des Kauens lästig. Die Knochenschale über dem Gewächs kann so dünn sein, daß Pergamentknittern nachweisbar ist. Daß durch die Geschwulst ein darüberliegender Zahn gelockert werden kann, ist verständlich. Eine ärztlich unverständliche Maßnahme stellt das Ziehen dieses Zahnes dar, ohne daß an ihm selbst eine Veränderung erkennbar ist. Eine Röntgenaufnahme darf also nie unterlassen werden.

Im Oberkiefer kann das Gewächs in Richtung auf die Kieferhöhle zur Entwicklung kommen, oder es wird die Fossa canina vorgebuckelt. Ausnahmefälle stellen solche Adamantinome dar, die sich in den Naseneingang hinein entwickeln (A. ESCH). Klinische Verwechslungen mit Oberkieferkrebsen sind möglich.

Das *Röntgenbild* ergibt beim soliden Adamantinom eine cystische Aufhellung, die auf der Auflösung des Knochens durch expansives Wachstum beruht. Eine Schale ist in der Regel vorhanden; sie ist selbstverständlich bei Durchbruch bis unter das Zahn- oder Wangenfleisch aufgesogen. Periostale Reaktionen fehlen (Abb. 243, 247).

Bei den *polycystischen Adamantinomen* (Abb. 243, 247) sieht

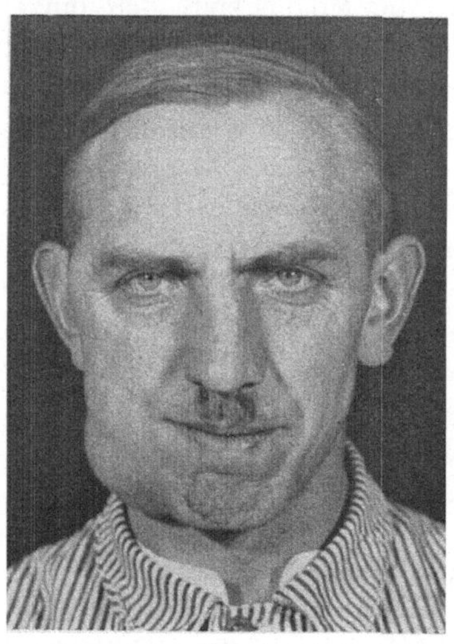

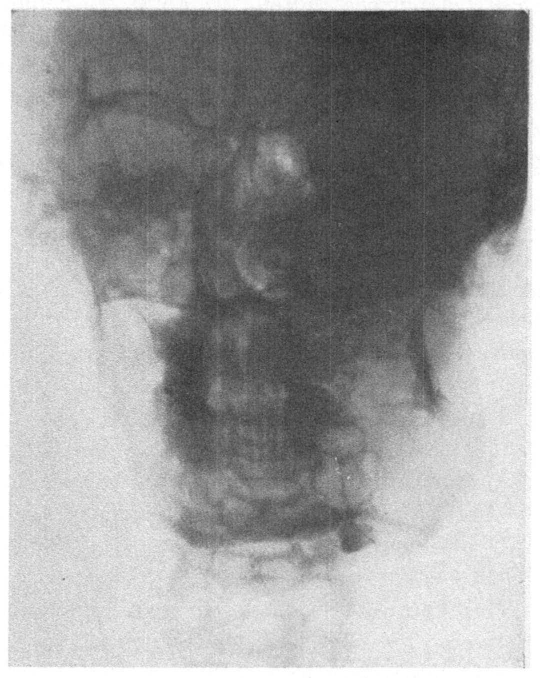

Abb. 242

Abb. 243. Zugehöriges Röntgenbild, seitenverkehrt.
Polycystische Auftreibung des horizontalen Unterkieferastes.

Abb. 242—246. 45jähr. ♂. Polycystisches Adamantinom des Unterkiefers (Rezidiv). Seit 9 Jahren Anschwellung.
Vor 7 Jahren wurde eine kleine Kiefergeschwulst entfernt.

man mehrere in der Größe wechselnde Kammern. Sie können einen oder mehrere Zähne enthalten. Das Adamantinom muß dann aus dem ektodermalen Anteil eines (oder mehrerer?) dieser Zahnsäckchen hervorgegangen sein. Die Bevorzugung der Gegend des hintersten Mahlzahnes läßt schon an sich an eine Beziehung zu abirrenden Zahnanlagen denken. Differentialdiagnostisch sind Wurzel- und Follikelcysten zu berücksichtigen. Gerade die Follikelcysten, die ebenfalls von Schmelzbestandteilen abzuleiten sind, stehen in engen Beziehungen zu Adamantinomen.

Der *Verlauf des Adamantinoms,* und zwar sowohl des polycystischen, wie des soliden, entspricht dem eines *gutartigen Gewächses.* Das Wachstum bleibt auf den Kiefer beschränkt. Selbstverständlich kann eine Spontanfraktur eintreten, zu der man es nicht erst kommen lassen sollte. Eine häufige Begleiterscheinung ist die Infektion, die nicht das Geschwulstwachstum auslöst, sondern bei schon bestehender Geschwulst eintreten kann. Das klinische Bild einer Parulis, eines Abscesses und, beim Abklingen der entzündlichen Erscheinungen, einer Fistel

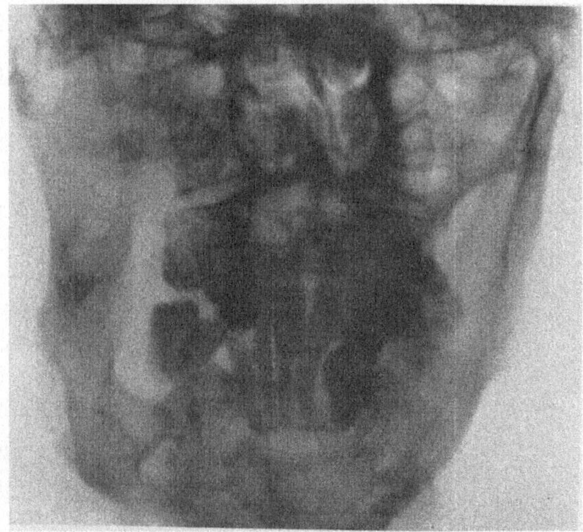

Abb. 244. 56jähr. ♂. Vor 9 Jahren operiertes ausgeheiltes polycystisches Adamantinom des rechten Unterkiefers.

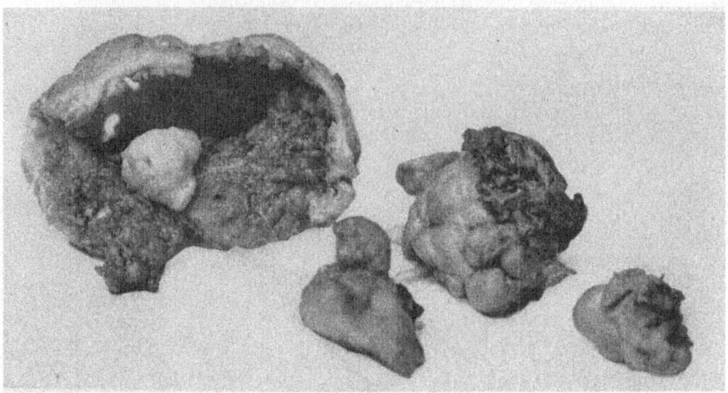

Abb. 245. Operationspräparat. Ausgeschältes Gewächs, das in einer Cyste einen mißbildeten Zahn enthält.

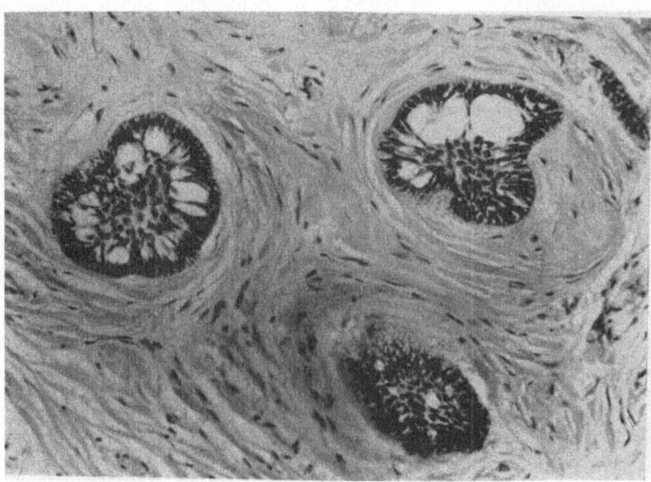

Abb. 246. In der Cystenwand Adamantinomstränge.

ist die Folge. Ungenügend behandelte Adamantinome rezidivieren leicht. Als Chirurg bekommt man verhältnismäßig viel eher Rezidive zur Operation, bei denen oft auch vorher die Diagnose nicht gestellt ist (vgl. Abb. 242, 247).

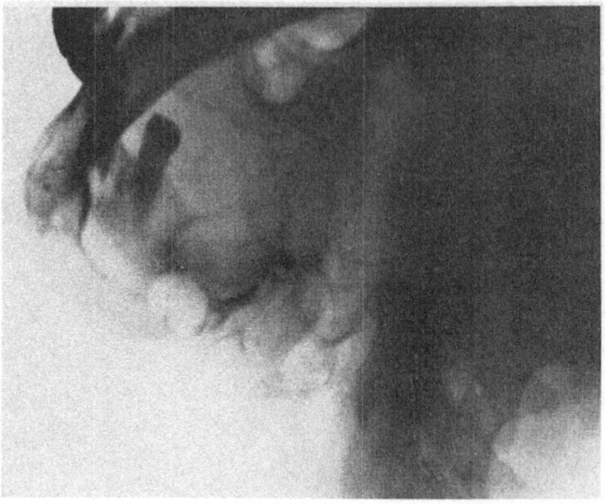

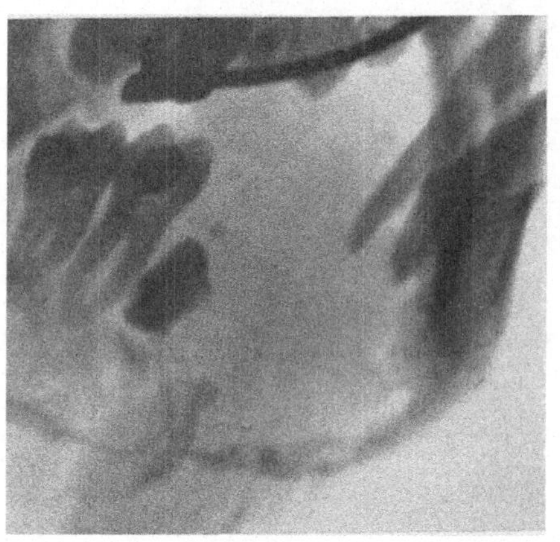

Wichtig ist, daß das Adamantinom sowohl in seinem bindegewebigen Anteil (EVE, KROMPECHER, HEATH, PAPADIMITRIOU) (Abb. 250, 251) als auch in seinen epithelialen Bestandteilen (PERTIK, KAUFMANN, SPRING) gelegentlich bösartig werden kann. Auch das gutartige Adamantinom kann zu einem oder

Abb. 247. 40jähr. ♀. Polycystisches Adamantinom des linken Unterkiefers in der Gegend des Kieferwinkels. Rezidiv 5 Jahre nach einer ersten, unzulänglichen Operation.

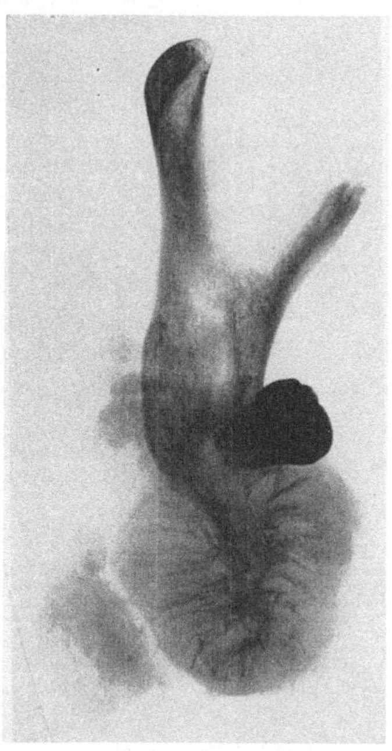

Abb. 248

Abb. 249

Abb. 248—251. 28jähr. ♀. Sarkomatöses Adamantinom des linken horizontalen Unterkieferastes. Entwicklung der Geschwulst innerhalb von 8 Tagen im Anschluß an eine Parulis. Totale Unterkieferresektion. Nach 10 Jahren gesund. Knochen weitgehend zerstört.

Abb. 249. Rezidiv eines sarkomatösen Unterkieferadamantinoms 1 Jahr nach partieller Unterkieferresektion. Röntgenbild des Operationspräparates. Beachte den von der Art der Sarkomspieße abweichenden Typ der Knochenneubildung am Stumpf.

mehrfachen Rezidiven führen, sehr wahrscheinlich infolge nicht genügender Entfernung. Vielleicht kommt es gerade bei wiederholtem Auftreten leichter zur bösartigen Entartung. Wir haben etwas Ähnliches im Verhalten der Riesenzellgeschwulst. Mechanische, traumatische, chemische und Strahlenreize können und werden auch dabei eine Rolle spielen. THOMA hat Lymphknotenmetastasen eines Adamantinoms gesehen. Der Patient war aber 8 Jahre nach Resektion und Drüsenausräumung noch in gutem Zustand. SPRING beobachtete Schädeldachmetastasen.

Behandlung. Es kommt nur eine *sorgfältige* chirurgische Therapie des Adamantinoms in Frage. Für die Wahl des Eingriffes spielt die Größe eine Rolle. Solide Adamantinome können ausgeschält werden. Bei polycystischen Gewächsen

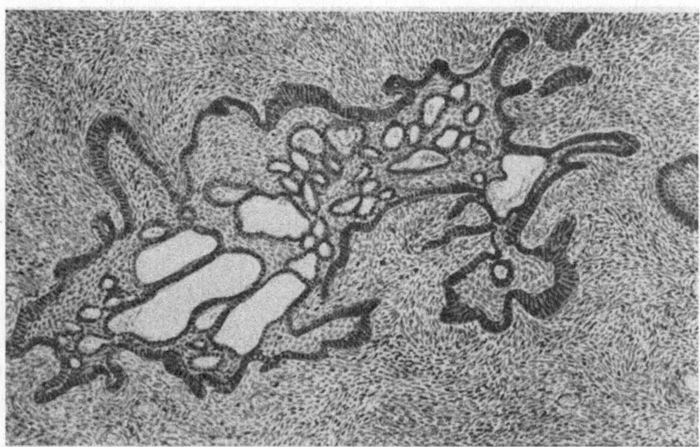

Abb. 250. Histologisches Bild. Sarkomatöses Adamantinom. Zellreichtum des Stromas mit vielen Mitosen. Schmelzanteile regelrecht. Zeichnung. Schwache Vergrößerung.

wird man Gefahr laufen, Geschwulstgewebe zurückzulassen, was zweifellos die vielen Beobachtungen eines Rezidivs erklärt. Diese Adamantinome sind bis auf eine ausreichende Grundspange zu resezieren. Vorher läßt man zweckmäßig

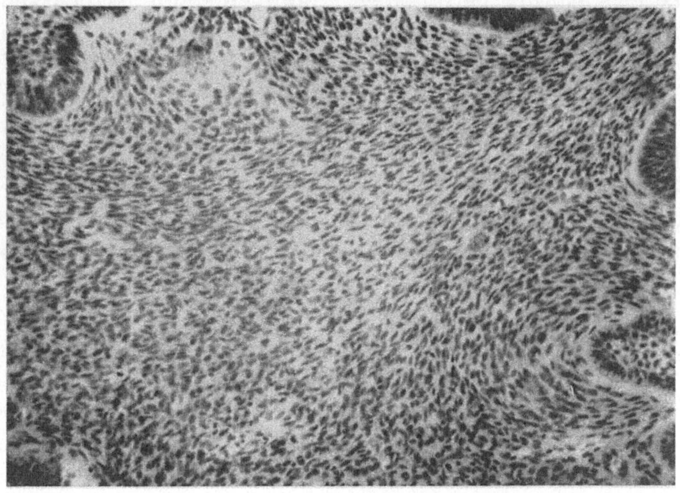

Abb. 251. Sarkomatöses Adamantinom. Stärkere Vergrößerung der bindegewebigen Anteile. Starker Zellreichtum. Photo.

den Kiefer schienen, um keine operative Fraktur oder eine postoperative Spontanfraktur zu erleben. QUERVAIN läßt dabei die Knochenspange am unteren Kieferrand stehen. PICHLER kratzt die Adamantinome sorgfältig aus und legt, nachdem die Höhle oberflächlich mit Granulationen bedeckt ist, eine Radiumkapsel ein, was mir bei gutartigen Adamantinomen nicht erforderlich zu sein scheint. Man halte sich auch das Beispiel der durch Infektion und Bestrahlung vielleicht bösartig werdenden Riesenzellgeschwulst vor Augen!

GESCHICKTER und COPELAND sprechen sich für die Curettage mit nachfolgender chemischer Verätzung der Wand aus. Für die Mehrzahl der gutartigen Adamantinome, die heute bei der weitgehenden Heranziehung der Röntgenuntersuchung auch durch den Zahnarzt viel früher erkannt werden als ehedem, muß die sorgfältige Auskratzung als völlig ausreichende Behandlung bezeichnet werden. Auch bei vielen Rezidiven, die schon einmal operiert sind, und die dann dem Fachchirurgen zufallen, genügt die Auskratzung. Die Röntgenkontrolle eines nach 9 Jahren nachuntersuchten ausgekratzten, recht großen polycystischen Adamantinoms zeigt die Abb. 244. Wie bei ausgeheilten Riesenzellgeschwülsten und Cysten stellt sich der architektonische Aufbau des Knochens aber doch nicht wieder so wie beim Gesunden her. Bei histologisch bewiesener Bösartigkeit, bzw. schon bei Verdacht, muß von vornherein die Exartikulation des Kiefers vorgenommen werden.

Daß **abirrende Adamantinome in der Tibia** beschrieben sind, sei als Merkwürdigkeit erwähnt (FISCHER-WASELS, HOLDEN und GRAY, REHBOCK und BARBER). Sie müssen wohl als *Teratome mit besonders ins Auge fallender Zahnkeimbildung* aufgefaßt werden. GEORG HERZOG faßt diese Adamantinome als abgewandelte Basalzellgeschwülste, insbesondere Cylindrome auf, die auch sonst gelegentlich von der Haut der unteren Gliedmaßen ausgehen.

Feingeweblich sind es in der Regel basalzellartige Geschwülste, teilweise mit parakeratotischer Verhornung. PETROV und GLASOUNOFF fanden im Schrifttum bis 1934 8 Angaben. 7mal war das Schienbein, nur 1mal die Elle betroffen.

Ihre eigene Beobachtung betraf einen 22jährigen Mann, bei dem seit 3 Jahren eine dem Schienbein fest aufsitzende, im Röntgenbild die Rinde auflösende Geschwulst nachweisbar war. Sie war klinisch für „Ostitis fibrosa" oder ein „Chondrom" gehalten. Auch von anderer Seite ist das Röntgenbild als riesenzellgeschwulstähnlich beschrieben worden. Für den Verlauf bedeutungsvoll ist, daß Metastasen von solchen aus ektodermalen Keimversprengungen entstehenden Gewächsen nicht bekanntgeworden sind. Man kann sich also bei Abkapselung mit der Resektion und autoplastischem Knochenersatz begnügen. Die folgende Tabelle von REHBOCK und BARBER gibt über den Verlauf, die präoperative Fehldiagnose, sowie die Art des Vorgehens Auskunft.

Ta-

Autor	Alter	Ge-schlecht	Sitz	Symptome
FISCHER (1913)	37	♂	Linkes Schienbein	Schmerzen
RICHTER (1930).	12	♂	Linkes Schienbein mittleres Drittel	Schwellung
BAKER und HAWKSLEY (1930) .	46	♂	Linkes Schienbein oberes Drittel	Schmerzen
RYRIE (1932).	44	♂		Schmerzen
HOLDEN und GRAY (1934) . . .	36	♀	Linkes Schienbein oberes Drittel	Schmerzen
BISHOP (1937)	22	♂	Rechtes Schienbein unteres Drittel	Schwellung
REHBOCK und BARBER (1937) .	24	♀	Linkes Schienbein oberes Drittel	Schmerzen

b) Odontome.

Odontome sind die entwicklungsmäßig gegenüber den Adamantinomen vorgeschritteneren Gewächse. Es ist bereits auch zur Ausbildung von Odontoblasten im Geschwulstgewebe gekommen; es handelt sich um *geschwulstartig* veränderte Zahnanlagen eines oder mehrerer Zähne. Dementsprechend können feingeweblich alle Gewebe des fertigen Zahnes (Dentin, Schmelz, Zement) vertreten sein. Es können sich also auch epitheliale Bestandteile finden, welche denen in Adamantinomen ähneln, wenn auch die *bindegewebigen Zahnanlagebestandteile* und ihre Produkte *überwiegen*. E. KAUFMANN kennzeichnet Odontome als verhältnismäßig seltene Geschwülste aus Zahnsubstanz.

Die entwicklungsmäßig jüngeren Odontome sind diejenigen, welche als *weiche* Odontome bezeichnet werden. Sie treten vorwiegend als *Fibrome* und *myxomatös veränderte Fibrome* in Erscheinung, wobei die sternförmig verästelten Zellen als Papillengewebe zu deuten sind. Kieferfibrome sind also teils bei den Odontomen, teils bei den Riesenzellgeschwülsten (s. Abschnitt 4) einzuordnen. Die histogenetisch älteren Odontome enthalten Dentin, das von Odontoblasten hervorgebracht ist, oder noch Schmelz und Zement. Harte Odontome sind häufiger. Aus weichen und harten Odontombestandteilen bestehende Gewächse heißen zusammengesetzte Odontome. Wenn das Odontom aus *einer* mißratenen Zahnanlage hervorgeht, wird es auch ein einfaches genannt. Vereinigen sich mehrere Zahnanlagen zu einem solchen geschwulstig entgleisenden Wachstum, nennt man es ein zusammengesetztes (COENEN). Die letztgenannten sind die selteneren. Sie weisen mehrere, getrennt verkalkte Massen von Zahngewebe auf und enthalten bis zu mehreren hundert Dentikel (PERTHES). Diese sitzen lose in einer Cyste. Zusammengesetzte Odontome betreffen mit Vorliebe den Oberkiefer.

Ob man beim Vorfinden von mißglückten Zahnanlagen in Teratomen und in Hypophysengangsgeschwülsten, mesoektodermalen Mischgeschwülsten (PFLÜGER-SCHÜRMANN), zweckmäßig von Odontomen sprechen soll, fragt sich. Sie sind wohl besser als Teratome mit Zahnkeimbildung zu bezeichnen.

belle 7.

Dauer bis zur Operation	Präoperative Diagnose	Operation	Verlauf
5 Monate	Erstgewächs	Tibiaresektion und Knochenspan	
8 Monate	Myelogenes Sarkom	Amputation	
6 Wochen	Myelom	Subperiostale Resektion	
16 Jahre	Knochensarkom	Curettage	Rezidiv in 6 Monaten Amputation
2 Jahre	Knochencyste	Excision	Rezidiv in 2 Jahren
3 Jahre	Knochencyste oder Riesenzellgeschwulst	Curettage und Kauterisation	Rezidiv in 14 Monaten Amputation
18 Monate	BRODIE-Absceß	Excision	

Feingeweblich enthalten *weiche* Odontome, die in der Frühperiode der Zahn-
bildung entstehen, ein an Zellen und Gefäßen armes Stroma mit eingelager-

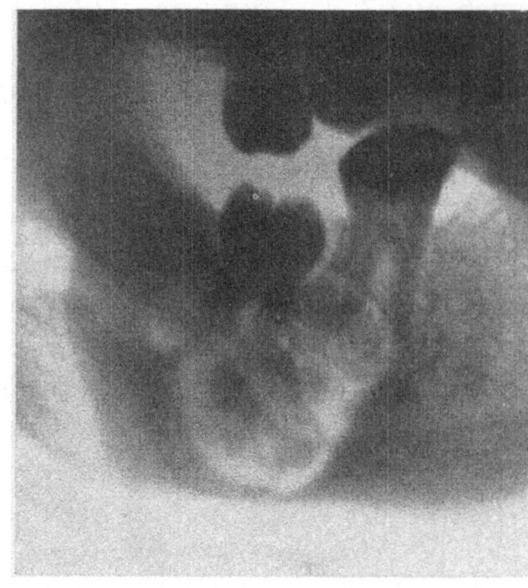

ten uncharakteristischen Epithelmassen.
In schleimartig beschaffenen Abschnitten
sieht man häufiger Cystenbildungen. Im
myxomatösen Bindegewebe können sich
Bröckel von Dentin und Zement finden.
In *harten* Odontomen wird ein dentin-
ähnliches Gewebe hervorgebracht. Fast
immer sind Schmelzsubstanz und Zement
in mehr oder weniger rudimentärer Form
vertreten.

Bei der Durchmengung der Gewebe kann
allerdings das Epithel die Fähigkeit der
Schmelzbildung verlieren. Schließlich können sich Kiefergeschwülste fast ganz nach
der Zementseite entwickeln und nur aus
hartem zementartigen Knochengewebe bestehen. Ein solches Gewächs, ein *Zementodontom* (SIEGMUND und WEBER, THOMA),

Abb. 252—253. 20jähr. ♀. Zementodontom des
Unterkiefers. Seit 1 Jahr Anschwellung am
Kieferwinkel.

das nur geringe, aber nachgewiesene Spuren dentinoiden Gewebes enthielt,
ist in der Abb. 252 wiedergegeben.

Klinik. Die Wachstumsdauer der Odontome beträgt viele Jahre, sie kann
bis 10 Jahre und darüber betragen. Der Unterkiefer ist nicht wesentlich häufiger

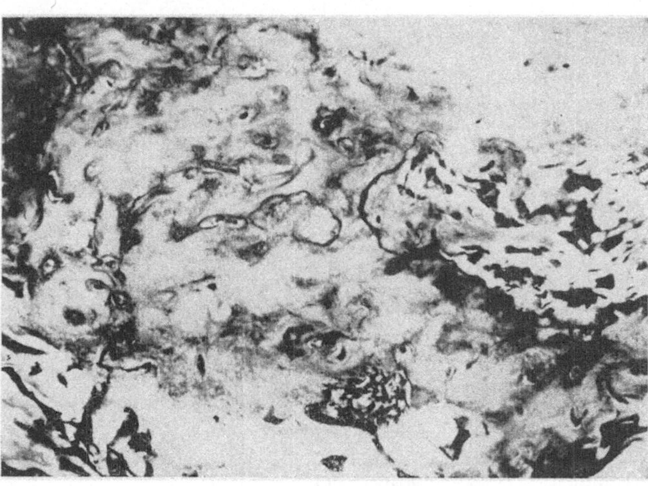

als der Oberkiefer be-
troffen, während bei
den Adamantinomen
wohl eine Bevorzu-
gung des Unterkiefers
besteht. Die Größe
der Geschwulst über-
steigt kaum je die
eines Gänseeies. Das
Lebensalter der Ge-
schwulstträger geht
von 3—50 Jahren.
Besonders häufig ist
das jugendliche Alter
betroffen, da sich das
Odontom meist im
Gefolge der zweiten
Dentition zu bilden

Abb. 253. Zugehöriges Präparat: Zementodontom.

pflegt. Die Geschwulst tritt wie ein Adamantinom mit langsamer Auftreibung
des Kiefers in Erscheinung. Bei harten Odontomen fehlt jedes Zeichen einer
Knochenwandnachgiebigkeit. Der Zahn, aus dessen verunglückter Anlage das
Odontom hervorgeht, fehlt. Eine Infektion ist wie beim Adamantinom möglich
und läßt klinisch die Bilder einer Parulis oder einer Osteomyelitis zustande

kommen. Die Geschwulst kann durch Druck auf den Nerven zu heftigen und lange anhaltenden neuralgieartigen Beschwerden führen.

Im *Röntgenbild* (Abb. 252) findet man bei den harten Odontomen eine bröcklige Massen enthaltende, gut abgekapselte Geschwulst mit einem oder mehreren zurückgehaltenen Zähnen. Weiche Odontome sind unschärfer abgesetzt.

Die *Behandlung* besteht in der Ausschälung vom Munde her. Nach Abschieben der Weichteile und Abknabbern der meist noch vorhandenen dünnen Knochenschale kann die Geschwulst infolge ihrer Härte und ihres Zusammenhaltes oft im ganzen herausgehebelt werden. Gewalt-

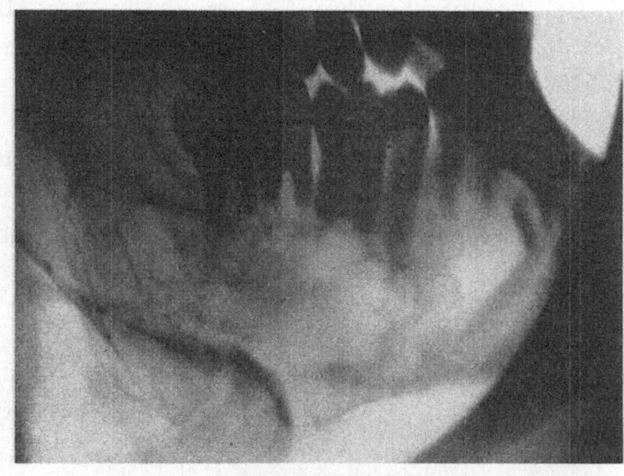

Abb. 254. 29jähr. ♂. Unterkiefer-Myxom. Unterkieferresektion. Röntgenbild: wabig-cystische Auftreibung des horizontalen Unterkieferastes, die bis weit in den aufsteigenden Ast hineinreicht.

anwendungen sind wegen der Gefahr einer Fraktur des Kiefers verpönt. Bei großen Odontomen, bei denen unter Umständen eine Entfernung mehrerer benachbarter Zähne oder sogar eine Operation von außen her in Frage kommt, muß vorher, für den Fall einer Fraktur, ein Gipsabdruck für eine Schiene gemacht werden. Eine Regeneration erfolgt auch bei größeren Defekten glatt, weil das Periost erhalten werden kann.

c) Kieferfibrome und -myxome.

Reine Kieferfibrome und -myxome sind sehr selten; sie gehören entweder als Ausheilungsstadien zu den Riesenzellgeschwülsten, wobei ich auf das Kapitel 4 und die Abb. 75—77 verweise. Oder man muß

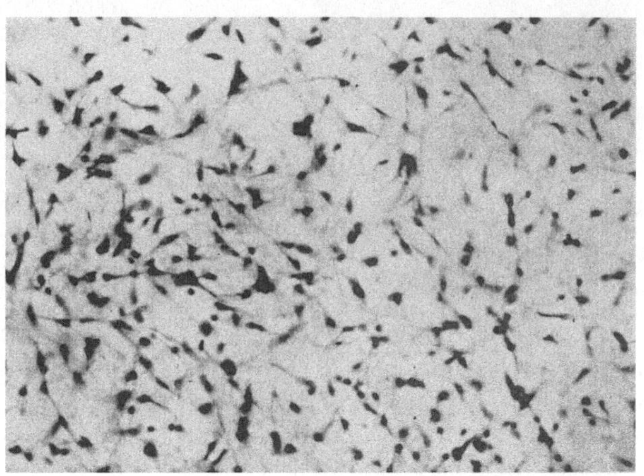

Abb. 255. Feingewebebild. Myxom. Im ganzen Tumor kein Riesenzelltumorgewebe und keine Knochenbildung!

sie in die weichen Odontome einreihen (s. den vorhergehenden Abschnitt 12 b). Die sternförmig verästelten „Myxom"zellen sind histogenetisch als Papillengewebe zu deuten. Ein solches von mir operiertes reines Myxom geben Abb. 254—255 wieder. Es ist darauf aufmerksam zu machen, daß sich klinisch und röntgenologisch Riesenzellgeschwülste, weiche Odontome, Fibrome und Myxome nicht unterscheiden lassen. Die Behandlung hat bei ausgedehnten Geschwülsten des

Unterkiefers in der Resektion nach vorheriger Schienung, später in der Knochentransplantation zu bestehen.

Bei entsprechenden Geschwülsten des Oberkiefers muß ebenfalls reseziert werden, wobei sich die Größe der Resektion nach der Ausdehnung der Geschwulst richtet. Wenn die Kieferhöhle eröffnet wird, so muß diese ausgeräumt, drainiert und in der Nachbehandlung mit Penicillin gespült werden. Am Oberkiefer muß dann später meistens eine Prothese getragen werden. Eine entsprechende Beobachtung eines knochenbildenden Fibroms am Oberkiefer ist in der Abb. 256 wiedergegeben, wobei es sich um eine die ganze Oberkieferhöhle ausfüllende Geschwulst, oder um eine Beteiligung des Alveolarfortsatzes ohne Einbeziehung der Kieferhöhle handeln kann. Genau wie bei den Adamantinomen und den übrigen gutartigen Kiefergeschwülsten führt eine nicht radikale Entfernung zum Rezidiv. Nichts ist verhängnisvoller als das Anoperieren und die nicht radikale Operation, die man gerade bei den gutartigen Kiefergeschwülsten immer wieder erlebt. Genau wie bei den Riesenzellgeschwülsten macht sich auch bei den Adamantinomen, weichen Odontomen, Fibromen und Myxomen im histologischen Bild beim Rezidiv die Neigung zu stärkerem, vermehrten Zellreichtum, einer erhöhten Mitosenzahl und unter Umständen zu infiltrierendem Wachstum bemerkbar. Trotz der histologischen Befunde von „sarkomatösen"

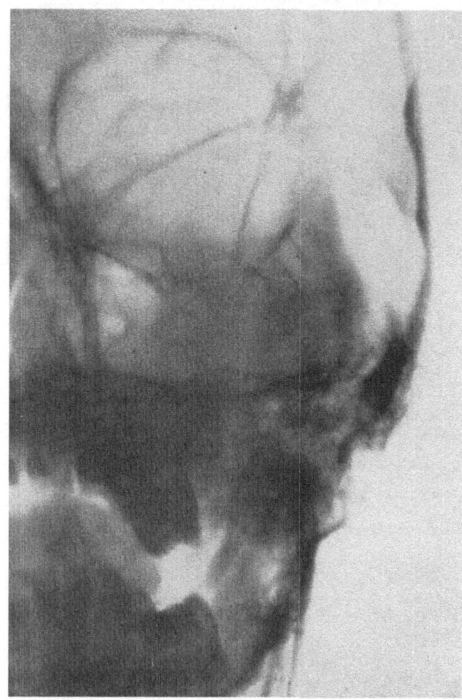

Abb. 256. 11jähr. ♀. Oberkiefer„fibrom". Seit ¹/₂ Jahr Vorwölbung der linken Wange. Röntgenbild: Verschattung der Oberkieferhöhle und unregelmäßige Verdichtung der seitlichen Oberkieferwand. Resektion der Geschwulst vom Munde her. Oberkieferhöhle durch die abgegrenzte Geschwulst eingeengt.

Bildern ist die Prognose bei wirklich radikaler Entfernung aber als günstig zu bezeichnen. Beispiele hierfür sind die Abb. 75—76, 77—79, 248—251 und 254. Ich warne vor Überwertung des mikroskopischen Ergebnisses.

Es ist bezüglich der „Ostitis fibrosa" der *Kiefer* folgender Standpunkt einzunehmen: es gibt fibromatöse (Fibrome) und fibro-osteomatöse Kiefergeschwülste (Fibro-Osteome) *dentalen* und *nichtdentalen* Ursprungs. Die letzteren sind meist Umwandlungs- und Ausheilungsstadien von Riesenzellgeschwülsten. Daneben kommen noch Osteome vor (s. Kap. 3). Ob es außerdem noch Osteofibrome gibt, die *nicht* aus Riesenzellgeschwülsten hervorgegangen sind, steht dahin. Der Begriff des selbständigen Knochenfibroms steht auf wackligen Füßen. Ein gewisser Zellreichtum an Bindegewebszellen macht sich gerade bei Kiefergeschwülsten besonders bemerkbar. Mit der Diagnose Fibrosarkom muß man daher vorsichtig sein. Ich kenne mehrere derartige Diagnosen von fachpathologischer

Seite, bei denen jahrelange klinische Beobachtung keinen „Sarkom"verlauf zeigte. Die Benennung als „Ostitis fibrosa" ist im Kiefergebiet besonders beliebt, aber besonders irreleitend. Daß eine echte Ostitis fibrosa generalisata auch mit braunen Riesenzellgeschwülsten der Kiefer einhergeht, vielleicht sogar beginnt, unterstreicht nur die Notwendigkeit der Abgrenzung (vgl. Kap. 4 und 5).

d) Zahncysten.

α) Follikelcysten.

Follikelcysten stellen cystische Entartungen der Zahnkeimanlagen dar; sie leiten sich von epithelialen Bestandteilen des Schmelzkeimes ab. Die alte Theorie von BROCA-MAGITÔT ist im wesentlichen noch nicht widerlegt. Die entwicklungsstörende Ursache ist innerhalb der Schmelzpulpa und des äußeren

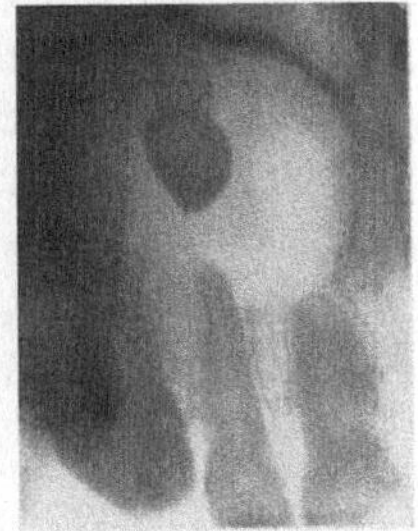
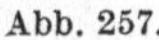
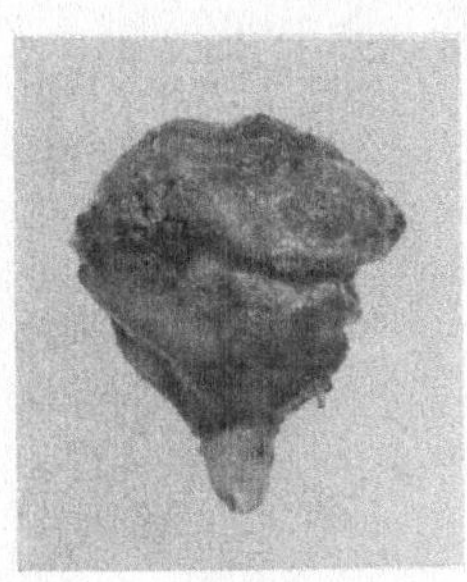
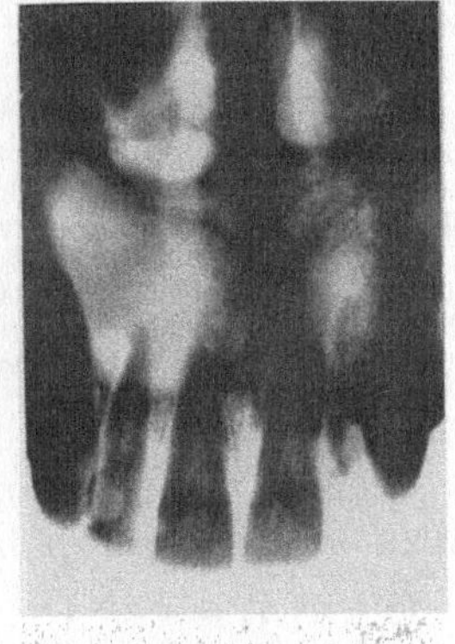

Abb. 257.   Abb. 258.   Abb. 259.

Abb. 257. 17jähr. ♀. Follikelcyste im Oberkiefer. Seit 4 Wochen leichte Anschwellung der rechten Nasenseite. Radikaloperation.

Abb. 258. Zugehöriges Operationspräparat. Follikelcyste.

Abb. 259. 33jähr. ♀. Wurzelcyste im Oberkiefer.

Schmelzepithels zu suchen. (Bei Störungen in der Entwicklung des ganzen Schmelzorganes entsteht ein Adamantinom, bei solchen der bindegewebigen Zahnpapille ein Odontom.) Die Frage bleibt, ob die Retention eines Zahnes das Erste und die Cystenbildung das Zweite ist, oder ob sich erst die Cyste bildet, welche den Zahn dann am Durchbruch verhindert. Ausgangspunkte für Follikelcysten können sowohl normale als auch überzählige Zähne sein. Zahnreste in einer Cyste oder ein zurückgehaltener ganzer Zahn beweisen das Vorhandensein einer Follikelcyste. Sie kommt sowohl bei bereits fertigem Zahn als auch bei mißratener Zahnentwicklung vor. Daß bei der cystischen Entartung des Zahnfollikels traumatische Einflüsse eine Rolle spielen sollen, erscheint fraglich.

Da Follikelcysten in der Entwicklungszeit der Zahnkeime entstehen, werden sie meist bei Jugendlichen beobachtet. Die von den Weisheitszähnen ausgehenden Cysten werden allerdings erst später im 2. und 3. Lebensjahrzehnt gesehen. Follikelcysten kommen an allen Zähnen vor. 116 von HAMMER untersuchte Fälle verteilten sich folgendermaßen:

11 auf die Schneidezähne,   3 auf die ersten beiden Molaren,
55 auf die Eckzähne,   26 auf die Weisheitszähne.
21 auf die Prämolaren,

Die *klinischen Erscheinungen* bestehen im Auftreten einer glatten, nicht gebuckelten Vorwölbung am Kiefer. Die Vorwölbung ist in der Regel nicht

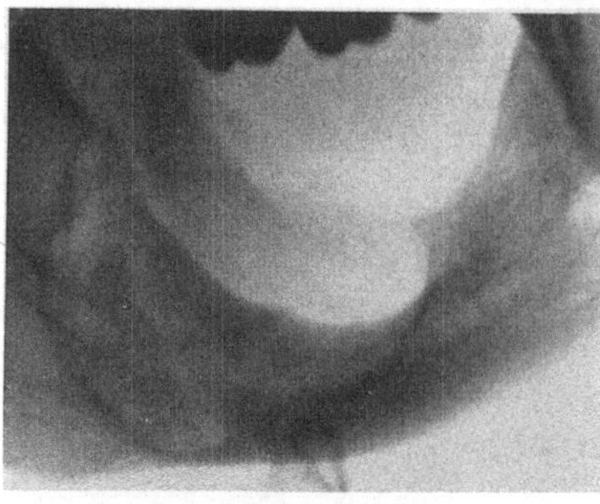

druckempfindlich. Das *Röntgenbild* (Abb. 257) zeigt eine solche Follikelcyste bei einem 17jährigen Mädchen an einem Eckzahn des Oberkiefers gewöhnlicher Größenordnung. Der zurückgehaltene, verkleinerte und mißgestaltete Zahn, der in der glattwandigen Cyste liegt, ist erkennbar. *Er taucht*, wie das Röntgenbild zeigen muß, *mit seiner Krone in die Cyste hinein.* Gelegentlich können Follikelcysten eine ganz erhebliche Größe annehmen (GRANDI).

Die *Behandlung* besteht in teilweiser Entfernung der Cystenwand und Ausschälung der Cyste. Die Eröffnung der Oberkieferhöhle muß vermieden werden. Ist ein wohlausgebildeter Zahn in der Cystenwand vorhanden und nicht zu weit von seinem zugehörigen Platz entfernt, kann der Versuch

Abb. 260.

Abb. 260—261. 21jähr. ♂. Rezidiv einer vor 2 Jahren entfernten Wurzelcyste. Beginnende Aufhellung am Knochenrand. Im Grund papilläre Wucherungen. Wegen Verdacht auf Bösartigkeit überwiesen. Probeexcision: Papilläres Fibroepitheliom. Unterkieferresektion. Nach 6 Jahren gesund. Vgl. Unterkiefercarcinom Abb. 356.

einer zahnärztlichen Behandlung gemacht werden, um ihn an die normale Stelle zu bringen. Die Möglichkeit dazu besteht selten.

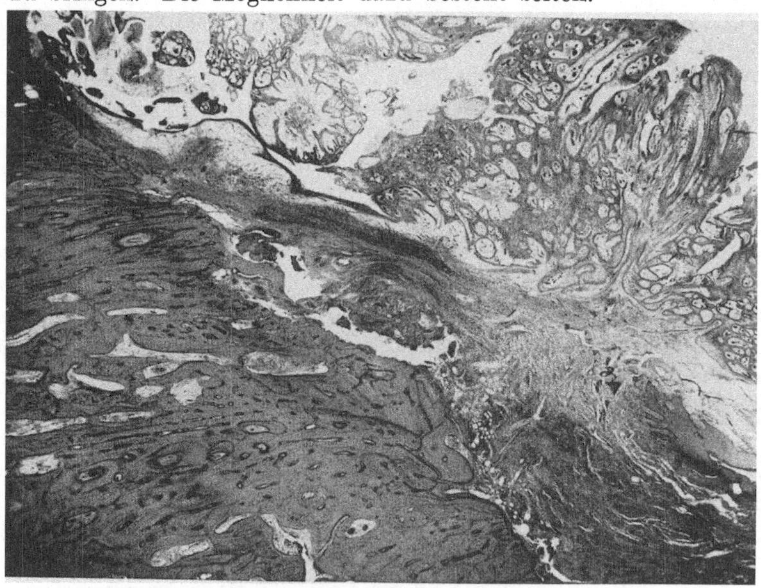

Abb. 261. Zugehöriges Präparat. Rezidiv einer Unterkiefercyste. Papilläres Fibroepitheliom. Darunter liegender Knochen frei.

β) Wurzelcysten.

Wurzelcysten haben eine andere Entstehung als Follikelcysten. An der Wurzelhaut eines pulpalosen Zahnes bildet sich ein Granulom, das durch immer wieder ablaufende Entzündungsschübe größer wird. Die Folge ist die Aufsaugung des Knochens. In der Nähe der Wurzelspitze liegengebliebene MALASSEZsche Zellreste kommen durch die Granulombildung gleichzeitig in Wucherung. Sie liegen in Nestern und Strängen

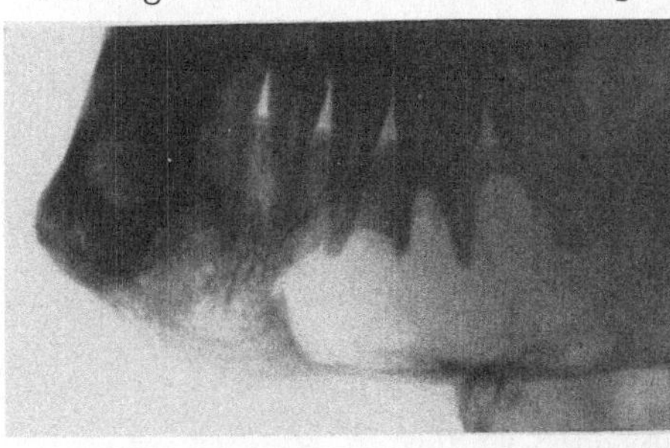

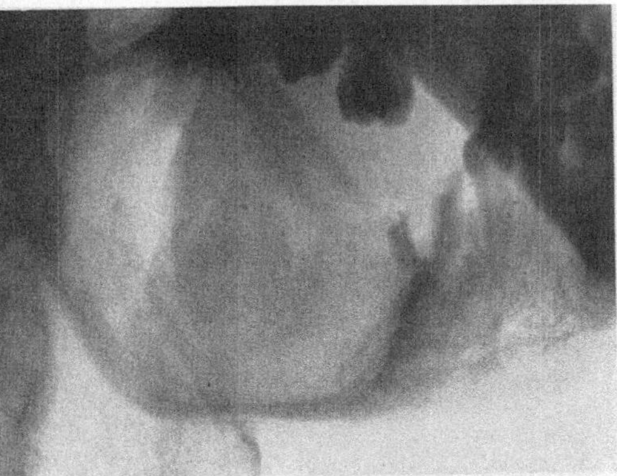

Abb. 262.   Abb. 263.

Abb. 262. 28jähr. ♂. Vereiterte Wurzelcyste des Unterkiefers. Abtragung der äußeren Wand vom Munde her. Auskratzung.

Abb. 263—264. 22jähr. ♀. Vereiterte sehr große Wurzelcyste des Unterkiefers. Seit einem $^3/_4$ Jahr Anschwellung. Auftreten einer Parulis nach Zahnextraktion vor einigen Wochen. Ausschälung eines vereiterten Cystenbalges.

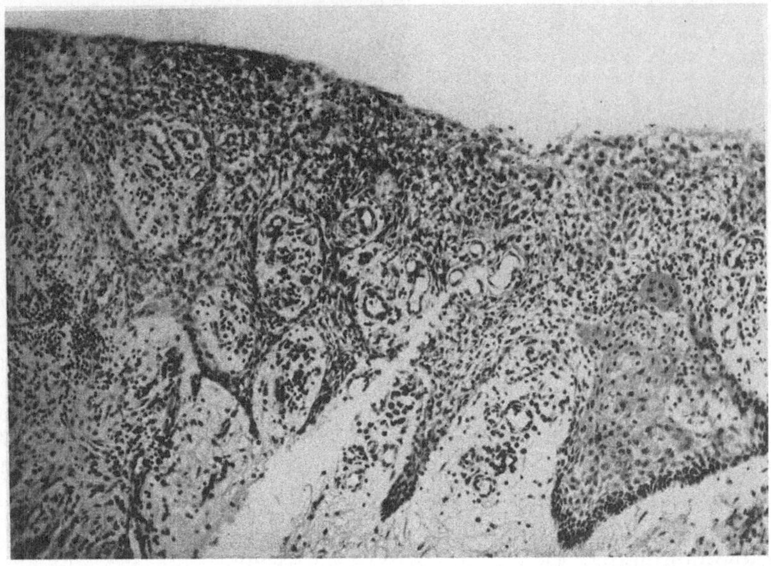

Abb. 264. Zugehöriger Schnitt der Cystenwand. Von Leukocyten durchsetztes mehrschichtiges Epithel.

geordnet im Periodontium. Nach RÖMER kommt es zur Bildung von Epithelglocken, die sich hydropisch aufblähen und ihren Inhalt zwischen die Granulationen ergießen. Die Cysten bilden sich also durch Spaltraumbildung in den Epithelsträngen und nachfolgende Ansammlung einer serösen Flüssigkeit. Auch kommt die Epithelumwachsung nekrotischer Granulomabschnitte in Frage. Die Vergrößerung der Cyste ist eine Folge der entzündlich-venösen Stauung, nicht einer Epithelsekretion.

Die Wurzelcyste wächst langsam und schmerzlos, und wölbt die Kieferwand am Unterkiefer wangenwärts, am Oberkiefer nasen- oder gaumenwärts vor. Gefäße und Nerven können von großen Cysten verdrängt werden. Gelegentlich sah man bei starker Ausdehnung Spontanfrakturen mit der Folge von Nerven- und Gefäßzerreißungen (GRANDI). Die Wurzelcyste ist von normaler Schleimhaut überkleidet und der Knochen darunter verdünnt, so daß Pergamentknittern entstehen kann. Die Punktion ergibt dickflüssigen, cholesterinhaltigen Inhalt, abgestoßene Deckzellen und weiße Blutkörperchen.

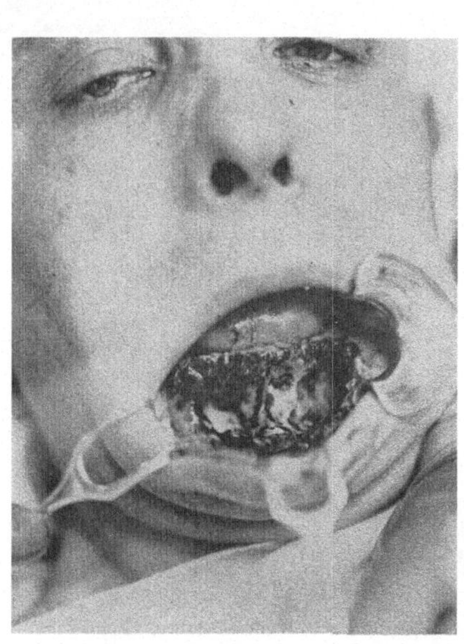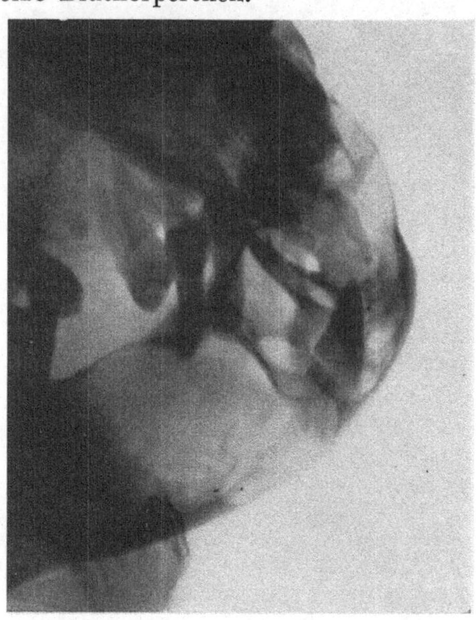

Abb. 265.   Abb. 266.

Abb. 265 u. 266. 39jähr. ♂. Vereiterte Wurzelcyste mit ungewöhnlich großer Ausdehnung im Bereich beider horizontalen Unterkieferäste. Seit ¹/₂ Jahr Rötung und Schwellung unterhalb des linken Mundwinkels mit stark zunehmenden Schmerzen. Am 10. 12. 37 Durchbruch mit Entleerung großer Mengen Eiters. Röntgenbild: ausgedehnte Cystenbildung (!). — 17. 12. 37 Operation: Eröffnung der papierdünnen, vorderen Cystenwand. Massenhaft Eiter und nekrotische Gewebsbröckel. Fortnahme der ganzen vorderen Wand bis 4 beiderseits und Auskratzung des Cystenbalges. Heilung.

Das *Röntgenbild* zeigt eine glattwandige Cyste (Abb. 259) mit den Zeichen verdrängenden Wachstums. Der Rand ist scharf abgesetzt und geht in das Periodontium des zugehörigen Zahnes über. Die Ausdehnung ist oft schwer zu beurteilen und verlangt Aufnahmen in verschiedenen Ebenen, gegebenenfalls auch mit Jodipinfüllung. Gerade im Bereich der Kiefer- und Nasenhöhle erfolgt die Ausdehnung meist auf Kosten dieser vorgebildeten Höhlen.

Eintretende Infektionen bei Follikel- und Wurzelcysten geben zu klinischen und Röntgenbildern Anlaß, die eine genaue Diagnose nicht mehr zulassen. Eine eingetretene Vereiterung kann dann eine große *Absceßhöhle* schaffen (s. Abb. 262, 263). Nerven und Gefäße können verdrängt werden. Abb. 265 zeigt eine solche vereiterte Wurzelcyste mit dem Operationssitus. Im Röntgenbild ist die Abgrenzung vereiterter Wurzelcysten oft nicht mehr scharf (Abb. 266), weil die Entzündung eine Knochenresorption verstärkten Grades auslöst. Auch Voroperationen schaffen schwer deutbare Röntgenbilder.

Die *Behandlung* besteht in der Operation. Selbst große Zahncysten sollten heute nur vom Munde her operiert werden (GRANDI). Nach dem Verfahren von PARTSCH wird die eröffnete Cyste zu einer Nebenhöhle des Mundes gemacht. Ein Teil der Cystenwand und der bedeckenden Weichteile wird ausgeschnitten. Für längeres Aufhalten durch Dochteinlegung muß gesorgt werden, damit die Epithelisierung von der Mundhöhle aus erfolgen kann. Dieses Vorgehen wird von mir bevorzugt. SCHNEIDER empfiehlt die Entfernung der Knochenwand in der ganzen Cystenausdehnung und Schleimhautnaht ohne Tamponade. Das verbietet oft die hochgradige Infektion, die aber unter jetzt möglichen Penicillinschutz nicht mehr so gefährlich ist! Rezidive sind bei sorgfältigem Vorgehen nicht zu befürchten.

13. Chordome.

Chordome sind Geschwülste, die sich von der ektodermalen embryonalen Chordaanlage ableiten (H. MÜLLER 1857, RIBBERT). Kleine gutartige Clivuschordome und Chordareste in Wirbelkörpern sind den Pathologen gut bekannte Nebenbefunde. Es gibt *kraniale*, *vertebrale* und *caudale* Chordome.

Die *Schädelchordome* zerfallen nach der Einteilung von COENEN, ANDLER, MACHULKO-HORBATZEWISCH und ROCHLIN in clivale, hypophysäre, Nasenhöhlen-, dentale,

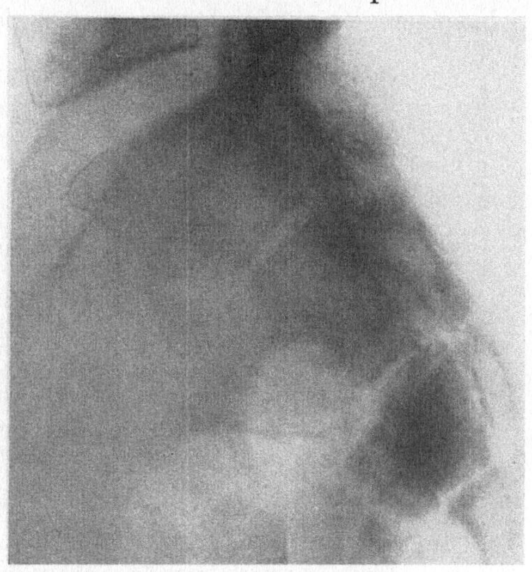

Abb. 267. 13jähr. ♂. Malignes Chordom des Kreuzbeines. Kreuzbein, besonders an der Vorderfläche, weitgehend zerstört. 4 Monate vorher Sturz beim Fußballspiel auf die rechte Seite. Nach 14 Tagen ziehende Schmerzen. Nach 3 Wochen schon Blasenentleerungsstörungen. Röntgenbestrahlung. 6 Monate später †.

occipitale und Kieferchordome. Die clivalen Chordome können gut- und bösartig sein. Die Wirbelchordome kommen an Hals-, Brust- und Lendenwirbelkörpern vor. Die caudalen Kreuz-Steißbeinchordome liegen zentral oder peripher. Letztere können sich retro- oder antesacral ausbreiten (COENEN). Die sacrococcygealen Chordome verhalten sich klinisch fast alle bösartig. Die Bösartigkeit wird klinisch bewiesen durch die Rückfälle und durch Einwuchern in die Umgebung. Ablegergeschwülste sind dagegen sehr selten. Sie sind autoptisch erst 6mal bewiesen (PODLAHA und PAVLICA).

Feingeweblich bestehen die *gutartigen* Chordome aus epidermoidalen, epithelial gelagerten, dichtgedrängten, großen Zellen mit je einer Vacuole (Physaliphoren). Die Chordazellen enthalten teils in der Vacuole, teils um diese herum im Protoplasma Glykogen. Ein bindegewebiges Stroma umgibt die Zellen. Zwischen den Zellen treten durch schleimige Absonderungen Spalten und Kanäle, sogar ganze Seen auf (GEORG HERZOG). Im Ektoplasma liegen die Zellen vereinzelt, in Zügen oder alveolär angeordnet. Das Ektoplasma ist eosinophil und verhält sich ähnlich wie die Zwischensubstanz des Knorpels. Für die Deutung des Aufbaues ist die Art des Fixierungsmittels zu berücksichtigen; Formalin läßt

die Geschwulstzellen quellen. Alkohol dagegen schrumpfen, womit das Ektoplasma stärker hervortritt. In *bösartigen* Chordomen findet man fließende Übergänge von kleineren, mehr vacuolären und vacuolenlosen polymorphen Zellen
(Abb. 268, 271), die in einer gleichartigen Zwischensubstanz liegen, zu großen
atypischen Zellen, die blasig aufgetrieben und teilweise vacuolisiert sind. Die
Zellen werden vielgestaltiger, die Kerne polychrom. Syncytiale Zellverbände
und Riesenkerne treten auf. Die Grundsubstanz unterliegt schließlich Abwandlungen. GEORG HERZOG sieht histogenetisch die normale Bildung, die den
schleimigen Zwischensubstanzen entspricht, in der Chordascheide. Ein von

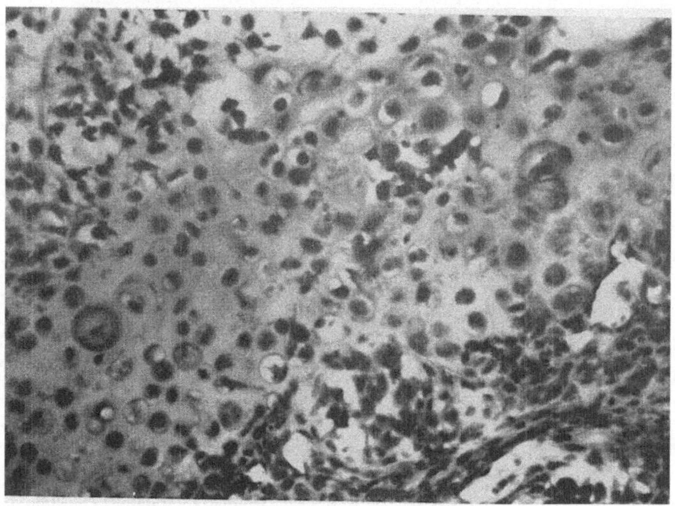

Abb. 268. Zugehöriger Schnitt. Malignes Chordom.

COENEN angenommener skeletogener und chordogener Anteil in Chordomen wird
von G. HERZOG bestritten. Bei ersterem soll es sich um Reste alten Knochens,
sekundäre Knochenbildung im Stroma ohne Geschwulstcharakter und um reaktive exostotische Wucherungen (bei Clivuschordomen) handeln. Das feingewebliche Bild des gut- und bösartigen Chordoms ist also unverkennbar. Trotzdem
kann bei den bösartigen Chordomen infolge des starken Glykogen- und Fett-
gehaltes — letzterer ist auf regressive Veränderungen zurückzuführen — und
infolge der epithelialen Lagerung der Zellen eine große Ähnlichkeit mit einem
Hypernephroid und anderen großzelligen Carcinomen bestehen (vgl. Abb. 271
und 416, S. 264).

Von 115 von PIRAUD (1934) gesammelten Chordomen entfielen 47 auf den
Schädel, 11 auf die Wirbelsäule und 57 auf die Kreuz- und Steißbeingegend.
Die meisten Kranken waren über 50 Jahre alt. MABREY analysierte 1935 bereits
150 Beobachtungen.

Clivuschordome werden *klinisch* meist von Hals-Nasen-Ohrenärzten als
Geschwülste der hinteren Rachenwand erkannt. Die feingewebliche Untersuchung eines Probeschnittes ergibt die Chordomnatur. *Bösartige Clivuschordome*
können die Keilbeinhöhle zerstören und in die mittlere Schädelgrube, in
die Siebbeinzellen, die Augen- und Kieferhöhlen einbrechen. Die klinischen

Erscheinungen können eine Hypophysengeschwulst vortäuschen (SPIESS). Es kann allgemeiner Hirndruck bestehen. GESCHICKTER und COPELAND sahen bei einem erwachsenen Mann intra- und extrakraniale Ausbreitung längs des Hinterhauptbeines. ADSON berichtet über eine 29jährige Frau mit einem *Keilbeinchordom,*

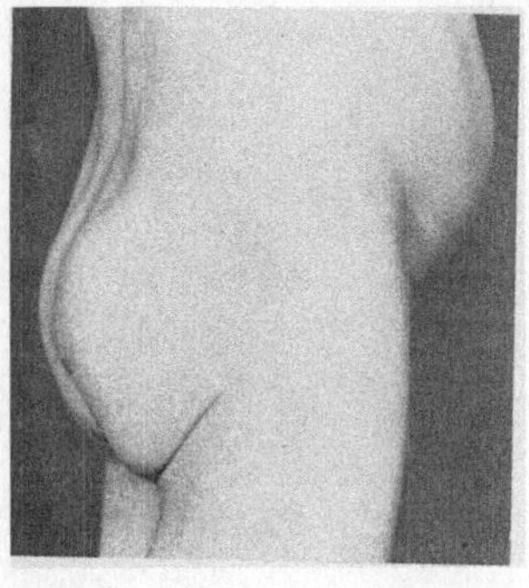

Abb. 269.

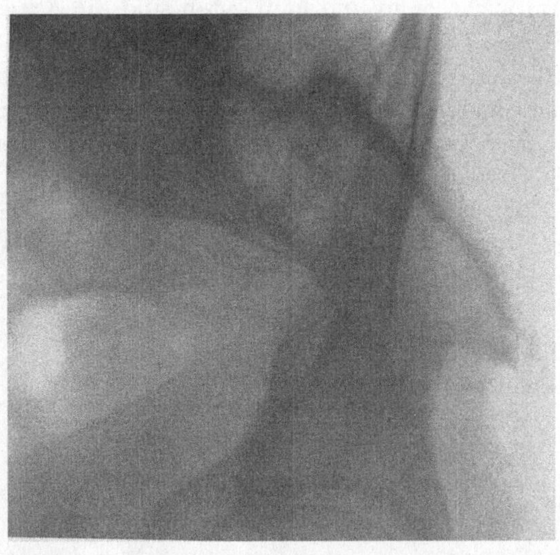

Abb. 270. Zugehöriges Röntgenbild. Kreuzbein durch eine cystische Geschwulst unten wie abgeschnitten.

Abb. 269—271. 58jähr. ♂. Chordom des Kreuzbeines. Seit $^1/_2$ Jahr Beschwerden beim Stuhlgang. Leichte Vorwölbung des Kreuzbeines. Erschwertes Sitzen. Gewichtsabnahme. Probeexcision: Chordom. Bestrahlung.

welche als Symptome Doppelsehen und heftige Hinterkopfschmerzen aufwies. Ein zweiter Kranker von ihm, ein 8jähriger Knabe, hatte Erbrechen, eine verwaschene Sprache und war teilnahmslos. EPPLE und RUCKENSTEINER fanden bei einem 57jährigen Manne als Folge eines Clivuschordoms Zerstörung der ganzen Mittelpartie des Schädelgrundes mit völligem Schwund des Türkensattels und der ganzen Keilbeinmitte. Ferner war der Epistropheuszahn befallen und die Weichteilschicht an der Schlundhinterwand verbreitert. Die Veränderungen am Zahn des Epistropheus werden für Chordom als kennzeichnend angesehen. Es fehlten Verkalkungen oder Verknöcherungen.

Wirbelchondrome sind bereits in großer Anzahl veröffentlicht. BOUDREAUX (1936) fand 88 im Schrifttum, davon lagen 66 am *unteren* Ende der Wirbelsäule. Die meisten Wirbelchordome

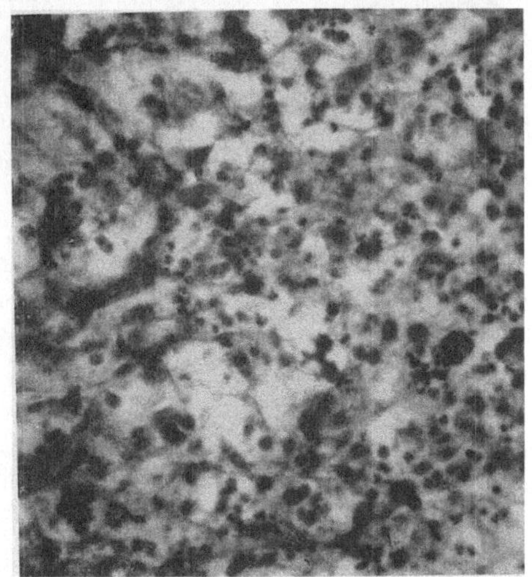

Abb. 271. Zugehöriger feingeweblicher Schnitt. Malignes Chordom, entzündlich durchsetzt.

haben zur Rückenmarkskompression geführt. Eine Laminektomie hat in einigen wenigen Fällen Besserung gebracht. Die meisten Kranken sind jedoch binnen

12*

1—2 Jahren gestorben. Die Diagnose wird klinisch und röntgenologisch bis zur feingeweblichen Untersuchung bei einer etwaigen Operation *nicht* gestellt.

Am wichtigsten und häufigsten sind die *Kreuz-Steißbeinchordome.* Sie führen *klinisch* zu einer geschwulstartigen Anschwellung des Kreuzbeines, die von außen sichtbar oder vom Mastdarm her mit dem Finger tastbar ist. Die bösartigen Formen machen heftige neuralgieforme Schmerzen im Sinne der Wurzelneuritis und verursachen Blasen- und Stuhlentleerungsstörungen. Es sind vorwiegend ältere Erwachsene betroffen (s. Abb. 269, 272). Nur wenige Beobachtungen wurden an Kindern gemacht (PATTARIN, eigene Beobachtung Abb. 267). Ein völlig kennzeichnendes *Röntgen-bild* ist für die klinisch malignen Kreuzbeinchordome noch nicht beschrieben. HSIEH und HSIEH sprechen teils von einem

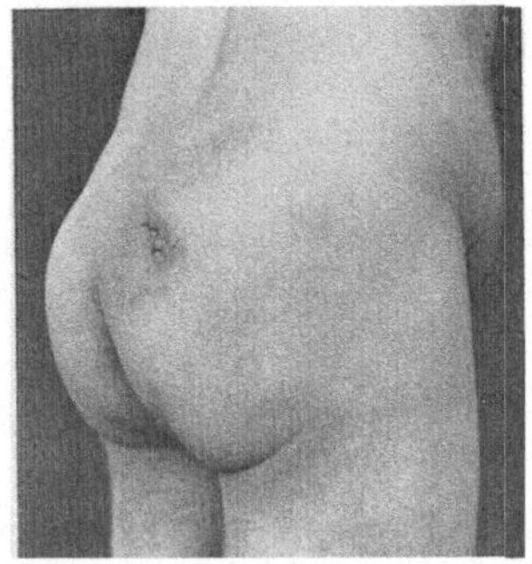

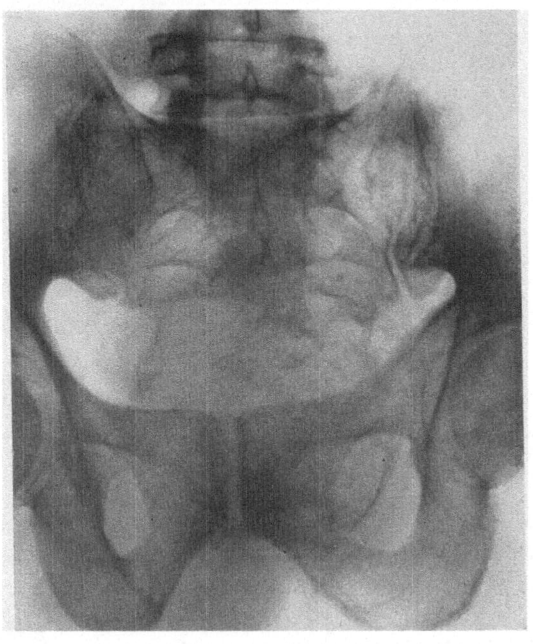

Abb. 272.   Abb. 273. Chordom, 1 Jahr nach Coutardbestrahlung.
Knöcherne Schalenbildung.

Abb. 272—274. 59jähr. ♂. Malignes Chordom. 1 Jahr nach Coutardbestrahlung. Es hat sich inzwischen eine Fistel gebildet. Allgemeinbefund sehr gut. Keine Blasen- und Stuhlentleerungsstörungen.

honigwabenartigen Bild, teils von kalkreichen Geschwulstabschnitten (vgl. Abb. 267, 270 und 274). Ihre Entwicklung kann unter Umständen mehrere Jahre in Anspruch nehmen. Die Abb. 267—274 geben selbstbeobachtete *sacrococcygeale Chordome* wieder. Das eine hatte sich bei einem erwachsenen Mann zentral und dann vorwiegend ante-, aber auch retrosacral entwickelt. Im Röntgenbild der Abb. 270 (58jähr. ♂) fällt die zentrale Aufhellung und das unten scharf abgesetzte Fehlen des restlichen Kreuzbeines auf. Die Abb. 267 (13jähr. ♂) zeigt eine vordere Annagung des Kreuzbeines mit einer unregelmäßigen kalkreichen Verdichtung des Knochens. Eine *Operation* der sacrococcygealen Chordome wird sich wohl selten vornehmen lassen. Röntgenlangzeitbestrahlung brachte bei einem unserer Kranken einen wesentlichen Erfolg (Abb. 273—274). Auch MABREY empfiehlt die Röntgenbestrahlung. *Differentialdiagnostisch* kommen bei sacrococcygealen Chordomen osteogene Sarkome des Kreuzbeines in Frage (vgl. Abb. 166). Bei bösartigen Clivuschordomen sind Schädelbasissarkome und durchbrechende bösartige Hirngeschwülste in Erwägung zu ziehen. Die Wirbelchordome können mit sämtlichen intra- und extraduralen Geschwülsten, sowie Wirbelchondromen, -hämangiomen und Riesenzellgeschwülsten verwechselt werden. Vor allen Dingen muß, besonders bei Geschwulstbildungen am Ende und am Anfang der Wirbelsäule, aber auch bei anderen Wirbelherden, an ein Chordom gedacht werden (COENEN).

14. Multiple Myelome.

Unter *Myelomen* (Synonyma *Myelosarkom*, KAHLERsche Krankheit, Plasmocytom, Plasmazellenleukämie = Plasmazelleukose) werden Knochengeschwülste verstanden, die ihren Ursprung von Knochenmarkzellen nehmen. Der Ausdruck Myelom stammt von R. VIRCHOW (1863). Der *feingewebliche* Befund an den im Knochenmark entstehenden Myelomknoten kann alle möglichen, vorgebildeten Markzellen ähnliche Zellen ergeben, und manche Bearbeiter haben viele Mühe und teilweise Spitzfindigkeit darauf verwendet, den Beweis für die von ihnen angenommene Zellart, gegebenenfalls mit möglichst viel Färbungen, zu führen. Wenn man zunächst den Myeloblasten- und Myelocytentyp betrachtet, so dürfte eine Unterscheidung auch mit besonderen Färbungen ziemlich willkürlich sein. Besonders WALLGREN hat darauf hingewiesen, daß die Zellen auch viel gleichförmiger sind, und hat den Vorschlag gemacht, *einfach von Myelomzellen zu sprechen.* Die Einordnung von Geschwulstzellen in die Klasse von Myelocyten oder

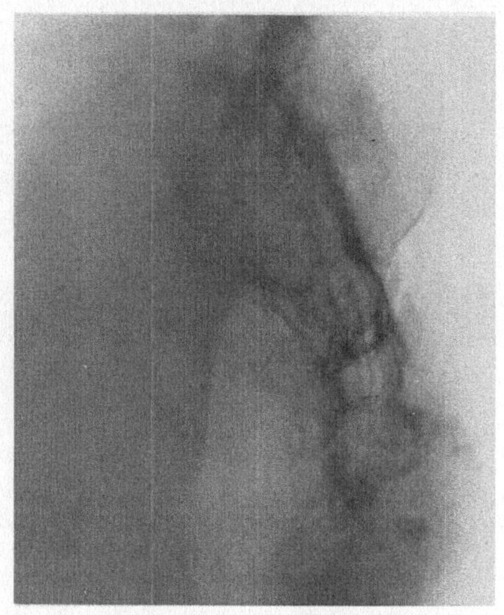

Abb. 274. Röntgenbild des malignen Chordoms 1 Jahr nach Coutardbestrahlung. Das Gewächs ist dichter geworden und hat eine knöcherne Kapsel. Das untere Kreuzbeinende ist wieder besser erkennbar.

Plasmazellen ist schon manchen Autoren recht schwergefallen, und was die einen als Myelocytom bezeichneten, haben die anderen Plasmocytom genannt. Hierbei soll nicht abgestritten werden, daß es Myelome gibt, die feingeweblich auf Grund der Oxydasereaktion in die myeloische Reihe, andere, die sich auf Grund der UNNA-PAPPENHEIMschen Plasmazellfärbung in die lymphatische einordnen lassen. Gerade aber jene Fälle, wo die Einordnung weder mit der einen noch der anderen Methode gelingt, geben WALLGREN recht, einfach von Myelomzellen zu sprechen. Es ist eine ganz auffällige Tatsache, daß die Zahl der beschriebenen Plasmacytome seit der Beschreibung der Plasmazellen (MARSCHALKO) anstieg, während die anderen Myelomarten zurücktraten. WALLGREN, VERÉBÉLY, MATHIAS sehen das feingeweblich Wesentliche des Myeloms mit Recht nicht in bestimmten Zellarten, sondern im *Aufbau aus unreifen Elementen des Knochenmarkes.* RIBBERT hat Myelome, die sich aus unreifen Zellen des roten Blutbildes zusammensetzen sollen, als Erythroblastom abgegrenzt.

Die sog. *Myelomzellen* (Abb. 276), wie sie am häufigsten gefunden werden, sind plasmazellähnlich; sie haben einen scharf umschriebenen basophilen Protoplasmaleib und einen chromatinreichen, gut abgesetzten Kern. Exzentrische Lage des Kernes fehlt meist, die Kerngröße übertrifft die der typischen Plasmazellen (G. HERZOG). Die *Ableitung von blutbildenden Knochenmarkszellen* war bisher nach den feingeweblichen Befunden weitgehend gesichert. APITZ (1940) betrachtet *jedes* Myelom für ein Plasmocytom. Er hält nicht „das" Retikulum des Knochenmarkes oder „das" Knochenmark überhaupt für das Muttergewebe dieser Geschwulst, sondern die im ganzen Körper verbreiteten Plasmazellen, die „aus unbekannten Gründen" im Knochenmark häufiger als andernorts neoplasmatisch werden. GEORG HERZOG ist insofern zu einer ähnlichen Meinung wie WALLGREN gekommen, als auch er an einen einheitlichen Haupttyp der Myelomzellen glaubt, nur möchte er diese nicht mit der Granulocytopoese, sondern mehr mit der Erythrocytopoese in Beziehung bringen. Als Namen schlägt er, wenn die Bezeichnung „Myelom" abgeschafft werden soll, weil sie nicht das zugrunde liegende Gewebe zum Ausdruck bringe, und weil bei der Benennung des „Myelocytom" heutzutage immer noch an die spezielle granulierende Zellform gedacht würde, „medulläres Hämatoblastom" vor. Ich stehe auf dem Standpunkt, man sollte an dem klinisch gut eingebürgerten Begriff „multiple Myelome" festhalten, sich dabei aber vergegenwärtigen, daß ein klinisch-

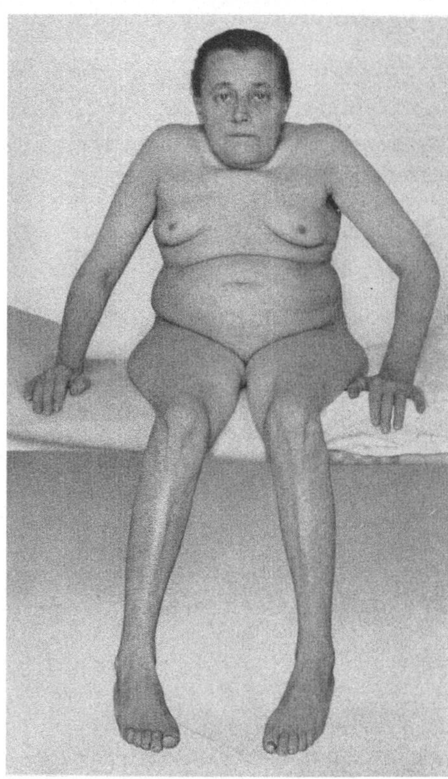

Abb. 275—281. 52jähr. ♀. Multiple Myelome. Beweis durch Probepunktion aus dem Sternum. Vor 2 Jahren zuerst wegen Rheuma und Nierenleiden behandelt. Dann Kreuz- und Rückenschmerzen mit schlagartigem Auftreten bei kleinsten Bewegungen. Röntgennachweis erst 1 Jahr später in der Klinik. Serumkalkwerte 11,2; 12,2; 12 mg-%. Bence-Jones negativ. Blutbild: 52% Hb; 2,7 Millionen Rote; 3200 Weiße. Hämogramm: Myelocyt. 0; Eosin 2%; Jugendl. 3%; Stabk. 16%; Segmentk. 43%; Lymphoc. 36%.

Abb. 275. Lichtbild der zusammengesunkenen Patientin. Unvermögen zu sitzen, Aufstützen mit den Händen. Ängstlicher Gesichtsausdruck. Berührungsangst.

röntgenologisch eindeutiges Krankheitsbild wahrscheinlich durch histologisch verschiedene Bilder hervorgerufen werden kann, wobei wohl heute ziemlich gesichert erscheint, daß es sich tatsächlich vorwiegend um „Plasmocytome" handelt. Die Abstammung der Plasmazelle bzw. der Plasmocytomzelle vom Retikulum des Knochenmarkes bzw. vom reticulohistiocytären System wird heute überwiegend anerkannt (ROHR, SCHULTEN, ALDER, MARKOFF, HENNING, ZADEK, BUSSET und BUGANT, BESSIS). ROHR meint, daß an der wichtigen Tatsache, daß die Plasmazelle ein vom lymphatischen System unabhängiges

Markelement ist, nicht mehr zu zweifeln sei (vgl. die Einteilung S. 210 der Leukosen).

Im Knochenmark soll bei multiplen Myelomen gelegentlich eine *Amyloidablagerung* vorkommen. Diese zeigt sich entweder in der bekannten Form der Gefäßwandinfiltration, als tumorartige Anhäufung überhaupt, oder als gesonderte Ablagerung im Myelomknoten selbst. Klinisch kann Amyloid mit der Kongorotmethode nachgewiesen werden. Ich komme auf die Eiweiß-stoffwechselstörungen beim Myelom unten noch zu sprechen.

Makroskopisch handelt es sich bei den Myelomen um meist abgegrenzte grauweiße bis dunkelrote Knotenbildungen im Mark, welche die Rinde so weit zerstört haben, daß man sie mit dem Messer durchschneiden kann.

Das Myelom ist in ausgesprochenem Maße eine Skeleterkrankung des *älteren* Erwachsenen (Hauptalter 55 Jahre) und Greisenalters, die in der Regel *mehrorts* auftritt. Zur Frage des einzelstehenden solitären Myeloms wird unten Stellung genommen. Männer sollen doppelt so häufig wie Frauen von diesem Leiden befallen sein. Einige Beobachtungen sind beschrieben, wo die Erkrankten erst im dritten Lebensjahrzehnt standen.

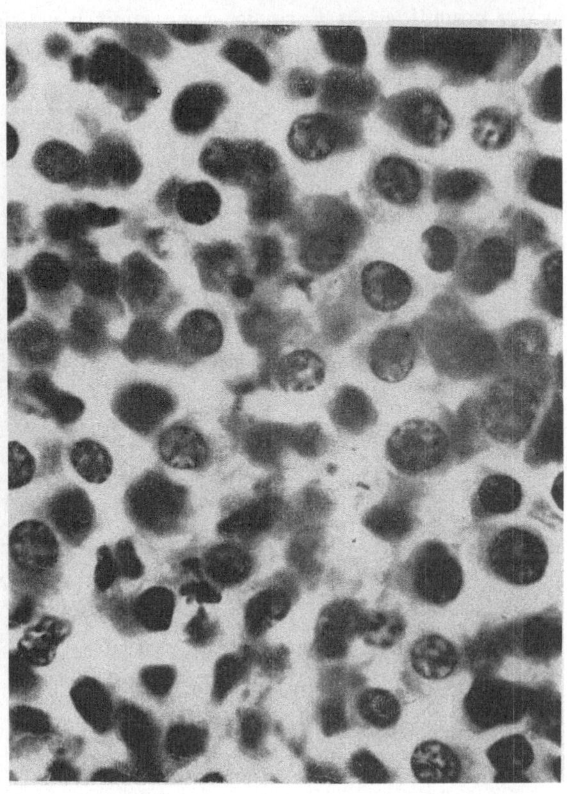

Abb. 276. 52jähr. ♀. Multiple Myelome. Gewebebild. Myelomzellen.

Die *Häufigkeit* der Myelome wird, auf die Knochensarkome bezogen, von GESCHICKTER und COPELAND mit 3% angegeben. Die sehr niedrige absolute Häufigkeit ist ungefähr zu schätzen, da in Sektionsstatistiken, wo möglichst alles seziert wurde, auf 4000 Autopsien drei, auf 9000 vier Myelome kamen (SYMMERS; VANCE). Die Erkrankung ist bei Menschen aller Rassen beschrieben.

Bevorzugt erkranken *platte Knochen*, die auch beim Erwachsenen noch rotes, blutbildendes Mark enthalten. *In erster Linie sind Rippen, Brustbein, Schlüsselbein, Wirbel, Beckenknochen und der Schädel befallen.* Aber auch die langen Röhrenknochen bleiben nicht verschont (s. Abb. 275 ff., 282, 284).

Im *klinischen Bild* steht im Beginn aller Angaben und der Beschwerden der rheumatische Schmerz, der bei Wirbelerkrankung teils im Kreuz, teils im Brustkorb empfunden wird. Dieses *rheumatische Vorstadium* kann Monate bestanden haben. Es folgt eine heftige Zunahme der Beschwerden. *Gürtelschmerzen,* ausstrahlende Schmerzen und Berührungsschmerzen sind weiter kennzeichnend. Es ist bekannt, daß die Kranken beim Niesen, Husten, selbst bei Erschütterung des Bettes heftige Klagen vorbringen. Ein erster heftiger Schmerzanfall aus heiterem Himmel hat die Erkrankung gelegentlich eingeleitet (WALLGREN). Zeiten mit heftigen Schmerzen wechseln mit ziemlich schmerzfreien ab. Es folgt dann meist im Verlauf des Leidens eine längere schmerzfreie Zeit. Gegen das Lebensende treten wieder heftige Beschwerden in Erscheinung. Der Verlauf in der geschilderten Form ist wiederholt beschrieben. Wir fanden ihn bei einer Kranken, die 2 Jahre in unserer Behandlung stand, bestätigt.

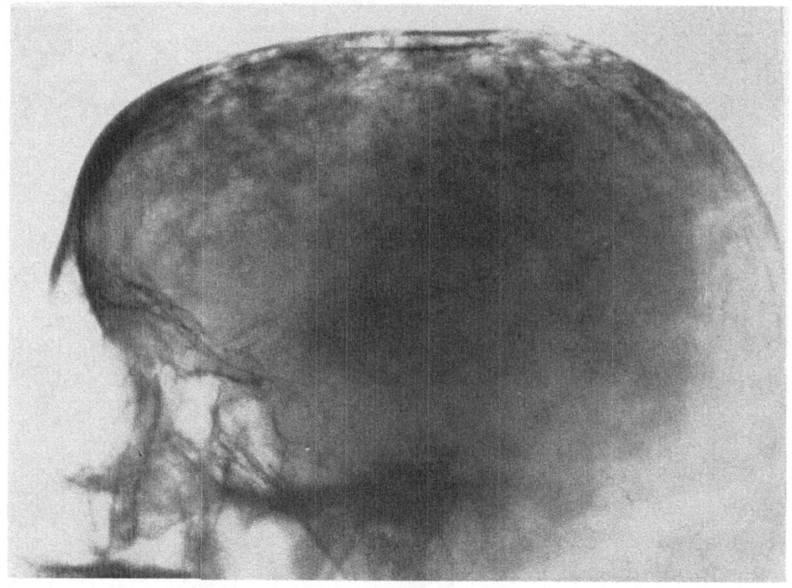

Abb. 277. Multiple Myelome des Schädels. Kleinfleckige Aufhellungsherde. Zustand 2 Jahre nach Beginn der Erkrankung.

Andere Erkrankte kommen mit der Angabe zum Arzt, daß sie kleiner geworden sind. Das Kleinerwerden ergibt sich aus der langsam vor sich gehenden Erniedrigung aller Wirbelkörper, die infolge Kalkberaubung und Knochenabbau nachgeben (Abb. 275, 278, 289). Der Schwergewichtsverteilung des Körpers entsprechend folgt dem Nachlassen der Tragfähigkeit eine Kyphose. Weiter auftretende seitliche Verbiegungen sind einem unregelmäßigen Befallensein einzelner Wirbelkörper links und rechts der Mittellinie zuzuschreiben. Auch der Brustkorb wird bei meist gleichzeitiger Beteiligung von Rippen und Brustbein schwer verunstaltet. Der Hals sinkt in den Brustkorb ein (Abb. 275). Oft tritt die Erkrankung an Röhrenknochen oder Rippen von vornherein als Geschwulst in Erscheinung. Die Verdünnung der Rinde läßt diese Geschwülste als weiche Massen tasten, über denen Pergamentknittern bestehen kann. Dieser Geschwulstbildung kann jahrelanger rheumatischer Schmerz vorausgegangen sein. Der plötzlich einsetzende Schmerz als Anfangszeichen ist so gut wie immer die Folge einer Spontanfraktur. Es fehlt dabei jede Übereinstimmung zwischen dem Maß der Gewalteinwirkung und dem Bruch. Bei vorgeschrittenem Leiden kann der Knochenbruch bei kleinsten Anlässen eintreten. Er häuft sich an verschiedenen Skeletstellen. Die Brüche werden zwar oft wieder fest, können dann aber doch wieder einknacken, oder es kommt zu Brüchen an anderen Stellen. Eigenartigerweise sind Wirbelbrüche verhältnismäßig selten. Hier treten vielmehr die allgemeine Entkalkung und das langsame Einsinken der durch die weit verbreiteten Myelommassen im Mark zerstörten Wirbelkörper in den Vordergrund.

In zwei Dritteln sämtlicher Myelome sind erhebliche Knochenverbiegungen vorhanden. Am Brustbein haben GESCHICKTER und COPELAND am Rande auftretende Geschwulstknötchen als „parasternalen Rosenkranz" bezeichnet, der in der Hälfte aller Myelomfälle nachweisbar sein soll. Das Eigenartige an der Geschwulstbildung sind plötzliche Größenzu- und -abnahmen, die nur mit Blutungen und nachfolgenden Aufsaugungen erklärt werden können. Außer dem *Alter*, den *Schmerzen*, der *Geschwulstbildung* und *Spontanfrakturen* bestehen aber auch noch einige weitere Besonderheiten beim multiplen Myelom durch die *Beteiligung der inneren Organe*.

Klinisch kommen im besonderen Erkrankungen der *Lungen* in Betracht, die so stark ins Auge fallen können, daß die Erkrankung als Lungenersterkrankung angesehen und behandelt wird. Lungen- und Rippenfellveränderungen erklären sich entweder aus der zunehmenden Formverunstaltung des Brustkorbes, die zu Bronchitis und Emphysem führen (WALLGREN, MACINTYRE, ELLINGER, WEBER). Pleuritis als Folge der Myelomkrankheit kommt als fibrinöse Pleuritis vor. Auch Emphysem ist gesehen worden. Einbruch von Myelomknoten in die Pleura hat Hämothorax zur

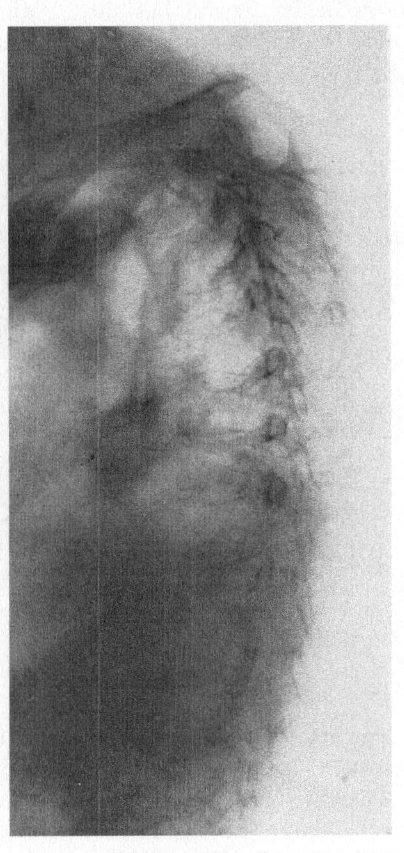

Abb. 278. Multiple Myelome der Wirbelsäule. Brustwirbelkörper glasklar, teilweise fischwirbelartig.

Folge gehabt. Das Ende aller Lungenveränderungen und der Tod werden meist durch ausgedehnte Bronchopneumonien herbeigeführt.

In zweiter Linie kommen von seiten der inneren Organe *Nierenschädigungen* in Frage. Myelome sind schon öfters als chronische Nephritis behandelt. Von 425 von GESCHICKTER und COPELAND zusammengestellten Myelomen hatten 70% Nierenveränderungen. Die Natur der Nierenerkrankung ist nicht ganz klar. Es gibt Fälle mit nicht proteinogener Stickstofferhöhung und einem niedrigen, andere mit einem erhöhten Blutdruck. Es sind gelegentlich Hämaturien und Fieber beobachtet. Die Leichenschau läßt meist eine große, weiße nephritische Niere auffinden.

Etwas Besonderes bekommt das Myelom durch das Auftreten des BENCE-JONES-schen *Eiweißkörpers*. Dieser ist gekennzeichnet durch niedrige Fällungstemperatur und Löslichkeit der Fällung beim Kochen des angesäuerten Harnes. Vier Fünftel aller Myelomkranken haben tatsächlich eine positive BENCE-JONESsche Eiweißreaktion.

Die Ausscheidung der BENCE-JONESschen Eiweißkörper beim multiplen Myelom ist als Ausdruck einer *allgemeinen Eiweißstoffwechselstörung* aufzufassen. Diese äußert sich darin, daß beim Myelomkranken eine Vermehrung der Gesamtproteine im Serum besteht. Während der Normale 65—85 mg-% Gesamtproteine im Serum hat, sind diese beim Myelomkranken auf etwa 130 mg-% erhöht (SNAPPER). Hierbei ist besonders der Globulinanteil und da wieder das Euglobulin

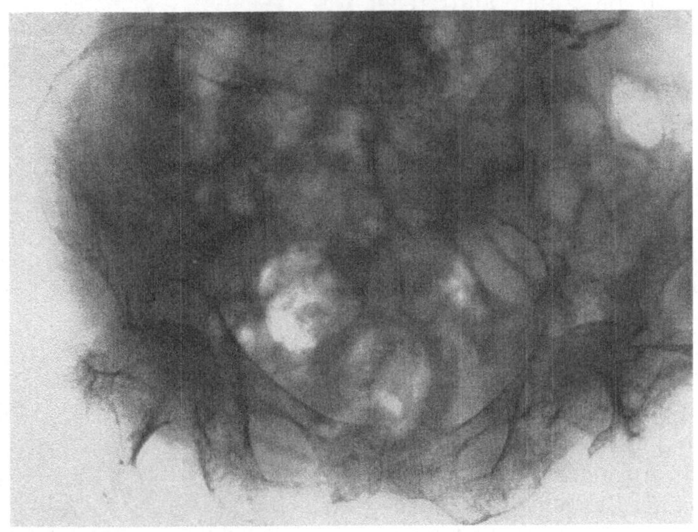

Abb. 279. Multiple Myelome. Beckenübersicht.

vermehrt. Von 12 Patienten SNAPPERs hatten 7 eine Hyperproteinämie. Letztere ist auch der Grund, warum sich Schwierigkeiten beim Zählen der roten Blutkörperchen ergeben; denn die HAYEMsche Lösung flockt oft in der Pipette aus. Nach einer Theorie von MAGNUS-LEVY produziert das kranke Knochenmark die krankhaften Eiweißkörper.

Der BENCE-JONESsche Eiweißkörper ist nach der wohl am besten begründeten Ansicht von APITZ ein blutfremder, vom Plasmaeiweiß chemisch, serologisch und immunologisch verschiedener Stoff. Er wird von APITZ als Produkt der Plasmocytomgeschwulstzelle aufgefaßt. Beim Myelomkranken (= Plasmocytomträger APITZ) entstehen im übrigen verschiedene pathologische Eiweißkörper, für die APITZ die Bezeichnung *Paraproteine* vorschlug. Diese sollten „spezifisch" für Plasmocytome sein. Die Hauptformen der Paraproteinosen sind eine Paramyloidose, die sich vom echten Amyloid unterscheiden läßt, eine Paraproteinurie, die die *Nierenschädigung im Sinne einer Nephrose* bereitet, und eine Paraproteinämie, welche die Abwegigkeit der Bluteiweißkörper erklärt. Die Erklärung der für das Plasmocytom spezifischen Bildung der Paraproteine hat zur Folge, daß man der hauptsächlich von GESCHICKTER und COPELAND vertretenen Ansicht, daß nicht nur Myelome, sondern auch andere

Knochenerkrankungen zu einer Ausscheidung des BENCE-JONESschen Eiweißkörpers führen, mit größter Vorsicht begegnen muß. Tatsächlich stehen diese Behauptungen, wie APITZ nachgewiesen hat, auf schwachen Füßen, und der Kliniker kann sich daran halten, daß Ausscheidung des BENCE-JONESschen Eiweißkörpers wohl *nur* beim multiplen Myelom vorkommt. Ich selbst habe sie tatsächlich bisher auch nur bei diesem gesehen.

Weitere Bearbeitungen der Paraproteine, für die neuerdings die Bezeichnung *Dysproteinämie* für das Vorkommen dieser blutfremden Eiweißkörper gewählt wird, haben bestätigt, daß die *Plasmazelle fremdartige hochmolekulare Eiweißkörper in das Blut abgibt* (v. BONSDORFF, GROTH und

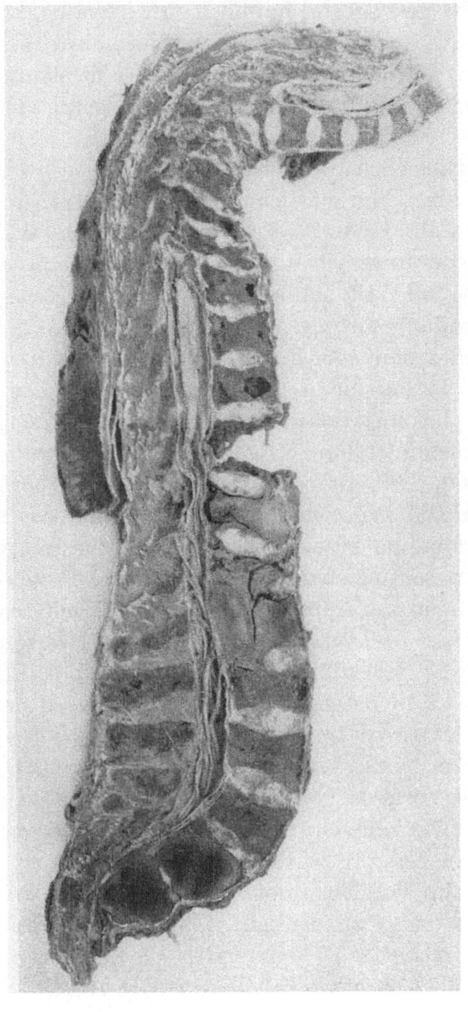

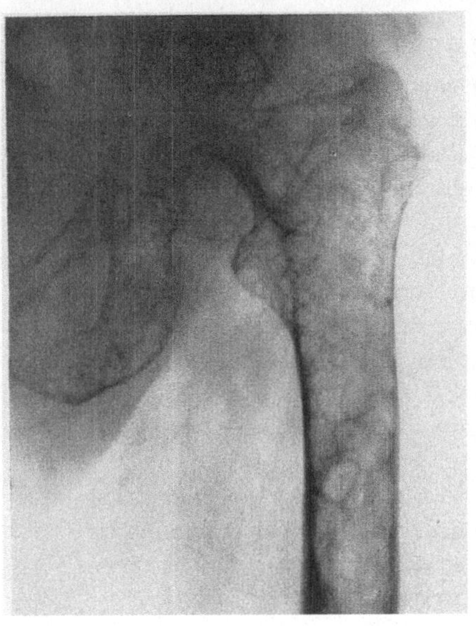

Abb. 280. Multiple Myelome in Oberschenkelschaft, Scham- und Sitzbein.

Abb. 281. Zugehöriges Obduktionspräparat der Wirbelsäule. Schwerste Zerstörung der gesamten Wirbelsäule durch Myelomherde. Zahlreiche Spontanfrakturen. Graurötliche Geschwulstmassen im Kreuzbein.

PAKALÉN). Der BENCE-JONESsche Eiweißkörper, den auch die normale Plasmazelle in geringem Grade normalerweise bilden soll, tritt im Blut auf (DEVINE, WUHRMANN und WUNDERLY). Die krankhaft vermehrt gebildeten Eiweißkörper lassen sich in der Umgebung der Plasmazellen nachweisen. Im Blut kommt durch sie eine *Verschiebung* des *Serumeiweißspektrums* oder eine Hyperproteinämie zustande. Meist sind es Euglobuline, seltener Pseudoglobuline.

Folgen dieser quantitativen Veränderung des Serumeiweißspektrums sind:

1. Neigung zu Spontanausfällungen in amorpher oder krystalliner Form;

2. erhöhte Viscosität;

3. gesteigerte Labilität in Abhängigkeit von der Elektrolytkonzentration (positive *Takata*-Reaktion). Vermehrte Fällung in destilliertem Wasser;

4. Erhöhung der Agglomerationsneigung der Erythrocyten mit Beschleunigung der Blutkörperchensenkungsgeschwindigkeit;

5. Eigenhemmung bei der Wa.R.

Hinsichtlich der Häufigkeit einer Eiweißausscheidung im Harn wechseln die Angaben beträchtlich. Man kann mit einem solchen Auftreten in etwa 50% der Fälle rechnen (FRITZ HARTMANN). Während man früher dabei immer vom BENCE-JONESschen Eiweißkörper sprach, nimmt man heute an, daß es Albumine und Globuline zusammen mit diesem Eiweißkörper sind, die zur Ausscheidung gelangen.

Bei den von F. HARTMANN in Göttingen untersuchten 11 Plasmocytomen überwiegen die β-Globuline. Ein α-Plasmocytom wurde nur einmal gesehen. [Nephelometrische Darstellung des Serumeiweißspektrums mit Hilfe der Ammoniumsulfatfüllung (HARTMANN und HOHMANN) im Nativserum, Verdünnung 1:200, läßt drei deutlich unterscheidbare Unterfraktionen erkennen, die in Analogie zur elektrophoretischen und sedimetrischen Nomenklatur als α-, β-, γ-Globuline bezeichnet werden. Wie WUHRMANN gezeigt hat, decken sie sich im wesentlichen mit den Eu- bzw. Pseudoglobulinen I und II.)

Beim multiplen Myelom liegt ferner fast regelmäßig eine erhebliche *Hypercalcämie* und -urie vor. Die Phosphorwerte im Serum sind meist nicht verändert. Von 10 Patienten SNAPPERs lauten die Kalkwerte 9,5—13 mg-%, die Phosphorwerte 2,1—5,4 mg-%. Die Phosphatasen sind nicht vermehrt (SNAPPER). Infolge der Hypercalcämie besteht sehr oft eine *Hyperplasie* der *Nebenschilddrüse*. Trotz starker Kalkwerterhöhung im Serum bei multiplen Myelomen hat man aber auch normale Nebenschilddrüsen gefunden. Die Hypercalcämie ist Ausdruck einer Kalkausschwemmung aus dem Knochengewebe, das durch den Geschwulstabbau zerstört wird (vgl. S. 65).

Ein Vergleich des Serumcalcium mit den Serumeiweißwerten legt nahe, auch daran zu denken, daß das Calcium vermehrt im Serum gefunden wird, weil mehr transportierendes Eiweiß vorhanden ist (HARTMANN).

Ich lasse eine Tabelle aus der Arbeit von HARTMANN folgen:

Tabelle 8.

Verfasser	Calciumgehalt des Serums	Serum-eiweiß	Serum-globuline	Verfasser	Calciumgehalt des Serums	Serum-eiweiß	Serum-globuline
JORES . . .	18,2	9,32	5,81	RUBINSTEIN	10,4	7,3	4,4
HEILMEYER .	15,9	12,1			10,2	12,4	9,0
	10,7	10,5			10,6	11,8	8,7
	11,2	10,5		HARTMANN .	11,28	11,68	9,8
					10,8	7,7	2,8
					22,1	11,6	9,8

Die chemischen Gesamtbefunde bei mit modernen Untersuchungsmethoden zu beobachtenden Plasmocytomen ergeben folgende Übersichtstabelle HARTMANNs.

Tabelle 9.

Fall	Alter	Geschlecht	Beginn der Symptome in Monaten	Erhöhte Globulinfraktion	Serumeiweiß in g-%	Hämoglobin	Cholesterin	Calcium	Takatareaktion	WKB	BKS	Cadmiumsulfatreaktion	Leukocytenagglutination	Urin		Röntgen-Knochendefekte
														Bence-Jones	Albumin	
1	37	♂	15	γ	11,2	65			100		141/165			+	+	+
2	51	♀♂	60		7,3	54			0		40/86			+	+	+
3	51	♂♀	5	β	9,14	42	244		0	1—6	91/120	56		+	+	+
4	47	♂	6	β	11,68	45		11,28	33	1—3	159/162	0	∅	∅	∅	+
5		♀	6	β γ	8,13	55	252 184		46 64	1—6 1—8	120/142	260	+	∅	∅	+
6		♀	6	α	7,6	50	145			1—6	137/152	222		+	+	+
7		♂♂	5	γ—β	8,71	55			44	1—10	162/167	270	+	+	+	+
8		♂♂	2	normal	7,42	87			0		8/23	55		∅	∅	+
9		♀♂	6	normal	7,70	88	318,7	10,8	0	1—4	2/4	0		+	+	+
10	44	♀♂	60		7,57	43			0		118/152		+	+	+	+
11		♂	1	γ—β	13,6	66	251	22,1	58	1—9	140/144	290	+	∅	∅	+

Erscheinungen am Nervensystem sind oft in erheblichem Ausmaß vorhanden, und sind am Rückenmark und den austretenden Wurzeln teils mechanisch durch Wirbelverbiegungen oder Geschwulstdruck, teils toxisch zu erklären. Bei einer unserer Kranken mit einer Oberarmgeschwulst (Abb. 282) traten Gefühlsstörungen in der zugehörigen Hand auf, die sich als Kribbeln, Taubsein und ausstrahlende Schmerzen äußerten. Lähmungen kommen bei Beengungen des Rückenmarkes zustande. Bei Schädelbasismyelomknoten hat man Hirnnervenveränderungen gesehen (HAMMER VI-Parese; STOKOIS VII—V-Parese). Ganz selten sind bei Schädelknoten Augenvortreibungen beschrieben (RIBBERT, RUSTIZKY). Eine unserer Kranken hatte eine Lähmung des Obliquus inferior (III). Bei der Autopsie fand sich ein am Keilbein befindlicher Myelomknoten (Röntgenbild, Abb. 285). Lamina cribrosa des Siebbeines und Boden des Türkensattels waren zerstört. Druck auf aus- oder eintretende Spinalwurzeln hat schon zur Annahme eines Magenleidens geführt (WALLGREN).

Das *Blutbild* zeigt bei multiplen Myelomen schon im Beginn der Erkrankung erhebliche Veränderungen. Im Vordergrund steht eine Anämie, oft schon zu einer Zeit, wo Myelome röntgenologisch noch nicht festgestellt sind. Man muß bei kryptogenen Anämien also auch an Myelome denken (SPILLER). Wahrscheinlich hängt die Blutarmut im Anfangsstadium damit zusammen, daß die Knochenmarksveränderungen diffus beginnen. Die Knotenbildung ist sehr wahrscheinlich erst etwas Folgendes. Die Mehrzahl der Patienten hat eine Zahl der roten Blutkörperchen zwischen 2 und 3 Millionen. Über 4 Millionen Rote hatte von GESCHICKTERs Patienten nur ein Fünftel. Ein Färbeindex über zwei kommt gelegentlich vor. Normo- und Megaloblastenfunde sind selten, aber beschrieben. Befunde von Geschwulstzellen im Blut werden nicht allgemein anerkannt. Im *weißen Blutbild* kommt es in 70% der Erkrankung nicht zu Veränderungen (GESCHICKTER und COPELAND). 23% zeigen Leukocytose in mäßigen Grenzen (bis 15000), 7% eine Leukopenie. Ein Viertel der Fälle GESCHICKTERs hatte im weißen Blutbild 1—10% Myelocyten. Sehr wichtig für die Diagnose ist die mikroskopische Untersuchung des Knochenmarks durch *Sternalpunktion* geworden. Nach ROHR kann die Diagnose aus dem Sternalpunktat nur dann mit Sicherheit gestellt werden, wenn die Plasmocytomzellen in größerem, meist lockeren Verband vorkommen, oder wenn das Punktat fast ausschließlich aus solchen Zellen besteht. *Eine* negative Punktion besagt nichts! Bei beginnenden Erkrankungen kommt man gelegentlich über eine Vermutungsdiagnose nicht hinaus, besonders wenn nur eine zahlenmäßige Vermehrung der Plasmazellen gefunden wird. Vor allem erscheint aber ein solitäres Plasmocytom (s. unten) äußerst unwahrscheinlich, wenn sich ein positiver Sternalmarkbefund erheben läßt!

Einwuchern von Myelomknoten in die Weichteile kommt vor. Wir sahen bei einer Kranken einen faustgroßen Knoten unter dem großen Brustmuskel. In inneren Organen sind von Pathologen *Metastasen* in Milz, Leber und Lymphknoten gefunden worden. Die Frage der Lungentochtergewächse von Myelomen ist noch nicht geklärt. Auch wenn Lebermetastasen fehlen, wird das Vorkommen einer positiven *Takata-Ara*-Reaktion beschrieben (s. oben).

Fieber ist oft beobachtet. Es ist jedoch nicht auf die geschwulstige Skeleterkrankung als solche, sondern auf beigeordnete Leiden (Lungenherde, chronische Nephritis usw.) zu beziehen.

Das *Röntgenbild* ergibt multiple herdförmige Entkalkungen, die meist eine scharfe Begrenzung aufweisen und wie ausgestanzt (Abb. 286 bis 290) aussehen. Die Rinde wird außerordentlich dünn (Abb. 284) und kann durchbrochen werden.

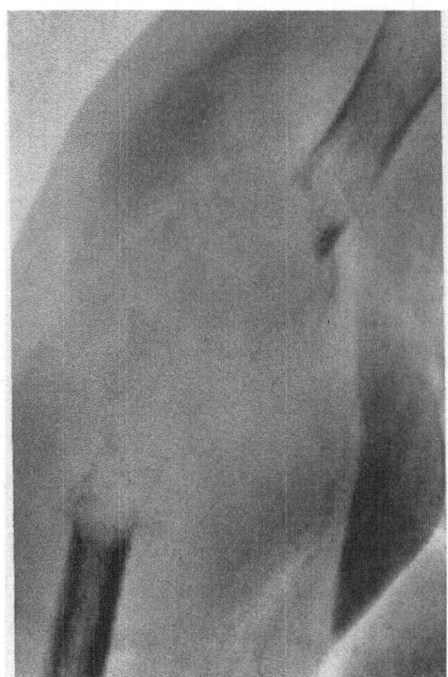

Abb. 282.

Abb. 282—285. 54jähr. ♀. Multiple Myelome. Völlige Zerstörung des Oberarmschaftes. Seit 2 Jahren im rechten Arm ziehende Schmerzen. Vor ¹/₂ Jahr Spontanfraktur. Feststellung einer Brustgeschwulst. Seit ¹/₄ Jahr starke Geschwulstbildung am rechten Oberarm. Schmerzen im linken Oberarm und in den Beinen. 2 Monate später †. Autopsie: Multiple Myelome in beiden Oberarmen, den Oberschenkeln, den Wirbeln, den Rippen, am Türkensattel.

Periostale Veränderungen fehlen! Bei größeren Geschwulstknoten wird der Knochen restlos und schnell zerstört (Abb. 282), Spontanfrakturen müssen dann eintreten.

Leicht ist die Diagnose bei alleinigem Befallensein des Rumpfes, wenn nur Löcher nachweisbar sind. Weiter kommen neben herdförmigen Ausstanzungen ausgebreitete mottenfraßähnliche Aufhellungen (Abb. 287) vor, so am Schädel und an den Rippen. In vorgeschrittenen Fällen sieht man an den Rippen durch Frakturen bedingte Verbiegungen. An den Wirbeln findet man entweder weitgehendste Entkalkungen (Abb. 278) oder herdförmige Einzelherde. Nachfolgende Verbiegungen im Sinne der Kyphose und Skoliose sind die Regel. Die Herde im Schädel werden meist nicht sehr groß (Abb. 277) und sind stark verstreut.

Am Schädel gibt es aber auch „Landkarten"-Bilder (Abb. 286, vgl. Abb. 335 HAND-SCHÜLLER-CHRISTIANsche Erkrankung). An den Röhrenknochen hat man beim Verfolgen über längere Zeitstrecken den Eindruck, daß lochförmige Herde immer mehr an Zahl zunehmen und zusammenfließen (Abb. 280, 288). Wie beim generalisierten metastatischen Knochenkrebs

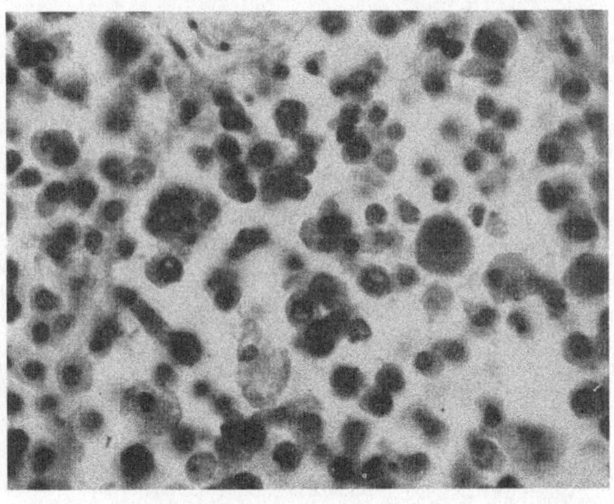

Abb. 283. Zugehörige Probeexcision aus der rechtsseitigen Oberarmgeschwulst. Myeloblasten — Myelocyten — Myelom.

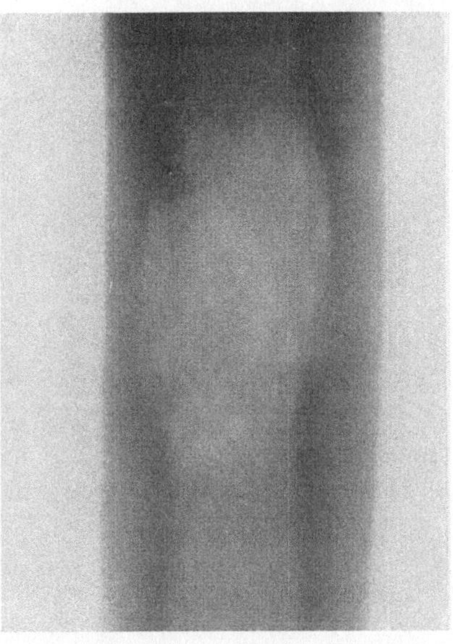

Abb. 284. Myelomherd im Oberschenkel. Zentrale Aufhellung. Beginnende Rindenzerstörung von innen.

nimmt die Ausbreitung vom Stamm nach der Peripherie mit längerer Dauer immer mehr zu (vgl. Abb. 290, Mittelhandknochenherde).

Als *diagnostische* Hauptzeichen der multiplen Myelome seien *zusammenfassend* genannt:

1. *Mehrherdige Knochenerkrankung bei einem Erwachsenen.*

2. *Pathologische Rippenfrakturen.*

3. *Nachweis des* BENCE-JONESschen *Eiweißkörpers.*

4. *Bluteiweißveränderungen.*

5. *Kreuzschmerzen mit schnell einsetzender Paraplegie.*

6. *Anderweitig nicht erklärbare Anämien,* und

7. *Nephrosen ohne Blutdruckerhöhung mit Reststickstofferhöhung und hohen Serumproteinwerten.*

Zur Diagnose gehören also: a) der klinische Befund, b) Blutbilder vom strömenden Blut, c) Sternalpunktion zur histologischen Untersuchung des Knochenmarkes, d) die Urinuntersuchung auf den BENCE-JONESschen

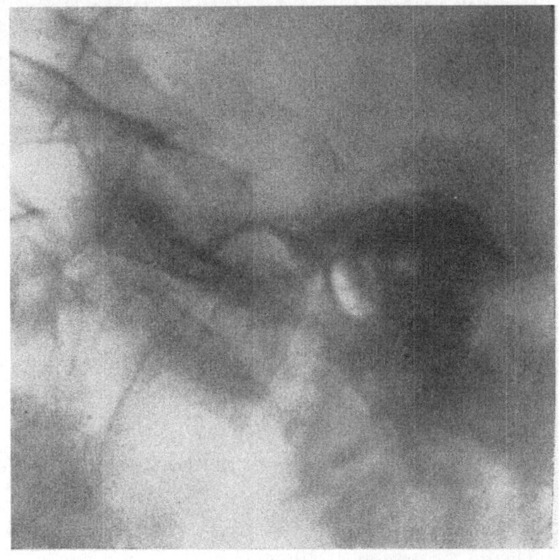

Abb. 285. Völlige Zerstörung des Türkensattels durch Myelomherd. Röntgenbild 14 Tage vor dem Tode.

Eiweißkörper, e) Röntgenbilder, f) chemische Untersuchung des Blutes auf eine
Hyper- und Dysproteinämie, sowie auf eine Hypercalcämie.

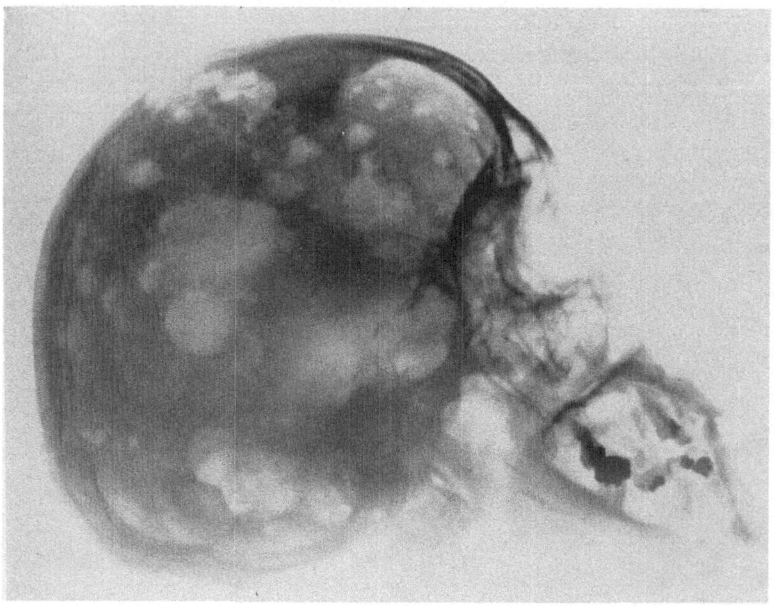

Abb. 286. Multiple Myelome des Schädels, 6 Monate vor dem Tode. Landkartenschädel.

Abb. 286—290. 41jähr. ♂. Multiple Myelome. Zustand im 3. Jahr des Leidens. Gesamtdauer bis zum Tode
4 Jahre. Beginn mit Achsellymphknotenschwellungen.

Der *Verlauf* dauert selten länger als 2 Jahre. Allerdings gibt es eine Reihe
von Fällen, die mehrere Jahre hingehalten werden konnten (COLEY 5 Jahre,
KAHLER 8 Jahre, WALLGREN $5^1/_2$ Jahre, ebenso TSCHISTIWITSCH und KOLESSNI-

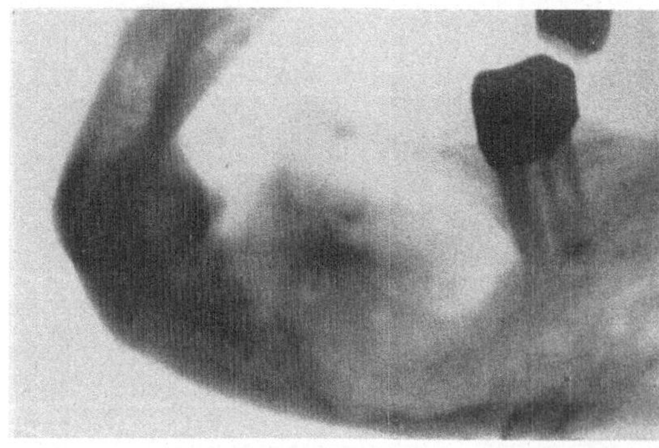

Abb. 287. Myelomherd im Unterkiefer. 11 Monate vor dem Tode.

KOFF, WEBER und LEDIH, OSGOOD
5 Jahre, JACOX und KAHN
5 Jahre). Die *Differentialdiagnose* der Myelome hat zunächst
Krebsmetastasen, die als mehrfache Herde mit Myelomen
sehr leicht verwechselt werden
können, zu berücksichtigen. Bei
diffuser Krebstochtererkrankung
der Wirbelsäule gibt es Myelomen sehr ähnliche Bilder. Auch
am Schädel kann die Carcinose
zu vielfachen kleinen lochartigen
Defekten wie bei Myelomen

führen (vgl. Abb. 277 und 399). Weiter können *Metastasen* eines EWING-*Sarkomes*
in Frage kommen. Diese Kranken gehören aber einer jüngeren Altersklasse an.
Verwechslungen mit der RECKLINGHAUSENschen *Ostitis fibrosa* sind wiederholt
vorgekommen. Bei dieser sind Röhrenknochen aber eher beteiligt. Auf die

Kalk- und Phosphorwerte ist besonders zu achten. Aber selbst die Störung des Phosphor- und Kalkstoffwechsels kann beim Myelom sehr ähnlich sein (MERRITT, MANDL, REISCHAUER). Beim multiplen Myelom können die Kalkwerte im Blut ebenfalls erhöht sein (s. Text zu Abb. 275—281). Die Erniedrigung des Phosphors im Blut fehlt wohl meist, aber auch nicht immer. Die *Osteomalacie* läßt das Schädeldach frei. Bei ihr sind vorwiegend Becken und Oberschenkel beteiligt.

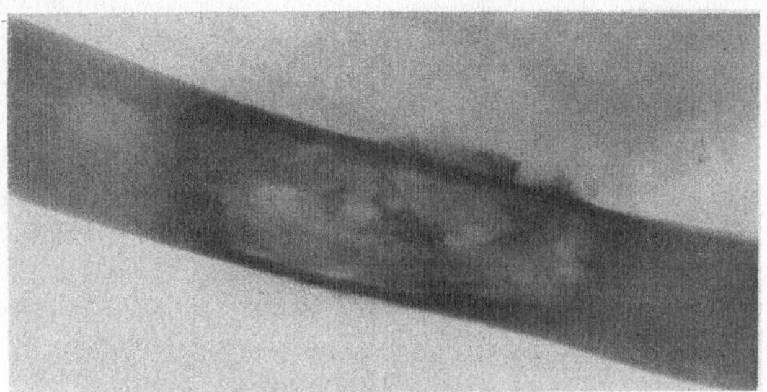

Abb. 288. Oberarmmyelome.

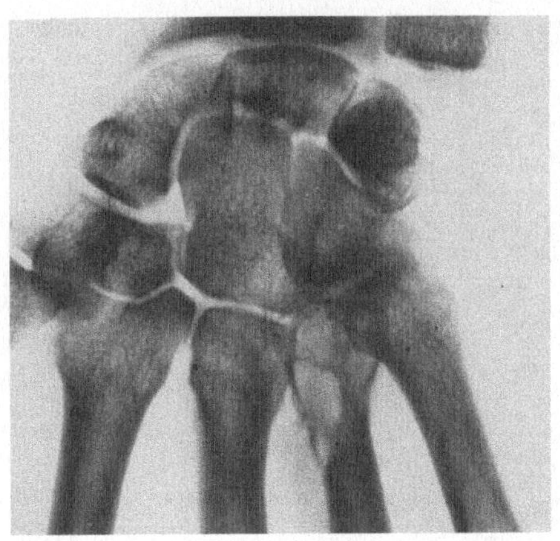

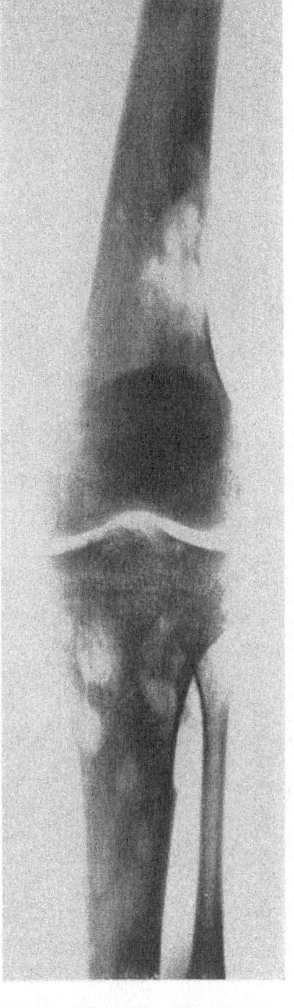

Abb. 290. Myelomherde im 4. Mittelhandknochen 7 Monate vor dem Tode.

Abb. 289. Ober- und Unterschenkelmyelome.

Im Fluß begriffen ist noch die Frage des *solitären Myeloms*. Einige Bearbeiter (unter anderem MATHIAS, CHESTERMAN, ROSSELET und DECKER) behaupten ihr Vorkommen. Kritisch ist hierzu zu sagen, daß nicht alle Fälle geweblich genügend geklärt sind. Kleinere Probeausschnitte können zu Täuschungen Veranlassung geben. Einige frühere Fälle können anderen Knochenerkrankungen angehören. Immerhin hat CHESTERMAN (1936) 12 solitäre Plasmocytome langer Röhrenknochen zusammengestellt, von denen 7 bei jahrelanger Verfolgung keine weiteren Myelome bekamen, CUTLER über 20 Fälle. Das Röntgenbild der solitären Plasmocytome sieht wie eine solitäre Knochencyste oder eine Riesenzellgeschwulst aus. Wir selbst sahen ein solitäres Plasmocytom der Rippe bei einem 36jährigen Mann, dessen Röntgenbild einer Riesenzellgeschwulst gleicht (Abb. 291). Der Mann war 7 Jahre nach der Entfernung der Rippengeschwulst mit Nachbestrahlung gesund und hatte keine weiteren Herde bekommen. Bei einem solitären „Erythroblastom" des Schädeldaches eines 21jährigen Mädchens (v. NIDA) wurde zunächst auf Grund des Röntgenbildes und der Biopsie an Schädeldachtuberkulose gedacht, bis die mikroskopische Untersuchung ausgeführt war.

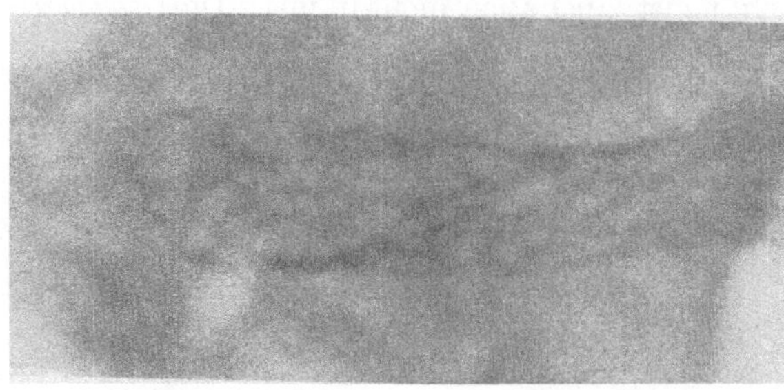

Abb. 291.

Abb. 291—292. 36jähr: ♂. Solitäres Myelom der 10. Rippe. Schwellung seit 1 Jahr. Wabige Auflockerung der Rippe. Resektion der Geschwulst. 1 Monat nach der Operation Lymphknotenschwellung am Hals. Intensive Bestrahlung. 7 Jahre nach der Operation gesund.

Hinter einem solitären Myelom kann aber doch ein multiples Myelom stecken! Die Autopsie ergibt dann bei einem derartigen mit Recht nachträglich „scheinbar solitäres Myelom" genannten Gewächs Herde in anderen Knochen (GRÜNEIS). Immerhin wird man das Vorkommen echter solitärer Plasmocytome wohl anerkennen müssen. Wichtig sind hier ständige Sternalmarkkontrollen. Ihre *Prognose* ist besser als die hoffnungslose des multiplen Myeloms.

Die *Behandlung der Myelome* besteht zunächst bei Frakturen in Ruhigstellung. Multiple Wirbelherde verlangen eine Gipsschale. Die Ernährung hat den Nierenschaden und die Blutarmut zu berücksichtigen. Schmerzen erfordern Opiate und Analgetica. Die *Röntgenbestrahlung* soll symptomatisch helfen. Besonders COLEY empfiehlt sie mit gleichzeitiger Anwendung seiner Toxine, die aus Kulturen von Bac. prodigiosus und erysipelas

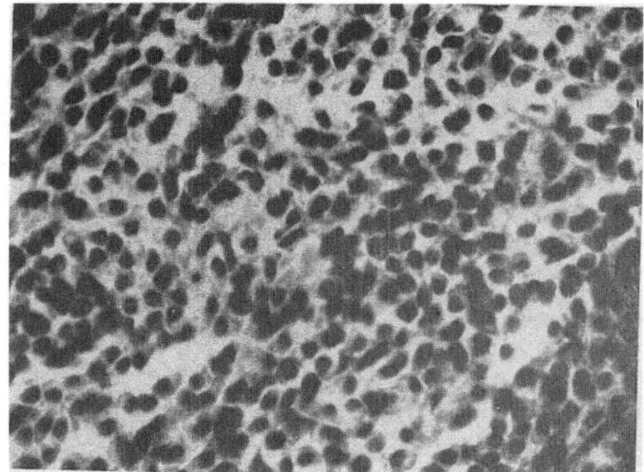

Abb. 292. Zugehöriger Schnitt. Plasmocytom.

gewonnen werden. Heilungen sind nie gesehen, objektive Besserungen sind skeptisch zu beurteilen. Eine teilweise weitgehende, symptomatische Besserung kann bei dahinzielenden Bemühungen nicht bestritten werden. Cytostatische Mittel (Arsen, Colchicin, Urethan, Lost) sollte man wenigstens versuchen!

·15. Das EWINGsche Knochensarkom. Reticulosarkom des Knochenmarkes.

1921 hat der amerikanische Pathologe JAMES EWING unter den kleinzelligen Knochensarkomen eine zusammengehörige Gruppe abgetrennt, die von ihm zunächst als endotheliales Myelom bezeichnet worden ist. Das amerikanische Knochensarkomregister hat sich dieser Bezeichnung nicht angeschlossen, sondern hat, um die umstrittene Benennung endotheliales Myelom zu vermeiden, die Eigennamenbezeichnung für das amerikanische Knochensarkomregister eingeführt. Von verschiedenen amerikanischen Autoren (z. B. W. B. COLEY, CAMPBELL) wird aber auch noch die Bezeichnung endothelial-myeloma gebraucht. Auf Grund der französischen Arbeiten von OBERLING und RAILÉANU bürgert sich die Bezeichnung *Reticulosarkom des Knochenmarkes* immer mehr ein.

Feingeweblich ist das Gewebe des EWING-Sarkoms zunächst als Rundzellensarkom anzusprechen. Es handelt sich um ein zellreiches Syncytium von gleichmäßigem Aufbau auf weite Strecken (Abb. 298). Die Geschwulstkerne sind rund. eiförmig oder leicht polyedrisch, mit staubförmig angeordnetem, mäßig reichen Chromatin ohne Kernkörperchen. Das Cytoplasma ist wenig färbbar und basophil. Größere Zellabschnitte werden traubenförmig zusammengefaßt (Alveolarsarkom, OBERNDORFER). Der Gefäßgehalt ist sehr reichlich. Vorgeschrittene Fälle lassen eine starke Neigung zu Hämorrhagien feststellen. Die neueren Arbeiten von OBERLING und RAILÉANU, PARENTI, GAETANO, ROULET beweisen, daß sich die Geschwulstzellen nach mehreren Richtungen hin entwickeln können. Es finden sich ausgereifte retikuläre Zellen, die Fibrillen bilden, endotheliale und myeloische Zellen. Nach Ansicht der genannten Autoren ist die Retikulumzelle des Knochenmarkes die Aufbauzelle der Geschwulst. Die *gewebliche Ableitung* stellen sie sich folgendermaßen vor, wobei man sich aber darüber klar sein muß, daß alle histogenetischen Ableitungen etwas Erkünsteltes und sehr Subjektives an sich haben.

Abkunft der Knochenmarkszellen und Einteilung der von Knochenmarkszellen ausgehenden Sarkome nach OBERLING.

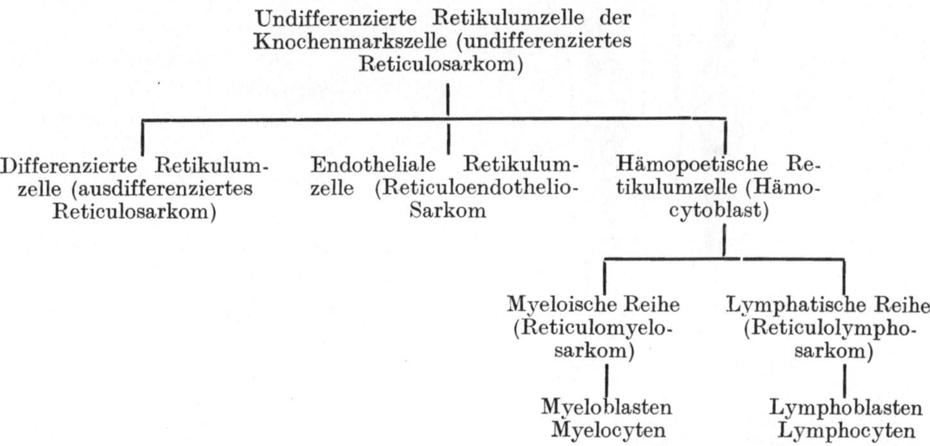

Demnach gibt es nichtausdifferenzierte und ausdifferenzierte Reticulosarkome. Beide sind unter dem EWING-Sarkom vertreten. Außerdem bestehen Beziehungen zu Gefäßen und Gefäßbildungen, so daß also auch Reticuloendothelio-Sarkome zu den EWING-Sarkomen gehören. Diese drei histologischen Gruppen, die bei EWING zusammengefaßt sind, verhalten sich klinisch ganz ähnlich. Es wäre gesucht, eine Unterteilung des EWING-Sarkoms auf Grund feingeweblicher Einzelheiten aufzustellen. Auch G. HERZOG hat sich dieser

Auffassung angeschlossen. Das Geschwulstgewebe ist nach Ansicht der meisten Bearbeiter nicht imstande, auch noch Knochen zu bilden, also in eine osteoblastische Differenzierung einzutreten. CONNOR, KOLODNY und W. B. COLEY sind jedoch der Auffassung, daß EWING-Sarkome auch Knochen hervorbringen können. Ich selbst habe mich von einer Knochenbildung durch Geschwulstzellen beim EWING-Sarkom nicht überzeugen können. Ob zwischen einem lymphoid gebauten EWING-Sarkom und einem Markreticulosarkom genetisch und biologisch Unterschiede bestehen (SHERMAN und SNYDER, UEHLINGER, BOTZSTEYN und SCHINZ), ist noch weiter zu klären. Für generalisierte Ausbreitungsformen hört man die Ausdrücke Reticulosen und Retotheliosen. HEILMEYER spricht bei Blutbeteiligung auch von leukotischer Retotheliose.

Die Ableitung der Geschwulstzellen des EWING-*Sarkoms* vom *reticulohistiocytären* System des Knochenmarkes, die Beziehungen zum *myeloischen* und zum *lymphatischen* System, und die Klassifizierung der einzelnen Erkrankungen in diesen Systemen ist der modernen Einteilung der *Hämoblastosen* von ROHR, die auf Seite 210 wiedergegeben ist, zu entnehmen.

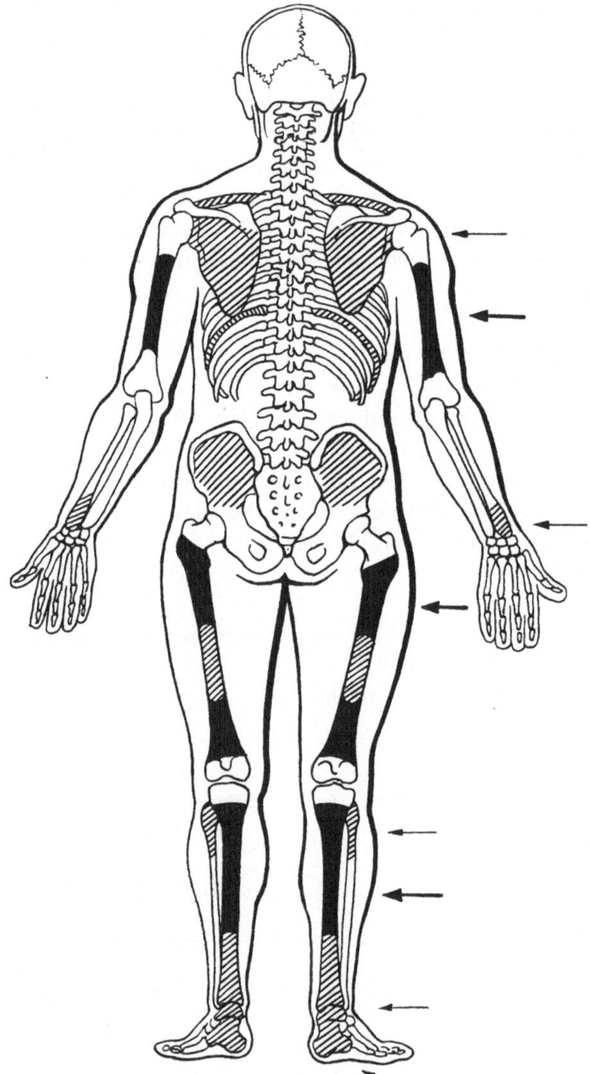

Abb. 293. EWINGS Knochensarkom. Hauptorte schwarz und Orte selteneren Vorkommens gestrichelt.

Pathologisch-anatomisch handelt es sich für das bloße Auge um grauweiße oder graurötliche Geschwülste des Knochens, welche im Beginn abgekapselt sind und unter der Knochenhaut liegen. Einzelne Bindegewebssepten bedingen einen lappigen Aufbau. Die grauweiße Farbe und die außerordentlich weiche Beschaffenheit hat bei Operationen schon wiederholt zu Verwechslungen mit Granulationsgewebe geführt, zumal die Hinfälligkeit des Geschwulstgewebes leicht Nekrosen hervorruft und hierdurch eine eiterähnliche Beschaffenheit vorgetäuscht werden kann. Das Gewebe ist außerdem sehr leicht mechanisch verletzbar. Gefrierschnitte von schnell gehärtetem Untersuchungsgut während der Operation zerbröckeln leicht.

Das Ewing-Sarkom befällt in der Hauptsache die metaphysennahen Diaphysenabschnitte der langen Röhrenknochen und platte Knochen. Metaphysärer Sitz an langen Röhrenknochen kommt gelegentlich vor; er ist aber viel seltener als beim osteogenen Sarkom (vgl. Abb. 295, 296, 299 und 154, 160, 170).

Die Reihenfolge wird der Häufigkeit nach von CAMPBELL folgendermaßen angegeben: Schienbein, Oberschenkel, Oberarm, Wadenbein; übrige Röhrenknochen; Becken, Schulterblatt, Schlüsselbein, Rippen. Rippen (BERGSTRAND), Fersenbein (KOLODNY, ENGELSTAD), Wirbelsäule (HABERLER und H. CHIARI, PORTER, LONERGAN und GUNN, TAVERNIER, ZANOLI, BOUDREAUX) sind sehr selten erkrankt (s. Abb. 316).

Durch das Eindringen der Geschwulstzellen vom Mark her in die HAVERSschen Kanäle der Rinde kommt es zu einer für diese Sarkome außerordentlich charakteristischen Auflockerung und -blätterung der Rinde, wodurch das typische Röntgenbild (s. unten) hervorgerufen wird.

Klinisch ist das EWING-Sarkom eine bevorzugte Erkrankung

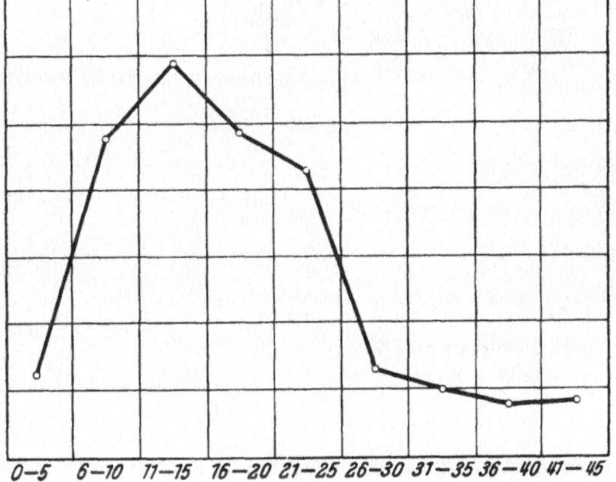

Abb. 294. Altersverteilung der EWING-Sarkome.

des Kindes- und Jünglingsalters. Die Altersverteilung zeigt die Kurve Abb. 294. 95% der Patienten befinden sich in einem Alter unter 20 Jahren (COPELAND und GESCHICKTER). Es gibt einige wenige (erst 2 eigene) Beobachtungen beim Erwachsenen (unter anderen BADE). Die absolute Häufigkeit, auf alle Knochengeschwülste bezogen, wird mit 15% angegeben.

Der *Krankheitsbeginn* macht sich durch Auftreten von *Schmerzen* bemerkbar, denen sehr bald eine Weichteilschwellung in dem betreffenden erkrankten Gliedabschnitt folgt. Der ersten Schmerzperiode folgt meistens ein schmerzfreier Zeitzwischenraum, ebenso kann die leichte Weichteilschwellung vorübergehend wieder verschwinden. Nach einem ziemlich beschwerdefreien Intervall kommt es dann wieder zum Auftreten von Schmerzen und Schwellungen. Außerdem findet man bei den jugendlichen Kranken so gut wie immer auch *Fieber*, das sich zwischen 37 und 40 Grad bewegt. Wir selbst haben einige Fälle beobachtet, die kein Fieber hatten. *Die klinischen Hauptzeichen: Schmerzen, Schwellung und Fieber mit erscheinungslosen Zwischenräumen, sowie das jugendliche Alter der Patienten sind die Ursache für die Fehldiagnose Osteomyelitis*, die unter Umständen auch noch durch Fehldeutung des Röntgenbildes gestützt werden kann. Die Fehldiagnose Osteomyelitis wurde von fast allen Autoren mindestens einmal gestellt. Erst wenn die Erkrankung bekannt ist, denkt man in den übrigen Fällen an ein EWING-Sarkom. Trotz zahlreicher Arbeiten auch im

Tabelle 10. EWING-*Sarkome*

Autor	Alter Jahre Geschlecht	Dauer der Beschwerden bis zur Untersuchung	Ort	Symptome
R. B. ENGELSTADT, Fortschr. Röntgenstr. **53**, 462 (1936)	16jähr. ♂	$^1/_2$ Jahr	L 5	Ischias links, leichte Parästhesien; bald Parese und Hypästhesie. Blasenlähmung
G. HABERLER u. H. CHIARI, Z. Orthop. **64**, 33 (1936)	2jähr. ♂	11 Monate	L 3	Lähmung mit 10 Monaten. Auftreten eines rasch wachsenden Buckels mit 18 Monaten
M. POMERANZ, Amer. J. Roentgenol. **30**, 468 (1933)	13jähr. ♂	1 Jahr	L 3	Schmerzen, Parese der Beine; zunehmende Kompressionserscheinungen
TAVERNIER, zit. nach J. BOUDREAUX, Les tumeurs primitives du rachis. Paris 1936	12jähr. Kind	3 Monate	D 11, D 12, L 1	Zunächst vermeintliche linksseitige Pleuritis. 3 Monate später schlaffe Paraplegie mit Blasenlähmung
O. WICHTL, Fortschr. Röntgenstr. **59**, 353 (1939)	67jähr. ♀	6 Monate	L 1	Starke Schmerzen in Hüfte und Bein rechts

deutschen Schrifttum ist die Kenntnis des Krankheitsbildes jedoch immer noch sehr gering. CAMPBELL weist mit Recht darauf hin, daß viele Fälle von „prolongierter Sepsis nach Osteomyelitis" verkappte und nicht erkannte EWING-Sarkome sind.

Wichtig ist, daß EWING-Sarkome gelegentlich eine auffallend lange Anamnese haben und 1—2 Jahre wegen Rheumatismus (!) und Ischias behandelt wurden, ehe die Diagnose gestellt wurde (BADE).

der Wirbelsäule.

Röntgenbefund	Diagnose	Therapie, Operation, Probeexcision	Tod, Sektion, histologischer Befund
Erhebliche Atrophie von Bogen und Dornfortsatz des 5.Lendenwirbels, Knochenstruktur fast völlig verwischt. Myelographie ergibt Stop zwischen L 4 und 5. Wahrscheinlichkeitsdiagnose: entzündlicher Prozeß	Ewing-Sarkom (Probe-excision)	Laminektomie, Teilresektion, Röntgennach-bestrahlung	Histologisch: Ewing-Sarkom. Tod 1 Jahr nach Operation ($1^1/_2$ Jahre nach Beginn der Beschwerden). Keine Sektion
Erniedrigung des 3. Lendenwirbels auf 4 mm hohe, aufgehellte, rechteckige Platte. Dornfortsatz aufgetrieben, von Aufhellungsherden durchsetzt. Unscharfe Aufhellungen im 1. und 2. Lendenwirbel. Die an den 3. Lendenwirbel angrenzenden Bandscheiben erhöht	Ewing-Sarkom	Probeexcision	Keine Sektion
Destruktion im vorderen Anteil des Wirbels, bis in Bogen und Seitenfortsätze reichend. Auftreibung der linken 9. Rippe mit Cysten	—	Rippenresektion: Benigne Cysten. Laminektomie und Probeexcision	Histologisch: Ewing-Sarkom. Wohlbefinden 3 Monate nach Operation
Ausgedehnte Tumorbildung der linken unteren Thoraxhälfte. D 11, D 12 und L 1 abgeplattet, wolkig strukturiert und unscharf begrenzt. 12. Rippe fast völlig zerstört, auch die 11. pathologisch verändert. Auf Röntgentherapie Einschmelzung des Tumors sowie „Recalcifikation" besonders der 12. Rippe, welche unregelmäßige Hyperostosen zeigt	Zunächst Spondylitis tuberculosa	Probeexcision, Röntgenbestrahlung (ohne Einfluß auf die Paraplegie)	Tod 1 Jahr nach Beginn der Erscheinungen. Keine Metastasen (Sektion ?)
Zerstörung des 1. Lendenwirbels in seiner rechten Hälfte mit Einbeziehung der unteren Deckplatte. Am Seitenbild vorn seichter, muldenförmiger Defekt	Verdacht auf Hypernephrommetastase	—	Tod ungefähr 7 Monate nach Beginn der Erscheinungen. Sektion: Primäres Sarkom des 1. Lendenwirbels. Histologisch: Rundzellensarkom Ewing-Sarkom)

Das Ewing-Sarkom der *Wirbelsäule* verläuft unter dem Bilde eines Rückenmarktumors. Es betrifft in der Regel Kinder und jüngere Erwachsene.

In der folgenden Tabelle von Wichtl, die etwas verändert und vervollständigt wurde, macht nur ein Fall bei einer 67jährigen Frau eine Ausnahme. Die Diagnose wird in der Regel erst bei der Sektion gestellt!

Das *Röntgenbild* ergibt im Beginn eine zentralgelegene, leicht eiförmig und unscharf begrenzte Aufhellung im Schaft eines Röhrenknochens (Abb. 296, 306).

Tabelle 10.

Autor	Alter Jahre Geschlecht	Dauer der Beschwerden bis zur Untersuchung	Ort	Symptome
ZANOLI, zit. nach J. BOUDREAUX, Les tumeurs primitives du rachis. Paris 1936	16jähr. ♂	Kurze Zeit	D 6—D 8	Intermittierende Rückenschmerzen, besonders nachts. Nach 7 Monaten zunehmende Lähmung der unteren Gliedmaßen, sowie Blasenlähmung. Intermittierendes Fieber
O. WICHTL, Fortschr. Röntgenstr. **64**, 1 (1941)	26jähr. ♀	$^1/_2$ Jahr	L 2	Kreuzschmerzen besonders beim Heben, die in die Beine ausstrahlen. Paraparese der unteren Gliedmaßen. Auftreten des BENCE-JONESschen Eiweißkörpers
H. HELLNER (Abb. 316 und 317)	22jähr. ♂	3 Monate	D 2 D 3	Anfangs Schulterschmerzen. Dann Paraplegie mit Blasen- und Mastdarmlähmung

Die angrenzende Rinde wird sehr bald beteiligt. Durch die Ausfüllung der HAVERSschen Kanäle mit Geschwulstzellen kommt es zu einer Erweiterung dieser und zu einer Auflockerung der Rinde. Diese streifenförmige Auflockerung in Längsausdehnung ist etwas außerordentlich Kennzeichnendes. Die Rinde gewinnt hierdurch ihr streifiges und herdförmig-fleckiges Aussehen (vgl. Abb. 295, 306).

(Fortsetzung).

Röntgenbefund	Diagnose	Therapie, Operation, Probeexcision	Tod, Sektion, histologischer Befund
Paravertebraler Schatten rechts nach Art eines Abscesses, Wirbel zunächst anscheinend unverändert. Der paravertebrale Tumorschatten vergrößert sich in den nächsten Monaten und breitet sich auch nach links aus. 7 Monate nach der ersten Untersuchung D 7 Elfenbeinwirbel; Kyphose in gleicher Höhe, Bandscheiben unversehrt. 2 Monate später auch D 6 und 8 Elfenbeinwirbel; hochgradige Entkalkung der Seitenfortsätze sowie der 7. und 8. Rippe. Verschattung der rechten Lungenbasis	Spondylitis tuberculosa	Anfangs Ruhigstellung	Tod 1 Jahr nach der ersten Untersuchung. Sektion: Ausgedehnter paravertebraler Tumor in Höhe D 4 bis 10 mit Beteiligung des Mediastinums, massiver Erguß rechts. Rückenmarkkompression durch Einwuchern des Tumors. Unregelmäßige Veränderungen der Wirbel: D 2, 4, 6, 7 und 8 eburnisiert, D 3, 5, 9 und 10 weniger befallen
Hochgradige Zerstörung und Erniedrigung des 2. Lendenwirbelkörpers. Metastasen in der Hüftpfanne	Ewing-Sarkom	Röntgentiefenbestrahlung	Tod nach 4 Monaten. Ewing-Sarkom des 2. Lendenwirbelkörpers. Metastasen im Becken, in den Brustwirbelkörpern, in beiden Oberschenkelköpfen, in der Leber und den paraaortalen Lymphknoten
Hochgradige Zerstörung, auch der zugehörigen Bögen D 2/D 3	Ewing-Sarkom, erst bei der Sektion diagnostiziert	Röntgenbestrahlung vor 1 Jahr. Laminektomie, Bögen und Wirbelkörper zerstört. Einbruch in die Weichteile	Tod postoperativ nach 14 Tagen. Sektion: Rundzelliges Ewingsches Alveolarsarkom der Wirbelsäule. Zustand nach Laminektomie. Zusammenbruch des 2. Brustwirbelkörpers. Einbruch des Tumors in den epiduralen Raum. Kompression des Rückenmarks. (Spastische Lähmung beider Beine, Blasen- und Mastdarmlähmung.) Decubitus. Cystitis. Tumormetastasen in den langen Rückenmuskeln, im Bereich der unteren Hals- und der oberen Brustwirbelsäule. Zahlreiche Metastasen in beiden Lungen

Auflösung und Verdichtung der Rinde wechseln in ihrem Anteil. Gleichzeitig treten periostale Reaktionen in Erscheinung. Je mehr innen in der Rinde Knochen zerstört und aufgeblättert wird, um so mehr periostal angelagerte Knochenlamellen bilden sich außen. Hieraus erklärt sich ein ausgesprochen zwiebelschalenartiges Bild (s. Abb. 295, 306). Ein solches kann man allerdings *gelegentlich* auch bei anderen Knochensarkomen und -erkrankungen feststellen. Neben der zwiebelschalenartigen Knochenauflagerung kommt es weiter zu den *auch* bei anderen Sarkomen und bei Krebsmetastasen bekannten Formen der periostalen Reaktion in Form von Büscheln und Spießen (Abb. 295). Sind Rinde und Knochenhaut erst zerstört und durchbrochen, und breitet sich die Geschwulst in den Weichteilen

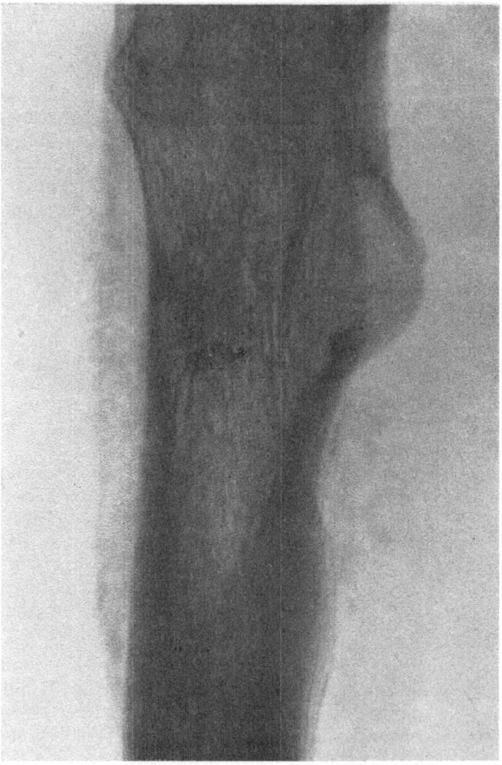

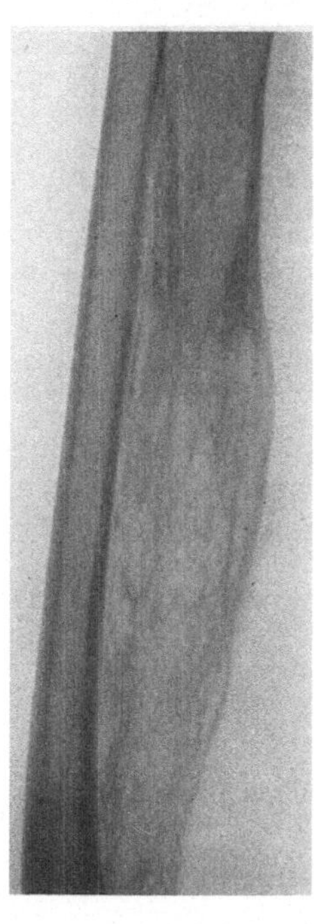

Abb. 295. 19jähr. ♂. Ewing-Sarkom der Oberschenkeldiaphyse. Streifige Aufhellung. Außen geschichtete periostale Knochenauflagerungen *und* Spießbildung. Unterhalb des kleinen Rollhügels hat eine Probeexcision stattgefunden. Veränderungen sonst noch nicht irgendwie beeinflußt. Bestrahlung. † 1¹/₄ Jahre nach Beginn der Erkrankung.

Abb. 296. Röntgenbild 9 Monate nach Bestrahlung. Streifige Auflockerung des Schaftes und leichte Sklerosierung (Folge der Röntgenbestrahlung).

Abb. 296—298. 15jähr. ♂. Ewing-Sarkom der Radiusdiaphyse. Klinische Fehldiagnose: Anfangs Ostitis fibrosa, dann Osteomyelitis. Nach Probeexcision Röntgenbestrahlung.

aus, oder sind die Kranken anoperiert, so verlieren die Röntgenbilder ihr charakteristisches Aussehen (Abb. 308).

Gegen eine Osteomyelitis spricht im Röntgenbild, daß das erste Bild, das meist nach 3- oder 4wöchigem Bestehen von klinischen Erscheinungen angefertigt wird, keine gröberen Rindenzerstörungsherde aufweist, ferner die vorwiegend diaphysäre Ausbreitung, schließlich bei weiteren Nachprüfungen das Fehlen einer Sequesterbildung. Zunehmende periostale Reaktionen werden gelegentlich auch bei blanden Osteomyeliten beobachtet (vgl. Abb. 310, 311). Besonders Garrès sklerosierende, nicht eitrige Osteomyelitis kann einem Ewing-Sarkom sehr ähnlich sehen. Garrès *sklerosierende Osteomyelitis* kann wie eine akute hämatogene Osteomyelitis oder schleichend einsetzen. Die Weichteile sind ödematös durchtränkt, der Knochen verdickt sich, aber eine Absceßbildung bleibt aus. Während die akute Weichteilschwellung zurückgeht, kommt es röntgenologisch zu sehr starken periostalen Auflagerungen mit hahnenkammartiger Knochenbildung (s. Abb. 310). Die Rinde des Schaftes baut sich um, die Markhöhle wird enger. Die chirurgische Freilegung ergibt einen sehr harten und spröden Knochen, meist keine Markhöhle und nur spärlich eingestreute Eiterherde. Eine diagnostische restlose Klärung ist nur durch eine Probefreilegung zu erzielen, der die bakteriologische und mikroskopische Untersuchung folgen muß. Besonders starke und schnelle Entwicklung

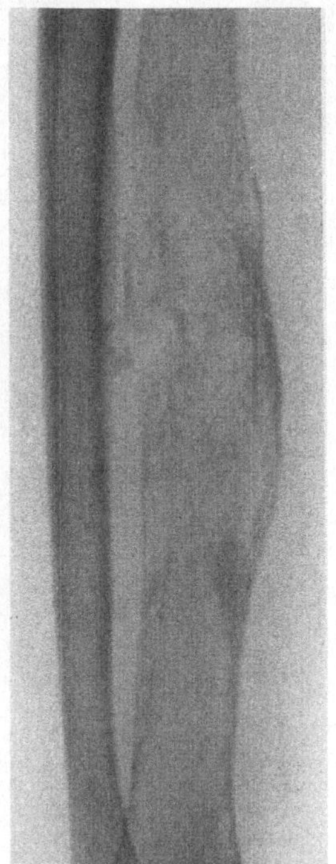

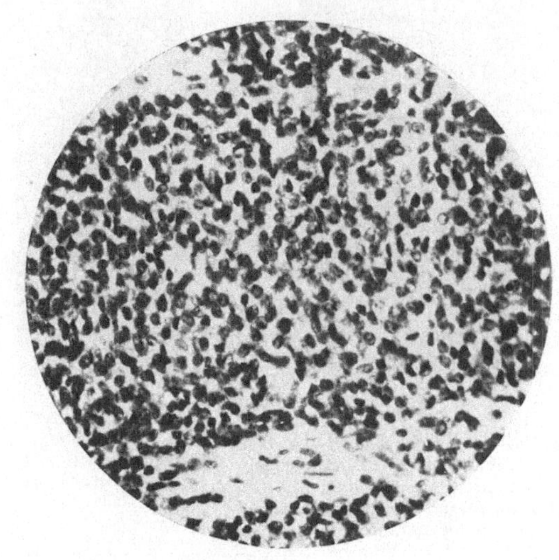

Abb. 297.   Abb. 298.

Abb. 297. Röntgenbild 2 Monate später. Erneutes Geschwulstwachstum. Einbruch in die Weichteile. Probeexcision: Reticulosarkom. Amputation. 1¹/₄ Jahre später †.

Abb. 298. Zugehöriger Gewebsschnitt. Reticulosarkom.

einer periostalen Knochenneubildung spricht für Osteomyelitis. Die Osteomyelitis des stammnahen Oberschenkelabschnittes (Abb. 309) ist im Röntgenbild von einem Ewing-Sarkom kaum zu unterscheiden.

Das *Röntgenbild* des Ewing-Sarkoms der *platten Knochen* (Rippen, Wirbel, Becken, Fersenbein usw.) zeigt eine unscharf begrenzte, herdförmige Aufhellung. Hier sind wiederholt Verwechslungen mit einer gutartigen Riesenzellengeschwulst vorgekommen. Als jedwede Entzündung, Lues, Tuberkulose sind ferner Geschwülste dieser Knochen schon angesehen worden (Bade). Besonders die röntgenologischen Wirbelveränderungen von Ewing-Sarkomen haben nichts für diese Krankheit allein Zutreffendes an sich (Welin). Ich verweise auch auf die oben eingefügte Tabelle 10.

Bei therapeutischer Röntgenbestrahlung können sich die röntgenologischen Veränderungen zurückbilden (Abb. 312, 314). Vor diesem diagnostischen „Test" sei ausdrücklich gewarnt! Es geht kostbare Zeit verloren!

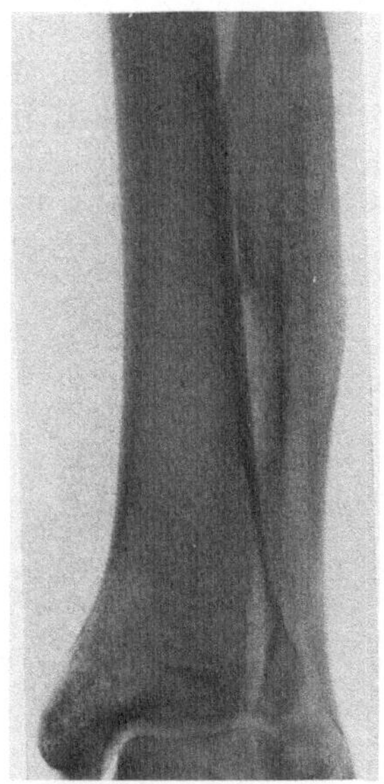

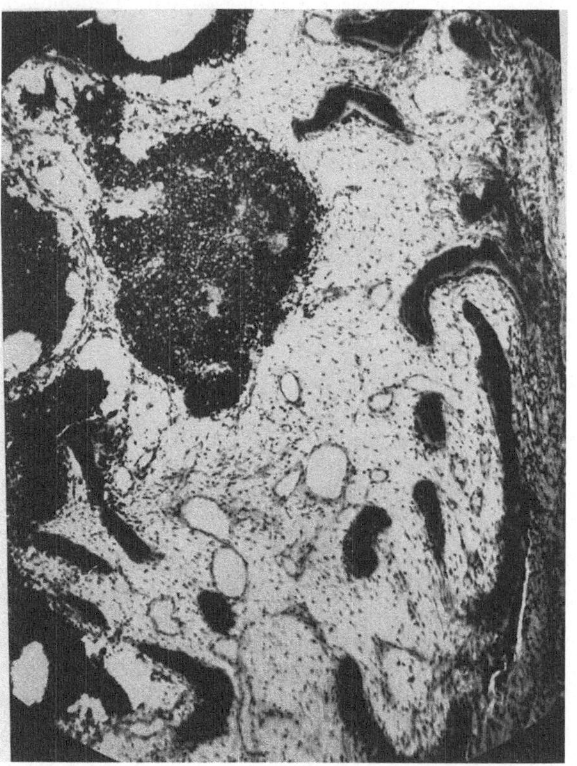

Abb. 299.

Abb. 299—301. 18jähr. ♂. EWING-Sarkom der Fibuladiaphyse. Klinische Fehldiagnose: Chronische Osteomyelitis Excochleation. Rezidiv nach fast 3 Jahren.
† 2 Monate später an Lungenmetastasen.

Abb. 300. Probeexcision eines EWING-Sarkoms der Fibula. Zentrale
Geschwulsthaufen, deren Verwechslung mit „entzündlichen Rundzellen" in kleinen Probeexcisionen häufiger vorkommt. Beachte die
auf große Strecken rein fibrösen Knochenmarksräume.

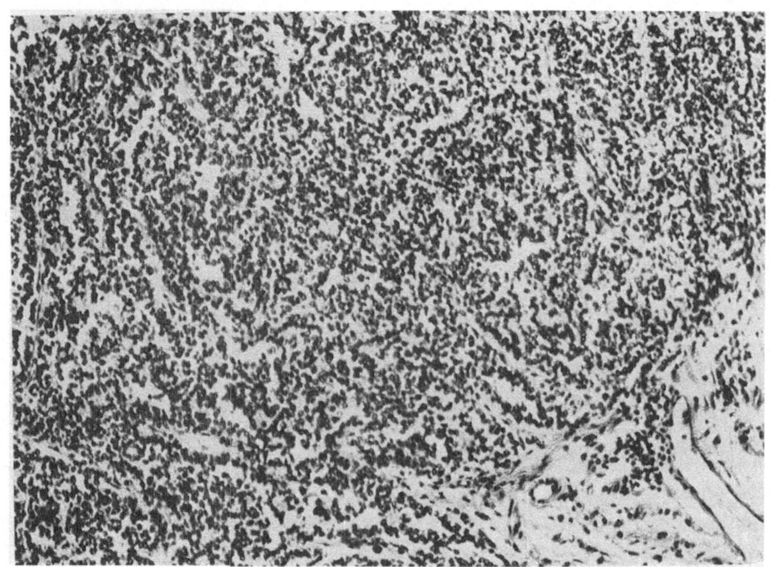

Abb. 301. 18jähr. ♂. EWING-Sarkom der Fibula. Reticulosarkom. Geschrumpft, da Paraffineinbettung!
Schnitt nach Amputation.

Da die Diagnose meist klinisch-röntgenologisch nicht gestellt wird, muß ein *Probeschnitt* vorgenommen werden. Wenn dieser richtig gedeutet wird, und die richtige Behandlung folgt, ist er von Wert. Wird die Erkrankung nicht erkannt und als Osteomyelitis operiert, oder wird überhaupt keine mikroskopische Untersuchung vorgenommen und die Erkrankung sofort als Osteomyelitis angesehen, so ist das Schicksal des Patienten besiegelt.

Der Probeschnitt hat beim EWING-Sarkom zunächst drei Fehlerquellen zu berücksichtigen, die sich auf die Eigenarten der Geschwulst selbst beziehen:

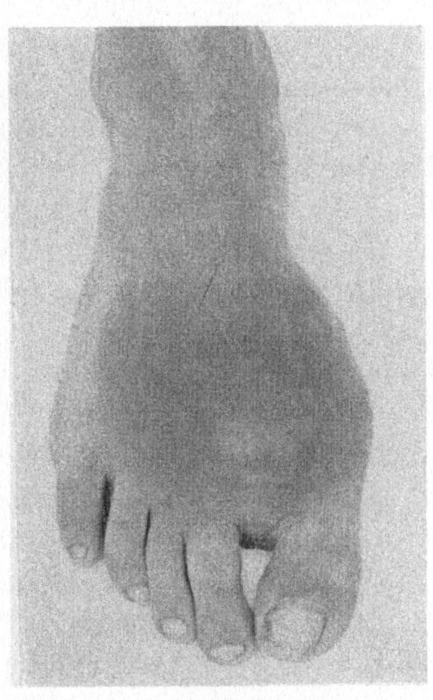

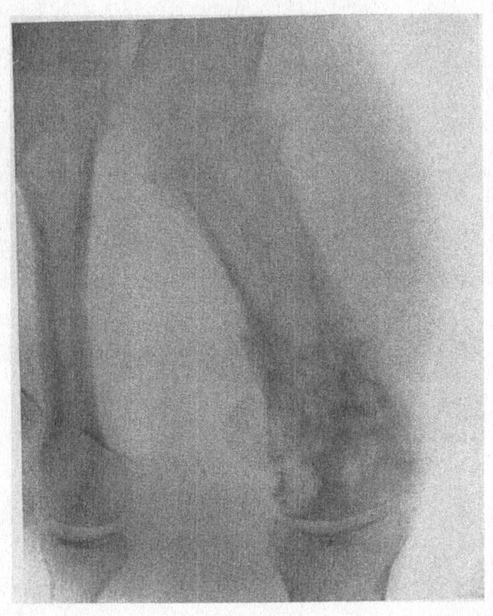

Abb. 302.

Abb. 302 u. 303. 19jähr. ♂. EWING-Sarkom des Metatarsus I.

Abb. 303. Zugehöriges Röntgenbild. Streifige Auflockerung des Metatarsus I. PIROGOFFsche Amputation. 1 Jahr später gesund.

1. Es können retikuläre Geschwulstzellenhaufen übersehen werden, oder sie werden als Lymphocytenherde bei schwacher Vergrößerung mißdeutet (vgl. Abb. 300).

2. Es können die Geschwulstzellen mit entzündlichen Granulationsgewebszellen durchmischt sein, wodurch der Geschwulstcharakter wesentlich verdeckt sein kann (Abb. 305).

3. Es finden sich reaktive Randzonen, die völlig dem Bild der chronischen Osteomyelitis oder der so oft zu Unrecht angenommenen Ostitis fibrosa (Abb. 300) ähneln können. Auf die Mißdeutung des Randgewebes ist von mir in mehreren Arbeiten hingewiesen worden. Die letztgenannte Fehlerquelle gilt genau so für das osteogene Sarkom, worauf KONJETZNY auch kürzlich wieder aufmerksam gemacht hat.

4. Darüber hinaus sind im Probeschnitt differentialdiagnostisch kleinzellige Krebsmetastasen (Bronchialkrebs HIRSCH und RYERSON, STERNBERG; Brustkrebs, STERNBERG), Lymphosarkome (CONNOR), und osteogene Sarkome abzugrenzen, mit denen Verwechslungen vorgekommen sind.

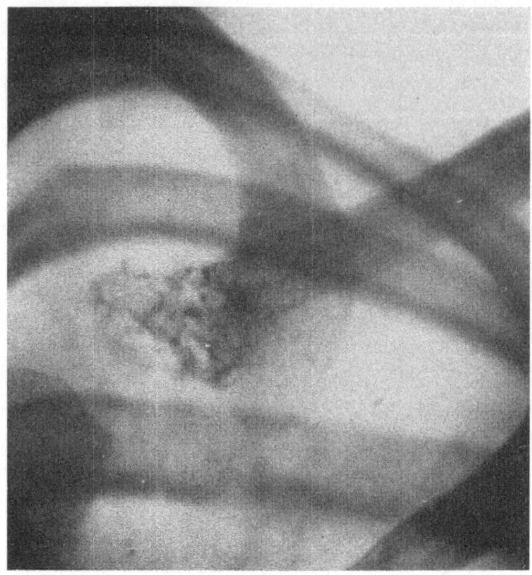

Abb. 304.

Abb. 304 u. 305. 10jähr. ♂. EWING-Sarkom des rechten Schlüsselbeines. Klinisch leichte Verdickung. Starke Auflockerung und Zerstörung des sternalen Schlüsselbeinendes. Probeexcision: Reticulosarkom. Exartikulation des Schlüsselbeines im Sternalgelenk und Resektion im Gesunden. Nachbestrahlung. Nach 4 Jahren gesund.

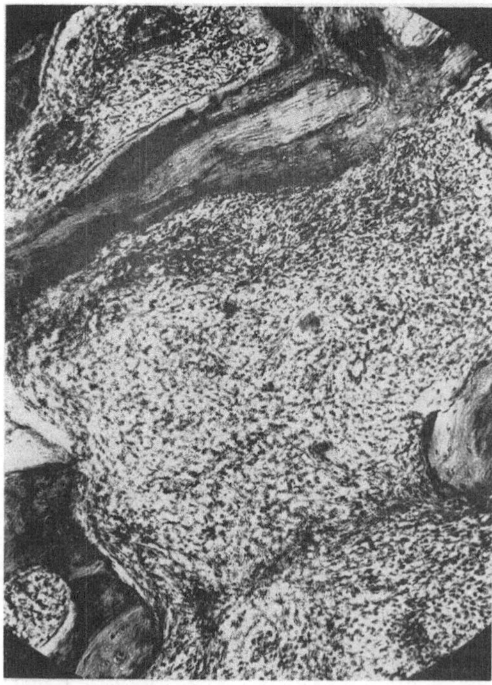

Abb. 305. Zugehöriger Schnitt. Reticulosarkom in den Markräumen eines EWING-Sarkoms des Schlüsselbeines.

Die *Diagnose* kann beim EWING-Sarkom wie auch bei den anderen, besonders allen bösartigen Knochengewächsen, *nicht allein eine feingewebliche sein. Vielmehr ist auch hier wieder die Übereinstimmung des klinischen Bildes, des Röntgenbildes und des feingeweblichen Befundes zu fordern.* Nur dann, wenn der behandelnde Arzt Klinik, Röntgenbild und die pathologisch-anatomischen Befunde kennt, werden Irrtümer und Mißerfolge vermieden.

Die *Metastasen* des EWING-Sarkomes werden hauptsächlich in Lymphknoten und Lungen, sowie in anderen Knochen, an erster Stelle im Schädel, beobachtet.

Das EWING-Sarkom ist ausgesprochen strahlenempfindlich (Abb. 296, 312 ff.). Es teilt diese *Strahlenempfindlichkeit* mit anderen Rundzellensarkomen (BORAK).

Für die *Behandlung* ist die Erkenntnis wichtig geworden, daß *Strahlenempfindlichkeit nicht gleichbedeutend mit Heilbarkeit ist.* Einwandfreie Dauerheilungen durch Bestrahlungen können zu den allergrößten Seltenheiten gerechnet werden. W. B. COLEY hat nachgewiesen, daß die operative Behandlung, also die Radikaloperation mit einer Strahlennachbehandlung der alleinigen Strahlenbehandlung überlegen ist. Der 1935 von CROWELL herausgegebene Bericht über das amerikanische Knochensarkomregister gibt unter 126 EWING-Sarkomen 10 Fälle an, die über 5 Jahre geheilt waren. Von diesen waren 7 amputiert, 3 excidiert. Die *Prognose* ist also auch bei radikalem operativen Vorgehen sehr schlecht. Von W. B. COLEY, CAMPBELL, STEWART-HARRISON,

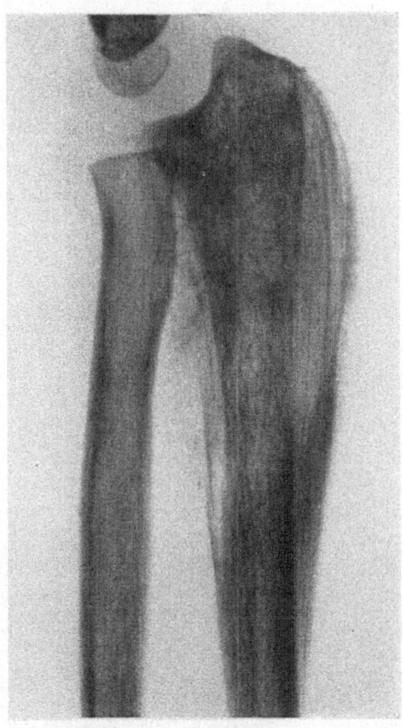

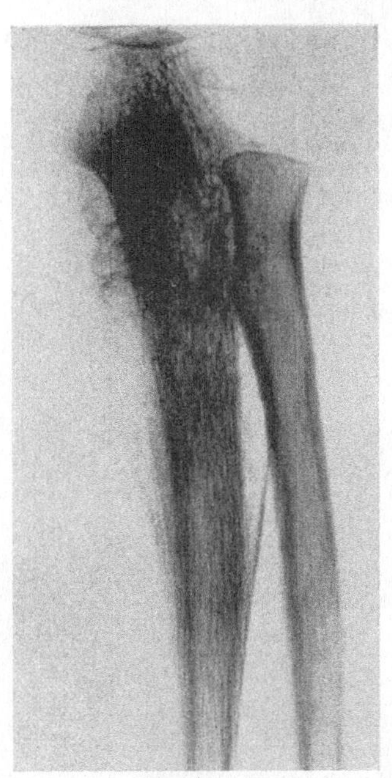

Abb. 306.   Abb. 307.

Abb. 306. Röntgenbild 7 Monate nach Beginn der Erkrankung. Klassisches EWING-Sarkom — Röntgenbild.
1 Monat später als Osteomyelitis operiert.

Abb. 307. Röntgenbild von vorn. Gleicher Zeitpunkt.

Abb. 306—308. 5jähr. ♂. EWING-Sarkom der Ulnadiaphyse. Beginn der Erkrankung mit Schwellung und
nächtlichen Schmerzen. Behandlung als Osteomyelitis.

HELLNER ist ein radikal chirurgischer Standpunkt zur Behandlung des EWING-Sarkomes vertreten worden. Die *Vor-* und *Nachbestrahlung* ist dringend zu empfehlen (CAMPBELL, GESCHICKTER und COPELAND, BADE, EKER und POPPE). Operativ nicht zugängige EWING-Sarkome sind zu bestrahlen.

Hiermit ist eine *Vereinheitlichung und Vereinfachung* in der *Anzeigenstellung bei sämtlichen Knochensarkomen erreicht.* Jedes Knochensarkom soll, solange es operabel ist, so schnell wie möglich radikal operativ behandelt werden. EWING-Sarkome sind außerdem in erster Linie nachzubestrahlen. Auch die anschließende Lungenbestrahlung wird von CAMPBELL empfohlen.

Die wichtigsten Punkte für das EWING-Sarkom lauten *zusammengefaßt*:

Klinik.

Alter. Kindes- und Pubertätsalter.

Sitz. Vorwiegend Diaphysen langer Röhrenknochen und platte Knochen.

Häufigkeit. Selten.

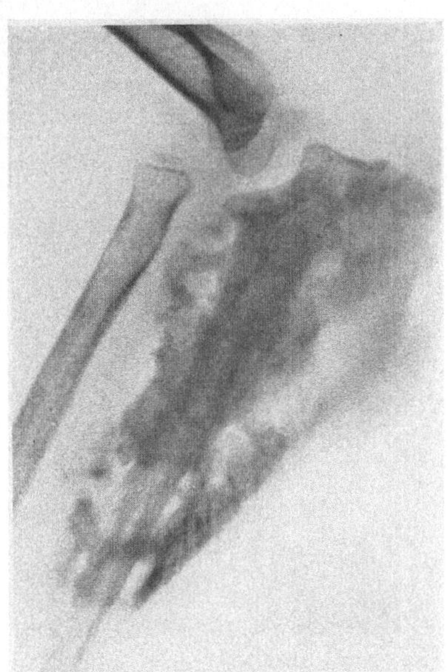

Abb. 308. Nicht erkanntes, als Osteomyelitis operiertes EWING-Sarkom. 11 Monate nach Beginn der Erkrankung. Zu diesem Zeitpunkt wurde die Diagnose immer noch nicht gestellt, sondern erst weitere 2 Monate später. Dann Exartikulation im Schultergürtel. 5 Monate darauf †.

Abb. 309—310. 17jähr. ♂. Osteomyelitis
des linken Oberschenkelschaftes, 4 Wochen nach fieberhaftem Beginn der Erkrankung. Differentialdiagnose: EWING-
Sarkom. Probefreilegung.

Abb. 310. Der gleiche Kranke 3 Wochen
später. Ausgedehnte periostale Reaktionen. 1 Jahr später in Heilung.

Abb. 311. 16jähr. ♂. Osteomyelitis
des linken Femur. Als „Sarkom"
eingewiesen. Operation ergab einen
halbstreichholzgroßen   corticalen
Sequester im Staphylokokkeneiter.
Geheilt.

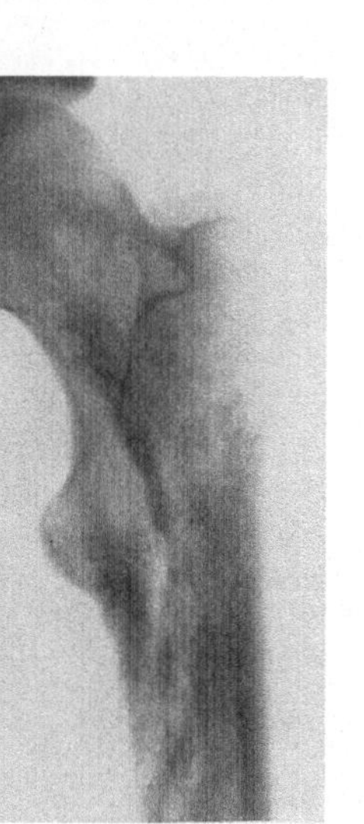

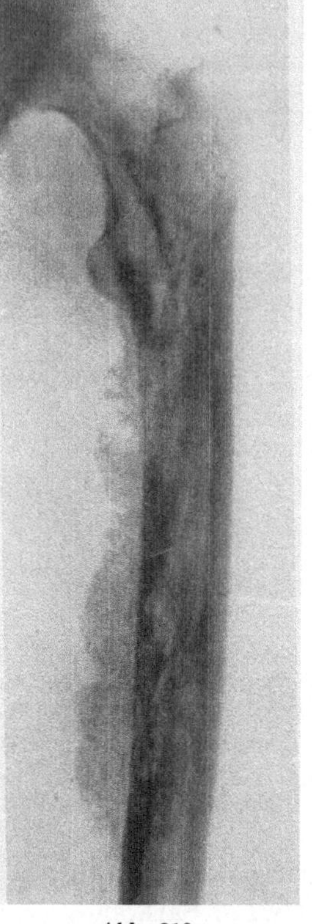

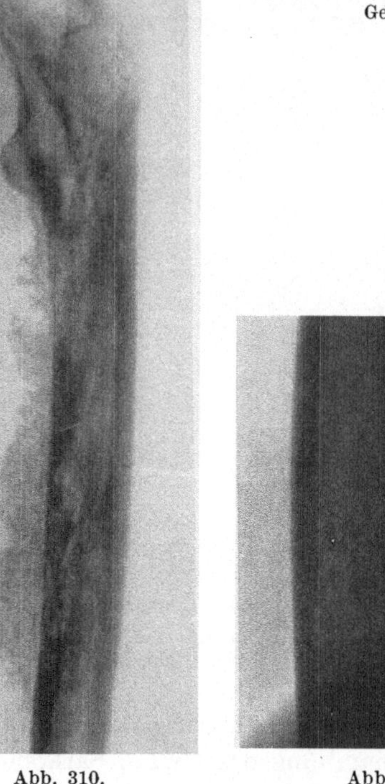

Abb. 309.　　　　　　Abb. 310. 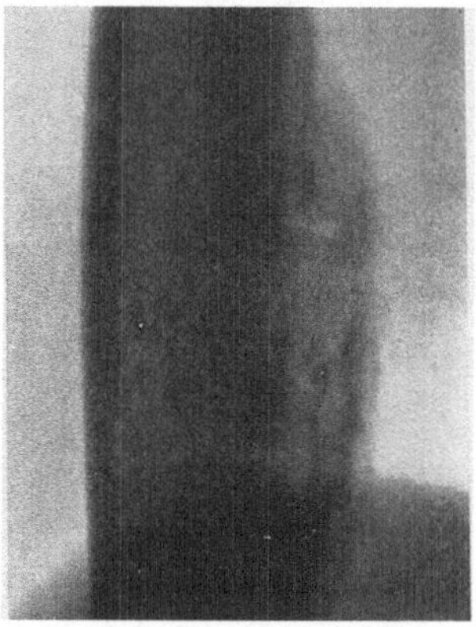　　　　　　Abb. 311.

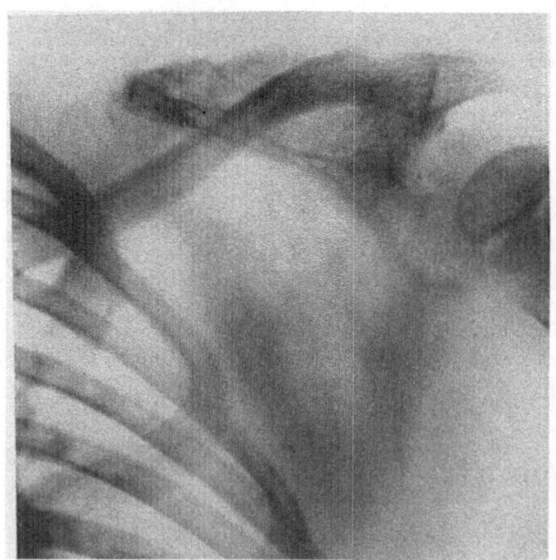

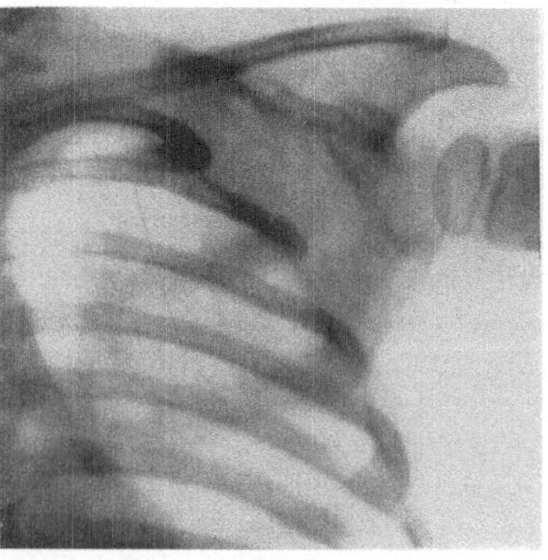

Abb. 312.　　　　　　　　　Abb. 313.

Abb. 312—315. 3¹/₂jähr. ♀. EWING-Sarkom der Scapula. Verlauf bei Bestrahlung. Seit 2 Monaten Schmerzen
im linken Arm, seit 6 Wochen Anschwellung der Schulterblattgegend. Klinisch: Scapulatumor.

Abb. 312. 1. Röntgenbild. Zustand etwa 2 Monate nach Beginn der Erkrankung. Aufhellung des Schulterblattes. Strahlige Auflockerung des Scapularandes. Röntgenbestrahlung (1350 r), da Radikaloperation abgelehnt.

Abb. 313. 2. Röntgenbild, 3 Monate später. Scapula fast wieder normal. Bestrahlung 1300 r.

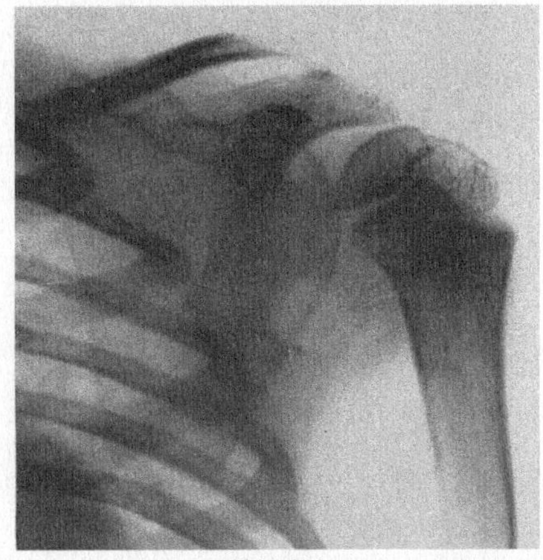 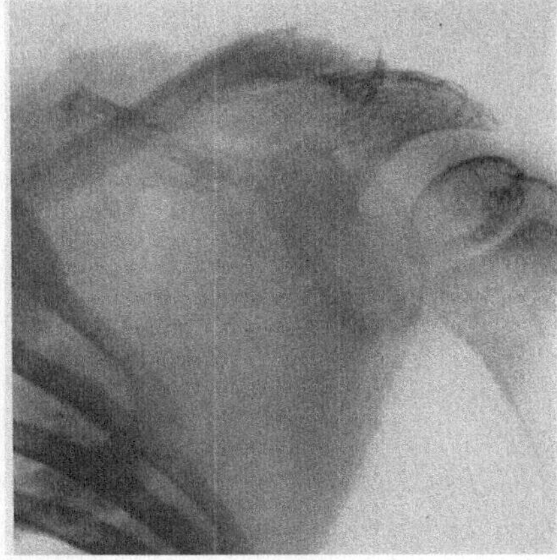

Abb. 314.   Abb. 315.

Abb. 314. 3. Röntgenbild, 5 Monate später. Kein Rezidiv.

Abb. 315. 4. Röntgenbild. 9 Monate später Rezidiv. Scapula wieder in Auflösung. Achsellymphknotenmetastasen·
Bestrahlung 880 r. 1 Jahr nach Beginn der Behandlung †.

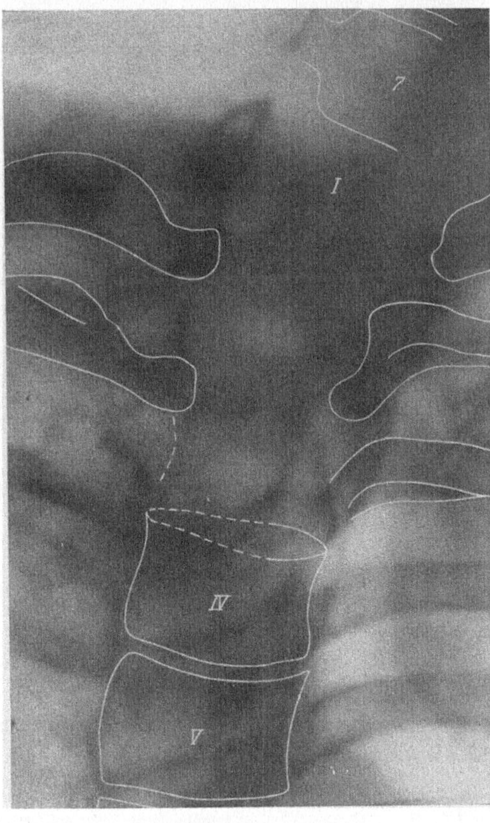 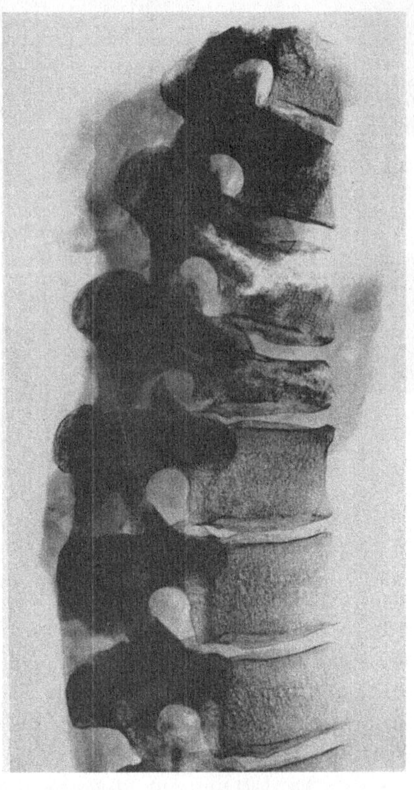

Abb. 316.   Abb. 317.

Abb. 316—317. 22jähr. ♂. EWING-Sarkom des 2. und 3. Brustwirbelkörpers. Spastische Paraplegie und
Inkontinenz der Blase und des Mastdarms. Beginn April 1944 mit Schmerzen zwischen beiden Schulterblättern.
Mai 1945 plötzlicher Zusammenbruch unter starken Schmerzen und Auftreten einer spastischen Lähmung
beider Beine, der Blase und des Mastdarmes. Juli 1945 intensive Röntgenbestrahlung. Wirbelbögen und Körper
D 2 und 3 ausgelöscht. Sektion Februar 1946: EWING-Sarkom, Lungenmetastasen.

Abb. 317. Röntgenbild der Leichenwirbelsäule. Hochgradige Zerstörung des 2. und 3. Brustwirbelkörpers
und des Bogens vom 2. Brustwirbel.

Symptome. „*Osteomyelitis*"! Fieber, Schmerzen, Schwellung.
Röntgen. Zentrale Aufhellung. Corticaliszerstörung. Periostreaktion („Zwiebelschalen").
Keine Knochensequester. Verwechslung mit sklerosierender Osteomyelitis und Lues.
Probeexcision. Verwechslung mit Osteomyelitis, andern Sarkomen und kleinzelligen Krebs-
metastasen.
Behandlung. Radikale Operation. Verschleppung durch Bestrahlung!
Prognose. Etwas, aber nicht viel besser als bei den osteogenen Sarkomen.

16. Hämoblastosen.
(Leukämien. Lymphogranulomatose. Lymphosarkome.)

a) Knochenveränderungen bei lymphatischen und myeloischen Leukämien. Chlorome.

Mit ROHR kann man unter den als echte Geschwülste aufgefaßten *Leukämien (= Leukosen)* heute *myelogene, lymphatische* und *reticulohistiocytäre*
unterscheiden. .Er gibt folgende Einteilung.

Tabelle 11. *Einteilung der Hämoblastosen (Leukosen) nach* K. ROHR.

Ursprungs-gewebe	Reticulohistiocytäres Gewebe		Lymphatisches Gewebe		Myeloisches Gewebe	
	unreif	reif	unreif	reif	unreif	reif
Primärtumor (Blastom)	Reticulo-sarkom	—	Lympho-sarkom	Lymphom	Myelosarkom (Chlorom)	Myelocytom
	Plasmocytom					
System-affektion (Blasto-matose)	Reticulo-sarkomatose multiples Plasmocytom	Reticulose	Lympho-sarkomatose (aleukämisch)	Lymph-adenose	Aleukämische Myelose „akute Form" (Chloro-matose)	„chronische Form"
„Leukämie" (i. e. S.)	Monocytenleukämie (retikuläre Form) Plasmazellenleukämie		lymphatische Leukämie „akute Form" (lympho-blastoid)	„chronische Form" (lympho-cytoid)	myeloische Leukämie „akute Form" (myelo-blastoid, promyelo-cytoid, monocytoid) Erythroleukämie	„chronische Form" (myelocytoid

Die verwandtschaftlichen Beziehungen zwischen den multiplen Myelomen
und den Leukämien im engeren Sinn gehen aus dem Schema — die zeitliche
Gültigkeit eines solchen ist immer begrenzt! — hervor. Sicher findet man die
stärksten Grade der sekundären Knochenzerstörung, die klinisch und röntgenologisch am meisten hervortritt bei den Blastomen und Blastomatosen dieses
Schemas. Demgegenüber halten sich die sekundären Veränderungen des Knochens
bei den Leukämien im engeren Sinn in geringen Grenzen. Außerdem sind sie
selten. Die *lymphatische Leukämie* führt dabei noch eher zur Knochenbeteiligung als die *myeloische.* Von 86 lymphatischen Leukämien wurden von.
CRAVER und COPELAND bei 6 Kranken, von 83 myeloischen Leukämien *nur ein
einziges Mal* röntgenologisch Knochenveränderungen nachgewiesen! Das
Röntgenbild ergibt sowohl porotische wie leicht sklerotische Veränderungen,
die gelegentlich auch mit ähnlichen periostalen Reaktionen einhergehen,

wie die Lymphogranulomatose des Knochens. Die *Diagnose* kann nur auf Grund des geläufigen klinischen Befundes gestellt werden. Wiederholte hämatologische Untersuchungen und Sternalpunktionen sind unerläßlich. Jene Form von myeloischen Leukämien, die wegen des Einhergehens mit grünlichen Geschwülsten (grüner Krebs, ARAN 1853) in Schädel, Rippen, Wirbeln und Organen *Chlorom* genannt wird, führt bei Kindern vor der Pubertät hoffnungslos schnell zum Tode. Den Feststellungen von Knochenzerstörungen im Röntgenbild, die ganz ausgebreitet sind, und die für sich bis auf die rasende Zerstörung nichts Charakteristisches aufweisen, kommt kaum eine Bedeutung zu. Ihre bevorzugte Beteiligung der Schädelgrundfläche mit Vortreibung des Augapfels, Sehnervenentzündung und Hirndruckerscheinungen ist bekannt. Die grüne Farbe der Geschwülste ist nicht erklärt; sie wird als Parenchymfarbe, der gelben Farbe des Eiters vergleichbar, aufgefaßt (RECKLINGHAUSEN).

Eigenartige diffuse myeloide Infiltrationen des Knochenmarks, die also nicht zu Myelomknoten führen, und die mit einer subleukämischen Myeloblastenvermehrung *ohne* Anämie im Blutbild einhergehen sollen, werden von DENOYEL als *„osteomalacische Myelose"* bezeichnet. Die Bezeichnung ist insofern nicht sehr glücklich, als mit dem Ausdruck Osteomalacie die endokrine Störung assoziativ verbunden ist. Diese Fälle sind dadurch gekennzeichnet, daß bei ihnen innerhalb weniger Monate eine hochgradige allgemeine Entkalkung des Skeletes einsetzen kann, der Spontanfrakturen folgen. Bei der Autopsie findet man dann eine diffuse Myelose. Derartige Beobachtungen beweisen meines Erachtens nur die in der Natur immer möglichen Übergänge innerhalb der vom menschlichen Gehirn geschaffenen Systeme. Es gibt auch beim Myelom z. B. in der Wirbelsäule diffuse Entkalkungen ohne Knoten (vgl. Abb. 278). Es wurde oben bei den multiplen Myelomen darauf hingewiesen, daß diese sehr wahrscheinlich als diffuse Zellwucherungen beginnen, der die Knotenbildung folgt. *Myelome und Leukämien sind durch aleukämische und subleukämische Myelosen, von denen es reine Knochenmarksformen mit Unversehrtheit oder geringer Beteiligung von Leber, Milz und Lymphknoten gibt, miteinander verbunden.* In der *Differentialdiagnose* kommt der Sternalpunktion und der chemischen und nephelometrischen Eiweißuntersuchung des Serums die wichtigste Rolle zu.

b) Lymphogranulomatose.

Die Lymphogranulomatose (HODGKINsche Krankheit) beteiligt weit häufiger, als das früher angenommen worden ist, auch das Knochensystem. Von 172 bioptisch und autoptisch bestätigten Lymphogranulomatosen des Memorialhospitals New York hatten 27 (= 15,7%) nachweisbare Knochenveränderungen (CRAVER und COPELAND). Bei Leichenuntersuchungen läßt sich die Lymphogranulomatose im Knochen noch weit häufiger beobachten. Diejenigen Fälle die nur das Markgewebe beteiligen und weder zum Knochenan- oder -abbau führen, lassen sich allerdings während des Lebens niemals erfassen. Nach SCHINZ waren von 65 bei der Sektion nachgewiesenen lymphogranulomatösen Knochenherden während des Lebens nur die Hälfte erkannt.

Die Herde erscheinen *makroskopisch* als gelbliche oder grauweiße, oft etwas gallertartig erscheinende Knoten im aufgesägten Knochen.

14*

Feingeweblich findet man das bekannte lymphogranulomatöse Gewebe mit Fibroblasten, Lymphocyten, Plasmazellen, eosinophilen und gelapptkernigen Leukocyten, sowie STERNBERGsche Riesenzellen (s. Abb. 318, 320, bei Lebzeiten nicht nachgewiesene Herde im Sternum und den Wirbelkörpern). Der Knochen kann abgebaut werden. Bei Rindenzerstörungen kommt es zu periostaler Knochenneubildung. Die Herde können sowohl im Mark entstehen als auch durch Übergreifen von dem Knochen benachbarten Lymphknoten auf diesen.

Klinische Angaben. Das männliche und weibliche *Geschlecht* ist gleich häufig betroffen. Von 27 Kranken CRAVERs und COPELANDs

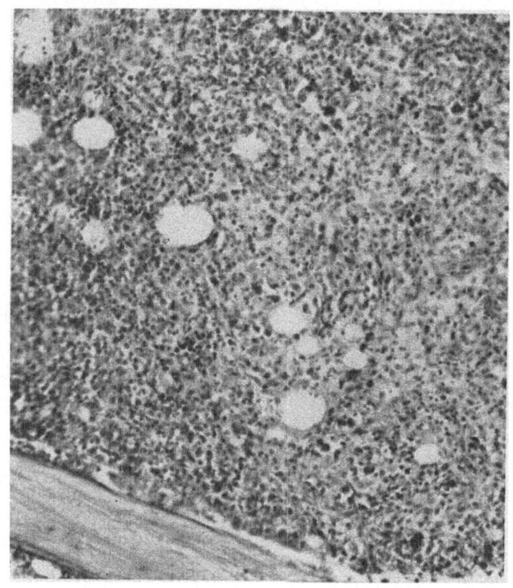

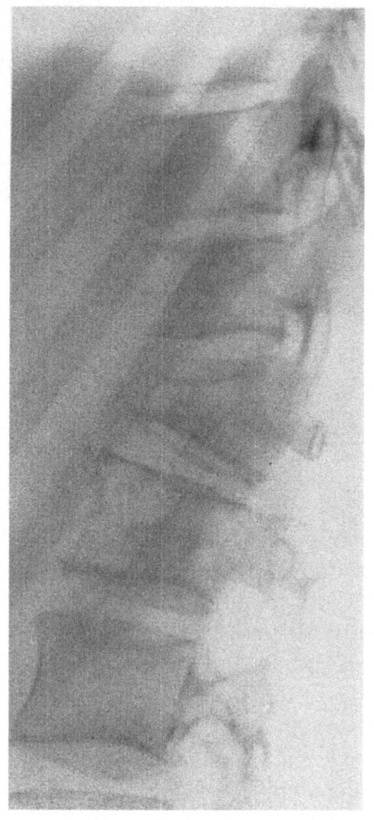

Abb. 318.   Abb. 319.

Abb. 318. Lymphogranulomherd des Sternums. Sektionspräparat. Klinische Diagnosenmöglichkeit durch Sternalpunktion!

Abb. 319. 19 jähr. ♀. Vorgeschrittene Lymphogranulomatose des 12. Brust- und 1. und 2. Lendenwirbelkörpers. Allgemeine Kalkarmut. Unregelmäßige Aufhellungen im 12. Brustwirbelkörper und im 2. Lendenwirbelkörper. Keilform des 1. Lendenwirbelkörpers. Seit 2 Jahren Halsdrüsen. Röntgenbestrahlung. Nach Besserung Hals-, Achsel-, Leistendrüsenschwellungen. Probeexcision eines Lymphknotens: Lymphogranulomatose. † 6 Monate später.

bekamen 12 ihre Knochenveränderungen in den ersten 2 Jahren des Bestehens der Erkrankung, 15 im zweiten bis vierten Jahr. REISNER weist besonders darauf hin, daß es keineswegs nur Endstadien der Lymphogranulomatose sind, bei denen sich eine Knochenbeteiligung herausstellt. LOCKWOOD und PECHEL haben Fälle beobachtet, bei denen die Knochenherde zu allererst nachgewiesen sind. Bei den gestorbenen Lymphogranulomatosen CRAVERs und COPELANDs waren die Knochenerscheinungen 2 Monate bis 2 Jahre vor dem Tode vorhanden. Die klinische Dauer ist für den Verlauf der Erkrankung mit Knochenveränderungen anscheinend ohne Einfluß.

Die *Reihenfolge* der der Häufigkeit nach befallenen Knochen lautet bei CRAVER und COPELAND: Wirbel. Brustbein, Becken, Oberschenkel, Rippen, Schädel, Oberarm, Schulterblatt, Schlüsselbein.

Das *Alter* der Kranken geht von der Geschlechtsreife bis zum Greisenalter. UEHLINGER und ECKHARDT beschreiben eine Beobachtung im Kindesalter. Bei dem ECKHARDTschen Fall handelt es sich nach klinischen, röntgenologischen und auch feingeweblichen Befunden sehr wahrscheinlich um eine Lipoidgranulomatose vom Typ SCHÜLLER-CHRISTIAN! In 7 von 27 Fällen CRAVERs und COPELANDs fanden sich bei Wirbelbeteiligung Zeichen von Rückenmarksdruck.

Ähnlich wie bei den Riesenzellgeschwülsten und Blutschwämmen der Wirbelkörper werden die Druckerscheinungen oft nicht so sehr durch Abknickungen und Keilformen der Wirbelsäule hervorgerufen — hiergegen sprechen Fälle, die bei Keilform keine Rückenmarkserscheinungen bieten (s. auch Abb. 319) —, sondern durch *Einwuchern des lymphogranulomatösen Gewebes in den Wirbelkanal*. Rückgang von Kompressionserscheinungen nach Bestrahlung, ohne daß sich im Röntgenbild etwas änderte, läßt sich ebenfalls dafür anführen (REISNER). Für

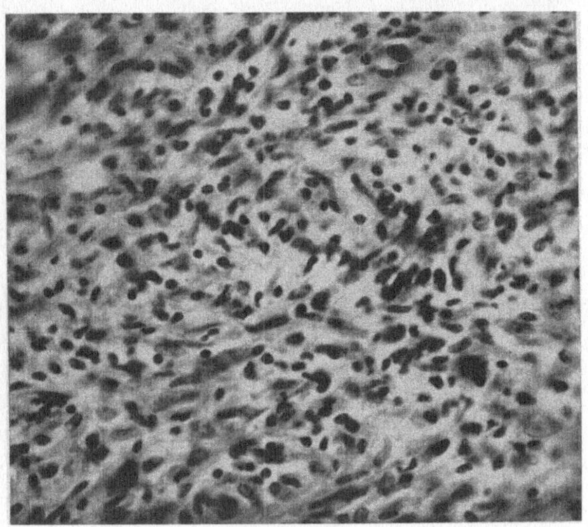

Abb. 320. Lymphogranulomherd eines Wirbelkörpers. Sektionspräparat.

Rückenmarksveränderungen kommen allerdings auch toxämische Degenerationen (GOORMAGHTIGH) und Verlegung von wichtigen Gefäßen durch lymphogranulomatöse Perivasculitis und Obliteration der Gefäße (RAVIC) in Frage. Bei irgendwelchem unmittelbaren oder mittelbaren Druck auf Nerven haben die Kranken mehr oder minder heftige Schmerzen. Hierbei ist selbstverständlich auch *Druck lymphogranulomatöser Lymphknoten in der Nachbarschaft von Knochenherden* in Betracht zu ziehen. Eine Lendenmarkkompression durch lymphogranulomatöse Infiltration sahen WALTHARD, BODECHTEL und GUIZETTI, ischiasartige Beschwerden mit Paraparesen, Blasen-, Mastdarm-, Sensibilitätsstörungen werden von SAUPE, BLAKESLEE, CARSLAW angegeben. Ein Kompressionssyndrom wird von BODECHTEL und GUIZETTI, sowie von HESS und SCHLICHT mitgeteilt.

Das sehr seltene Vorkommen des BENCE-JONESschen Eiweißkörpers im Harn ist beschrieben. Der BENCE-JONESsche Eiweißkörper wurde in 4 Fällen von CRAVER und COPELAND gesucht, jedoch nicht gefunden.

Das *Röntgenbild* ergibt unregelmäßige Zerstörungsherde, die an der Wirbelsäule häufig zum keilförmigen Zusammensacken eines Wirbelkörpers führen (s. Abb. 319, ähnliches Bild bei REISNER). Die Keilform eines Wirbels kann auch völlig ausbleiben (HABERLER). Neben osteoclastischen Zerstörungsherden kommen auch osteoblastische Veränderungen vor (Abb. 321). HULTÉN fand

einmal bei einer Lymphogranulomatose der Wirbelsäule neben mehreren hoch-
gradigen kalkarmen und einem zusammengesinterten Wirbelkörper einen stark

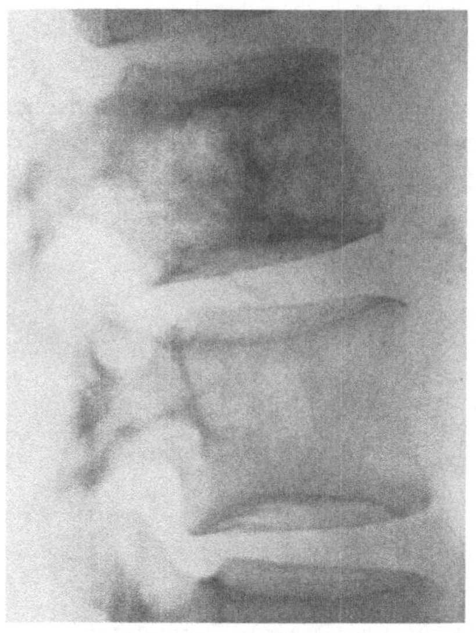

Abb. 321.

Abb. 321 u. 322. 25jähr. ♀. Lymphogranulomatose des
2. Lendenwirbelkörpers. Erkrankung durch histologische Untersuchung eines Lymphknotens bewiesen. Beachte die unregelmäßige Aufhellung und Verdichtung, sowie die Entkalkung des 3. Lendenwirbelkörpers ohne Gibbusbildung. Röntgenbestrahlung.

verdichteten Elfenbeinwirbel im Bereich
der Lendenwirbelsäule. Geringe Verdichtungen von Wirbelkörpern sah auch
HABERLER. Nach SCHINZ waren von 65
an der Leiche nachgewiesenen lymphogranulomatösen Herden in der Wirbelsäule nur die Hälfte während des Lebens
erkannt. Die Intervertebralscheiben bleiben intakt (HULTÉN, GRUDZINSKY). Das
ist für die Differentialdiagnose gegenüber
tuberkulösen und unspezifischen Osteomyeliten wichtig. Denn bei diesen wird
die Schlußplatte mit der Bandscheibe an-
gegriffen. FUNSTEIN weist auf paraverte-
brale Weichteilschatten durch Lymphknotenpakete hin. Hüftpfannen- und Darm-
beinschaufelerkrankungen sind beschrieben
(HABERLER und PECHEL, LOCKWOOD,
LINNEWEH, REFER). An Röhrenknochen
kommen recht erhebliche periostale Reaktionen vor, die zu Verwechslungen mit
Osteomyelitis Veranlassung geben können
(CRAVER und COPELAND, MONTGOMERY).
Periostosen kommen auch an der Wirbel-

säule vor, wenn unmittelbar an ihr lymphogranulomatöse Infiltrate liegen.
Eine Spontanfraktur des Oberarmknochens durch Lymphogranulomatose sah

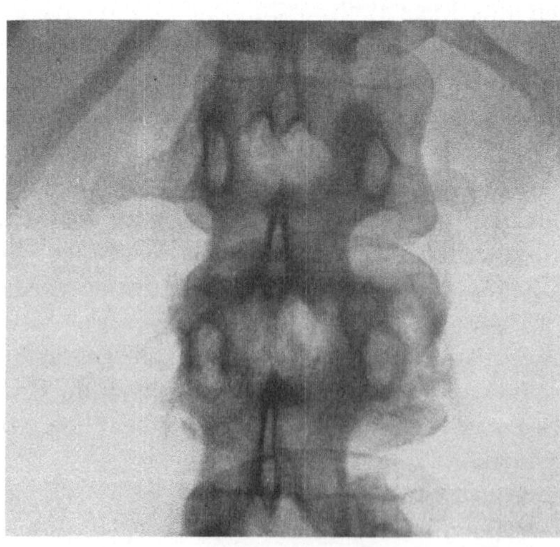

Abb. 322. Text s. oben.

BRANDT. HERSCHER hat ein
Schädelröntgenbild bei einer
Lymphogranulomatose veröffentlicht, das vielfache lochförmige Aufhellungen wie bei einem
Myelom zeigt. Ein landkarten-
artiges Schädelbild (ECKHARDT)
ist sehr zu bezweifeln.

Die *Diagnose aus dem Röntgenbild wird immer in der Luft
schweben, wenn man nicht klinisch
Lymphknotenpakete findet,* oder
sie wird eine *Überraschung bei
histologischer Untersuchung eines
Probeschnittes* bedeuten. In der
Differentialdiagnose wird bei
Wirbelherden gegen Tuberkulose das Erhaltenbleiben der

Bandscheibe sprechen (USPENSKY, HABERLER), die bei tuberkulöser Spondylitis
bekanntlich angenagt wird. In einem Fall von ASKANAZY war die Bandscheibe

allerdings auch zerstört. Daß auch gelegentlich bei lymphogranulomatöser Spondylitis paravertebral Absceßschatten gesehen sind (LASSERRE und POIRIER), wird durch autoptische Befunde von DÜRING, FRÄNKEL und MUCH bewiesen.

Auch Carcinommetastasen kommen röntgendifferentialdiagnostisch stark in Betracht (SAUPE, GRUDZINSKY, KARSCHNER, JOSÉ, TOBIAS). Andere Hämoblastosen sind röntgenologisch nicht abzugrenzen. Großer Wert ist für die Diagnose neben einem Probeschnitt aus einem erkrankten Lymphknotengebiet auf das *Blutbild* zu legen (sekundäre Anämie, Leukocytose). Im weißen Blutbild besteht Linksverschiebung und Lymphopenie, gelegentlich Eosinophilie (bis 28%). Diagnostische Bedeutung bekommt immer mehr auch die Knochenmarkspunktion aus Sternum, Darmbeinkamm und Dornfortsätzen.

Bei der *Behandlung* von Knochenherden hat bei Kenntnis der Diagnose eine Operation selbstverständlich zu unterbleiben. JUDIN hat allerdings bei einem Kranken durch Laminektomie Druckerscheinungen beheben können. Die Diagnose war aber vorher nicht gestellt. Bei dem Charakter der Lymphogranulomatose als Systemerkrankung wird man auch bei Rücken-

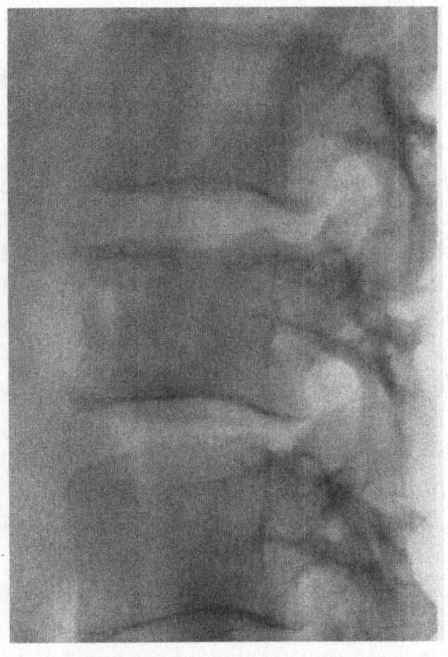

Abb. 323. 29jähr. ♂. Lymphosarkom der linken Halsseite. Nachweis durch Probeexcision. Osteolytische Metastase im vorderen Bereich des 2. Lendenwirbelkörpers.

marksdruck nur zur Röntgenbestrahlung raten, zumal die Erfolge der Bestrahlung vorübergehend gut sind (REISNER). PFAHLER und O'BOYLE berichten über Ausheilungen von lymphogranulomatösen Beckenherden nach Röntgenbestrahlungen.

c) Lymphosarkome.

Bei Lymphosarkomen (s. das Schema S. 210) ist die Beteiligung des Skeletes gelegentlich gesehen worden. Von 164 Patienten CRAVERs und COPELANDs hatten 10,4% eine Knochenbeteiligung aufzuweisen. In der Regel sind die Veränderungen

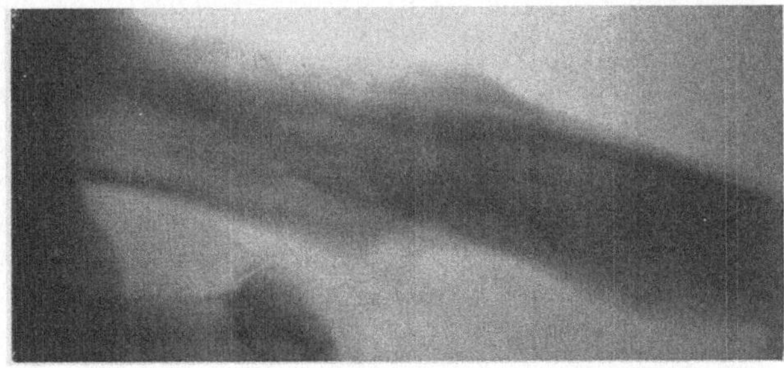

Abb. 324. 15jähr. ♂. Lymphosarkom der rechten Halsseite. Nachweis durch Probeexcision. Metastase im rechten Schlüsselbein.

nur längstens 1 Jahr vor dem Tode entdeckt worden. Alter, Knochenbeteiligung, klinische Symptome entsprechen weitgehend der Lymphogranulomatose. Im Röntgenbild des Schädels überwiegen wie ausgestanzt aussehende, ganz kleinherdige Aufhellungen. Die Abb. 324 zeigt eine Lymphosarkommetastase des Schlüsselbeines. Die Knochenzeichnung ist streifig aufgehellt, dazwischen verdichtet. Es bestehen periostale Verdickungen. In der Abb. 323 ist ein

Wirbelherd wiedergegeben. Die *Behandlung* besteht in der Röntgenbestrahlung. Manche als „primäre" *Lymphosarkome* gedeuteten Knochengeschwülste (NIELSON) müssen wohl zu den EWING-Sarkomen gerechnet werden.

17. Lipoidgranulomatose des Skeletes. HAND-SCHÜLLER-CHRISTIANsche Krankheit.

Die Skeletlipoidosen bzw. -lipoidgranulomatosen gehören zu den Systemerkrankungen des reticulohistiocytären Gewebes. Es werden heute vorwiegend drei Formen unterschieden: die NIEMANN-PICKsche Krankheit, eine phosphatide Lipoidose, die GAUCHERsche Krankheit, eine cerebroside Lipoidose, und die HAND-SCHÜLLER-CHRISTIANsche Erkrankung, eine Cholesterinlipoidose. Diese Erkrankungen stehen ganz ähnlich wie die Lymphogranulomatose auf der Scheide zwischen Gut- und Bösartigkeit. Um echte Geschwülste handelt es sich nicht, sondern um *Reticuloendotheliosen infolge einer Genmutation von Retikulumzellen,* welche die Lipoide nicht mehr normal verarbeiten können. Ihre Anführung hier geschieht auch aus differentialdiagnostischen Erwägungen, die sich auf die Frage des jugendlichen „Myeloms" und der jugendlichen Ostitis fibrosa generalisata beziehen.

Die HAND-SCHÜLLER-CHRISTIANsche (H.-SCH.-CH.) Erkrankung ist eine klinisch und pathologisch-anatomisch gut umrissene Krankheit. Sie äußert sich klinisch bei vollausgeprägten Fällen in der klassischen Trias: *Exophthalmus, Diabetes insipidus* und *herdförmige Osteoporosen* (ROWLAND). Das volle Syndrom der Erkrankung besteht aber bei vielen Fällen *nicht,* genau wie bei der Ostitis fibrosa generalisata und anderen Erkrankungen auch. Ein Zwischenraum von mehreren Jahren kann die einzelnen Erscheinungen voneinander trennen. CHESTER bezeichnete die Krankheit nach ihrem ersten Beschreiber als HANDsche Krankheit. HAND selbst hatte seine erste Beobachtung 1893 als Tuberkulose gedeutet! Da er an einer Aufklärung dieser Erkrankung nicht beteiligt ist, erübrigt sich sein Name bei der Benennung. CHESTER sah in ihr eine Sonderform der Lipoidgranulomatose. CHIARI nannte sie „generalisierte Xanthomatose vom Typ SCHÜLLER-CHRISTIAN" und erkannte in ihr eine *Cholesterinlipoidose mit einer pathologischen Steigerung des Estercholesterins gegenüber dem freien Cholesterin* (CHIARI, NATALI, IGHENTI-KLEINMANN). Die H.-SCH.-CHR.sche Erkrankung läßt sich also von der cerebrosiden Lipoidose (GAUCHERsche Krankheit, Splenohepatomegalie, cerebroside Lipoidose der Milz und der Reticuloendothelien der blutbildenden Organe) und der phosphatiden Lipoidose (NIEMANN-PICKsche Krankheit) abgrenzen. Bei der außerordentlich seltenen ossären Form der GAUCHERschen Krankheit stehen die anderen Symptome (bronzefarbene Haut, Milztumor, Leberschwellung) im Vordergrund.

Es sollte sich nach CHIARI bei der H.-SCH.-CHR.-Erkrankung um eine ursächlich im Anfang stehende *Störung* im *Cholesterinstoffwechsel* handeln, die sich in einer intermediären Mehrbildung von Sterinen zeigte. Infolge einer als konstitutionell bedingt aufgefaßten Minderwertigkeit des Reticuloendothels bindegewebig vorgebildeter Knochen, hauptsächlich der Belegknochen des Schädels, sollte es zu einer Speicherung in den dortigen Reticuloendothelzellen kommen, und zwar sollte nicht nur eine Speicherung, sondern auch eine chemische Zelleistung, Umwandlung von Lipoiden im Sinne einer Cholesterinveresterung vorliegen (NATALI). Die Hypercholesterinämie, die Werte von 130—390 mg-% bei verschiedenen Untersuchern aufgewiesen hat, die häufigsten Werte schwanken um 200 mg-%, unterliegt periodischen Schwankungen und ist sehr wahrscheinlich von der Speicherung, Verarbeitung, Verschiebung und dem Wiederfreiwerden von Lipoiden in den Xanthomherden abhängig. Das Lipoidgranulom wurde daher von den meisten Autoren als chemisch verursachtes abakterielles Granulom aufgefaßt. Die Ablagerung und Speicherung der Lipoide würde vom Auftreten eines polymorphkernigen, zerstörend wirkenden Granulationsgewebes (IGHENTI, KRAUSS und BARTH) gefolgt. Dieses trüge oft einen ,,aggressiv wachsenden'' Charakter (IGHENTI). Immer würden, sowohl vom Speichergewebe als vom Granulom, osteoclastische Wirkungen hervorgerufen.

Der Ausdruck ,,eosinophiles Granulom'' den man neuerdings viel im anglo-amerikanischen Schrifttum liest, ist mit der Bezeichnung SCHÜLLER-CHRISTIAN-sche Erkrankung gleichbedeutend. THANNHAUSER (1948) rechnet 1. sowohl das einzeln vorkommende eosinophile xanthomatöse Granulom (= eosinophiles Gra-nulom = Xanthom der Knochen) als auch 2. die SCHÜLLER-CHRISTIANsche Erkrankung (= eosinophiles Granulom der Knochen, des Gehirns und der Meningen mit Exophthalmus und Diabetes insipidus) und 3. die generalisierte Form des eosinophilen xanthomatösen Granuloms (die wahrscheinlich mit der akuten Reticuloendotheliose des Kindesalters (LETTERER-SIWE) identisch ist und Haut, Knochen Gehirn, Meningen, Lungen. Pleura, Leber, Milz und Lymph-knoten ergreift) zu einer *einzigen* Gruppe der *normal-cholesterämischen xantho-matösen Lipoidosen* zusammen. Eine solche Auffassung läßt eine einzeln heraus-gestellte Knochenerkrankung im Rahmen einer allgemeinen Störung erblicken, erleichtert das Verständnis und erklärt Übergänge und zeitlich verschiedene Phasen einer einheitlichen Erkrankung, die von einzelnen Beobachtern zu Unrecht auseinandergehalten werden. So sind histologische Übergänge von akuten Reticuloendotheliose in ein eosinophiles, xanthomatöses Granulom beschrieben (HOLM, TEILUM und CHRISTENSEN). Außerdem haben TEILUM und Mitarbeiter beim eosinophilen Granulom folgende Phasen festgestellt:

1. Eine hyperplastisch proliferative Phase.

2. Eine granulomatöse Phase.

3. Eine xanthomatöse Phase.

4. Eine fibröse Phase.

Die Erkenntnis der verschiedenen Phasen in der Entwicklung dieses eigen-artigen Granuloms zeigt, daß die Bezeichnung ,,eosinophiles Granulom'', wie sie von manchen Autoren (LICHTENSTEIN und JAFFÉ) gebraucht wird, unvoll-ständig und irreführend ist, da sie nur die beginnende Phase der Entwicklung des Granuloms charakterisiert. Die Benennung der Krankheit als ,,eosinophiles, xanthomatöses Granulom'' ist umfassender. Im Gegensatz zu allen anderen Formen der Xanthomatose entwickelt sich die Xanthomzelle im eosinophilen xanthomatösen Granulom *unabhängig* vom Cholesteringehalt des Serums. *Ein nor-maler Gehalt des Serums an Cholesterinen, Phospholipoiden und Neutralfett ist das her-vorragende diagnostische Charakteristikum des eosinophilen xanthomatösen Granuloms.* Das Gesamtcholesterin im Gewebe ist aber 7—20mal höher als in entsprechenden Gewebestücken normaler Individuen. Eine solche Anreicherung von Cholesterin in bestimmten Zellen des eosinophilen xanthomatösen Granuloms kann nach

THANNHAUSER nicht vom Blute aus erfolgen, da eine celluläre Infiltration mit Cholesterin eine Anhäufung von Cholesterin im Serum als Voraussetzung hat. Die Theorie der Infiltration für die Entstehung der Xanthomzelle im normocholesterämischen eosinophilen xanthomatösen Granulom wird aus diesem Grunde

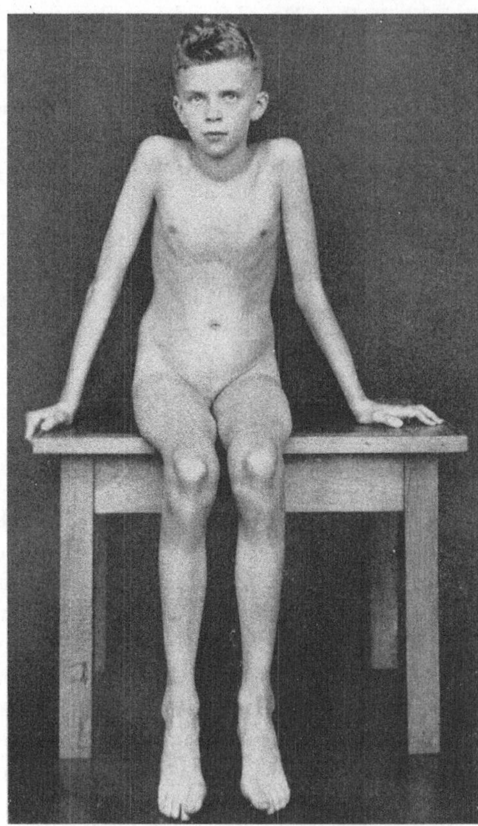

Abb. 325. Lichtbild des Patienten. Insuffizienz der Wirbelsäule (vgl. die Myelomkranke Abb. 275). Kyphose. Abb. 325—332. 15jähr. ♂. SCHÜLLER-CHRISTIANsche Erkrankung. Hypophysäre bzw. Zwischenhirnstörungen. Diabetes insipidus, genitale Hypoplasie. Kein Exophthalmus. Herdförmige Osteoporosen im Schädel, Wirbelherde, wabig-cystischer Herd im Schambein. Blutcholesterin 189 mg-%. Röntgenbestrahlung. Diätbehandlung. Nach 3 Jahren gebessert.

von THANNHAUSER abgelehnt. Auch eine andere Annahme, daß makrophage Zellen sich mit Cholesterin aus cellulärem Detritus anreichern und dadurch zu Xanthomzellen werden, wird vom gleichen Autor aus folgenden Erwägungen als fraglich hingestellt: Verschiebung eines chemischen Bestandteiles einer zugrunde gegangenen Zelle in eine andere Zelle kann keine nennenswerte Anreicherung dieser Substanz im Gesamtgewebe zur Folge haben, vorausgesetzt, daß die zur Vergleichsanalyse gelangenden Gewebestücke (0,5—2 g) nicht zu klein sind. Eine Verschiebung von Cholesterin von einer Zelle zur andern würde niemals eine so große Anhäufung von Cholesterin im Gewebe verursachen, wie sie in der xanthomatösen Phase des eosinophilen xanthomatösen Granuloms gefunden wird. THANNHAUSER meint daher, daß man zwangsläufig zu dem Schluß geführt würde, daß celluläre Elemente des Granuloms die Fähigkeit haben, *Cholesterin neu zu bilden und innerhalb der Zelle zurückzuhalten.* Hiermit sind in den meisten Fällen von eosinophilem Granulom und SCHÜLLER-CHRISTIANscher Erkrankung die *normalen Serumcholesterinwerte* erklärt. *Erhöhungen* der Serumcholesterinwerte muß man wohl als vorübergehendes Freiwerden von Cholesterin aus den Krankheitsherden deuten.

Die überwiegende Anzahl von Autoren rechnet heute wie THANNHAUSER die SCHÜLLER-CHRISTIANsche Erkrankung *nicht mehr zu den primären Störungen des Lipoidstoffwechsels, sondern zu den Granulomatosen des reticulohistiocytären Systems des Knochenmarkes.* Dieses erkrankt selbständig bei den sog. Speicherkrankheiten *(M. Gaucher, M. Niemann-Pick, M. Schüller-Christian)* und bei Neoplasien. UEHLINGER teilt die Reticulosen ein in: 1. Speicherungsreticulosen; 2. akute Reticuloendotheliosen; 3. generalisierte Reticuloendotheliosen, und

4. das Reticulosarkom mit geschwulstartig umschriebenen Wachstum (Roessle, Roulet).

Rohr unterscheidet 1. reaktive Reticulohistiocytosen (Begleitreticulosen); 2. Speicherungsreticulohistiocytosen (Gaucher, Niemann-Pick, Schüller-Christian), und 3. generalisierte und neoplastische Reticulohistiocytosen. Hierzu rechnet er das Retothelsarkom und die Retothelsarkomatosen, das Ewing-*Sarkom* und das multiple Myelom (Plasmocytom). Ich verweise auf die Einteilung oben S. 210. Es bestehen also Beziehungen zwischen den Speicherungsreticulo-

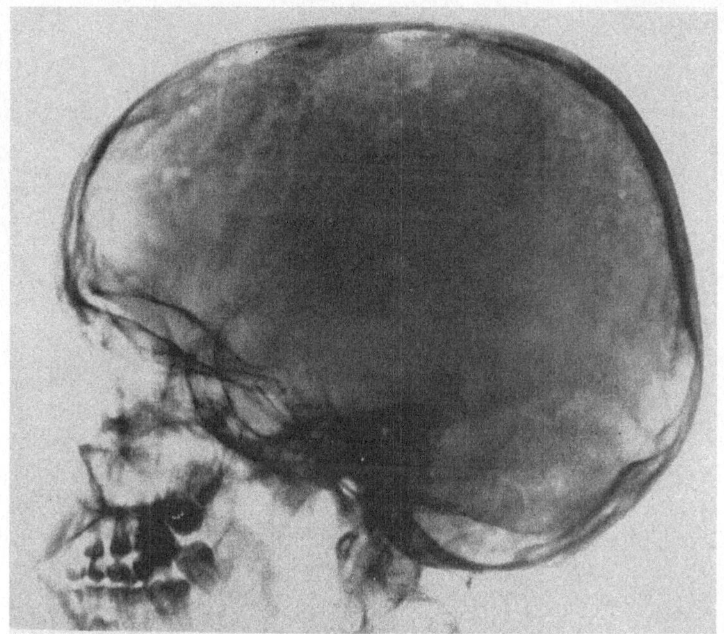

Abb. 326.   Herdförmige Osteoporosen des Schädels bei Schüller-Christianscher Erkrankung.
Vgl. den Myelomschädel Abb. 286.

histiocytosen und den neoplastischen Reticulohistiocytosen. Hiermit wird auch klar, warum es einzelne klinische Beobachtungen gibt, deren Einordnung so große Schwierigkeiten macht.

Es wiederholt sich übrigens beim einzeln vorkommenden „eosinophilen Granulom" dasselbe wie beim Riesenzelltumor, auf dessen verschiedene histologische Stadien oben (S. 38) hingewiesen ist. Die Differentialdiagnose des „eosinophilen xanthomatösen Granuloms" muß demnach die Riesenzellgeschwulst in Erwägung ziehen. Ich habe an verschiedenen Stellen dieses Buches Gelegenheit genommen, darauf hinzuweisen, daß geschwulstmäßige Erkrankungen des Skeletsystems immer in zwei Richtungen zu betrachten sind, nämlich 1. hinsichtlich ihres verschiedenen zeitlichen Stadiums. Eine Knochengeschwulst ist dann nicht etwas anderes, wenn sich das histologische Bild vom üblichen, hauptsächlich gesehenen, lehrbuchmäßigen Bild unterscheidet. Das gilt für Knochencysten, Riesenzelltumoren, das eosinophile Granulom, Adamantinome, Odontome, Knochenmetastasen usw. „Fibröse" Stadien, „Fibrome" sind Ausheilungsbilder! Und 2. hinsichtlich des Durchschlags, der *Penetranz* einer Erkrankung, die *genetisch* festliegt. Als Beispiele nenne ich das isolierte Chondrom, halbseitige Chondromatosen, generalisierte Chondromatosen und irgendwelche „abwegigen" und ungewohnten Dyschondroplasien; ebenso kann hier das

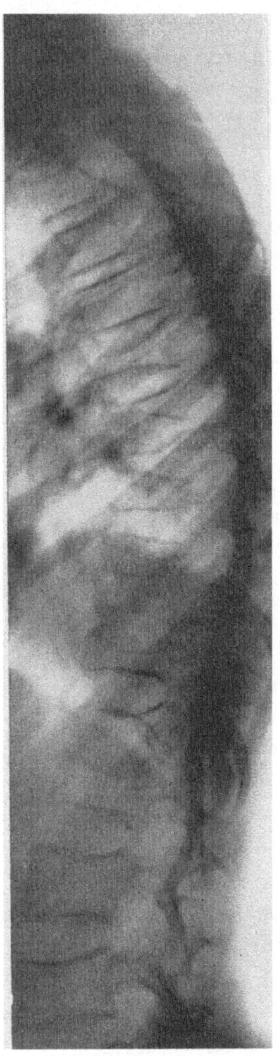

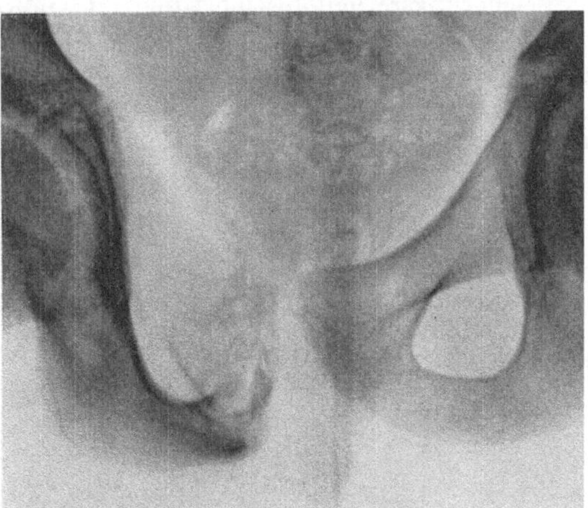

Abb. 328.

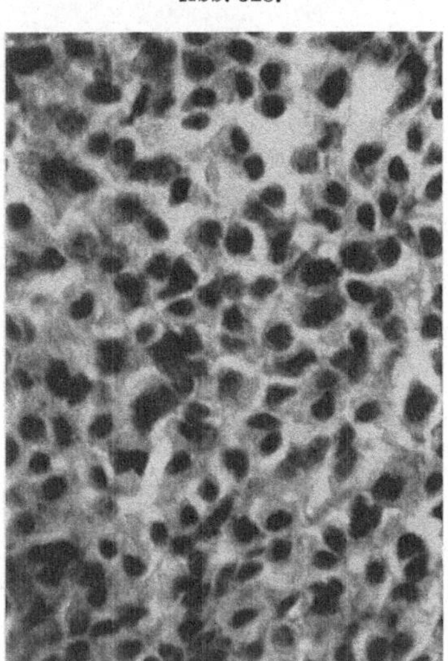

Abb. 327.   Abb. 329.

Abb. 327. SCHÜLLER-CHRISTIANsche Erkrankung. Atrophie der Wirbelkörper. Starke Verschmälerung einzelner Brustwirbelkörper.

Abb. 328. SCHÜLLER-CHRISTIANsche Erkrankung. Wabig-cystischer Herd im rechten Schambein.

Abb. 329. Zugehörige Probeexcision. Kein Speicherzellgewebe, sondern „myelomartige" Zellwucherungen. Sog. „Exsudat"zellen.

eosinophile Granulom, die SCHÜLLER-CHRISTIANsche Erkrankung und die generalisierte Reticuloendotheliose angeführt werden.

Die *Zerstörung* des Knochens steht bei der SCHÜLLER-CHRISTIANschen Erkrankung im Vordergrund des anatomischen und klinischen Bildes; sie äußert sich besonders an den Schädelknochen. Die Bevorzugung der Schädelknochen wird von Natali damit zu erklären gesucht, daß die Belegknochen des Schädels phylogenetisch in Rückbildung begriffen sind, womit eine Herabsetzung ihrer Vitalität und eine funktionelle Minderwertigkeit des Mesenchyms verbunden sei. Es ist aber nicht nur der Schädel betroffen, sondern es beteiligen sich auch Becken (Abb. 328, 341), Wirbelsäule (Abb. 331, 336), lange Röhrenknochen (Abb. 343), Rippen (Chiari, Chester, Natali, Gerstel u. a.). Die ersten Veränderungen spielen sich aber wohl häufig am Schädel ab.

Dem *klinischen Syndrom* Schüller-Christian liegen jedenfalls granulomatöse Vorgänge, gleichgültig, ob man diese als erst- oder zweitbedingt auffassen

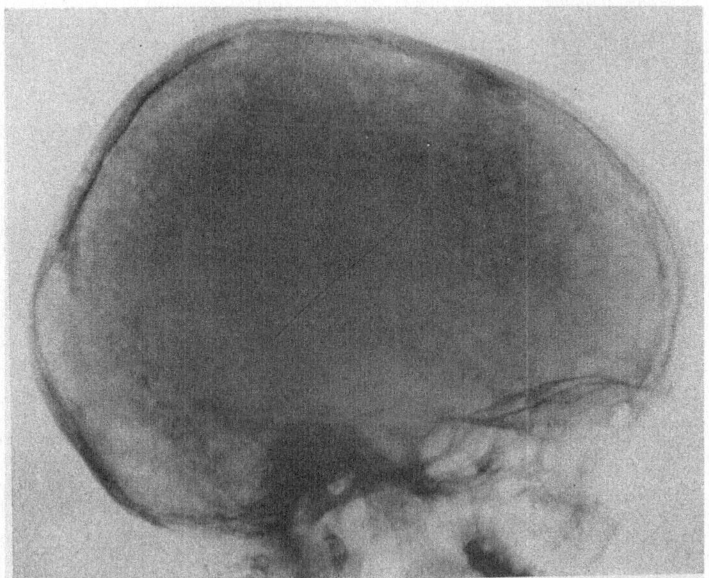

Abb. 330. Schädel: Feinfleckige Porose. Atrophie hat zugenommen. Kein Landkartenschädel.

Abb. 330—332. Schüller-Christiansche Erkrankung. Zustand des Knaben 3 Jahre später. Fährt Rad, schwimmt, besucht die Schule.

will, zugrunde. Die *Lücken im Schädel* können abgetastet und im Röntgenbild nachgewiesen werden. Die *hypophysären Erscheinungen* werden durch Druck von Granulommassen an der Schädelgrundfläche nach Zerstörung des Türkensattels ausgelöst (Rowland). Es ist auch bekannt, daß sich bei sämtlichen Lipoidosen das Zentralnervensystem an der Speicherung beteiligen kann. Bei der Lipoidosis cholesterinica ist es die Mikro- und Makroglia hauptsächlich des Zwischenhirnes (Chiari). In der Hälfte sämtlicher Beobachtungen der H.-Sch.-Ch.-Erkrankung ist ein *Diabetes insipidus* gesehen worden (Livingstone, Davison). Der *Exophthalmus* beruht auf Granulombildungen in der Augenhöhle, die von der Schädelgrundfläche aus eindringen. Er wird ebenfalls in etwa der Hälfte sämtlicher Beobachtungen festgestellt (Livingstone). *Wachstumsstörungen* (Zwergwuchs) und eine Dystrophia adiposo-genitalis sind seltener vorhanden. Einmal sind die Erscheinungen einer Simmondsschen Krankheit beobachtet (Hochstetter und Veit). Sämtliche hypophysären bzw. Zwischenhirnerscheinungen sind unbedingt als sekundäre aufzufassen. Die frühere Auffassung der Hypophysenersterkrankung ist fallenzulassen. Einer Lipoidgranulomatose des Alveolarfortsatzes sind *Zahnausfälle* zuzuschreiben. In der behaarten Kopfhaut hat man gelbe Knötchen gefunden. Gelegentlich sieht man nach SNAPPER und DRAGANESCO eine Beteiligung langer Knochen ohne kranio-hypophysäre Beteiligung. In derartigen Fällen gibt es nur eine Lipoidgranulomatose ohne die Symptome der SCHÜLLER-CHRISTIANschen Erkrankung.

Dem *Alter* nach sind hauptsächlich Kinder von 3—5 Jahren betroffen (HAND, SCHÜLLER, CHRISTIAN, ROWLAND u. a.). Einige Male sind ältere Kinder von 7—13 (THOMSON, KEEGAN und DUNNS, SCHÜLLER, KYRKLUND, eigene Beobachtungen) erkrankt gewesen.

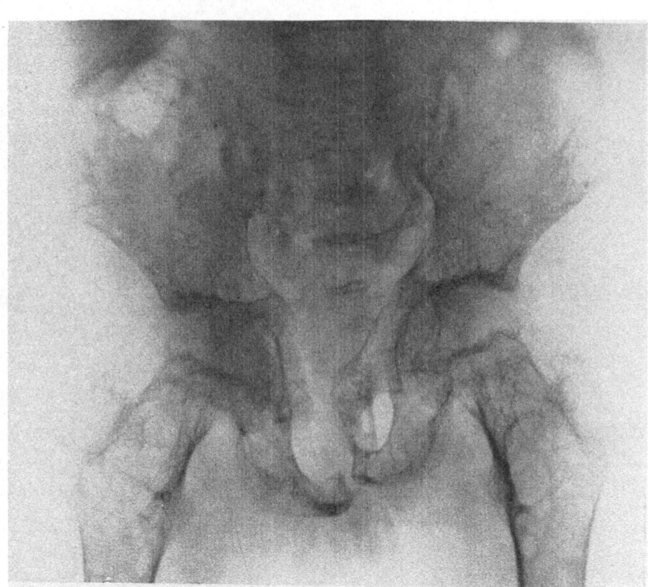

Abb. 331.   Abb. 332.

Abb. 331. Wirbelsäule. Hochgradigste Atrophie. Fischwirbelbildung. Schlußplatten erhalten, Wirbelkörper spongiosa zusammengesunken. Starke Erniedrigung der gesamten Wirbelsäule. Verkalkung der Bauchaorta! Abb. 332. Beckenübersicht. Becken zusammengesunken und schief. Cystische Aufhellungen in beiden Beckenschaufeln, sowie im Oberschenkel. Vgl. Ostitis fibrosa Abb. 118.

SCHÜLLER, CHIARI, LYON und MARUM haben die Erkrankung auch bei Erwachsenen beschrieben. Knaben sind häufiger als Mädchen befallen (CHESTER).

Die erste eigene Beobachtung betraf einen 15jährigen Knaben, der ausgesprochene *hypophysäre Symptome* hatte: Hochwuchs (Abb. 325), genitale Hypoplasie, temporale Papillenabblassung. Vorübergehend hatte sehr wahrscheinlich eine Störung des Wasserstoffwechsels im Sinne eines Diabetes insipidus bestanden. Dazu waren eine Geschwulst mit röntgenologisch wabig-cystischem Bilde im rechten Schambein (Abb. 328) und röntgenologische Zerstörungsherde im Schädel (Abb. 326), jedoch nicht in der Form des sog. Landkartenschädels, nachweisbar. Es bestand ein hoher Blutcholesteringehalt (189 mg-%). Ein

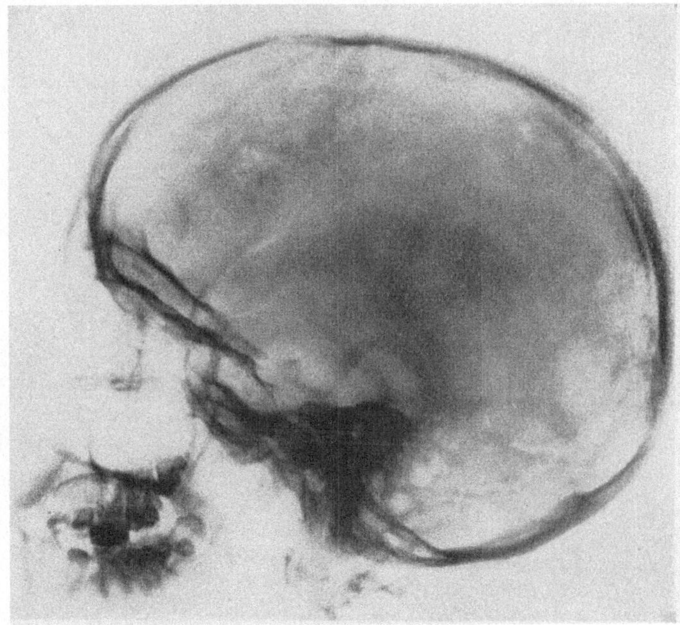

Abb. 333. Im hinteren Abschnitt des linken Scheitelbeines geringe kleinfleckige Aufhellungen. Punktion des darüberliegenden Weichteiltumors: Xanthomzellen.

Abb. 333—339. 12jähr. ♂. SCHÜLLER-CHRISTIANsche Erkrankung (Beobachtung der Universitäts-Kinderklinik Münster). Ende 1934 zuerst wegen Gibbus (Diagnose: Spondylitis tuberculosa) in Behandlung. Im März 1935 Fieber und starke Schmerzen in beiden Beinen. August 1935 Doppelsehen auf dem linken Auge, zunehmender Exophthalmus, Vorwölbung auf dem linken Scheitelbein und am linken Darmbein. Abb 333—334 zugehörige Röntgenbefunde vom August 1935. Calciumwerte im Serum 7,9 mg-%. Cholesterin 148 mg-%.

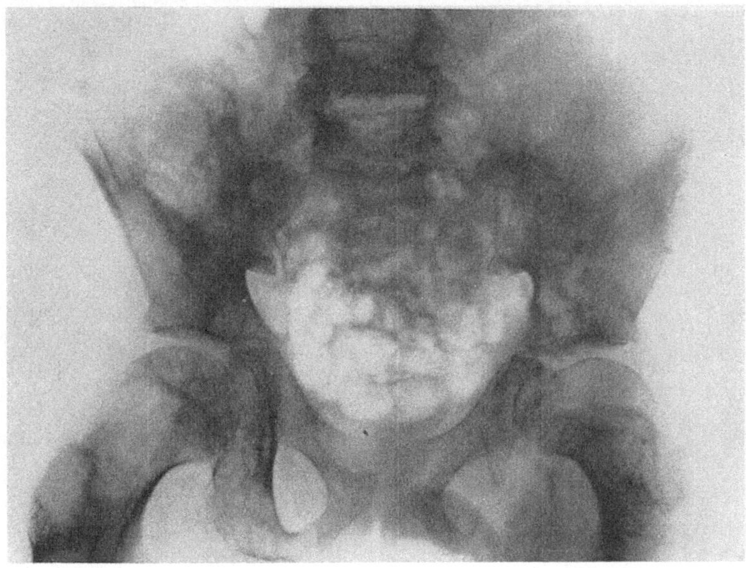

Abb. 334. Wabig-cystische Herde im linken Sitzbein und in der Darmbeinschaufel.

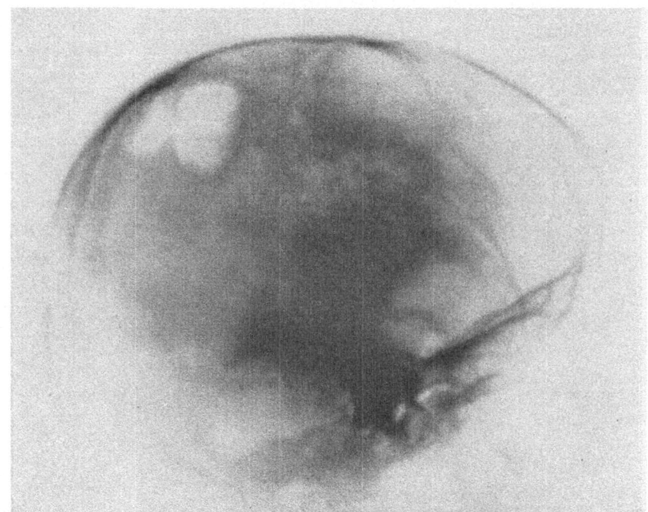

Abb. 335. Landkartenschädel (seitenverkehrt zu Abb. 333).

Abb. 335—337. Zustand 4 Monate später.

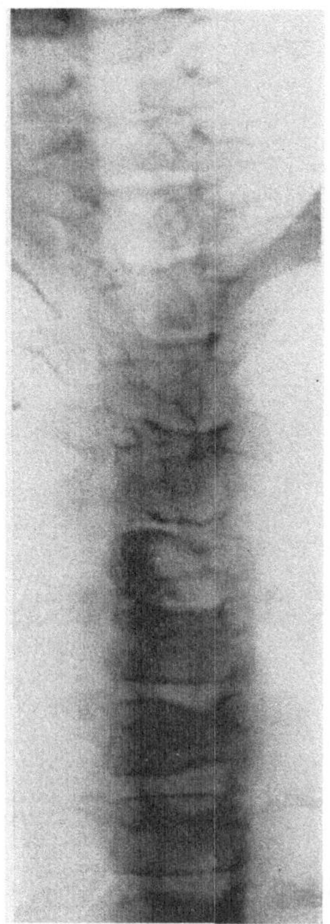

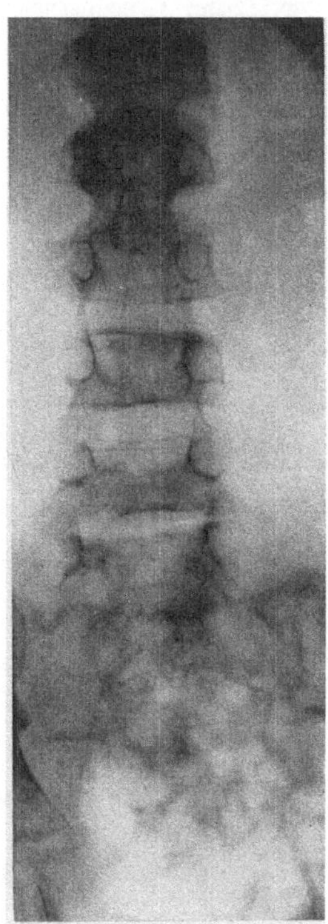

Abb. 336. Verschmälerung des 4. Brustwirbelkörpers.   Abb. 337. Aufhellungsherde im Kreuzbein.

Probeschnitt aus der Beckengeschwulst ergab statt des meist bei der H.-SCH.-CH.schen Erkrankung gefundenen Xanthomgewebes ein myelomähnliches Bild (Abb. 329). Eine Nachuntersuchung nach fast 3 Jahren ließ einen Stillstand der Veränderungen erkennen. — Eine zweite Beobachtung fügt sich ebenfalls völlig in das Bild der vollausgeprägten H.-SCH.-CH.schen Erkrankung ein. Bei diesem Knaben (Abb. 333 bis 339) hatte sich im Verlauf der Beobachtung röntgenologisch aus einer feinfleckigen herdförmigen Porose (Abb. 333) ein richtiger „Landkarten"schädel (Abb. 335) entwickelt. Es bestand ein Exophthalmus.

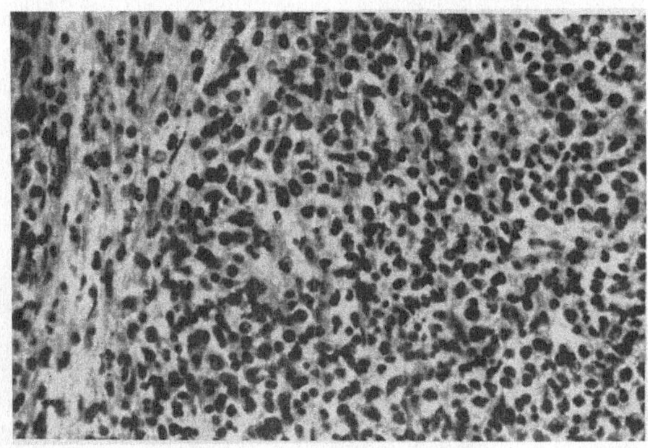

Abb. 338.

Hier hatte eine Probepunktion der Schädelherde Xanthomgewebe, der Probeschnitt vom Darmbein dagegen keine Xanthomzellen, sondern ein polymorphzelliges Granulom (Abb. 338 und 339) ergeben. Der 12jährige Knabe ist $^1/_2$ Jahr später seinen Leiden erlegen. Eine dritte Beobachtung betraf einen 9jährigen Knaben (s. Abb. 340 bis 344). Sehr auffällig war im klinischen Bild das Vortreten und der Tiefstand des linken Bulbus. Der Augenhintergrund war aber normal, und es bestanden *keine* hypophysären Symptome. Bei einer vierten eigenen Beobachtung war ebenfalls der Exophthalmus ganz ausgesprochen.

Es muß also bestätigt werden, daß ein Exophthalmus ein führendes Symptom ist, welches nur in

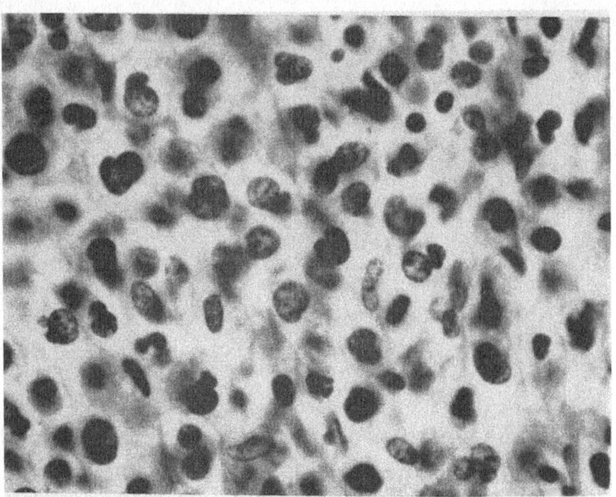

Abb. 339.

Abb. 338 u. 339. 12jähr. ♂. Lipoidgranulomatose des Beckens. Zugehörige Probeexcision vom Darmbein: „Myelomartige" Zellwucherungen. Abb. 338 schwache Vergrößerung; Abb. 339 starke Vergrößerung.

einem Falle, der 3 Jahre bis zum Tode beobachtet war, fehlte. Er hatte nach glaubwürdigen Aussagen (Arzt in der Familie) auch vorher niemals bestanden. Hypophysäre Erscheinungen waren nur in einem Falle vorhanden, so daß man SNAPPER zustimmen muß, daß bei der SCHÜLLER-CHRISTIANschen Erkrankung die kranio-hypophysären Erscheinungen sehr *zurücktreten können.*

Das *Röntgenbild* der H.-SCH.-CH.schen Krankheit zeigt meist an der Schädeldecke größere, glattbegrenzte, ovale oder runde Lücken („Landkartenschädel"

Abb. 335). Oft sieht man jedoch, und das sind nach eigener Beobachtung die *früheren* Stadien, eine feinlöcherige Porose (Abb. 326) oder nur umschriebene kleinfleckige Aufhellungen (Abb. 333). Die großen Defekte entsprechen also vorgeschrittenen Fällen. Die Bezeichnung „Landkartenschädel" ist nichtssagend, da ähnliche und gleiche Bilder bei verschiedenen Erkrankungen vorkommen (vgl. Abb. 286, 345, 346). Die Diagnose H.-SCH.-CH.-Krankheit auf Grund des „Landkartenschädels" im Röntgenbild zu stellen, wie das gelegent-

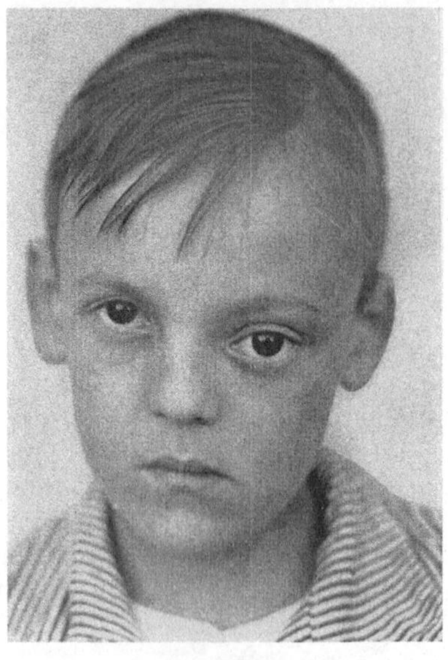
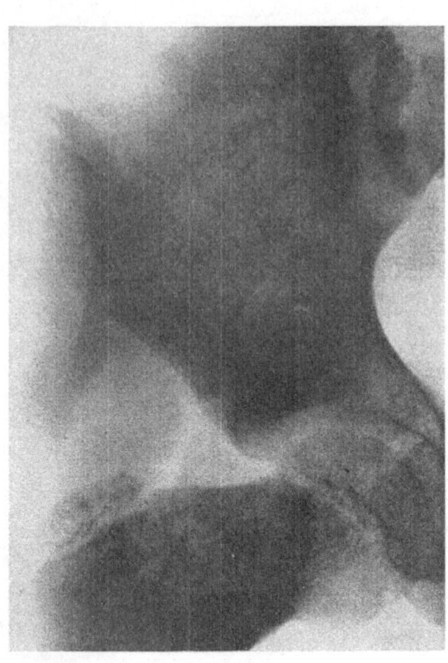

Abb. 340.   Abb. 341.

Abb. 340—344. 9jähr. ♂. Lipoidgranulomatose (SCHÜLLER-CHRISTIAN). Schon vor 6 Jahren Senkung des linken Auges. 3—4 Monate später Lahmen auf dem linken Bein. Verdacht auf Kinderlähmung. Röntgenbilder zeigen Lochbildung im Bereich des linken Stirnbein und Verschmälerung des linken Schenkelhalses, also Knochenerkrankung! Vor 4 Jahren Oberschenkelschaftbruch rechts! Befund März 1939: knöcherne Schwellung im linken Stirnbein. Blutuntersuchung: Kalk 11,2 mg-%, 10 mg-%, 10,8 mg-%; Phosphor 2,7 mg-%; Cholesterin 256,1 mg-%, 286,7 mg-%, 263,3 mg-%. Keine hypophysären Symptome. Augenhintergrund o. B.

Abb. 340. Vortreten und Tiefstand des linken Bulbus.

Abb. 341. Röntgenaufnahme des Beckens aus dem Jahre 1934. Wabig-cystische Herde in der rechten Beckenschaufel.

lich geschieht, ist gewagt. Im übrigen haben gerade die Frühfälle keinen Landkartenschädel. Von 4 eigenen jahrelangen Beobachtungen hatte nur einer einen Landkartenschädel (s. Abb. 335), zwei Beobachtungen hatten lochförmige Aufhellungen geringen Ausmaßes, und der vierte Fall hatte bis zum Tode röntgenologisch überhaupt keine Schädelveränderungen. An der Schädelbasis fällt gelegentlich die Zerstörung des Türkensattels ins Auge. Die Keilbeinflügel können schwinden. Im Becken, der Wirbelsäule und in den übrigen Knochen sieht man cystisch-wabige Aufhellungsherde (Abb. 328, 337, 341). Die Wirbelsäule ist hochgradig kalkarm, glasklar, die einzelnen Wirbel können zusammensinken und Fischwirbelgestalt annehmen (Abb 331).

Feingeweblich finden sich entweder „Xanthom"zellen, d. h. Lipoide speichernde Schaumzellen, oder ein Granulationsgewebe, auf dessen angreiferische Haltung mehrere Bearbeiter hingewiesen haben (KYRKLUND, IGHENTI, GERSTEL). Das

Granulationsgewebe ist bei Vielgestaltigkeit oder Lipoidzellenfund als solches zu deuten (Abb. 339), während eine gewisse Regelmäßigkeit der mikroskopischen Diagnose Schwierigkeiten bereitet (Abb. 329). Solche Probeschnitte sind es, die als Myelom oder Sarkomatose fehlgedeutet werden. KAY, KYRKLUND und DIETRICH haben tatsächlich an eine echte bösartige Geschwulst geglaubt. Die geweblich frischeren Veränderungen werden durch Xanthomzellen dargestellt, also Histiocyten und Reticuloendothelien, die Cholesterin speichern. Ihnen folgen reparative und produktive Vorgänge. Da das Cholesterin ausfallen kann, können sich ganz erhebliche Fremdkörperreaktionen entwickeln, welche bei Fehlen von Xanthomzellen in Probeschnitten zu den bereits erwähnten

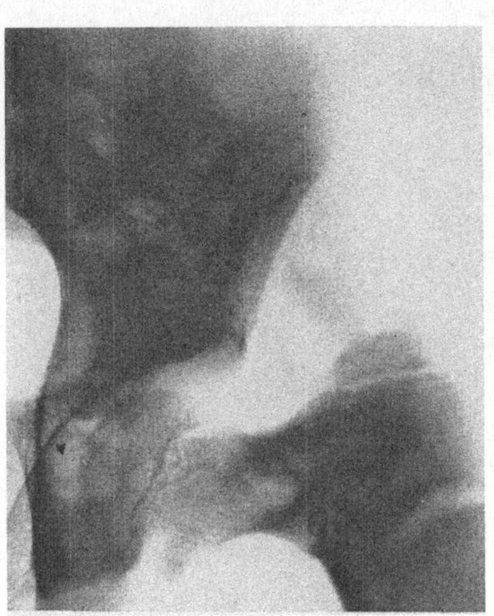

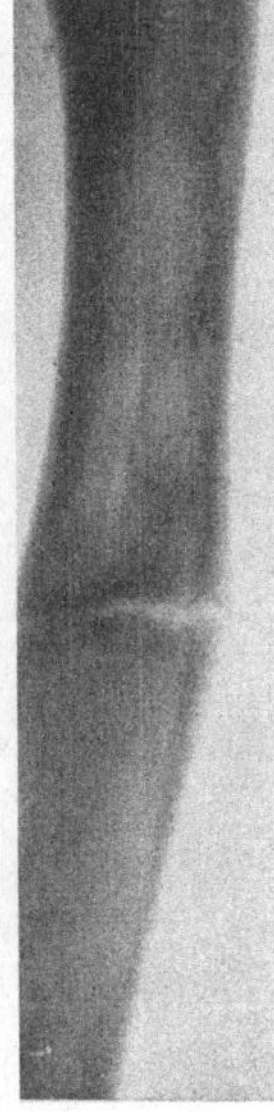

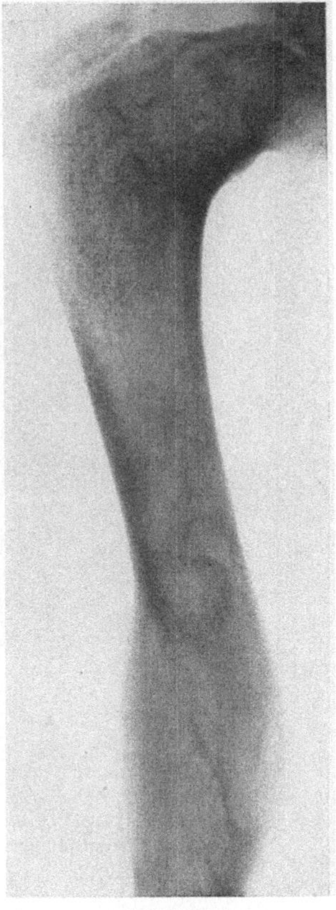

Abb. 342.   Abb. 343.   Abb. 344.

Abb. 342. Röntgenaufnahme des Beckens aus dem Jahre 1939. Cystische Herde in der linken Beckenschaufel Coxa vara links, subtrochantere Umbauzone.

Abb. 343. Linker Oberschenkelschaft 1936. Umbauzone links. Diese ist „unspezifisch" und nur Ausdruck einer mechanischen Insuffizienz des herdförmig erkrankten Knochens! Ausheilung ohne Spontanfraktur.

Abb. 344. Ausheilung der Oberschenkelherde rechts.

Schwierigkeiten der Erkennung führen. Das Granulationsgewebe wird durch große, einkernige „Exsudat"zellen mit dunklem Protoplasma, eosinophil gekörnte Zellen, Plasmazellen und typische Lymphocyten dargestellt (Abb. 339). Gerade bei alten Herden fehlt das Lipoidgewebe und statt dessen ist nur fibröses Gewebe zu finden, was mit Rücksicht auf die Probeexcision wichtig ist, bei der also möglichst frische Herde anzugreifen sind (SNAPPER).

Grobanatomisch hat man bei Sektionen große Ablagerungen gelblichen Gewebes gefunden. Der Türkensattel war meist zerstört. Die neugebildeten Massen, die eine gummiartige Beschaffenheit haben sollen, umgeben die Hypophyse (NATALI). Die basalen Knochen, Keilbeinflügel, die mittleren Felsenbeinabschnitte, der Clivus wurden durch schwefelgelbe Massen zerstört. Die

15*

Keilbein- und Siebbeinhöhlen können von den Granulommassen ausgefüllt sein.
Das Schädeldach ist herdförmig durchlöchert und durch ein gelbes schwammartig-
derbes Gewebe durchsetzt. Die Gewebsmassen brauchen jedoch nicht immer
ein gelbliches Aussehen zu haben; sie können bei rein granulomatöser Beschaffenheit eine graue oder braunrote Farbe aufweisen, was wiederholt bei Probeschnitten
auch von uns gesehen worden ist. Man kann die Diagnose mit dem bloßen
Auge also nicht etwa von der gelben Farbe des Gewebes abhängig machen.

Die *Differentialdiagnose* hat vor allem Myelome und die Ostitis fibrosa zu
berücksichtigen. Die Hauptfehldiagnose lautet „Ostitis fibrosa", die bei den

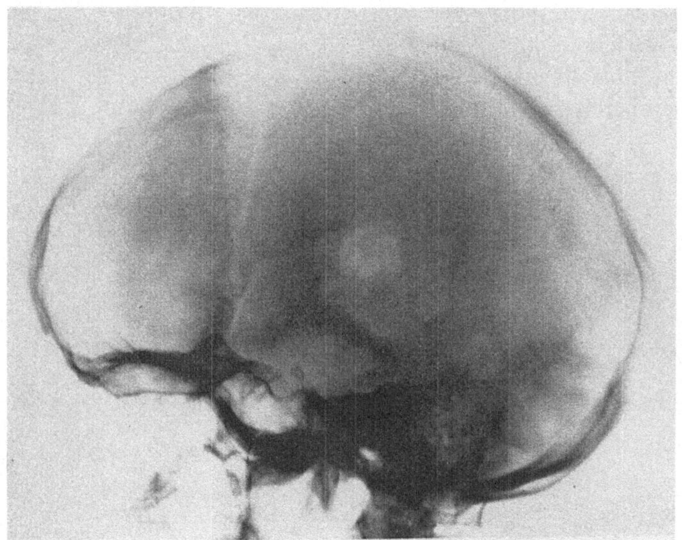

Abb. 345. 21jähr. ♀. Tuberkulose des Schädeldaches. Glatter Defekt im Scheitelbein. Keine Sequester. Zur
Differentialdiagnose der HAND-SCHÜLLER-CHRISTIANschen Erkrankung.

Knochenerkrankungen eine sehr beliebte Fehldiagnose darstellt (s. Kap. 7 S. 96).
Auch bei dieser Erkrankung warne ich vor der Überschätzung der Probeexcision
unter Vernachlässigung des klinisch-röntgenologischen Gesamtbefundes. Mye-
lome können röntgenologisch fast gleich aussehen. Besonders ähnlich sind die
Befunde an der Wirbelsäule. Auch in Probeschnitten sind die granulomatösen
Wucherungen schon öfter mit Myelomen verwechselt worden (HEINE, eigene
Beobachtung). Die Ostitis fibrosa generalisata kommt bei so jungen Kranken,
wie sie die H.-SCH.-CH.-Erkrankung heimsucht, nicht vor. Die Kalkwerte im
Serum sind bei ihr nicht erhöht, eher sogar erniedrigt (KARTAGENER und FISCHER).
Cholesterinbestimmungen im Serum, unter Umständen nach vorheriger Belastung,
entscheiden nicht immer. Chlorome (CARAU und PRADERI) und Neuroblastome
des Sympathicus werden nur sehr selten differentialdiagnostisch in Erwägung
zu ziehen sein.

Der *Verlauf* ist in den meisten Fällen schnell und tödlich. Es gibt aber auch
zahlreiche Beobachtungen, die ein langsames Fortschwelen aufweisen. Morphologisch sind weitgehende Besserungen gesehen worden (HOFER, SCHÜLLER, LYON
und MARUM). Wir selbst beobachteten eine ganz auffällige und weitgehende

klinische Besserung bei einem Kranken. Das Skelet blieb jedoch hochgradig verunstaltet (Abb. 325—332). Bei Heilungen ist ein Absinken der auf der Höhe der Erkrankung meist erhöhten Cholesterinwerte im Blute festgestellt (ROWLAND, GRIFFITH, HOCHSTETTER und VEIT). Einige wenige Spontanheilungen scheinen vorgekommen zu sein.

Behandlung. Nach ROWLAND soll eine *cholesterinarme Kost* verabreicht werden. THANNHAUSER empfiehlt eine nur vorwiegend Pflanzenstearine enthaltende vegetarische Kost. Fleisch, Eier und Milch sind verboten. Die Hauptcalorienzufuhr geschieht im wesentlichen durch Öl. KARTAGENER und FISCHER

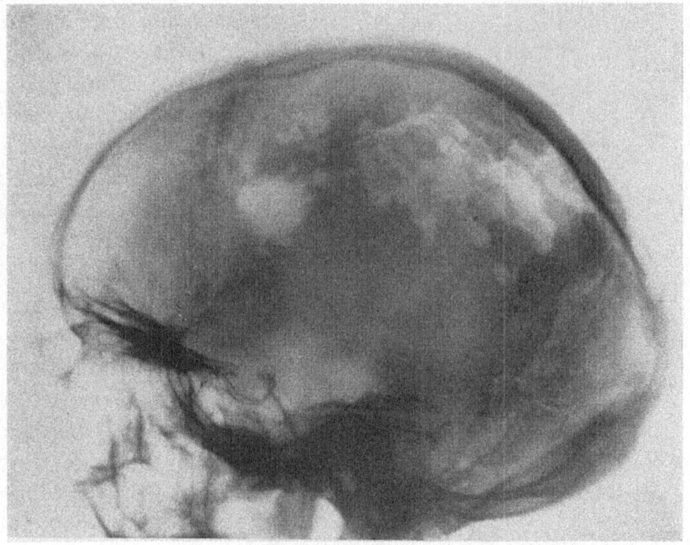

Abb. 346. 26jähr. ♂. Hämatogene Schädeldachosteomyelitis mit Sequesterbildung. Durch diese vom Landkartenschädel bei Geschwülsten unterschieden. Zustand 9 Monate nach Beginn.

haben einen Fall von SCHINZ mit *Röntgen bestrahlen* lassen. Es wurden an jedem Knochenherd 3 × 300 r, in Luft gemessen, verabreicht. In einem von uns ähnlich behandelten Falle wurde ebenfalls eine Besserung erzielt (Abb. 330ff). Eine operative Behandlung ist sinnlos. Es kommt nur ein Probeschnitt zur Sicherung der Diagnose in zweifelhaften Fällen in Frage. Die Probepunktion von Schädelherden kann bei Fund von Xanthomgewebe im Verein mit den übrigen klinischen Erscheinungen die Diagnose oft überraschend schnell erhärten.

II. Knochenzweitgewächse.

C. Auf den Knochen übergreifende Gewächse.

18. Parostale Sarkome. Extraperiostales Fibro- und Neurosarkom.

Es gibt extraperiostal entstehende Weichteilsarkome, die infolge ihrer knochennahen Lage schon frühzeitig mit dem Knochen verwachsen und so den Eindruck von Knochenerstgewächsen machen. Die amerikanischen Autoren unterscheiden *feingeweblich Fibrosarkome* und *neurogene Sarkome.* Der im Schrifttum noch zu findende Ausdruck periostales Sarkom sollte für diese Gewächse nicht mehr gebraucht werden. Soweit Sarkome vom Periost abstammen, müssen

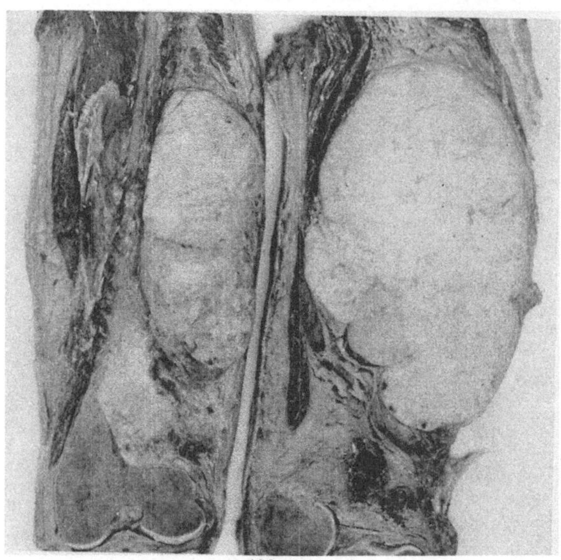

sie auch in irgendeiner Form Knochenbildungsneigung haben, oder sie müssen, wie das osteolytische osteogene Sarkom, völlig verwildert sein. Das sind diese parostalen Gewächse aber meist nicht. Osteogene Gewächse entstehen auch im Knochen und nicht außerhalb. Da man sehr oft nicht entscheiden kann, wo nun eigentlich das Gewächs seinen Ursprung genommen hat, in Fascien, in extraperiostalen Bindegewebslagern, in Gefäßscheiden usw., kann klinisch der Sammelname extraperiostales oder parostales Sarkom gebraucht werden. Finden sich histologisch neuro- oder myogene Bestandteile, ist

Abb. 347.

Abb. 347—348. 66jähr. ♂. Parostales Weichteilsarkom des Oberschenkels. Knochen unbeteiligt (= periostales Fibrosarkom der Amerikaner).

eine Unterteilung und Abtrennung leicht; sind nur Spindelzellen vorhanden, so spricht man am besten von extraperiostalen (KOLODNY) Fibrosarkomen. Hierbei

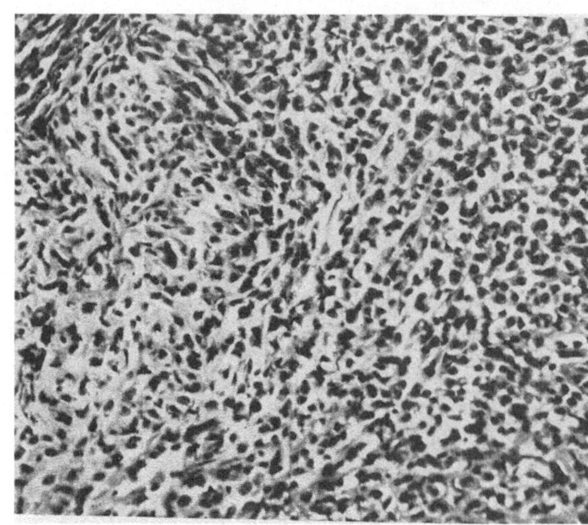

handelt es sich also *nicht um eigentliche Knochengewächse, sondern um mit dem Knochen verwachsende und höchstens sekundär auf ihn übergehende Geschwülste.* G. HERZOG teilt die parostalen Sarkome ein in: desmogene, myogene, neurogene und „weitere‟, d. h. also ihrer Herkunft nach nicht analysierbare.

Die extraperiostalen Spindelzellensarkome bevorzugen Erwachsene. Am häufigsten werden sie in Oberschenkelschaftnähe gefunden (Abb. 347). *Klinisch* kann die große, derbe Geschwulst, die zu ihrer Entstehung etwa

Abb. 348. Zugehöriger feingeweblicher Schnitt: Spindelzellensarkom.

$^1/_2$—1 Jahr gebraucht hat, getastet werden. Bei Nachbarschaft zum Gelenk tritt bald eine Sperre ein (Abb. 351). Lymphknotenmetastasen sind meist nicht nachweisbar. Das Röntgenbild steht zum großen klinischen Gewächs im Gegensatz. Man sieht meist nur geringe Knochenarrosionen der Rinde (Abb. 349) und meist einen ringförmig den Schaft umgebenden spindeligen Weichteilschatten (Abb. 349), gelegentlich periostale Wucherungen (Abb. 353). Bei sehr vorgeschrittenen Fällen kann auch der Knochen in größerem Umfange zerstört sein. Die Unterscheidung von einem osteogenen Sarkom kann dann sehr schwierig sein.

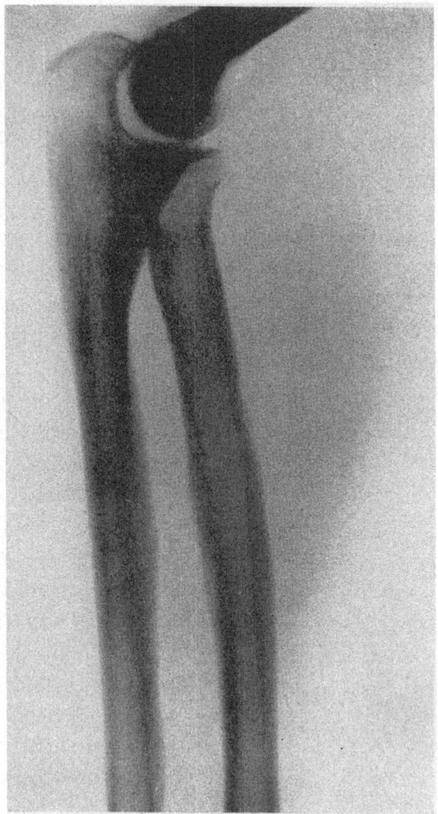

Klinisch herrscht zweifellos die Weichteilgeschwulst vom Beginn des Leidens an vor. Bei der Operation und bei Sektionen hat man immer eine *Abkapselung* des Gewächses feststellen können (Abb. 347).

Die *Prognose* der extraperiostalen Fibrosarkome ist besser als die der osteogenen Sarkome. Hinter

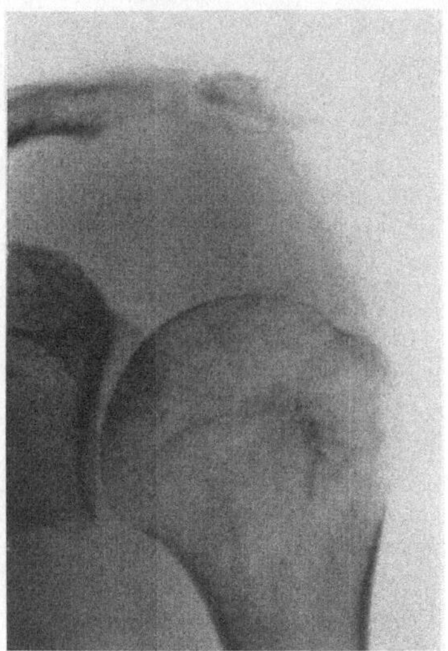

Abb. 349. 18jähr. ♂. Parostales Unterarmsarkom. Amputation. Feingeweblich Fibrosarkom. 6 Monate später †.

Abb. 350. 45jähr. ♂. Weichteilsarkom der linken Schulter. Sekundäre Acromionarrosion.

manchem als geheilt gebuchten Knochensarkom verbirgt sich ein parostales Fibrosarkom!

In der *Behandlung* kann nach GESCHICKTER und COPELAND ein Unterschied gemacht werden, je nachdem es sich bei einem Probeschnitt um ein ausgereiftes Spindelzellengewebe handelt oder um ein nichtausgereiftes. Bei letzterem soll auch von vornherein amputiert werden, während man beim gereiften Spindelzellentyp den Versuch der radikalen Exstirpation machen kann. In dieser Gruppe sollen von 22 Kranken GESCHICKTERs und COPELANDs 20 5 Jahre lang geheilt geblieben sein. Die von vornherein Amputierten lebten sogar sämtlich 6—12 Jahre nach der Operation noch, während die mit Exstirpation des Gewächses Behandelten meist Rezidive bekamen. Wenn dann die Amputation noch ausgeführt wurde, kamen sie aber auch noch über die Fünfjahresgrenze.

Die Beobachtung, welcher das Röntgenbild Abb. 349 entspricht, lebte aber nur noch $^1/_2$ Jahr nach der Amputation! SCHINZ, BAENSCH, FRIEDL empfehlen die Exstirpation nach der Vorbestrahlung.

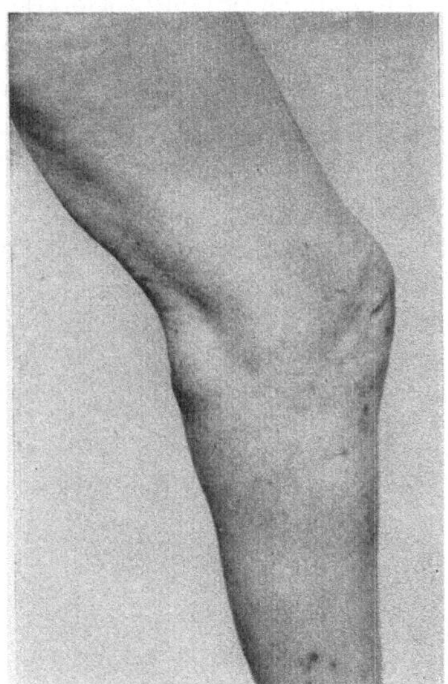

Auf der anderen Seite halten die Amerikaner GESCHICKTER und COPELAND das Gewächs nicht für strahlenempfindlich. Es wird zweifellos das vernünftigste sein, und man wird auch mit Bestimmtheit die besten Ergebnisse erwarten können, wenn man diese meist doch schon zu Beginn der Behandlung *großen* extraperiostalen Fibrosarkome amputiert. Nach eigenem Dafürhalten sollte man sich bei klinischem Nachweis eines großen Weichteilgewächses, bei Vorhandensein eines röntgenologischen Weichteilschattens mit geringer Rindenannagung auch bei dem feingeweblichen Ergebnis eines ausdifferenzierten Spindelzellengewächses (reiner Fibromtyp) ohne weiteres *zur Amputation entschließen*. In der Klinik sind sämtlich diese an sich seltenen Fälle amputiert, und ich glaube, mit Recht.

Es gibt auch *neurogene extraperiostale Sarkome*, die in den Knochen einbrechen. Die Gewächse zeigen feingeweblich einen Bau, der vom Neurinom bis zum neurogenen Sarkom reicht. Ihr klinisches und röntgenologisches Verhalten entspricht weitgehend dem der extraperiostalen Fibrosarkome. Die Bevorzugung der Kniekehle (LEWIS und HART), Beteiligung mehrerer Knochen und Einbruch in ein Gelenk sind noch besonders anzuführen.

Abb. 351.
Abb. 351—352. 53jähr. ♀. Kniegelenkkapselsarkom.

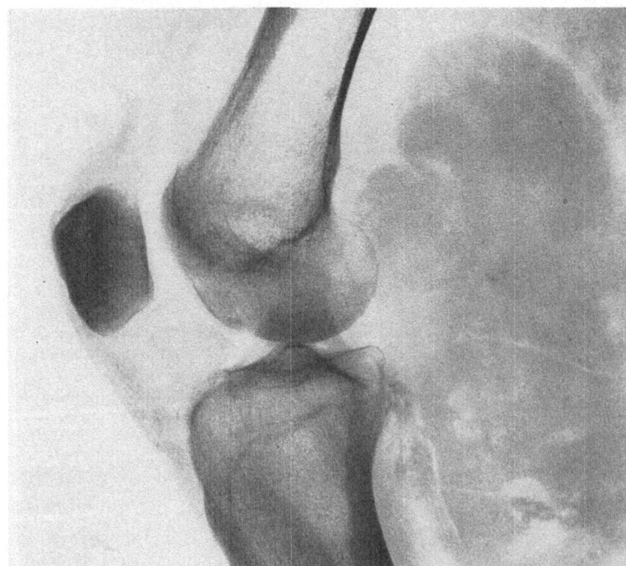

Abb. 352. Röntgenbild des Amputationspräparates. Weichteiltumorschatten in der Kniekehle. Periostale reaktive Knochenwucherung an der Hinterfläche des Schienbeinkopfes. Feingewebliches Fibrosarkom. $2^1/_2$ Jahre nach der Amputation †.

Ihre Prognose ist aber weit *schlechter* als die der extraperiostalen Fibrosarkome. Sie wird von GESCHICKTER und COPELAND als *hoffnungslos*, selbst bei Amputation, bezeichnet, wenn das Gewächs feingeweblich ein neurogenes wildgewordenes Sarkom darstellt. Auch bei neurinomatösem Bau muß sofort amputiert werden.

19. Knochenkrebse aus embryonalen Keimen und auf den Knochen übergreifende Schleimhautkrebse.

(Unter- und Oberkieferkrebse.)

Knochenkrebse, die nicht als Ableger eines Organkrebses oder durch unmittelbares Übergreifen einer Geschwulst auf den Knochen entstehen, sind selten: sie kommen *im Kiefer* und in *hautnah gelegenen Knochen* vor. Solche Knochenkrebse des Unter- und Oberkiefers können von ektodermalen Zahnkeimanlagen abstammen, also von Adamantinomen (s. diese S. 166) und von Follikel- und Wurzelcysten. Immerhin sind derartige *Unterkieferkrebse* wohl sehr selten. Die meisten Unterkieferkrebse gehen genau wie der in der Oberkieferhöhle entstandene Oberkieferkrebs von der Schleimhaut aus. Es gibt aber auch zweifelsohne, wenn auch selten,

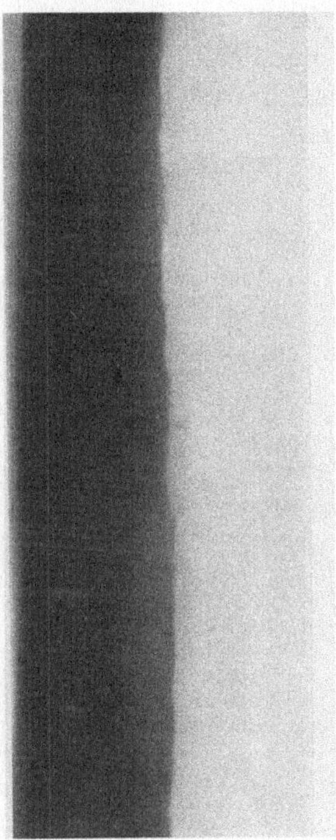

Abb. 353. 19jähr. ♂. Parostales Sarkom des linken Femurschaftes. Januar 1940 Skiunfall. 14 Tage später Einlieferung ins Krankenhaus mit starker Schwellung der Oberschenkelmuskulatur und Druckschmerz. Röntgenologisch kein Befund. Fieber bis 39°. Annahme eines tiefen Abscesses. Mehrfache ergebnislose Punktionen. Behandlung mit Wärme und Fangopackungen! Anfang April 1940 Probeexcision: Rundzellensarkom. Röntgenologisch: Knochen durch Weichteiltumor von außen verdichtet. Periost auf der Innenseite unregelmäßig verdichtet. Kontur der Rinde gewellt. — Behandlung: Exartikulation im Hüftgelenk. Untersuchung des Knochens ergibt Freisein desselben. Das Sarkom erreicht den Knochen nur von außen.

Abb. 353.

Krebse des Ober- und Unterkiefers, die von einem adamantinomähnlichen Aufbau sind. Sie sollten feingeweblich herausgefunden werden, da sie sich sehr

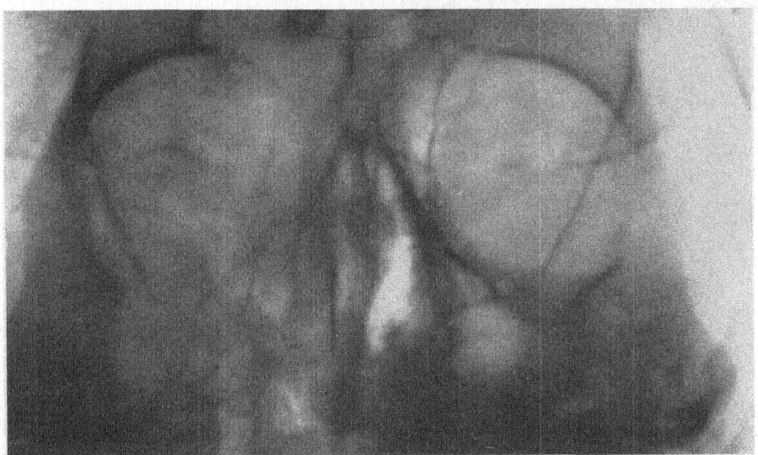

Abb. 354. 61jähr. ♂. Siebbeincarcinom mit Einbruch in die Orbita rechts. Zerstörung des unteren Orbitaldaches. Röntgenbestrahlung.

wahrscheinlich auch klinisch viel gutartiger verhalten, was für die Erfolgsbeurteilung der Kieferresektion nicht unwichtig ist. Ein zentral entstandener Unterkieferkrebs, der im Röntgenbild zunächst eine Cyste vortäuschte, deren

Rand im Gegensatz zu Cysten aber die auch bei Fistelkrebsen erkennbare
unregelmäßige Zerstörung erkennen läßt, ist in Abb. 355 wiedergegeben. Von
C. PARTSCH wird die Entstehung eines Carcinoms in einer Kiefercyste für möglich
gehalten. BORCHERS glaubt allerdings, daß man auch bei derartigen „zentralen" Unterkieferkrebsen stets den Ausgang von der Schleimhaut der Mundhöhle feststellen kann. Die meisten Unterkieferkrebse sind, wie zuzugeben ist, von der Mundboden- oder Wangenschleimhaut und vom Zahnfleisch ausgehende Carcinome, welche den Kieferknochen erst später zerstören. Ein derartiges Vergleichsbild zu einem zentralen Unterkiefercarcinom gibt Abb. 356 wieder.

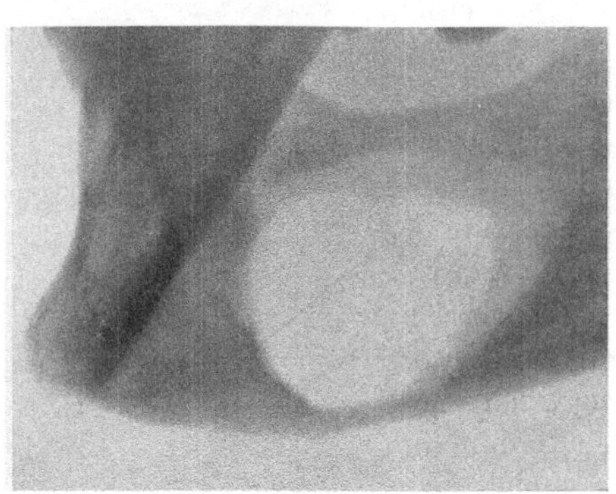

Abb. 355. 72jähr. ♂. Zentrales Unterkiefercarcinom. Seit 5 Jahren Anschwellung des rechten Unterkiefers. Schmerzen bei kalten und warmen Speisen. Vor $^1/_2$ Jahr Entfernung einer taubeneigroßen Cyste. Auskratzung, Röntgenbestrahlung; Resektion verweigert. Feingeweblich Plattenepithelcarcinom. † nach 3 Jahren.

Sämtliche übrigen *Schleimhautkrebse im Bereiche der Mundhöhle, des Schlundes und des Rachendaches* können ebenso sekundär auf den Knochen übergehen (Abb. 357). Die Zerstörung läßt sich röntgenologisch leicht nachweisen. Hier sind vor allem *Epipharynxcarcinome* und die *Retothelsarkome des Nasen-Rachenraumes* anzuführen. Bei diesen sind die Knochen an der Schädelbasis, sowie die Siebbeinzellen und Keilbeinhöhlen fast immer in Mitleidenschaft gezogen, und zwar schon zu einer Zeit, wo klinisch keine Erscheinungen bestehen (LOEPP).

Auch von *versprengten Dermoiden* können im *Schädeldach*, allerdings äußerst selten, Krebse ausgehen. Die Abb. 359 zeigt das Röntgenbild eines gutartigen Dermoids am oberen äußeren Augendachwinkel. Die seltenen gutartigen *frontoorbitalen Dermoidcysten*, die durch fetalen Einschluß eines Hautteiles im Bereich der Stirn-Oberkieferspalte entstehen, bleiben jahrelang verborgen, bis sie Beschwerden oder

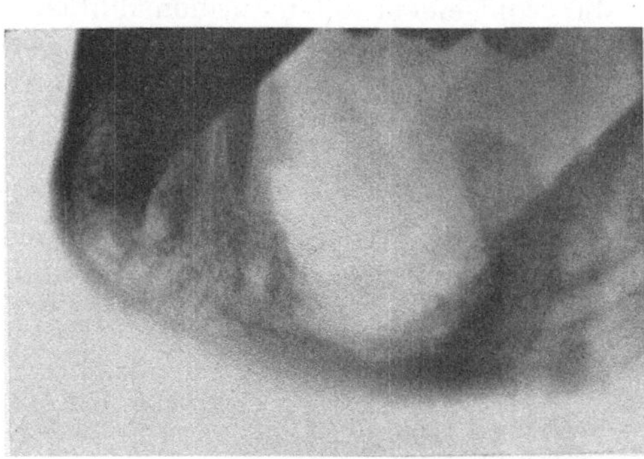

Abb. 356. 43jähr. ♂. Unterkiefercarcinom. Seit 5 Wochen „Zahnfleischeiterung" im Bereich der Mahlzähne. Probeexcision Plattenepithelcarcinom. Kieferexartikulation. † nach 2 Jahren.

Ausfallserscheinungen verursachen. Bei den Dermoiden, die von der Orbita ihren
Ausgang nehmen, wird in der Regel ein Exophthalmus gesehen. Besteht eine
größere Cyste in der vorderen Schädelgrube, die durch ein kleines Loch zwerchsackartig nach außen in der Schläfengegend in Erscheinung treten kann, so
können psychische Störungen nach Art des Frontalhirnsyndroms und eine
kontralaterale spastische Hemiplegie auftreten (STENDER). Das Röntgenbild
mit einfachem (Abb. 359) oder mehrlöcherigem Knochendefekt sichert die
Diagnose.

Schließlich sind die sich von ektodermalen Bestandteilen ableitenden, unter dem Periost oder im Knochen liegenden sog. abirrenden „Adamantinome" (BERNHARD FISCHER) kurz zu erwähnen (s. Abschnitt Adamantinome S. 163).

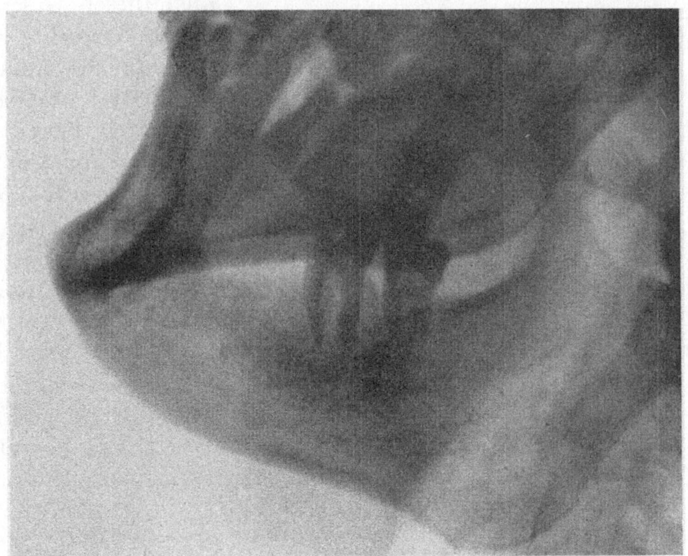

Abb. 357. 55jähr. ♂. Sekundäres Übergreifen eines Mundbodencarcinoms auf den Kiefer. Vgl. Abb. 161 Unterkiefersarkom.

Oberkiefercarcinome. Das Oberkiefercarcinom entsteht vorwiegend in der Schleimhaut der Oberkieferhöhle. Es beansprucht wegen seiner Häufigkeit eine besondere Besprechung. Im übrigen handelt es sich auch bei diesen Gewächsen um solche, die ihren Ursprung von einer

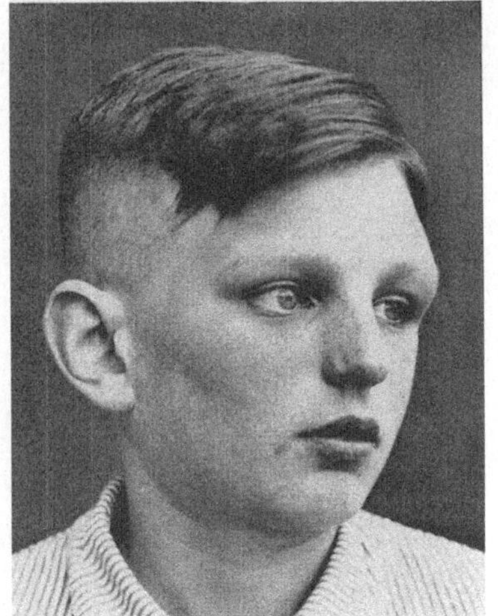

Abb. 358.

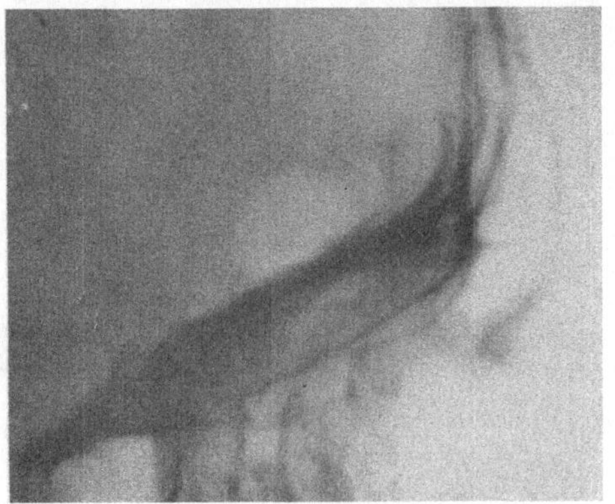

Abb. 359. Fronto-orbitales Dermoid. Glatte Aufhellung am oberen Orbitalrand im Stirnbein.

Abb. 358 u. 359. 15jähr.♂. Fronto-orbitales Dermoid mit Knochenbeteiligung. Vorwölbung am linken äußeren Augenhöhlendachwinkel. Exstirpation. Heilung.

dem Knochen benachbarten Schleimhaut nehmen. Ob man die im Gaumen oder an der Schleimhaut des Alveolarfortsatzes entstehenden und später in die

HIGHMORS-Höhle einbrechenden Krebse auch als Oberkiefercarcinome bezeichnen soll, ist etwas zweifelhaft; denn es sind eigentlich Mundhöhlenkrebse, die später auf den Oberkieferknochen übergehen. Es hat sich aber beim Kliniker, der bei

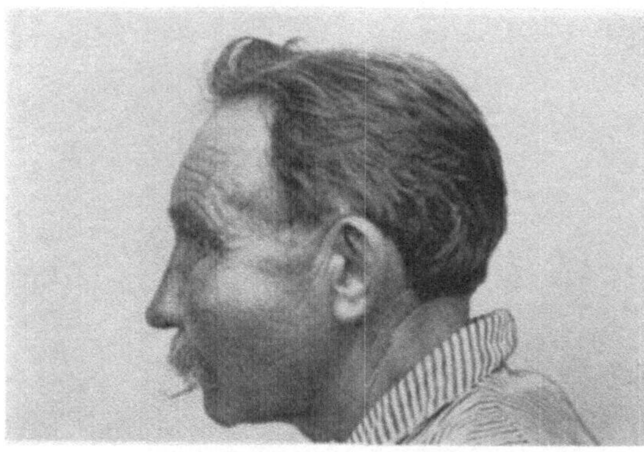

Abb. 360.

Abb. 360 u. 361. 52jähr. ♂. Oberkiefercarcinom links.

allen diesen Geschwülsten die Oberkieferresektion ausführen muß, die Gewohnheit gebildet, alle im und am Oberkiefer entstehenden Krebse als Oberkiefercarcinome zu führen. Die im Feingewebebild nachweisbare Verhornung vieler derartiger Krebse ist als Metaplasie gedeutet worden, wobei darauf hinzuweisen ist, daß schon die chronische Entzündung der Kieferhöhlenschleimhaut zu einer Umwandlung des Epithels Veranlassung gibt (OPPIKOFER). Die meisten Oberkiefercarcinome entstehen auf der Grundlage einer chronischen Entzündung.

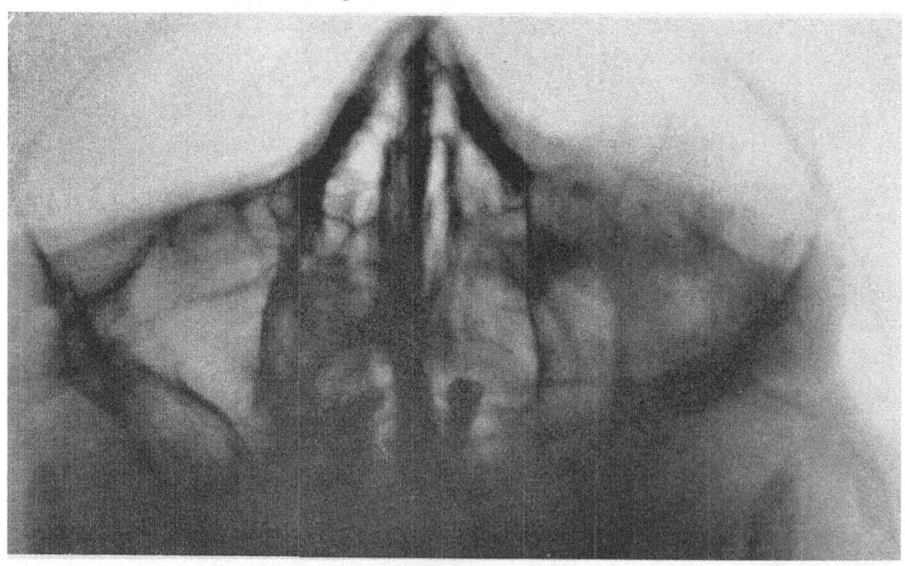

Abb. 361. Oberkiefercarcinom, Verschattung der Oberkieferhöhle links und Zerstörung des Daches der Oberkieferhöhle.

Die eigentlichen Ursprungsstellen des Krebses festzulegen, wird oft unmöglich sein, da operativ entfernte Oberkiefer meist immer schon in der Ausbreitung vorgeschrittene Krebse enthalten. Frühere Autoren (MARTENS, BATZAROFF, STEIN) haben die Verteilung der Oberkiefercarcinome auf Antrum, Alveolarfortsatz und Gaumen ausgerechnet. Ich glaube aber, daß oft nicht genügend erwiesen ist, ob es sich, um ein Beispiel zu nehmen, um Durchbruch eines

Antrumcarcinoms in den Gaumen
oder umgekehrt um ein primär
entstehendes Gaumencarcinom,
das in das Antrum eingebrochen
ist, gehandelt hat. An der Angabe der überwiegenden Bevorzugung des Antrums kann allerdings gar nicht gezweifelt werden.
Für die Behandlung ist diese
Frage von nebensächlicher Bedeutung.

Das männliche Geschlecht soll
häufiger befallen sein (BORCHERS).

Klinisch können wir bei den
Gaumenschleimhautkrebsen zwei
Formen unterscheiden, denen ein
feingeweblich und klinisch ver-
schiedenes Verhalten entspricht.
Das Plattenepithelcarcinom ist
sehr bösartig, wuchert und zerstört schnell, während man bei
den Drüsenkrebsen ein klinisch
verhältnismäßig gutartiges, jahrelang dauerndes Stadium von einem
späteren Bösartigwerden unterscheiden kann (BOENNINGHAUS).
Das *Alveolarfortsatzcarcinom* entsteht meist in der Gegend der
hinteren Mahlzähne. Das Fortschreiten in Richtung auf den
Knochen zu erfolgt rasch. Ein
Oberkiefercarcinom unter dem
klinischen Bild einer Epulis zeigt
die Abb. 363. Die echte Epulis ist
eine Weichteilgeschwulst, welche
den Kieferknochen unverändert
läßt (s. Abb. 365).

Das *zentral* entstehende *An-
trumcarcinom*, die *häufigste Form*
des Oberkiefercarcinoms, macht
die bekannten Beschwerden der
neuralgieformen, heftigen Zahn-
schmerzen, der fötiden oder blu-
tigen Absonderung aus dem benachbarten verengten Nasenloch,
der Vortreibung der Fossa canina
(Abb 360). Sehr bald kann man

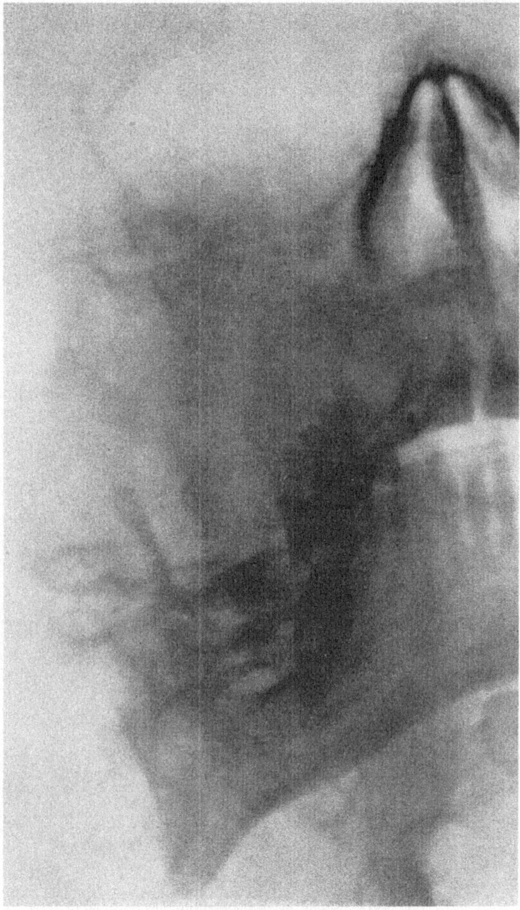

Abb. 362. 50jähr. ♀. Oberkiefersarkom, wahrscheinlich nicht
osteogen.

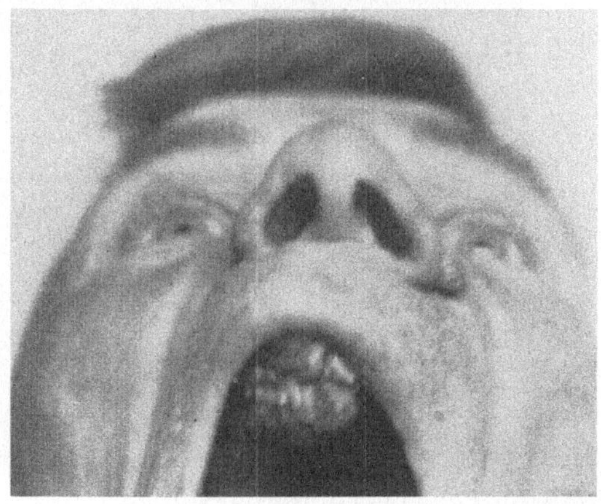

Abb. 363. 64jähr. ♂. Alveoläres Oberkiefercarcinom unter
dem Bilde einer Epulis. Bereits Lungenmetastase im rechten
Oberlappen. Vgl. auch Abb. 398, Melanommetastase als Epulis.

mit einer Nadel den erweichten Knochen, vor allem das Gaumendach, schmeizlos durchbohren. Die weiteren klinischen Erscheinungen hängen davon ab, nach welcher Richtung sich das Oberkieferhöhlencarcinom vorwiegend ausbreitet, nämlich ob nasen-, gaumen- oder augenhöhlenwärts.

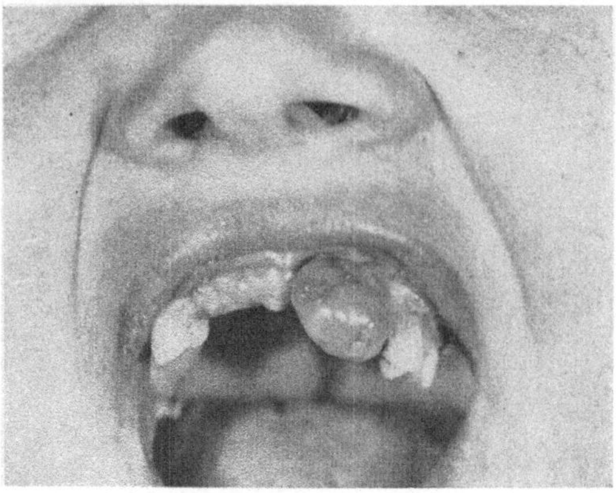

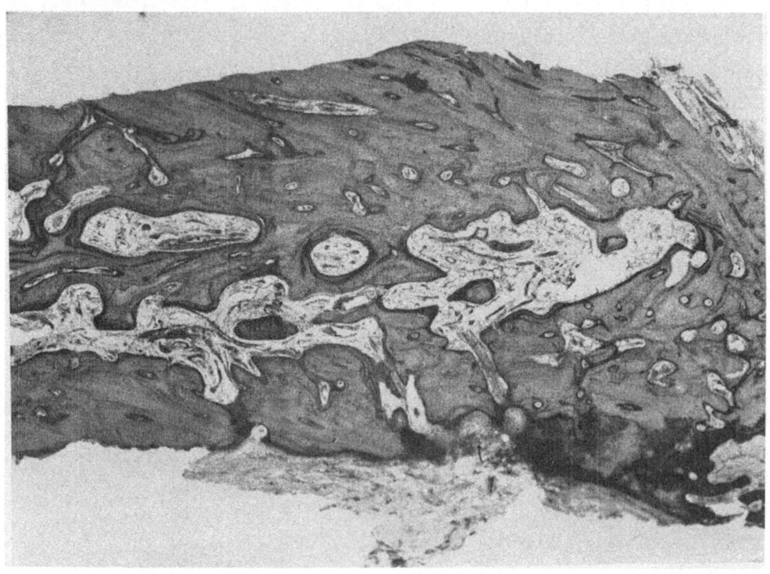

Abb. 364. 55jähr. ♀. Epulis. Abmeißelung am Alveolarfortsatz.

Das *Röntgenbild* ergibt eine Verschattung der HIGHMORS-Höhle, der mit besonderen Aufnahmen die Absuchung der Oberkieferwände auf Zerstörungen folgen muß. So kann man auf Basisaufnahmen eine Zerstörung der seitlichen Wand (s. Abb. 362), auf räumlichen Orbitalbildern die Annagung des Augenhöhlenbodens (Abb. 361, 362), auf seitlichen Antrumbildern die Beteiligung der Gaumenplatte nachweisen. Die möglichst genaue röntgenologische Feststellung des Grades der Ausdehnung der Geschwulst *vor* der Operation kann nicht genug empfohlen werden. Der Verlauf des Oberkiefercarcinoms ist ohne operative Behandlung ungünstig und schnell.

Abb. 365. Unter der Epulis liegender Knochen unverändert.

Das *Oberkiefersarkom* ruft klinisch und röntgenologisch (s. Abb. 362) die gleichen Erscheinungen wie das Oberkiefercarcinom hervor. Sein Wachstum ist oft ein noch schnelleres. Eine Anzahl der Fälle sind echten osteogenen Sarkomen, teils der osteolytischen, teils der osteoblastischen Unterform hinzuzurechnen

(s. Kap. 8, S. 101 und Abb. 161). Eine Anzahl werden sehr wahrscheinlich feingeweblich zu Unrecht als Sarkome bezeichnet, während es sich um ganz verwilderte Carcinome handelt.

Die *Behandlung* der bösartigen Kiefergeschwülste erfordert die klassische frühzeitige Kieferresektion. Teiloperationen nützen nichts und sind sinnlos. Stellt sich schon bei der Operation ein Übergreifen auf die Fossa pterygopalatina und die Schädelbasis heraus, wird am besten sofort im Anschluß an die möglichst radikale elektrische Ausräumung Radium eingelegt. SCHINZ und ZUPPINGER empfehlen mit HAUTANT und MONOD sogar bei *allen* Carcinomen sofort im Anschluß an die

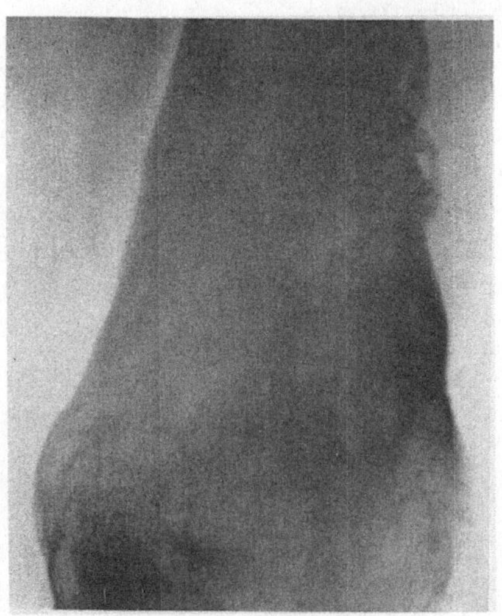

Abb. 366.

Abb. 366—368. 42jähr. ♂. Fistelkrebs auf dem Boden einer chronischen Osteomyelitis des Oberschenkels. Vor 24 Jahren Osteomyelitis. Im Verlauf von 4 Monaten röntgenologisch verfolgbare Vergrößerung einer kleinen Kloake. Amputation. —$^{1}/_{2}$ Jahr später an Lungen-Pleurametastasen †. Retroperitoneale Lymphbahnen bis zum Thorax metastatisch erkrankt!

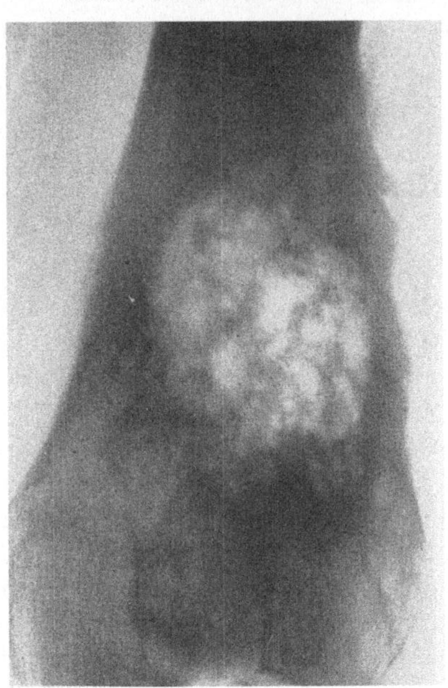

Abb. 367. Befund 4 Monate später. Ausgedehnte Knochenzerstörung.

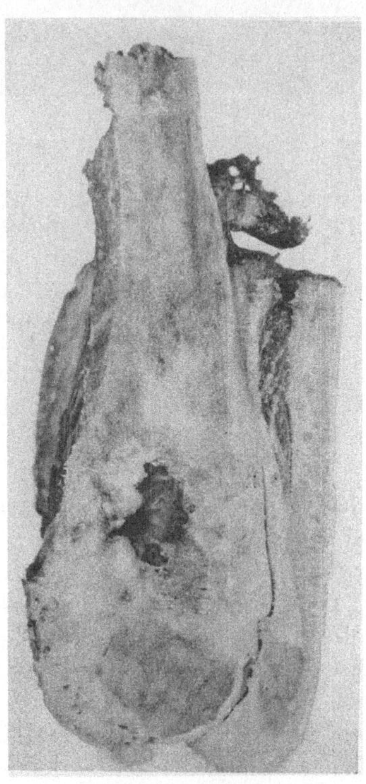

Abb. 368. Fistelkrebs auf dem Boden einer chronischen Osteomyelitis. Zugehöriges Amputationspräparat.

Resektion die Radiumeinlage in das Wundbett. Die anschließende Röntgennachbestrahlung der Oberkieferresezierten verbessert sicher die Heilergebnisse.

Für die Radiumbestrahlung müssen entsprechende, an der gegenüberliegenden
Zahnreihe befestigte Träger angefertigt werden. Die alleinige Strahlenbehandlung,
selbst protrahiert-fraktioniert mit hohen Gesamtdosen, ist bei den Kieferkrebsen
zu widerraten (SCHINZ und ZUPPINGER); sie kommt jedoch mit wesentlich besse-
rem Erfolg bei strahlenempfindlichen Sarkomen in Frage. Auch für das Unterkiefercarcinom und -sarkom ist die radikale Operation, soweit es irgend geht,
allein zu empfehlen. Die Strahlentherapie kommt nur für die inoperablen Fälle
in Frage (BERG).

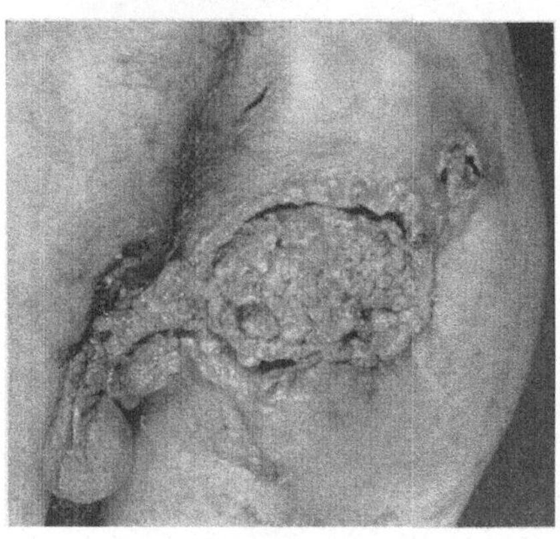

Abb. 369.

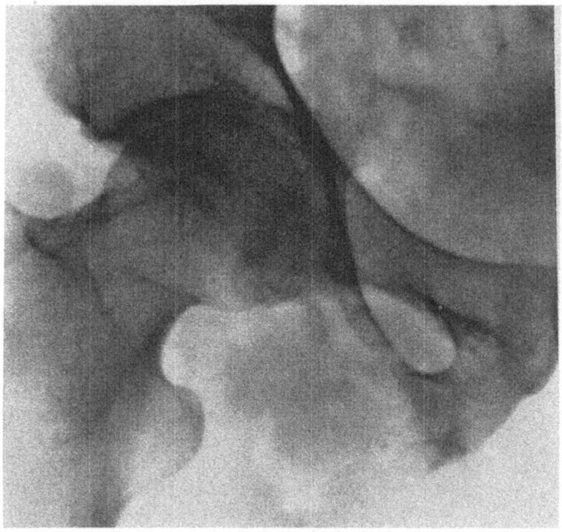

Abb. 370. Sitzbein von außen durch das Carcinom
zerstört. 3 Monate später †.

Abb. 369 u. 370. 42jähr. ♂. Großes Plattenepithelcarcinom im Gebiet eines Decubitalulcus und einer Fistel
nach Caudaschuß 1918. Entstehung des Carcinoms 17 Jahre später.

20. Knochenfistelkrebse.

Fistelkrebse entstehen auf dem Boden einer jahrelang fortschwelenden
eitrigen Knochenmarksentzündung, einer Knochen-Gelenktuberkulose oder -lues.
Im Vergleich zur Häufigkeit des Grundleidens ist die Entstehung eines Fistelkrebses sehr selten. Im deutschen Schrifttum sind etwa ein halbes Hundert
Beobachtungen veröffentlicht. Es sind jahrelang immer wieder durch Dauer-
schädigung des Epithels ausgelöste Epithelregenerationen, die eines Tages
entgleisen und krebsig werden. Die Dauerschädigungen des Epithels, welche
zu fortwährenden Regenerationen führen, sind in immer wieder auftretenden
entzündlichen Schüben, in mechanischen und traumatischen Schädigungen,
unter Umständen auch in chemischen Einwirkungen durch Ätzen (z. B. Ätz-
salben und -pasten), sowie in Röntgen- und anderen Strahleneinwirkungen zu
suchen. Der Fistelkrebs kann außen am Rand einer Fistel beginnen und um
sich fressen, den Knochen also mehr cortical zerstören, oder innen in einer
Kloake seinen Ursprung nehmen. Die *außen* entstehenden Fistelkrebse, die
sich klinisch schon durch ihren Gestank infolge des jauchig-eitrigen Gewebe-
zerfalles verraten, nagen den Knochen von außen an (s. Abb. 370 eines solchen
Fistelcarcinomes am Sitzbein). Die *zentralen* Fistelkrebse führen zu einer eigenartig unregelmäßigen Aufhellung und Zerstörung im Röntgenbild, wie die
Abb. 367 zeigt.

Findet man bei *jahrelang bestehenden osteomyelitischen Fisteln klinisch plötzlich die Angabe von Schmerzen und einen üblen Geruch bei Gewebszerfall, wo sich bei Vergleich von älteren und frisch angefertigten Röntgenbildern auch eine plötzliche Aufhellung in einem von früher her am Kloakenrand sklerotischen Knochen zeigt* (vgl. Abb. 366 und 367), *so ist die Diagnose weitgehend gesichert.* Es ist sobald wie möglich die feingewebliche Untersuchung einer Fistelrandexcision oder einer Fistelauskratzung vorzunehmen.

Feingeweblich handelt es sich beim Fistelkrebs immer um verhornende Plattenepithelkrebse (Abb. 371). Infolge der begleitenden keimbedingten Osteomyelitis

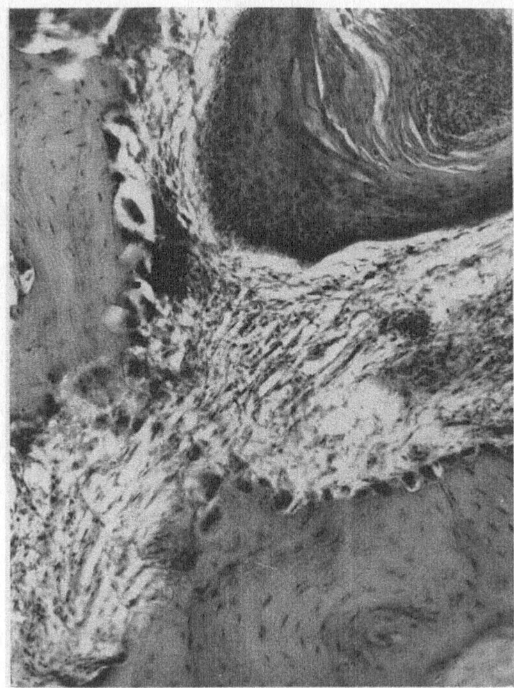

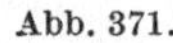

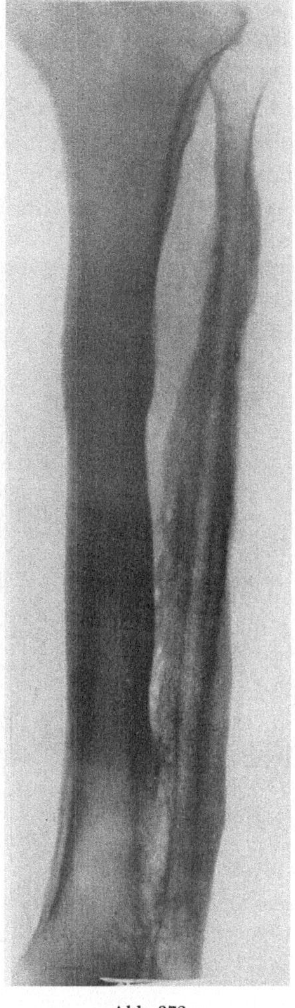

Abb. 371.   Abb. 372.

Abb. 371. 50jähr. ♂. Fistelkrebs bei Osteomyelitis. Links Epithelzapfen. Rechts starker osteoclastischer Abbau an den Knochenbälkchen.

Abb. 372. 72jähr. ♂. Hautcarcinom auf dem Boden eines Ulcus cruris. Sehr starke periostale Knochenreaktion. „Reaktive *Periostose.*" Kein Übergreifen des Carcinoms auf den Knochen.

ist der Abbau des Knochens ein starker. Die Stoßtrupps des angreifenden Krebsgewebes sind die Osteoclasten (Abb. 371). Mit *bloßem Auge* betrachtet erweist sich der Fistelkrebs im aufgesägten Knochen (Abb. 368) als grauweißliche, zerstörende Neubildung, die infolge der begleitenden eitrigen Knochenmarksentzündung und infolge des meist bei dem kleinen Fisteldurchmesser nicht genügenden Abflusses entzündlicher Absonderungen zu stark riechendem Zerfall neigt.

Die beste *Behandlung* besteht in der frühzeitigen Amputation. Zwei unserer Kranken lebten bei gutem Befinden noch 6 und 4 Jahre. Zwei starben schon einige Monate nach Feststellung des weit vorgeschrittenen Krebses. Die Frühdiagnose entscheidet auch hier über das Schicksal des Kranken. Beobachtung fortlaufender Röntgenbilder und bei geringstem Verdacht sofortiger Probeschnitt sichern die Erkennung des bei radikaler Operation prognostisch nicht schlechten Leidens. Die moderne antibiotische Behandlung der akuten hämatogenen Osteomyelitis und die chirurgisch radikale Beseitigung fistelnder chronischer Osteomyeliten unter Penicillinschutz wird die beste Prophylaxe des Fistelkrebses sein, der hoffentlich

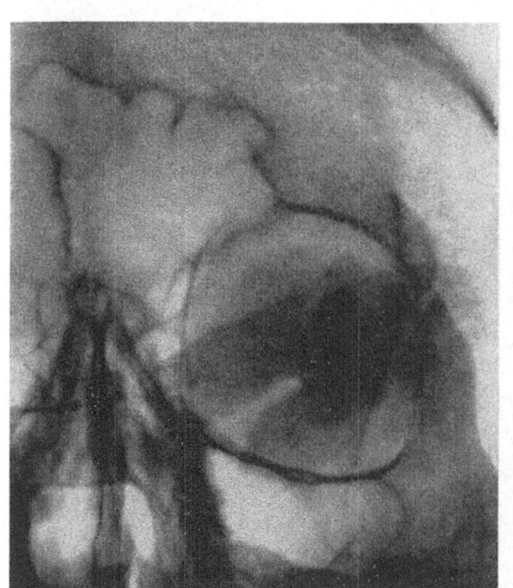

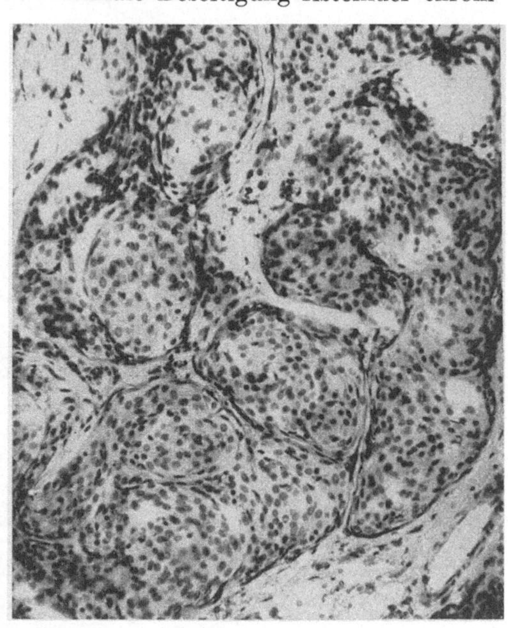

<table>
<tr><td style="text-align:center">Abb. 373.</td><td style="text-align:center">Abb. 374. Zugehöriger mikroskopischer Befund.
Meningeom im Knochengewebe.</td></tr>
</table>

Abb. 373 u. 374. 57jähr. ♂. Keilbeinflügelmeningeom. Orbita — sphenoidale Verdichtung.

aussterben wird. Hautkrebse auf dem Boden von Unterschenkelgeschwüren führen gelegentlich an Tibia und Fibula zu ganz ausgedehnten *reaktiven Periostosen* (s. Abb. 372).

21. Beteiligung der Schädelknochen bei Hirngeschwülsten.

Hirngeschwülste führen oft zu Veränderungen der Schädelknochen. Sie können die Schädeldecke oder -grundfläche durchwachsen, können in die Schädelknochen einwachsen und so zu einer Hyperostose und Verdickung oder zu einer Zerstörung und Auflösung führen, und sie können schließlich nur durch örtlichen oder allgemeinen Druck eine Zerstörung oder Verdünnung des Knochens hervorrufen. Die Kenntnis dieser Veränderungen hat nicht nur für die Hirngeschwülste selbst Bedeutung, weil sie die topische Diagnose erleichtert, sondern sie ist auch differentialdiagnostisch wichtig. So manche Geschwulst, die früher als Schädeldachsarkom oder „Peritheliom" oder „Endotheliom" beschrieben wurde, war in Wirklichkeit ein einwachsendes Meningeom oder eine Krebsmetastase!

Meningeome führen in einem Viertel sämtlicher Beobachtungen zu Hyperostosen, die früher mit Osteomen verwechselt sind (s. S. 25). Die von CUSHING zusammenfassend als *Meningeome* bezeichneten Hirnhautgewächse (alte Bezeichnungen ,,Fungus durae matris'', Endotheliom, Fibrom, Fibrosarkom, Psammom) stammen *geweblich* von den Blut- und Lymphgefäßendothelien der weichen Hirnhäute ab. Während sie das *Gehirn nur verdrängen, wachsen sie infiltrierend in den Knochen ein* (Abb. 374) (v. EISELSBERG, STERNBERG, WEISER, CORDES, CUSHING, PHEMISTER, KOLODNY, BACKMUND, WIENBECK). CUSHING und PHEMISTER erklären die Hyperostosen mit einer erhöhten Osteoblastentätigkeit infolge des Eindringens von Geschwulstzellen. CUSHING zieht daneben

eine unmittelbare osteoblastische Fähigkeit der Geschwulstzellen selbst in Betracht, die von WEISER auch bewiesen wurde. WIENBECK deutet die Veränderungen im hyperostotischen Knochen über Meningeomen allein als Folgezustand eines Phlegmasiezustandes, der durch die eindringenden Geschwulstzellen verursacht wird. Nach eigener Auffassung trifft für die Hyperostosen über Meningeomen dasselbe zu, was für osteoplastische und osteoclastische Carcinommetastasen entwickelt wird. Es gibt nämlich weder einen reinen Anbau noch einen reinen Abbau bei Knochenmetastasen, sondern es kann nur von einem augenblicklichen Überwiegen des einen oder anderen Zustandes gesprochen

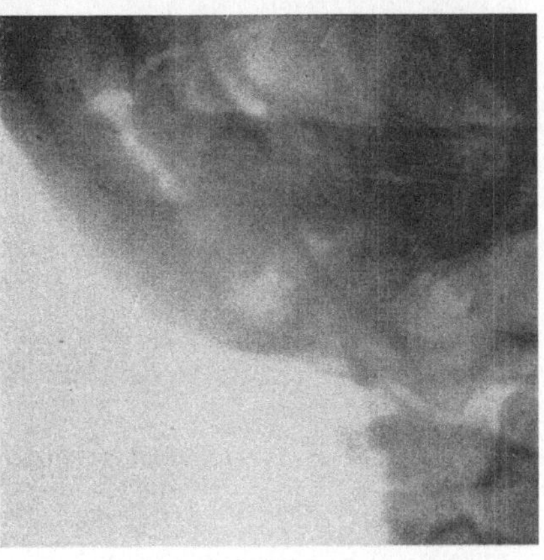

Abb. 375.   42jähr. ♀.   Kleinhirnbrückenwinkelmeningom. Hinter dem Ohr fühlbare Hyperostose der Pyramidenkante.

werden, wobei die Schnelligkeit des Geschwulstwachstums im Knochen die ausschlaggebende Rolle spielt (s. Abschnitt 22, S. 249). Eindringendes Geschwulstgewebe führt zunächst immer zu einem Knochenabbau. Dieser wird sofort von einem Anbau beantwortet, sofern dem Knochengewebe dazu noch Zeit gelassen wird. Meningeome wachsen an sich schon langsam und dringen auch nur langsam in den Knochen ein; infolgedessen hat dieser zum Anbau Zeit genug (Abb. 379). Der Anbau ist ohne weiteres schon an der Ausweitung der HAVERSschen Kanäle erkennbar. Da wir selbst bei einigen Hyperostosen über Meningeomen *keine* einwachsenden Geschwulstzellen fanden, ist anzunehmen, daß venöser Stauungsdruck allein auch schon zum Knochenanbau führen kann. Auf diesen schlossen wir aus den röntgenologisch oft nachweisbaren Diploevenenerweiterungen (vgl. Abb. 381). Bei den in das Schädeldach einwachsenden Meningeomen sah ich röntgenologisch sogar einmal infolge der ungewöhnlichen Ausdehnung ein Bild, das an Ostitis deformans PAGET denken ließ.

Die *Verteilung der Meningeome* über die Hirnober- und -unterfläche entspricht im großen und ganzen nach CUSHING und BAILEY der Verteilung der PACCHIONIschen Granulationen. Das parasagittale Vorkommen überwiegt. Im Gebiet der hinteren Schädelgrube sind Meningeome seltener. Bei den Schädeldachmeningeomen sieht man im Röntgenbild gleichmäßig dichte, ovale oder runde Knochenverdichtungen, die gelegentlich gleichzeitig mit unregelmäßigen intrakraniellen Verkalkungen einhergehen. Von *basalen Meningeomen* führt besonders das *Keilbeinflügelmeningeom* und das des *Kleinhirnbrückenwinkels* zur Hyperostose, während Meningeome der Olfactoriusrinne und der Fissura Sylvii eine Zerstörung verursachen (ERIKSON). Das „Osteom" des kleinen Keilbein-

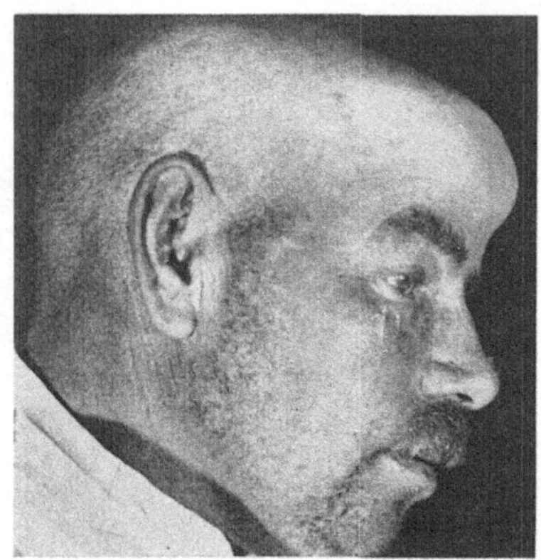

Abb. 376.

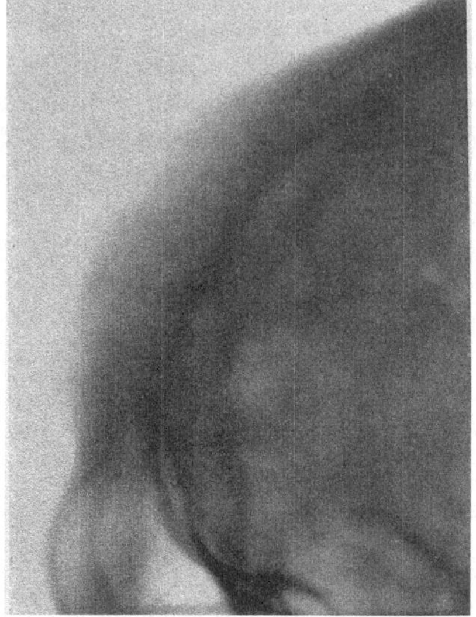

Abb. 377.

Abb. 376—379. 38jähr. ♂. Meningeomhyperostose des Stirnbeines. Doppelseitiges parasagittales Stirnhirnmeningeom. Klinisch Frontallappensyndrom.
Abb. 377. Knochenverdickung. Strahlige Spiculae angedeutet.

flügels ist nach DAVID und STUHL das einzig röntgenologisch *sichere* Zeichen der Meningeome dieser Gegend; sie fanden es unter 23 Fällen 8mal. ERIKSON sah es in 8 von 12 Fällen so typisch, daß daraufhin die Diagnose gestellt werden

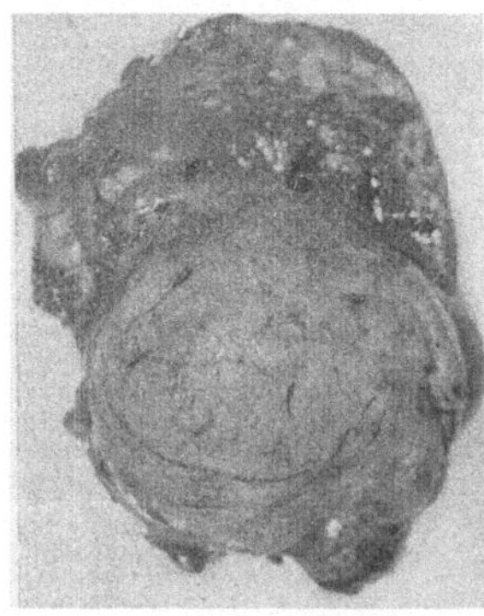

Abb. 378. Durch das Stirnbein gewachsenes parasagittales Meningeom. Operationspräparat. Geschwulst mit Knochen.

konnte. Die Abb. 373 und 374 geben ein derartiges Keilbeinmeningeom im Röntgenbild und feingeweblich wieder. Ein weiteres typisches Meningeom, das zur Hyperostose führt, und das klinisch unter dem *Syndrom der Kleinhirnbrückenwinkelgeschwulst* verlaufen *kann*, ist das *Kleinhirnbrückenwinkelmeningeom*. Bei diesem wird eine Hyperostose der Pyramidenkante bzw. der Felsenbeinspitze (Abb. 375) gesehen (E. G. MAYER, L. LIST).

Während Hyperostosen über Meningeomen etwa in einem Viertel aller Fälle vorkommen (PHEMISTER, STUHL), sind *Meningeome mit völligem Durchwachsen und Einbruch in die Schädelweichteile* selten (Abb. 376 und 377). Meningeome können gelegentlich auch zu osteolytischen Veränderungen führen, die mit entzündlichen verwechselt werden können.

Schädelwandhyperostosen werden fast ausschließlich bei Meningeomen gefunden, während sie bei anderen Hirngeschwülsten (gutartigen Gliomen, Acusticusneurinomen) nur selten einmal zur Beobachtung kommen.

Ein weiteres Krankheitsbild, das ebenfalls hierher gehört, ist am Schädel die **Hyperostosis frontalis interna** (BAENSCH), die bei Frauen hauptsächlich in der zweiten Lebenshälfte vorkommen soll und häufig mit Hirndruck, Dystrophia adiposo-genitalis und Diabetes insipidus, also einem Hypothalamussyndrom einhergeht. Da sie in einigen Fällen zusammen mit Hypophysentumoren gesehen wurde, dürfte der Verdacht nicht fern liegen, daß es sich vielleicht um eine reaktive Hyperostose handelt, und zwar sowohl im Hinblick auf das Hypothalamussyndrom als auch darauf, daß Hyperostosen auch sonst bei intrakraniellen Geschwülsten vorkommen (HELLNER).

Während Hyperostosen in der Regel auf eine anliegende oder in der Nähe befindliche intrakranielle Geschwulst hinweisen, ist das bei den umschriebenen Schädeldachusuren und -atrophien nicht immer der Fall. Man ist hier Täuschungsmöglichkeiten ausgesetzt. Denn gerade diese Veränderungen, Annagungen und

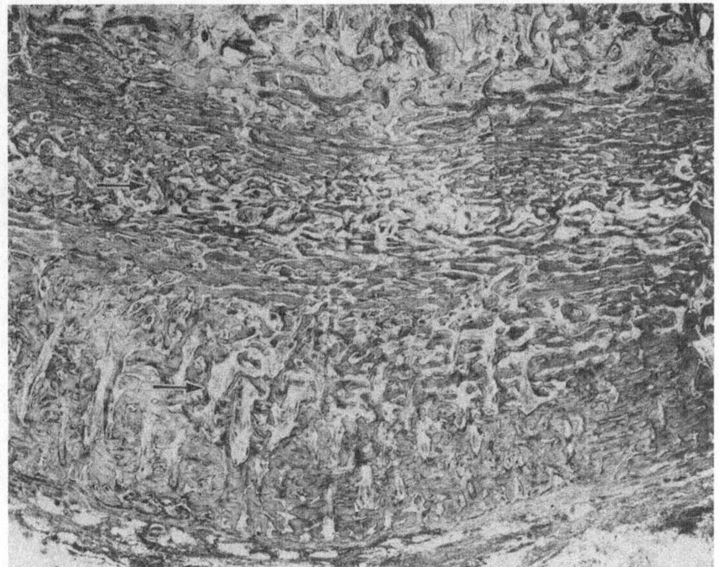

Abb. 379. Meningeomhyperostose.

Zerstörungen des Schädelknochens kommen sowohl bei unmittelbarem Druck als auch mittelbar bei allgemeinem Hirndruck zustande, was *sehr wichtig* ist. Eine umschriebene Verdünnung und Vorwölbung sowie eine Aufhellung weist erst bei einem deutlichen Unterschied zwischen symmetrischen Stellen auf örtliche Druckwirkung hin (ERDÉLYI). An der *Kalotte* gibt es gelegentlich unmittelbare, umschriebene Atrophien durch einen Hirntumor. OLIVECRONA und LYSHOLM berichten über zwei **Gliome** mit Ausbuchtung und Usur des Knochens über dem Tumor. DIBBERN sah solche bei einem Parietallappen- und bei einem Kleinhirngliom. Auch Meningeome können gelegentlich nur eine örtliche Atrophie hervorrufen (OLIVECRONA, LYSHOLM, STUHL). Solche umschriebenen Atrophien sind aber auch schon bei Tumoren gesehen worden, die auf der *gegenüberliegenden Seite* lagen (BAENSCH, NUSSBAUM). Wir sind zweimal durch eine solche einseitig vorhandene, tiefe Druckatrophie im Scheitelbein (Abb. 380) getäuscht worden. Es kann sich also bei derartigen umschriebenen Schädelusuren um ein *Fernsymptom* durch allgemeinen Hirndruck handeln, das keinen Lageschluß zuläßt. Nicht verwechselt werden dürfen derartige umschriebene Verdünnungen am Schädeldach mit PACCHIONIschen Granulationen (BAILEY,

DIBBERN) und mit *osteolytischen Carcinommetastasen* (vgl. Abb. 429). Im allgemeinen sind letztere aber, soweit sie einzeln vorkommen, schärfer begrenzt als die durch Hirngeschwülste bedingten Zerstörungen. Im klinischen Bild fehlen ihnen vor allen Dingen neurologische Geschwulstzeichen, falls nicht auch im

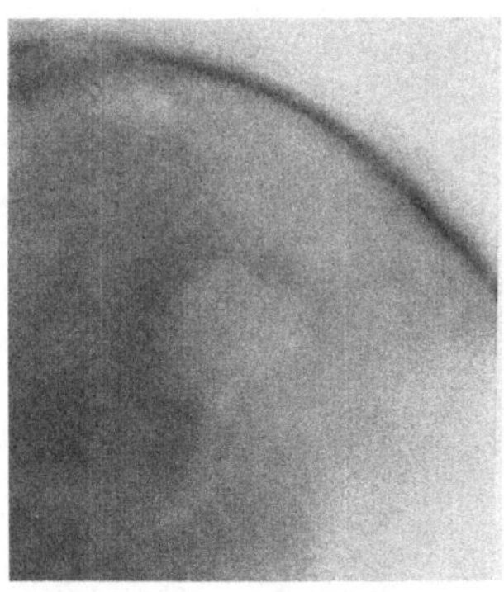

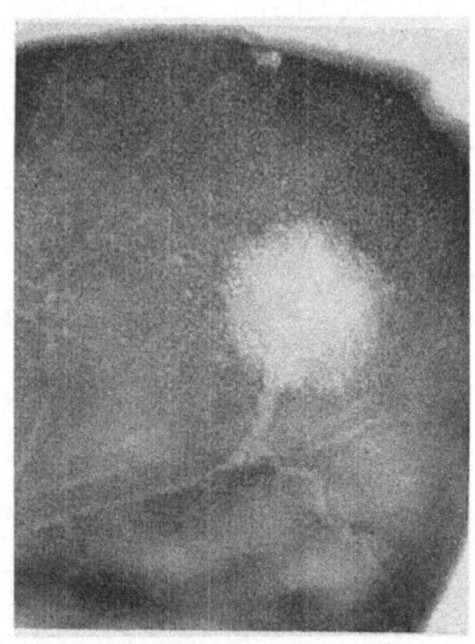

Abb. 380. 34jähr. ♀. Einfache Druckatrophie des Scheitelbeines bei allgemeinem Hirndruck. Medulloblastom des Kleinhirns.

Abb. 381. Zugehöriger operativ entfernter Knochendeckel (seitenverkehrt). In die Usur mündet eine Diploievene.

Gehirn selbst Tochtergeschwülste vorliegen. Krebsmetastasen im Gehirn gehen aber meist nicht gleichzeitig mit Knochenmetastasen einher.

An der Schädelgrundfläche sind die bekanntesten Annagungen und Zerstörungsherde diejenigen, welche im *Bereich des Türkensattels und am Felsenbein*

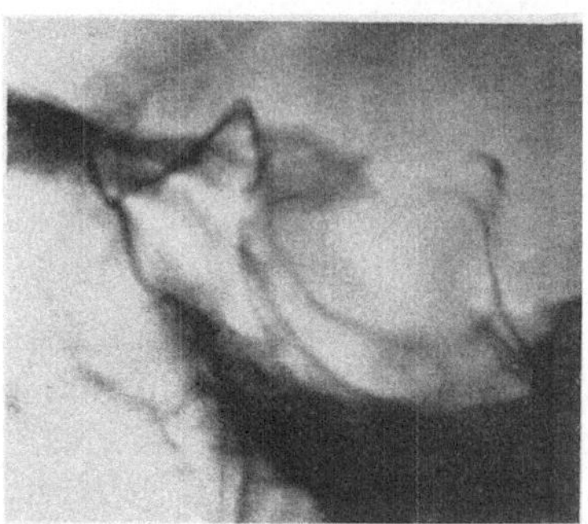

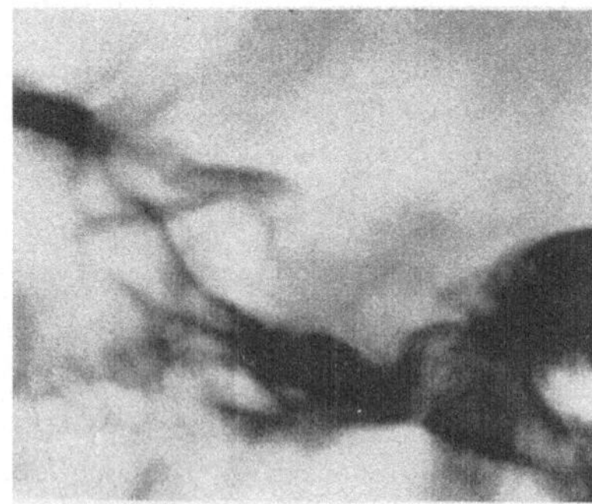

Abb. 382. 30 jähr. ♂. Primäre Sellaerweiterung. Akromegalie (eosinophiles Hypophysenvorderlappenadenom).

Abb. 383. 32jähr. ♀. Sekundäre Sellaerweiterung durch Hirndruck bei Glioblastoma multiforme des Hinterlappens.

von Hirngeschwülsten hervorgerufen werden. An beiden Stellen sind sie sehr gut im Röntgenbild zu erfassen. Bei den Sellaveränderungen sind mit STENVERS primäre und sekundäre auseinanderzuhalten, wobei unter primären diejenigen zu verstehen sind, die durch eine in oder in der Umgebung der Sella vorhandene Geschwulst zustande kommen, unter sekundären diejenigen, die durch einen Hydrocephalus internus bei entfernt liegendem Tumor hervorgerufen werden. Intraselläre Geschwülste sind hauptsächlich eosinophile **Hypophysen-Vorderlappenadenome** mit akromegalem Syndrom, die eine ballonartige Erweiterung

der Sella erkennen lassen (Abb. 382). ERDÉLYI unterscheidet bei den intrasellären Geschwülsten zwischen denjenigen mit und ohne Akromegalie. Für die
ersteren gibt er als charakteristisches Röntgenbild an, daß der Sellaeingang
am wenigsten, die Lichtung dagegen am meisten erweitert ist. Das Dorsum
sellae soll verdünnt, wenig nach rückwärts gebogen und verlängert sein.
Die Keilbeinhöhle ist abgeflacht
(Abb. 382). Als auffällig wird eine
öfter vorhandene reaktive periostale
Verdickung der Keilbeinhöhlendecke
angegeben. Bei intrasellären Geschwülsten *ohne* Akromegalie soll
dagegen die Sella stärker ausgeweitet und zerstört sein. Die Umrisse werden unscharf, die hinteren
Sattelfortsätze, gegebenenfalls auch
die vorderen, werden zerstört. Die
Erweiterung betrifft hauptsächlich
den Eingang und den sagittalen
Durchmesser. Die Abb. 382 stammt

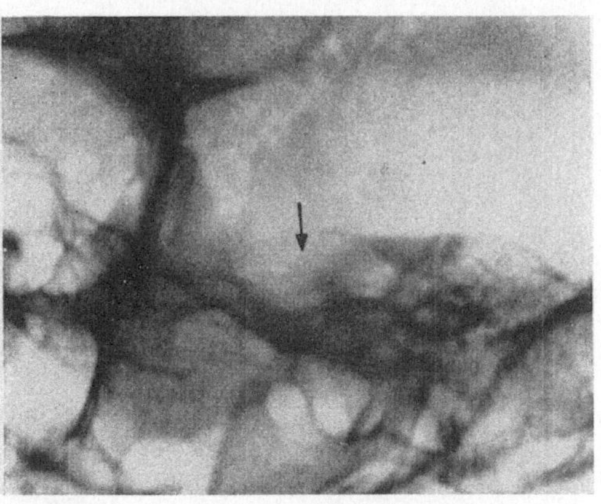

Abb. 384. 44jähr. ♀. Acusticusneurinom mit Erweiterung
des Meatus acusticus internus.

von einem 30jährigen Mann mit ausgesprochener Akromegalie und bitemporaler
Hemianopsie. Sellaveränderungen kommen ferner bei Geschwülsten in der
Umgebung der Sella (Gliome des Chiasma opticum, Keilbeinflügelmeningeome,

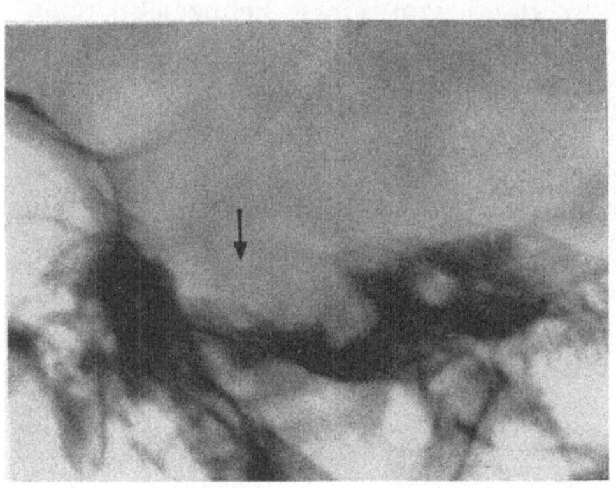

Abb. 385. 56jähr. ♀. Acusticusneurinom. Arrosion
der Felsenbeinspitze. Stenversaufnahme.

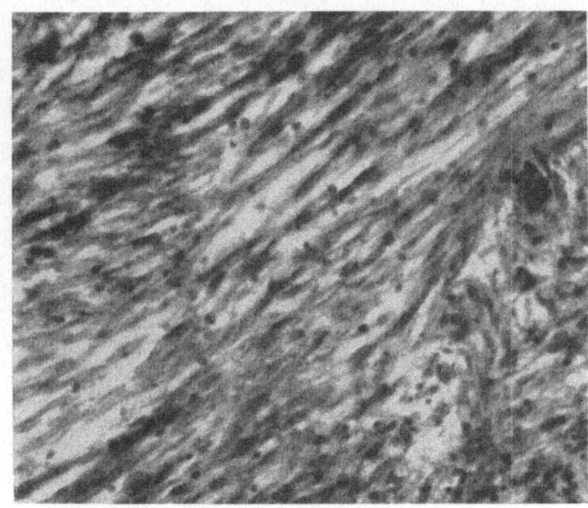

Abb. 386. Zugehöriges feingewebliches Bild.

Craniopharyngome) und bei solchen Hirngeschwülsten zustande, die einen
Hydrocephalus internus des 3. Ventrikels herbeiführen (Abb. 383). Sellaferne
Geschwülste ohne Liquorstauung führen dagegen kaum zu Sellaveränderungen.
Von den Zerstörungen im Bereich des *Felsenbeines* sind die bekanntesten diejenigen, welche **Acusticusneurinome** (Abb. 384—386) hervorrufen. STENVERS
selbst hat bei Acusticustumoren vier Gruppen unterschieden: 1. solche mit
deutlicher Erweiterung des Porus und Meatus acusticus internus und nur geringerer Arrosion des medialen Abschnittes des Felsenbeines; 2. solche mit grober

Arrosion des medialen Felsenbeinabschnittes (Abb. 384), 3. solche mit Schwund des medialen Felsenbeinabschnittes (Abb. 385), und 4. solche mit vorwiegender Veränderung im medialen unteren Teil des Felsenbeines.

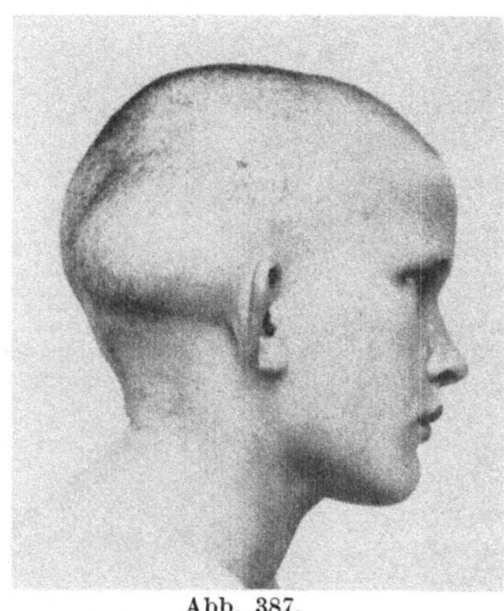

Abb. 387.

Abb. 387—389. 14jähr. ♂. Zwerchsackneurinom des Schädeldaches. In 4 Jahren gewachsene Geschwulst. Neurologisch o. B.

Das Durchwachsen einer Hirngeschwulst durch die Schädeldecke ist ein sehr seltenes Ereignis. Es ist bereits beim Meningeom erwähnt. Die Abb. 387 und 388 zeigen ein **Zwerchsackneurinom** (COENEN) des Schläfenbeines bei einem 14jährigen Knaben. Von GULEKE ist ein ähnliches Neurinom der hinteren Schädelgrube beschrieben. Diese Gewächse können leicht *mit einer Knochenerstgeschwulst verwechselt werden* (Hämangiome, Riesenzellgeschwulst, Sarkome).

Das **Cholesteatom,** die Perlgeschwulst, ist sehr selten. Es wird nach PERCIVAL BAILEY vielleicht unter 200 Hirngeschwülsten einmal gesehen. Sein Vorkommen an der Schädelbasis im Gebiet des Subarachnoidalraumes vom Chiasma bis zur Cisterna posterior soll überwiegen. Die Entstehung der Perlgeschwulst aus epithelialen Versprengungen in die Hirnhäute ist nicht zu bezweifeln. Sie kann sub- oder epidural liegen. Cholesteatome lassen im Röntgenbild eine glattrandige Aufhellung erkennen, die oft am Band von einer kennzeichnenden

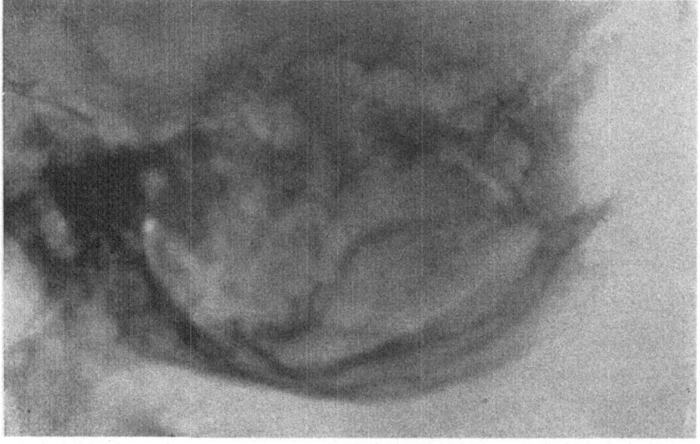

Abb. 388.　Schädelneurinom.　Wabig-cystische Aufhellungen.　Differentialdiagnose: Riesenzelltumor.

Compactalamelle (SCHÜLLER) umgeben ist (Abb. 391, 392). Cholesteatome brauchen zu keinen Hirnerscheinungen zu führen. Im Röntgenbefund wird von FRIEDMANN außerdem eine polycystische Aufhellung beschrieben, die der Abb. 391 entspricht. Hier kommt differentialdiagnostisch besonders eine Riesenzellgeschwulst in Frage.

Hiermit sind die wichtigsten *Schädelknochenveränderungen bei Hirngeschwülsten* angeführt. Es ist ersichtlich, daß bei der *Beurteilung von Schädeldach- und Grundflächenveränderungen und -zerstörungen nicht nur an Hirngeschwülste gedacht werden muß, sondern, daß diese mit in erster Linie, und zwar häufiger als Schädelknochenerstgewächse in Frage kommen.*

D. Knochenablegergewächse.

22. Metastasen von Krebsen und Sarkomen im Knochen.

Knochenablegergewächse sind bei Menschen in einem Alter über 40 Jahren viel häufiger als Erstgewächse. KOLODNY hat festgestellt, daß die Hälfte aller Knochensarkomdiagnosen falsch ist. Als wichtigste, differentialdiagnostisch in Frage kommende Erkrankung bei bösartigen Knochengewächsen ist immer die Knochenmetastase im Auge zu behalten. Jede bösartige Geschwulst kann durch Einbruch in Blut- und Lymphbahnen zu einer Geschwulstablagerung im Knochen führen. Die Erfahrung hat gelehrt, daß bestimmte Gewächse, nämlich Krebse von *Brustdrüse, Vorsteherdrüse, Schilddrüse, Niere* und *Lunge* ganz besonders häufig und bevorzugt im Skelet Metastasen machen. Es scheint dabei im Hinblick auf die Häufigkeit des Vorkommens keine Rolle zu spielen, ob das Erstgewächs operiert, bestrahlt oder überhaupt nicht behandelt ist. Auch ist die Größe des Erstgewächses nicht

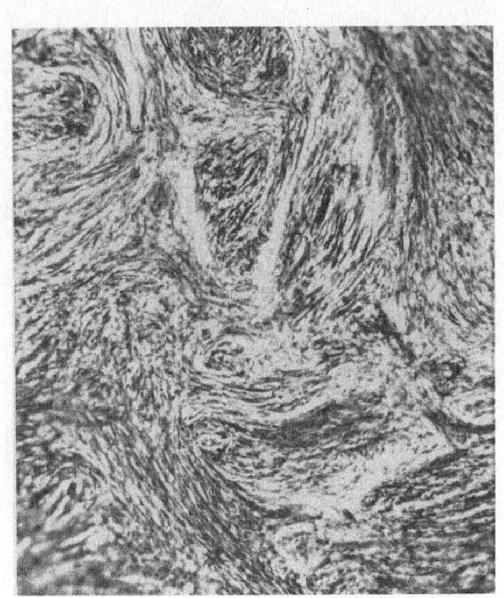

Abb. 389. Zugehöriges Feingewebebild: Neurinom.

maßgeblich für die Ausdehnung und Menge der Tochtergewächse im Skelet Ganz kleine Erstgewächse, ein Adenom der Schilddrüse, ein kleiner Bronchialkrebs, ein klinisch nicht fühlbarer Magenkrebs, können zu ausgedehnten Knochenmetastasen führen (s. z. B. Abb. 430—433). Sehr oft ist es trotz genauester klinischer Untersuchung nicht möglich, bei Lebzeiten das Erstgewächs zu entdecken, obwohl die Tatsache und die Art der Knochenmetastase durch Probeschnitt bewiesen sind (s. z. B. Abb. 445, 446).

Unter den Metastasen können mit KIENBÖCK alleinstehende, einige, vielfache Herde, und eine das ganze Skelet befallende Form unterschieden werden. Autopsien haben wiederholt bestätigt, daß von irgendeinem Carcinom nur ein einziger Knochenherd vorlag. Meist zieht der eine Knochenherd aber doch noch andere nach sich. Bei vielfachen Herden kann man das allmähliche Übergehen in eine sich unaufhaltsam allgemein ausbreitende Form verfolgen, und bei einer solchen Skeletcarcinose kann man bei sorgfältiger und lange genug dauernder Beobachtung das allmähliche Fortschreiten vom Stamm bis in sämtliche Knochen der Peripherie nachweisen (s. Abb. 399—402, Text).

Nach dem *Sitz* der Metastase am Knochenquerschnitt ist mit KIENBÖCK eine zentrale, eine corticale und eine den gesamten Querschnitt befallene Form zu unterscheiden. Am häufigsten sind zentrale Herde (s. Abb. 393, 397 401, 403). Corticale Herde sind dagegen wesentlich seltener (s. Abb. 420, 438). Am wichtigsten für die klinisch-röntgenologische Diagnosenstellung ist die Unterscheidung zwischen vorwiegend zerstörenden (osteolytischen) und knochenverdichtenden (osteoplastischen) Metastasen.

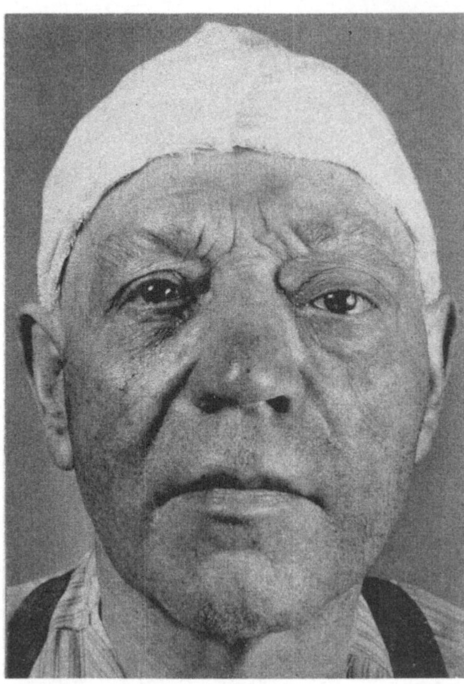

Abb. 390 u. 391. 69jähr. ♂. Epidurales Cholesteatom des linken Stirnhirns mit Beteiligung der vorderen Schädelgrube. Klinisch Stirnhirnsyndrom und Protrusio bulbi. Operative Auslöffelung der in den Knochen eingebrochenen Geschwulst und Beseitigung des Cystenbalges. Heilung.

Pathologisch-anatomisch läßt sich beweisen, daß jeder Krebs knochenzerstörend wirkt. Eine Unterscheidung in osteoclastische und osteoplastische Krebse läßt sich nur im Hinblick auf die dann einsetzende Reaktion des Knochengewebes vornehmen. Jedes Knochengewächs führt zu einem osteoclastischen Knochenabbau. Dieser wird von den für diese besondere Aufgabe ausgebildeten Osteoclasten bewirkt, die wohl am besten mit POLICARD und LERICHE von den verschiedensten Zellen, nämlich Fibro-, Osteoblasten, Reticuloendothelien und Geschwulstzellen abgeleitet werden können. Für die knochenabbauende Tätigkeit von Sarkomzellen selbst sind ERNST, v. MURALT, MATSUOKA und HELLNER eingetreten. Eine knochenabbauende Tätigkeit von Krebszellen, die von BRUNSCHWIG vermutet wird, konnte dagegen bisher nicht bewiesen werden. Neben der osteoclastischen Knochenzerstörung kommt bei den Geschwülsten außerdem noch die Wirkung durch capillarreiches Granulationsgewebe in Form der von POMMER so genannten vasculären Resorption in Frage. Bei jedem Knochenkrebs, auch dem osteoplastischen, kann man diesen vermehrten Abbau nachweisen. Es läßt sich auch bei allen, sogar den von vornherein fast nur zerstörenden Knochengewächsen, sowohl bei Erstgewächsen als auch bei Tochtergeschwülsten, immer auch noch in irgendeiner Form eine Knochenneubildung nachweisen (HELLNER, BRUNSCHWIG). Ausschlaggebend ist der *Zeitfaktor*, ob nämlich das Knochengewebe, das durch die Geschwulst zerstört wird, noch genügend Zeit hat, Knochen anzubauen, oder ob das geschwulstzerstörende Wachstum die Knochenneubildung überflügelt. Es ist das Mißverhältnis in der Wachstumsgeschwindigkeit zweier verschiedener Gewebe, dem Krebsgewebe auf der einen und dem knochenbildungsfähigen Bindegewebe auf der anderen Seite, welches bei den osteoclastischen Krebsmetastasen zu ungunsten der Knochenneubildung entscheidet. Genau so ist mit MEYER-BORSTEL und SCHMORL

bei den osteoplastischen Krebsmetastasen am allermeisten die Tatsache ausschlaggebend, daß diese Krebse verhältnismäßig langsam wachsen, und daß
infolgedessen zu einer Knochenneubildung noch genügend Zeit ist. Ob dabei
noch im Sinne von POMMER und LANG eine sog. ,,Phlegmasie'' infolge einer

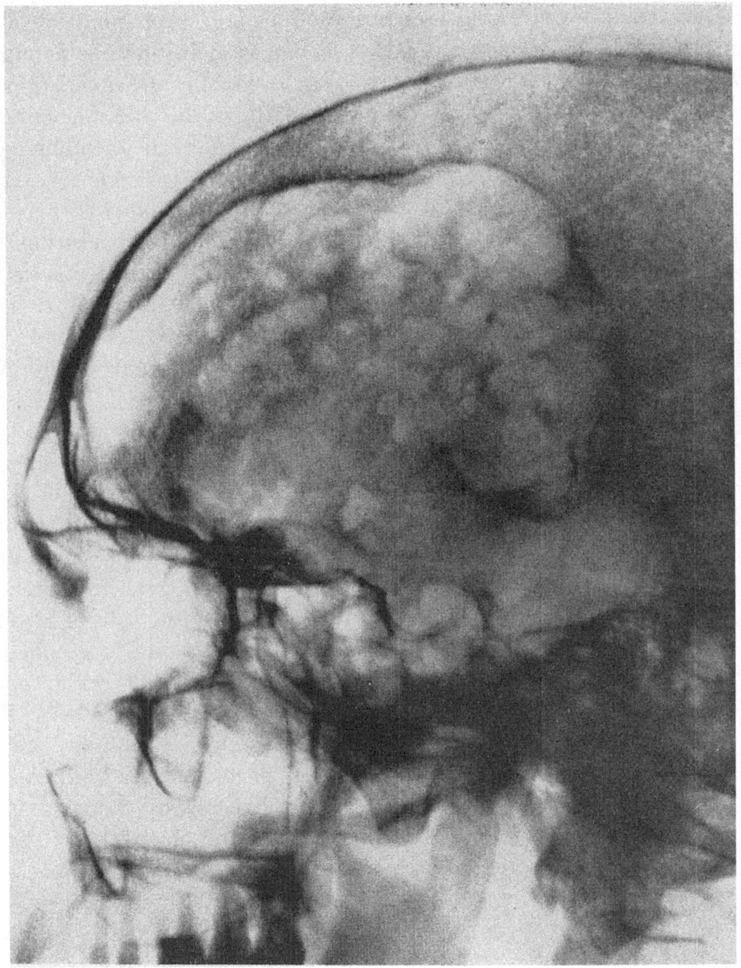

Abb. 391.

venösen Stauung durch Auffüllung der Gefäße mit Krebszellen mit der Folge
dadurch ausgelöster örtlich entzündlicher Veränderungen im Knochenmark eine
Rolle spielt, steht dahin. AXHAUSEN hat die Anschauung vertreten, daß es
bestimmte chemische Einwirkungen der Krebszellen auf das Bindegewebe sind,
welche dieses zur Knochenneubildung reizen. Es ist hiermit nicht geklärt,
warum hauptsächlich nur bestimmte Krebse, also in erster Linie die Prostatakrebse osteoplastisch wirken. Es gibt viele Organkrebse, die vorwiegend osteoclastische und einige wenige Male dann osteoplastische Metastasen hervorrufen,
wie z. B. Mammagewächse und Magenkrebse (s. Abb. 405, 406, 430, 431). Wenn

gerade bei Mammakrebsen der Scirrhus osteoplastische Metastasen bildet, so ist
das sehr gut damit erklärt, daß der Scirrhus langsamer wächst. Es kann aber
auch die vermehrte Stromabildung bei scirrhösen Krebsen für die Knochenneubildung mit herangezogen werden. Die Hauptfaktoren für den Typ der
Metastasen sehen wir selbst in der Wachstumsgeschwindigkeit und in der Aggressi-
vität des Krebsgewebes. Langsam wachsende und zur Bindegewebsbildung
neigende Krebsmetastasen lassen dem befallenen Knochengewebe genügend Zeit,
den unvermeidlich bei der Besiedlung mit fremdem Geschwulstgewebe ein-
setzenden Abbau durch Knochenneubildung
auszugleichen oder zu überflügeln.

An der *Verschleppung* der Krebszellen
sowohl auf dem *Blutwege* als auch auf
dem *Lymphwege*, bei manchen Krebsen
sogar auf beiden Wegen, kann kein Zweifel
sein. Als Beispiel für eine sicher hämatogen bedingte Metastase sind Knochenherde beim Hypernephrom (s. Abb. 417)
zu nennen, als Beispiel für lymphogene
Tochterherde Wirbelmetastasen bei carci-
nomatöser Pleuritis des Mammacarcinoms, Prostatakrebsmetastasen in der
Wirbelsäule u. a. (Abb. 407). Wirbelableger
eines Hautcarcinoms des Kopfes, das
außerdem nur zu großen metastatischen
Lymphknotenpaketen am Halse geführt
hatte (Abb. 440), sind gar nicht anders
als lymphogen bedingt erklärbar (ebenso
Abb. 437, Gallenblasenkrebs). WALTHER
unterscheidet bei der hämatogenen Meta-
stasierung je nach dem Sitz des Primärtumors einen Lungen-, Leber-, Cava- und

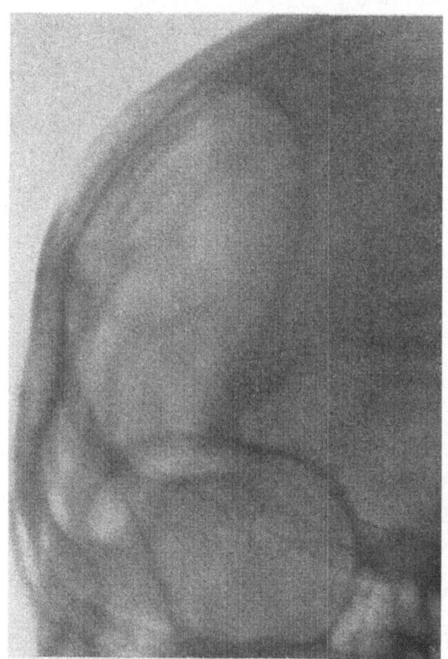

Abb. 392. 49jähr. ♀. Epidurales Cholesteatom
der linken Scheitelgegend. Seit 2 Monaten
bemerkte weiche Geschwulst.

Pfortadertpyus. Die Geschwulstzellen werden also je nach ihrem Ursprungs-
gebiet in verschiedenen hintereinandergeschalteten Filtern abgefangen, und müssen
diese Filter vor der Absiedlung im Skelet entweder passieren, was ja besonders
von den Lungencapillaren her bekannt ist, oder in ihnen Geschwulstzell-
ableger hinterlassen.

Klinisch treten in den Vordergrund bei Metastasen sog. rheumatische Schmerzen, ferner die viel verkannte und oft zu Unrecht angenommene Ischias, Schwäche
eines Gliedes, Störungen der Gelenkfunktion bei gelenknahen Herden. Ist die
Metastase weit genug vorgeschritten und hat sie den gesamten Knochenquerschnitt befallen, so kommt es zur Spontanfraktur (s. Abb. 393, 394, 403, 421).
Der Zeitraum zwischen Auftreten des Erstgewächses und dem Auftreten der
Tochterherde läßt sich meistens auf 1—2 Jahre bemessen. Diejenigen Fälle,
wo die Knochenmetastase schon wenige Monate nach Entdeckung des Erstgewächses oder nach operativer Entfernung eines solchen beobachtet wird, legen
den starken Verdacht nahe, daß die Knochenmetastase schon zur Zeit der Operation des Erstgewächses bestanden hat und klinisch-röntgenologisch übersehen ist.

Die *Diagnose* einer Knochenmetastase bei unbekannten Erstgewächsen kann sehr schwierig sein. Es müssen unter Umständen nach Feststellung der metastatischen Natur des Knochengewächses sämtliche Organe genauestens klinisch und röntgenologisch durchuntersucht werden, wobei man diejenigen Gewächse, die bevorzugt zu Knochenablegern zu führen pflegen, in erster Linie zu berücksichtigen hat. Es gibt aber zahlreiche Beobachtungen, wo auch die genaueste Untersuchung nicht das Erstgewächs bei Lebzeiten entdecken ließ (s. z. B. Abb. 430ff., ferner Kreuzbeinmetastasen eines röntgenologisch nicht entdeckten Magenkrebses Abb.434,435).

Allgemeinerscheinungen können bei Krebsmetastasen völlig fehlen. Bei mehrfacher Herdbildung sind meist Beeinträchtigungen des Allgemeinbefindens, eine gewisse Blutarmut, oft unbestimmte und unklare Beschwerden vorhanden.

Das *Lebensalter* ist für Knochenmetastasen insofern von Wichtigkeit, als das Knochensarkomalter von 10—25 Jahren nur sehr selten betroffen ist. Man sieht aber gelegentlich schon bei Kranken im dritten Lebensjahrzehnt Knochenmetastasen. Die *Häufigkeit* der Knochenmetastasen wird sehr verschieden angegeben. Nach Sektionsfeststellungen kann damit gerechnet werden, daß bei Zahlen von 1000 Autopsien an Krebs Verstorbener nach

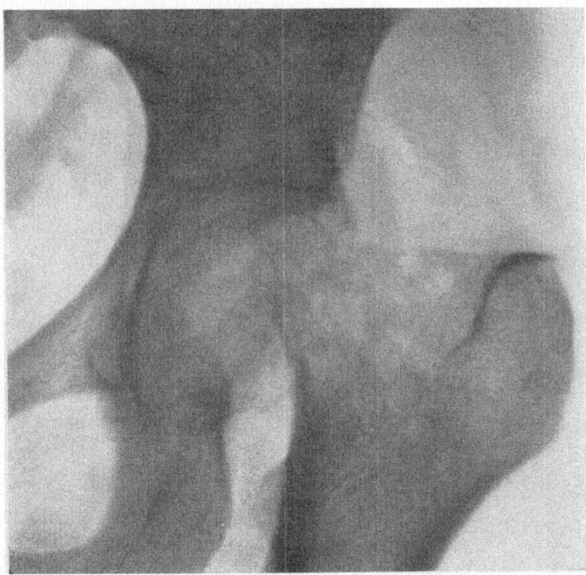

Abb. 393. 34jähr. ♂. Osteolytische Schenkelhalsmetastase eines *Oberkiefercarcinoms*. Seit ¹/₂ Jahr Erscheinungen eines Oberkiefercarcinoms. Oberkieferresektion. 2 Monate später mit Spontanfraktur eingeliefert. 3 Monate danach †. Autopsie: Oberkieferkrebsrezidiv. Oberschenkelhals- und äußerlich nicht erkennbare Sternummetastasen. Keine weiteren Knochenherde. Pleuritis.

Abb. 393 u. 394. Verschiedene Schenkelhalsmetastasen.

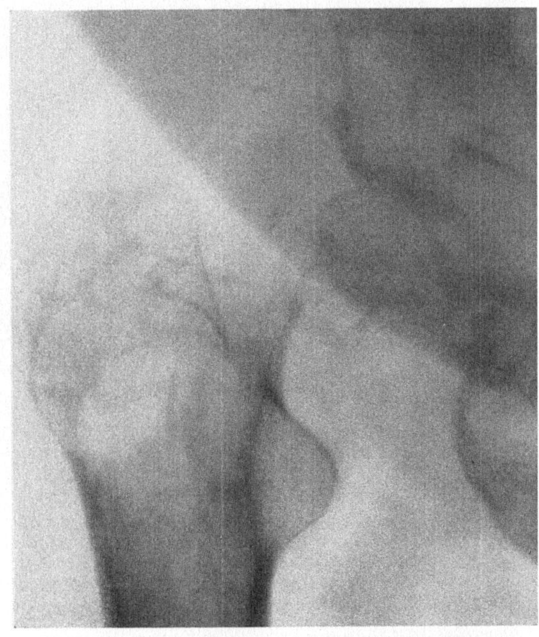

Abb. 394. 39jähr. ♀. Osteolytische Schenkelhalsmetastase eines *Mammacarcinoms*. Noch weiter vorgeschrittene Knochenzerstörung. Multiple Metastasen in Wirbelsäule und Becken. Auftreten der Knochenmetastasen 14 Monate nach Amputatio mammae. Keine Röntgenbestrahlung der Metastasen! † 4¹/₂ Jahre nach Amputatio mammae.

SCHOPPE 12,6% kommen. Man darf aber einwenden, daß diese Zahlen sicher eher zu niedrig als zu hoch sind, weil die Methode des Aufsägens der Wirbelsäule und einiger großer Knochen zu grob ist. Würde man jede Krebsleiche zunächst röntgen, würden höhere Zahlen herauskommen.

Die klinischen Erscheinungen einer Knochenmetastase im einzelnen hängen vom Ort des erkrankten Knochengebietes ab. Metastasen in den großen Röhrenknochen verursachen, wenn noch keine Fraktur besteht, meist uncharakteristische, als rheumatisch bezeichnete Schmerzen (s. Abb. 403, Oberschenkelschaftmetastase eines unbehandelten Mammacarcinoms). Manche Gliedmaßentochterherde sind selbst im vorgeschrittenen Stadium von auffallend wenig Schmerzen begleitet (s. Abb. 396, Mammacarcinommetastasen im Schultergürtel). Schädeldachmetastasen machen ebenfalls manchmal auffällig geringe Beschwerden. Heftige Kopfschmerzen, vor allem rasende Schmerzen, legen den Verdacht auf eine Meningitis carcinomatosa nahe. Hirnnervenlähmungen bei Schädelbasisherden sind selten.

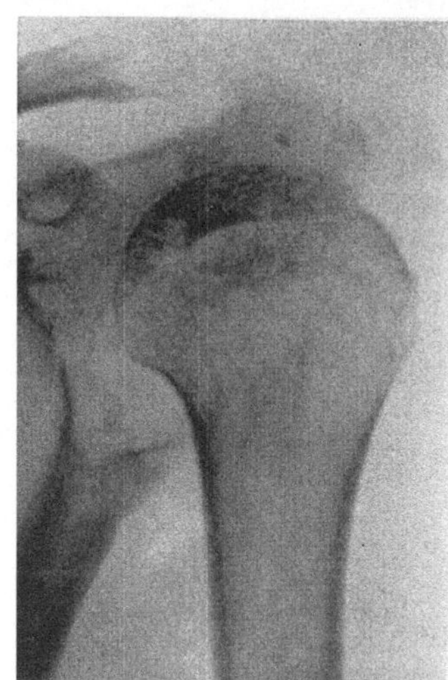

Abb. 395. 24jähr. ♀. Osteolytische Metastase eines osteogenen *Unterkiefersarkoms* in der Schulterpfanne. 6 Monate vorher Kieferexartikulation. ¹/₄ Jahr später †.

Abb. 395—397. Verschiedene Oberarmkopfcarcinommetastasen.

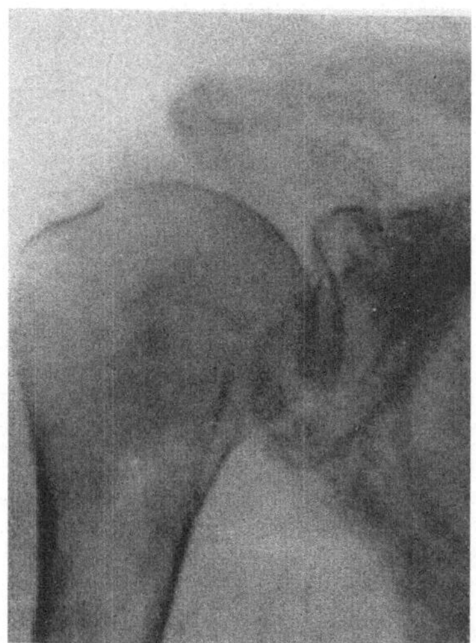

Abb. 396. 61jähr. ♀. Osteolytische Scapula-Claviculametastase 3 Jahre nach Amputation eines *Mammacarcinoms*. Rheumatische Beschwerden in der rechten Schulter. 1 Jahr später †.

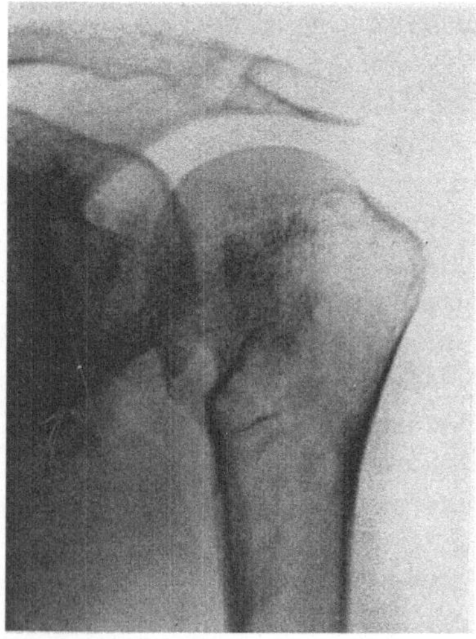

Abb. 397. 64jähr. ♀. Osteolytische Metastase eines *Rectumcarcinoms* in der Gegend des kleinen Oberarmhöckers. Röntgenaufnahme wegen Schulterschmerzen. Röntgenbestrahlung des inoperablen Erstgewächses und der Metastase.

Bei Wirbelmetastasen hängen die Erscheinungen sowohl von der Höhe des befallenen Wirbelkörpers als auch von der Lage der Wirbelkörper selbst ab. Im Inneren des Wirbelkörpers liegende Tochterherde, z. B. osteoplastische

Prostatacarcinommetastasen, rufen keine Schmerzen hervor, wie wir selbst wiederholt beobachtet haben. Wenn der Wirbelkörper zusammensinkt, womöglich noch schief (s. Abb. 413), können statische Beschwerden ausgelöst werden. Diese treten aber sehr oft ganz gegenüber den durch Druck oder Zerrung von austretenden Nervenwurzeln ausgelösten Beschwerden zurück (Abb. 413). Motorische und sensible Erscheinungen werden fast immer vermißt, es sei denn, daß bereits eine Kompressionsmyelitis durch Übergreifen der Geschwulst auf harte und weiche Rückenmarkshäute hervorgerufen wird. Wirbelbogenmetastasen (s. Abb. 419) führen oft eher zu Druck auf das Rückenmark als Wirbelkörperherde. Sowohl Wirbelbogen als auch Wirbelkörpermetastasen können gelegentlich einen *Rückenmarktumor* vortäuschen.

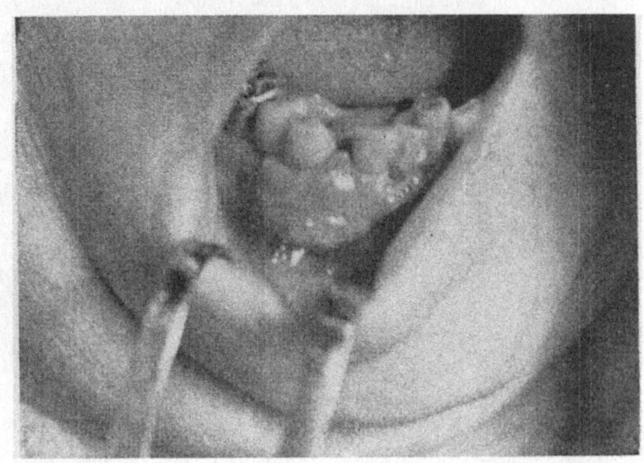

Abb. 398. 45jähr. ♂. Melanom-Metastase als Epulis.

Bei älteren Menschen denke man also bei einem Jodipinstop auch an Metastasen und untersuche die in Frage kommenden Organe klinisch und röntgenologisch genauestens. Es ist auch stets die *ganze* Wirbelsäule zu röntgen. Die *Fehldiagnose Ischias* bei Metastasen im Gebiet der Lendenwirbelsäule und des Beckens ist so typisch, daß sie als geradezu *häufigste Fehldiagnose* bezeichnet werden kann. Eine genaue Untersuchung ergibt sofort, daß der große Hüftnerv meist nicht schmerzempfindlich ist, daß das Zeichen von Lasègue fehlt, daß eine Patellarsehnenreflexsteigerung und eine Achillessehnenreflexherabminderung nicht vorhanden sind. Es kommt das Fehlen einer Muskelatrophie, einer ischiadischen Skoliose, einer umgrenzten Sensibilitätsstörung im Gebiet des Nervus cutaneus surae lateralis hinzu. Besonders stutzig macht Doppelseitigkeit der Beschwerden in beiden Beinen, da bekanntlich eine doppelseitige Ischias mit zu den größten Seltenheiten gehört. Vor dem und im Kreuzbein liegende Metastasen (Abb. 434) führen durch Einwuchern in den Plexus sacralis zu ungewöhnlich heftigen Schmerzen. Hierbei handelt es sich fast immer um vorgeschrittene Fälle, bei denen meist das ganze Lymphknotengebiet des kleinen Beckens miterkrankt ist.

An manchen platten Knochen, wie Rippen und Brustbein, kann ein umschriebener Klopfschmerz gelegentlich ausgelöst werden. Metastasen, welche das Periost erreichen und vorwölben, führen zu umschriebenen Weichteilschwellungen und Zeichen von Entzündung. Am Kiefer können Metastasen unter dem klinischen Bilde einer Epulis auftreten. Abb. 398 gibt eine Melanommetastase als Epulis wieder.

Im *Röntgenbild* unterscheidet man am besten mit Kienböck eine rein knochenauflösende *(osteolytische)* Form der Metastase (s. Abb. 393), ferner jene zentral gelegenen Metastasen, die den Knochen weitgehend auftreiben und die Rinde verdünnen und welche Kienböck *schalig-cystisch* nennt. Diese kommen am häufigsten bei Schilddrüsenadenomen, Schilddrüsenkrebsen und Hypernephromen vor. Beispiele hierfür geben die Abb. 417, 421. 423 wieder.

Eine dritte Form wird durch jene Metastasen dargestellt, welche den Knochen
teilweise zerstören, aber schon reaktiv zu einer Verdichtung in der Umgebung

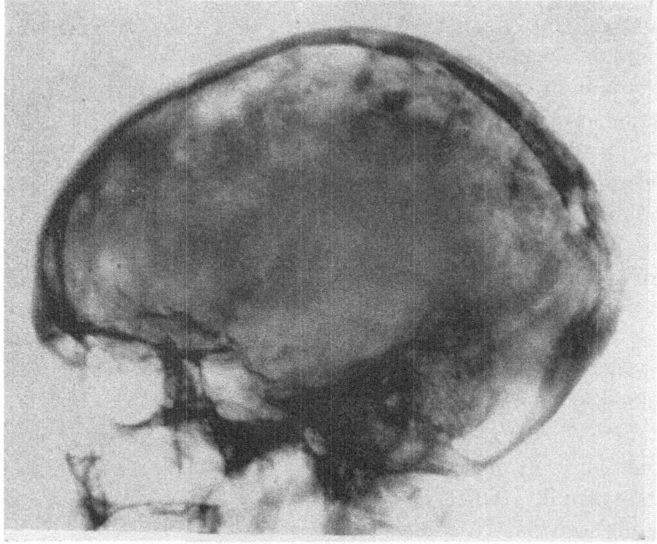

Abb. 399. Osteolytische Schädeldachmetastasen 20 Monate nach Ablatio mammae.

Abb. 399—402. 38jähr. ♀. Generalisierte Skeletcarcinose bei Mammacarcinom. Nachweis der Carcinommetastasen 8 Monate nach ungenügend operativ behandeltem Brustkrebs (einfache Excision). Im Verlauf von
1¹/₄ Jahren langsames Fortschreiten der Knochencarcinose. Zuletzt röntgenologischer Nachweis in fast allen
Knochen, sogar der Patella!

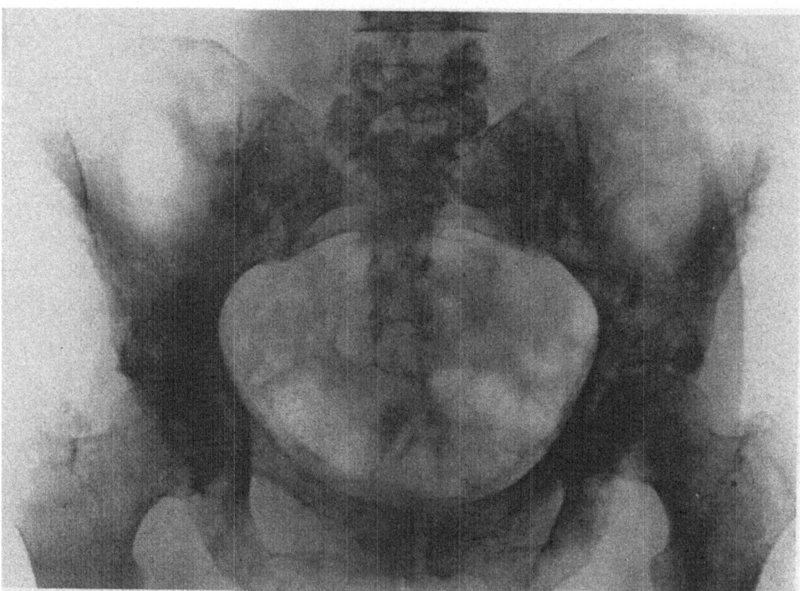

Abb. 400. Beckenübersicht 1 Jahr nach Ablatio mammae.

der Zerstörung geführt haben. KIENBÖCK nennt sie fleckig-gemischte Formen.
LÉRI und seine Mitarbeiter sprechen von einem der Ostitis deformans PAGET

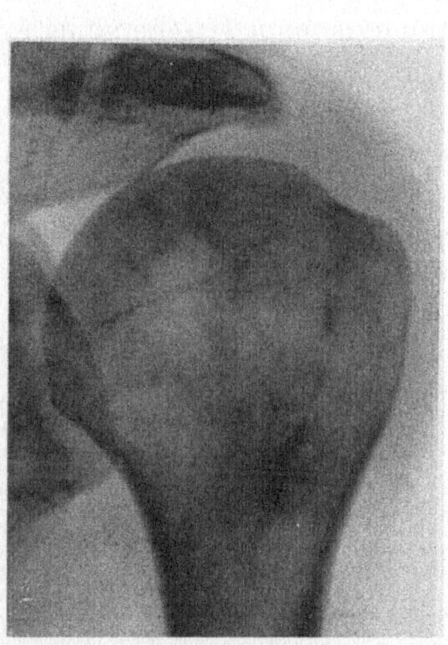

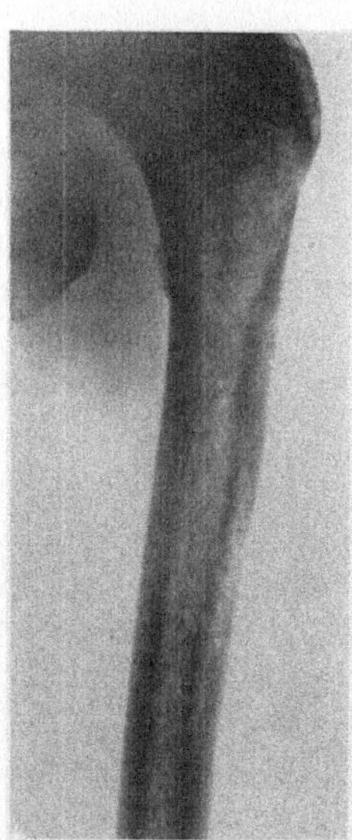

Abb. 401. Großfleckige osteolytische Carcinommetastasen im Humeruskopf 13 Monate nach Ablatio
mammae.

Abb. 402. Osteolytische disseminierte Metastasen
beider Oberschenkelschäfte 13 Monate nach Ablatio
mammae.

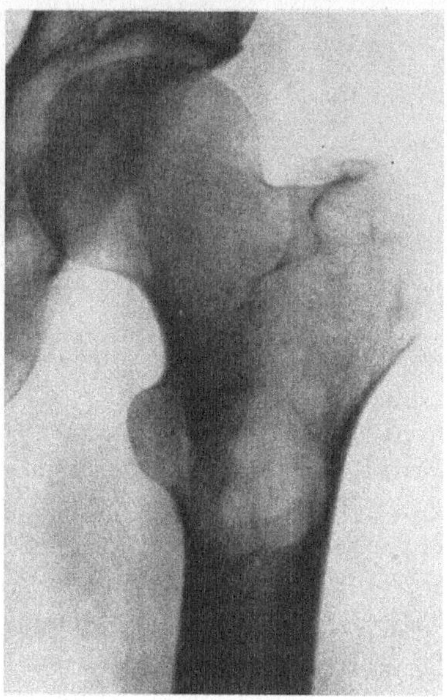

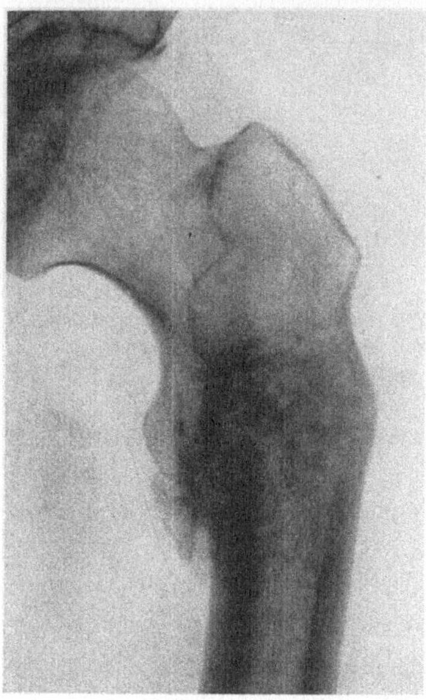

Abb. 403.

Abb. 404.

Abb. 403 u. 404. 44jähr. ♀. Osteolytische Mammacarcinommetastase im subtrochanteren Oberschenkelschaft-
bereich. Unbehandelter, seit 1 Jahr bestehender Brustkrebs. Mutter der Patientin an Brustkrebs †. Seit
7 Wochen Schmerzen im linken Bein beim Gehen. Keine Wirbelmetastasen nachweisbar. Röntgenbestrahlung.

Abb. 404. Die gleiche Patientin nach 5 Monaten. Inzwischen Spontanfraktur, nach 17 Wochen knöchern
verheilt. Geht mit Stock ohne Hülse. Weitere Röntgenbestrahlung.

ähnlichen „pagetoiden" Typ. Die Franzosen nennen diese Röntgenbilder auch
„wolkig" (Abb. 408, 432).

Als letzte vierte Form der Metastasen sind die hauptsächlich beim Prostatakrebs, gelegentlich auch bei Mammakrebsen und ganz selten bei anderen Organkrebsen vorkommenden, rein knochenverdichtenden (osteoplastischen oder sklero-
sierenden) Krebstochterherde zu nennen (s. Abb. 407, 409, 411, 430).

Die Hauptformen können durch Spontanfrakturen und Verbiegungen infolge
verminderter Statik noch weiter verändert werden. Übergänge und Mischungen
kommen des weiteren vor. Es können osteolytische und osteoplastische Formen
z. B. an verschiedenen Wirbelkörpern nebeneinander gesehen werden. Es kann
auf der anderen Seite aus einer osteolytischen Metastase von sich aus oder infolge

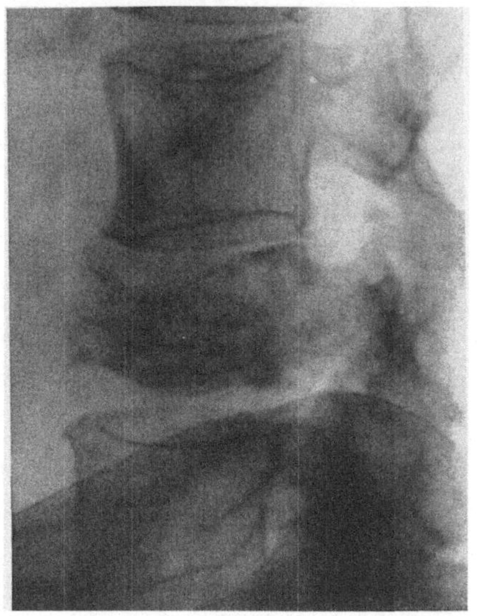

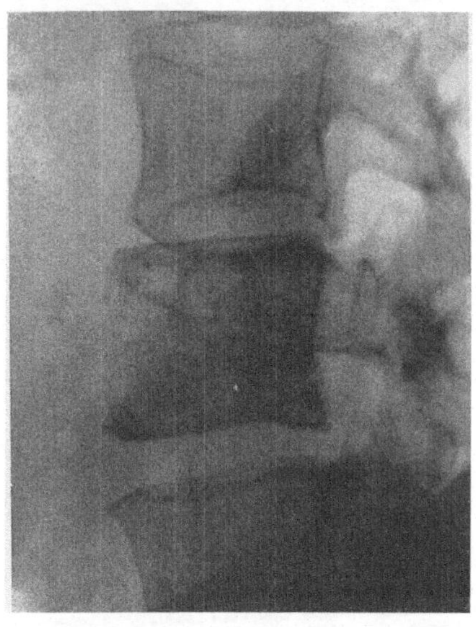

Abb. 405.

Abb. 405 u. 406. 55jähr. ♀. Mammacarcinommetastase.
Leicht osteoplastische Metastase des
4. Lendenwirbelkörpers.

Abb. 406. Zustand 10 Monate später. Wirbelkörper
um die Hälfte niedriger. Starke Kreuzschmerzen und
ischiasartige Schmerzen vorwiegend im rechten Bein.
Gang mit Stock. Röntgenbestrahlung.

einer Bestrahlung ein osteoplastischer Tochterherd werden (s. Abb. 406 und 438).
Außer den genannten KIENBÖCKschen Röntgenformen der Knochenmetastasen gibt
es kaum sichtbare *Corticalismetastasen*, an die man bei klinisch leichten Schwellungen und röntgenologischen Unregelmäßigkeiten bei Schmerzen im Krebsalter
denken muß. Hierbei ist auch darauf hinzuweisen, daß es eine Grenze der röntgenologischen Erkennbarkeit von Spongiosaherden (BAENSCH) gibt. Kleine Spongiosa-
metastasen können also der röntgenologischen Darstellbarkeit entgehen (BAENSCH).

Aus dem *Blutbild* läßt sich die Art der Metastase nicht ableiten. Von seiten
des roten Bildes findet man am häufigsten die von VIKTOR SCHILLING so genannte
myeloische, meist nicht hochgradige Anämie. Ein regeneratives Erythrocyten-
bild wurde bei den selbst beobachteten Metastasen nicht festgestellt. Das weiße
Blutbild zeigt gelegentlich geringe Myelocytenvermehrungen. Die Diagnosenstellung der Metastase aus dem Blutbild ist nur in seltenen Fällen möglich;
sie wird auch immer nur, rein hämatologisch betrachtet, eine Vermutungsdiagnose sein können. Zur hämatologischen Untersuchung bei Verdacht auf
Metastasen gehört heute auch eine Sternalpunktion.

a) Tochterherde von Brustdrüsenkrebsen.

Metastasen von Mammacarcinomen.

Mammacarcinome führen wahrscheinlich am allerhäufigsten zu Knochenmetastasen; sie stehen an allererster Stelle. Die Angaben über die Häufigkeit der Knochenherde im Verhältnis zum zugehörigen Erstgewächs schwankt nach einzelnen Angaben recht erheblich. Durchschnittlich kann man nach klinischen Feststellungen damit rechnen, daß 4—5% von Brustkrebskranken Knochentochterherde bekommen. Es sind aber Zahlen bis 50% (!) mitgeteilt. Wenn einzelne Röntgenologen höhere Zahlen angeben, so liegt das zum Teil an der Häufung von vorgeschrittenen Fällen beim Strahlenarzt.

Die Reihenfolge der von Mammacarcinommetastasen befallenen einzelnen Knochen wird übereinstimmend so angegeben, daß Becken, Stammwirbel, Schultergürtel und Oberschenkel die am häufigsten erkrankenden Knochen sind. Aber auch Schädel, Unterschenkelknochen, Vorderarmknochen und Fußknochen sind nicht selten befallen. Bei generalisierten Fällen sieht man auch Hand- und Fußwurzelknochenbeteiligung.

Das *Röntgenbild* zeigt meist rein osteolytische Veränderungen. Man kann sagen, daß 95% der beim Brustkrebs beobachteten Tochterherde rein knochenzerstörend im Röntgenbild erscheinen. Die übrigbleibenden 5% verteilen sich auf fleckig-gemischte und osteoplastische Herde (Abb. 400, 405). Letztere gehören also beim Mammacarcinom durchaus zu den Seltenheiten. Über das Verhältnis der Metastasenhäufigkeit bei radikal Operierten zu nicht radikal oder überhaupt nicht Operierten läßt sich noch keine sichere Angabe machen. Es ist fraglich, ob der Zeitzwischenraum bei den radikal Operierten größer als bei den nicht Operierten ist. Die bisher vorliegenden Beobachtungen von INGRAHAM, LENZ und FREID, COPELAND, 300 eigene Beobachtungen, reichen nicht aus, um zu sagen, daß die Knochenmetastasen bei den unzureichend oder nichtoperierten Fällen früher in Erscheinung treten als bei den radikal Operierten. Bei den nicht Operierten muß berücksichtigt werden, daß das Carcinom oft schon verhältnismäßig lange bestanden hat. Leider bieten Operation des Brustdrüsenkrebses und die Nachbestrahlung bis jetzt noch keine sichere Gewähr dafür, daß das Auftreten von Knochenmetastasen verhindert oder aufgehalten wird. Wir sahen mehrere Patienten, bei denen trotz frühzeitiger Erkennung des Erstgewächses und einwandfreier Radikaloperation mit Nachbestrahlung schon nach wenigen Monaten Knochenmetastasen auftraten. Es wird für die Zukunft wichtig sein, nachzuprüfen, ob elektrisches Operieren weniger von Knochenmetastasen gefolgt sein wird. Auch die Ausbreitung im Skelet ist bei den nichtoperierten Kranken keineswegs schneller als bei den operierten. Ob der Weg Vorbestrahlung, radikale Operation, Nachbestrahlung bei Mammacarcinomen der Stadien *Steinthal II* und *III* weiterführen wird, wird von uns geprüft werden.

Die beim Brustkrebs häufig vorkommenden Wirbelableger führen meist bei Einbrechen des Wirbelkörper (s. Abb. 406) zu Schmerzen, welche durch Zerrung oder Druck auf austretende Wurzeln zustande kommen. Man wundert sich oft, daß die Kranken bei vorgeschrittener Zerstörung von Wirbelkörpern noch herumlaufen können, Querschnittslähmungen werden verhältnismäßig selten gesehen. Schenkelhalsmetastasen führen fast immer zu Spontanfrakturen

17*

(s. Abb. 393). Jede Spontanfraktur eines Röhrenknochens bei einer Frau über 30 Jahren muß sofort auch auf einen verborgenen Brustkrebs fahnden lassen.

Die Diagnose bei Mammacarcinommetastasen ist darum verhältnismäßig leicht, weil die genaue Untersuchung der Mamma möglich ist und immer das Gewächs entdecken lassen wird. Narben nach Mammaamputation klären die Sachlage bei zerstörenden Knochenherden sofort. Angeblich gutartige Brustdrüsengewächse sind bei Auftreten von Knochenmetastasen selbstverständlich nicht gutartig gewesen.

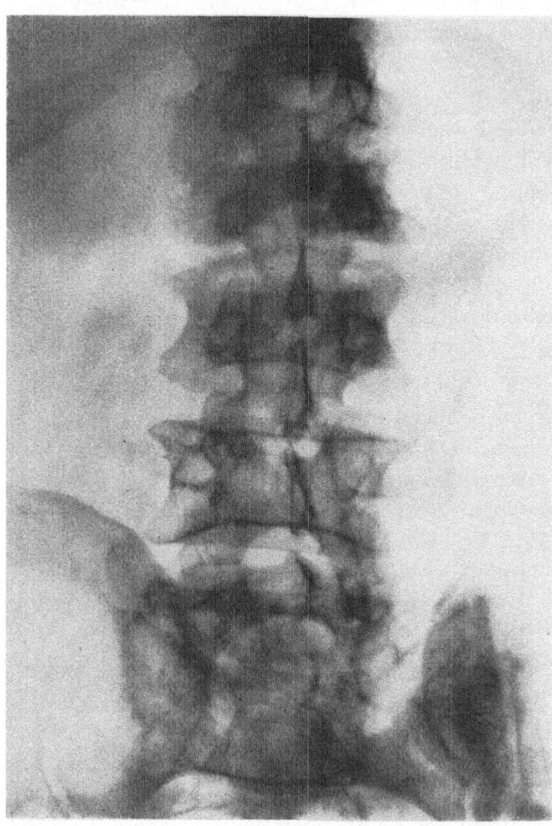

Abb. 407. 60jähr. ♂. Osteoplastische Prostatakrebsmetastasen der Lendenwirbelsäule umschriebener Art. 1931 erstmalig Harnentleerungsschwierigkeiten. Seit Herbst 1932 ischiasartige Schmerzen im linken Bein, Ameisenlaufen und Kribbeln im Oberschenkel. Keine Klagen über die Wirbelsäule. Nach im ganzen 2jähriger Dauer des Leidens †.

b) Tochterherde von Vorsteherdrüsenkrebsen.

Prostatacarcinommetastasen.

Die Häufigkeit der Prostatakrebsmetastasen wird von COPELAND mit 12,8%, auf 1040 Fälle berechnet, angegeben. Da nur 50% von ihm geröntgt worden sind und von diesen ein Viertel Metastasen hatte, muß die Zahl der Knochenmetastasen beim Prostatakrebs höher liegen. BUMPUS fand auch bei 539 Kranken, bei denen Röntgenaufnahmen gemacht worden sind, 21% Knochenableger. ZEMGULYS (Institut SCHMORL) gibt auf allerdings nur 34 Sektionen 60% an. Je kleiner die Zahl ist, desto größer ist aber bei den Prozentangaben der dreifache mittlere Fehler! Immerhin ist zu erwarten, daß der Pathologe zu höheren Zahlen kommt. Man darf eigentlich Zahlenangaben über Knochenmetastasen nur dann machen, wenn alle Patienten mit den betreffenden Erstgewächsen auch regelmäßig geröntgt oder genau seziert werden. Bei vielen Autopsien werden leider immer noch oft die Knochen nicht aufgesägt, was zum mindesten für die Wirbelsäule zu fordern ist (SCHMORL). Es läßt sich also ungefähr angeben, daß ein Viertel bis ein Fünftel der auch röntgenologisch untersuchten Prostatakrebskranken Knochentochterherde haben. Eine Schwierigkeit besteht darin, daß Prostatakrebse klinisch oft nicht erkannt werden. ZUCKERKANDL hält allein 10—20% aller Prostatahypertrophien auf Grund der mikroskopischen Untersuchungen für krebsig. Da uns heute in dem ausgezeichneten elektrischen Schnittverfahren zur Behandlung der Prostatavergrößerung auch eine gute Methode zur histologischen Untersuchung der entfernten Gewebsbröckel zur Verfügung steht (VIETHEN), so läßt sich die Diagnose Prostatakrebs heute viel genauer stellen als noch vor wenigen Jahren. Wenn man als Kliniker viele Prostatiker sieht, und jede herausgenommene Prostata und jedes durch Elektroresektion gewonnene Gewebe mikroskopisch untersuchen läßt, so ist man von der Häufigkeit von Carcinomen bei klinisch für gutartig gehaltenen Prostatahypertrophien überrascht.

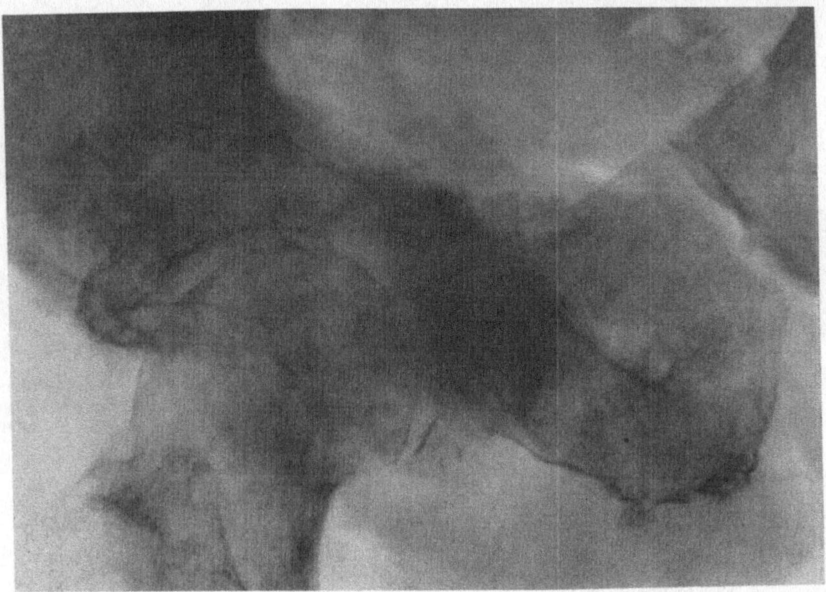

Abb. 408. 66jähr. ♂. Osteoplastische Prostatacarcinommetastasen im Acetabulum. Wegen Schmerzen in der echten Hüfte monatelang als „Ischias" behandelt. Prostatauntersuchung auf Grund des Röntgenbildes: Carcinom.

Die Ableger von Prostatakrebsen bevorzugen, wie Mammakrebse, ebenfalls Stamm und Stammnähe. Sie führen im *Röntgenbild* in der Regel zu rein osteoplastischen oder fleckig-gemischten Metastasen (Abb. 407, 408, 409). Umgekehrt wie beim Mammacarcinom gehören die osteolytischen Tochterherde beim Prostatakrebs zu den Seltenheiten (Abb. 414).

Die Knochenverdichtung der Prostatakrebsmetastasen ist ihre bekannteste Eigenschaft. Bei fleckig-gemischten Herden kommt differentialdiagnostisch hauptsächlich die *Ostitis deformans* PAGET in Frage, die sehr ähnlich aussehen kann (CANIGIANI, MARTIN und SARASIN, s. S. 84, Abb. 129).

Klinisch werden in der Regel sowohl deutliche Erscheinungen durch das Erstgewächs als auch durch die Ableger ausgelöst. Das Vorhandensein eines körperlichen Verfalles und ein entsprechender Mastdarmtastbefund, sowie die Angabe von in die Beine ausstrahlenden Kreuzschmerzen, dazu unregelmäßig fleckige Verdichtungen von Wirbelkörpern im Röntgenbild, lassen die Diagnose leicht stellen. Gelegentlich werden geringgradige Verdichtungen der Wirbelkörper, besonders, wenn die Patienten beleibt sind, auf den Röntgenaufnahmen übersehen. Als erstes Zeichen von Wirbelmetastasen sah ich klinisch auch schon eine Paraplegie.

Eine *zweite* Gruppe von Prostatakrebsmetastasen umfaßt diejenigen Fälle,
wo der klinische Befund von seiten der Prostata zweifelhaft ist, wo aber ein
verdächtiger Röntgenbefund sofort die Diagnose Prostatakrebs bestätigen kann.

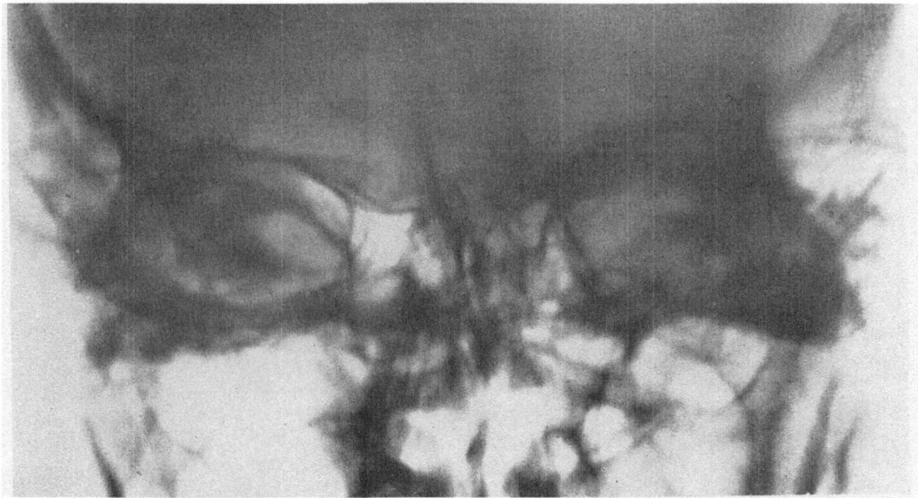

Abb. 409. 65jähr. ♂. Osteoplastische Prostatakrebsmetastase in der linken Orbita. Seit ¹/₂ Jahr Pressen beim
Wasserlassen. Harnverhaltung. Diagnose: Prostatahypertrophie. Wegen Protrusio bulbi Annahme eines
retrobulbären Tumors. Ausräumung der Orbita. † im Anschluß an die Operation an Bronchopneumonien.
Autopsie: Prostatakrebs mit Wirbel- und Schädelbasis-Orbita-Metastasen.

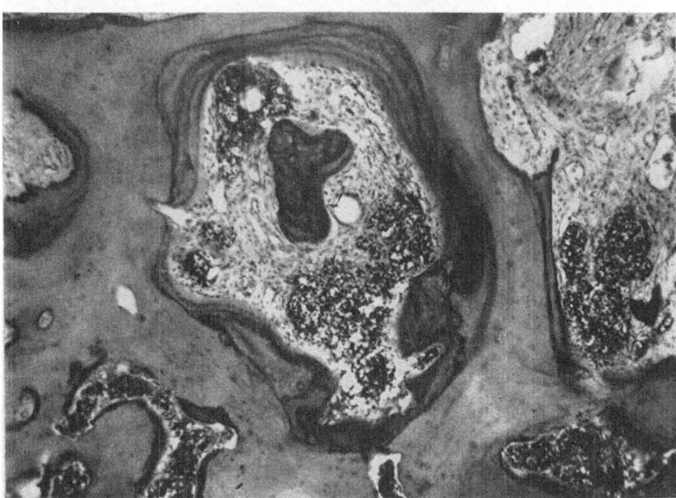

Abb. 410. Zugehöriger Schnitt aus einer osteoplastischen Wirbelmetastase. Kleinzelliger Prostatakrebs mit
osteoplastischer Knochenanlagerung.

Auch fernliegende Metastasen im Bereich des Schädels (s. Abb. 409), eines
Röhrenknochens oder eines kleinen Knochens kommen vor. Sie müssen bei
entsprechendem röntgenologisch verdächtigen Befund sofort zu einer Untersuchung der Vorsteherdrüse Veranlassung geben (Abb. 409). Eine *dritte* Gruppe
von Prostatacarcinomkranken läßt also die Diagnose krebsige Prostataerkrankung

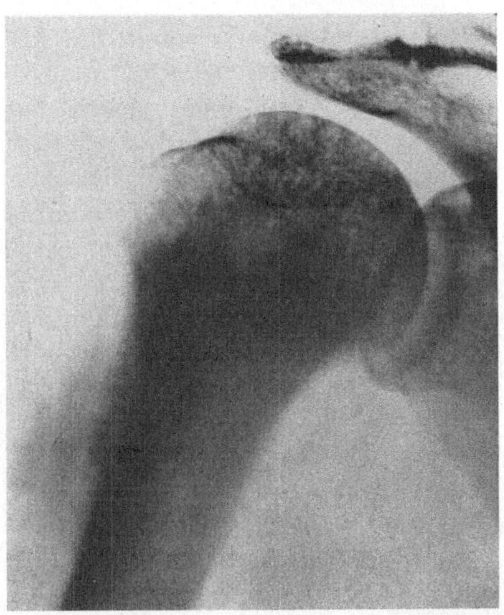

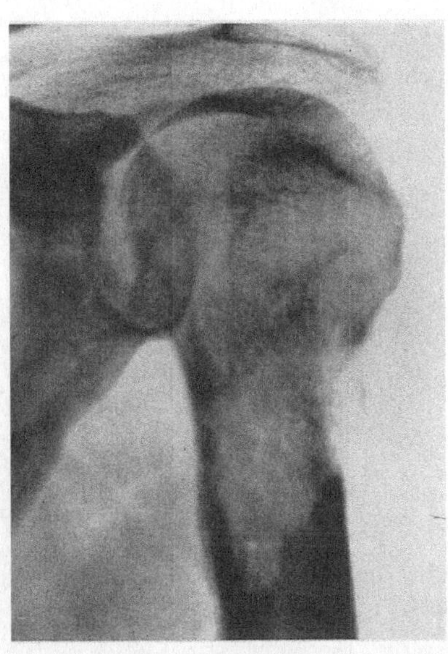

Abb. 411. 56jähr. ♂. Osteoplastische *Prostata*krebsmetastase im rechten Oberarm. Wegen Schulter-
beschwerden zum Arzt. Probeexcision: Kleinzelliger
Krebs. Schulterexartikulation. Autopsie:
Prostatakrebs mit Knochenmetastasen.

Abb. 412. 57jähr. ♂. Osteolytische Oberarmschaft-
metastase eines *Hypernephroms*. Metastasen 5 Monate
nach Entfernung des Nierengewächses aufgetreten.
$^1/_2$ Jahr später an Lungenmetastasen †. Gleichzeitig
Schädel- und Rippenmetastasen.

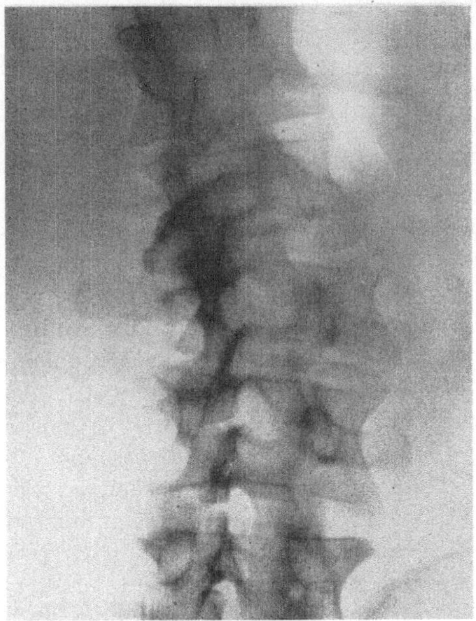

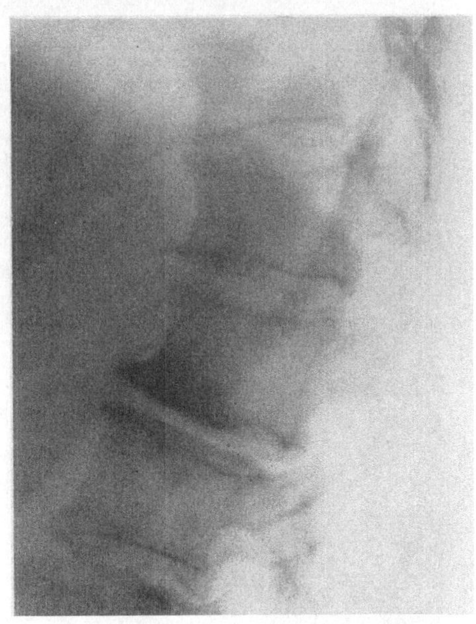

Abb. 413. 40jähr. ♂. Osteoplastische Prostatacarcinommetastasen im 1. und 2. Lendenwirbelkörper. Abrutsch
des 2. Lendenwirbelkörpers nach rechts. Wurzelneuritis!
Verdichtung gering.

Abb. 414. 40jähr. ♂. Osteoplastische Prostatacarcinom-
metastase im 1. und 2. Lendenwirbelkörper. Beachte
die geringe Sklerose bei deutlicher Entkalkung der
übrigen.

nur auf Grund des Röntgenbildes vermuten, weil Erscheinungen von seiten
der Vorsteherdrüse fehlen, oder so geringfügig sind, daß sie vom Kranken

nicht angegeben werden. Der Röntgenfeststellung muß dann sofort die klinische Untersuchung der Vorsteherdrüse folgen (s. Abb. 408).

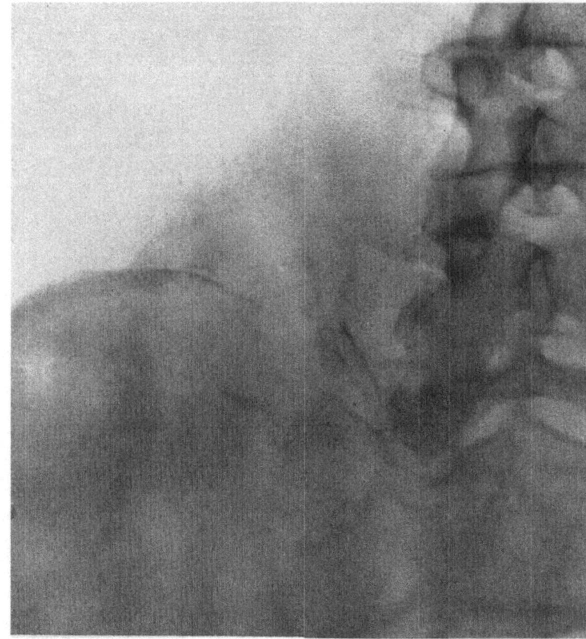

Abb. 415. 47 jähr. ♂. Schalig-cystische Hypernephrommetastase auf der rechten Darmbeinschaufel neben der Art. sacroiliaca. Diagnose: Osteolytisches Sarkom (vgl. Abb. 166) Metastase?

Neu und wichtig zu wissen ist, daß sich unter einer gegengeschlechtlichen (östrogenen) Hormonbehandlung Knochenmetastasen des Prostatacarcinoms *zurückbilden* können. Hierdurch lassen auch die Schmerzen nach! (s. Abschnitt n, S. 277).

c) Ableger von Nierenkrebsen. Hypernephrommetastasen.

Hypernephrome· oder besser Hypernephroide sind denjenigen Gewächsen zuzurechnen, welche ebenfalls eine besonders hohe Ablegerzahl aufzuweisen haben. Hierbei kommt das Skelet an zweiter oder dritter Stelle. An erster Stelle werden im allgemeinen Lungentochterherde angeführt. Die Knochenmetastasenhäufigkeit auf Grund der Leichenuntersuchung wird von LUBARSCH mit 32,2%, auf Grund von klinisch-röntgenologischen Feststellungen von COPELAND mit 34,9%, von LJUNGGREN mit 22% angegeben. Die röntgenologischen und autoptischen Zahlen stimmen also ziemlich gut überein.

Die Reihenfolge der von Hypernephroidmetastasen befallenen Knochen ist der Häufigkeit nach folgendermaßen anzugeben: Wirbel, Oberschenkel, Schädel, Rippen, Oberarm, Becken, Schlüsselbein, Schulterblatt, Kiefer, Schienbein, Mittelhandknochen und Brustbein (nach den Feststellungen von ALBRECHT, CARCEAU, DRESSER, LJUNGGREN). WALTER LEHMANN fand am häufigsten Oberschenkelmetastasen.

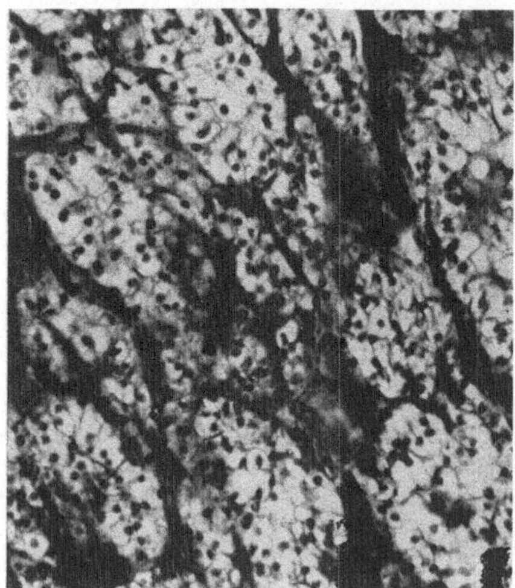

Abb. 416. Zugehöriger Schnitt der Probeexcision: Hypernephrommetastase. Autopsie. Rechtsseitiges Hypernephrom. Sonst keine Metastasen.

Während bei Brustdrüsen- und Vorsteherdrüsenkrebsen Einzeltochterherde gegenüber mehrfachen Metastasen völlig zurücktreten und ein Einzelherd bei diesen Krebsen mit allergrößter Zurückhaltung anzunehmen ist, sind beim Hypernephroid tatsächlich Einzelherde im Knochen gesehen (s. Abb. 418).

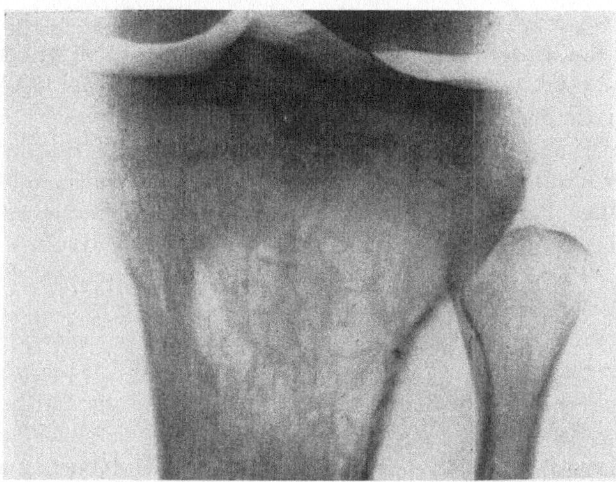

Abb. 417. 23jähr. ♀. Hypernephrommetastase. Beschwerden im linken Kniegelenk. Wabig cystische Aufhellung in der Schienbeinmetastase. Sarkom? PE: Hypernephrommetastase. — Auslöffelung des Tumors, danach Heilung. Beobachtungszeit 2 Jahre. Keine Veränderungen an der Nieren während der klinischen Beobachtung.

Der *Verbreitungsweg* für Hypernephroidmetastasen ist der *Blut-* und *Lymphstrom*. Die Blutstrombenutzung ist durch den feingeweblichen Nachweis von

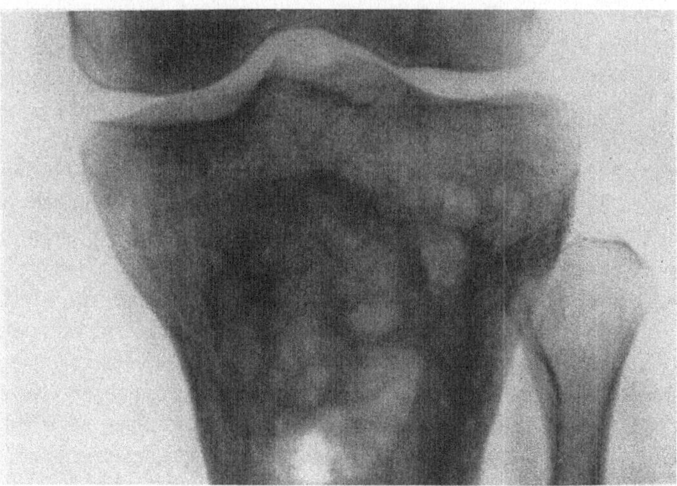

Abb. 418. Bestrahlte und ausgelöffelte Hypernephrommetastase im Schienbeinkopf 9 Monate später.

Geschwulstteilchen in Blutgefäßen bewiesen. Ohne Zweifel sind jedoch auch lymphogen bedingte Metastasen anzunehmen. Der Blutstrom schafft sicher diejenigen ferngelegenen Einzelherde, die den Eindruck eines Knochenerstgewächses hervorrufen und klinisch unter Umständen als solche behandelt werden.

Nach dem klinischen Verlauf werden die Hypernephroidknochenmetastasen am besten (WALTER LEHMANN) in von vornherein mehrfache, scheinbar einzelne und wirklich einzelne eingeteilt. Das Los der Kranken der ersten Gruppe ist ziemlich trostlos. Sie sterben meist innerhalb eines halben Jahres.

Die scheinbaren Einzelherde werden binnen kurzer Zeit von weiteren Knochen- und Weichteilmetastasen gefolgt, und zwar in der Hälfte der Fälle binnen des ersten Jahres nach Feststellung des zuerst entdeckten und meist unter falscher Diagnose operativ angegangenen Knochenherdes (WALTER LEHMANN).

Die Zahl der wirklichen Einzelherde beim Hypernephroid kann mit ungefähr einem Viertel aller Fälle mit Knochenmetastasen angegeben werden. In einer Zusammenstellung von WALTER LEHMANN waren von 56 Hypernephroidmeta-stasen 13 als Einzelherde zu bezeichnen. AMMER errechnete 30% einzelne Knochenmetastasen beim Hypernephroid.

Die Knochenmetastasen des Hypernephroids treten entweder als *Früh-zeichen einer verborgenen Nierengeschwulst* hervor, oder als *Spätherd nach der Nierengewächsentfernung*. Man kann damit rechnen, daß die Hälfte aller Hyper-nephroide eher Erscheinungen von seiten einer Knochenmetastase als von seiten des Nierengewächses aufweisen (Abb. 415), daß also der Knochenherd das erste Zeichen einer verborgenen Nierengeschwulst ist (ALESSANDRI, DRESSER, ALBRECHT, BÖHLER). Auffallend ist die Feststellung, daß es Beobachtungen gibt, wo selbst bei Feststellung der Hypernephroidnatur des Knochengewächses die urologische Untersuchung keinen Anhalt für ein Nierengewächs ergab (Abb. 417). Bei der heute ausgebildeten vorgeschrittenen Technik der urologischen Untersuchung mit intravenösen und retrograden Pyelogrammen, sowie mit der Luftfüllung des Nierenlagers, dürften diese Beobachtungen immer seltener werden. Es gibt wenige Fälle von echten Einzeltochterherden des Hypernephroids, die ohne wesentliche Beschwerden jahrelang bestanden haben (W. LEHMANN, PANCOAST). Einige Kranke sind bei der Operation der Knochenmetastase und bei Ent-fernung des Erstgewächses am Leben erhalten worden. Ehe man sich zu einer operativen Behandlung eines als Einzeltochterherd angesehenen Knochen-gewächses entschließt, ist durch sorgfältigste Untersuchung festzustellen, ob wirk-lich keine andere Metastase mehr vorhanden ist. Es ist auch nicht nur darauf zu achten, ob der Knochenherd die einzige Metastase darstellt, sondern darauf, ob nicht etwa auch andere Organmetastasen vorhanden sind. Wenn eine Hyper-nephroidmetastase ohne Kenntnis, daß es sich um eine solche handelt, operativ entfernt ist, so muß unbedingt auch das Erstgewächs entfernt werden. Hyper-nephroidmetastasen gelten als strahlenrefraktär (HOLFELDER).

Das *Röntgenbild* der Knochenmetastasen zeigt ganz vorwiegend eine cystisch-schalige Form (s. Abb. 415). Daneben werden osteolytische Metastasen beob-achtet (s. Abb. 419). In einem Fall konnten wir fleckig-gemischte Metastasen nachweisen. Ganz wenige Fälle verhielten sich nach vereinzelten Angaben osteoplastisch. *Histologisch* ist der GRAWITZ-Tumor der „*Proteus*" unter den Gewächsen. Es gibt Metastasen, die auch der Kenner kaum als solche erkennt. Ein sehr gutes Beispiel ist das folgende. Bei der Sektion eines extramedullären, bei der Operation weitgehend entfernten Rückenmarktumors fand sich ein typischer gelb-rötlicher zentraler GRAWITZ-Tumor der Niere. Die feingewebliche Untersuchung des bei der Operation entfernten Gewebes hatte diese Diagnose *nicht* stellen lassen. Eine zusätzliche Untersuchung der entkalkten Knochenbröckel vom Wirbelbogen bestätigte dann die *metastatische* Herkunft des Gewächses, das *teils Hypernephrom-, teils „Spindelzellensarkombau"* zeigte. Das gleiche erlebte ich kürzlich bei einer Schädelmetastase, die ich operativ entfernte. Histologischer Befund zunächst: „Spindelzellensarkom"!

d) Knochenmetastasen bösartiger Nebennierengewächse.

Die Hypernephroide werden heute nicht mehr von der Nebenniere, sondern von der Niere abgeleitet, was für die Bevorzugung der Bezeichnung Hypernephroid bei den Nierengewächsen den Ausschlag geben sollte. Die bösartigen Nebennierengeschwülste haben keine Ähnlichkeit mit den Hypernephroiden. Bei Nebennierenrindencarcinomen werden Knochenmetastasen beobachtet. Die überwiegende Zahl der Nebennierengeschwülste, welche Knochenmetastasen hervorrufen, kommen im Kindesalter vor, und die

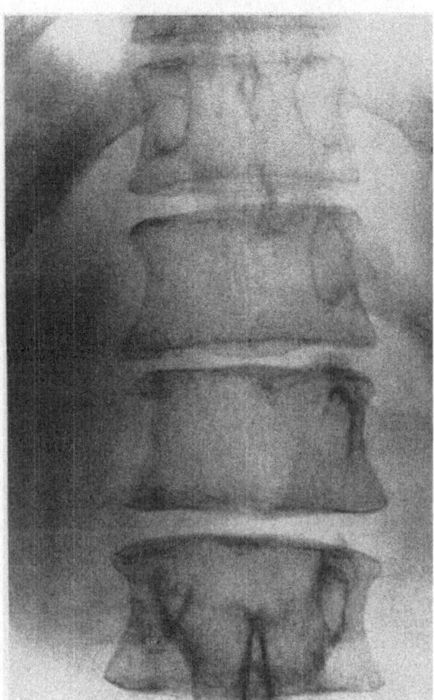

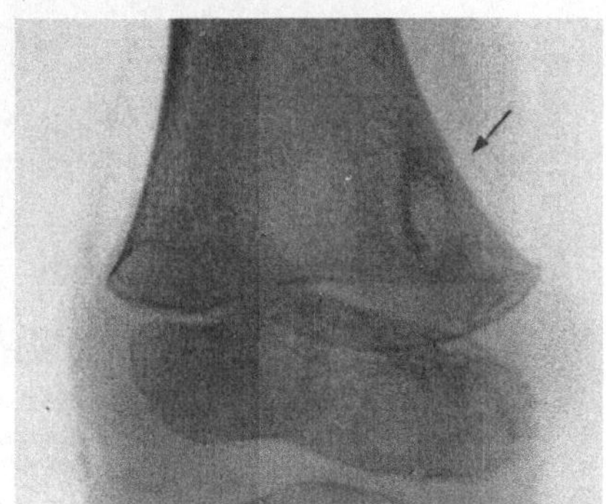

Abb. 419.   Abb. 420.

Abb. 419. 51jähr. ♂. 1942 Hypernephrommetastasen der Wirbelbögen D 12, L 1 und L 2. Nephrektomie wegen Hypernephrom rechts. Seit Ende 1946 entwickelt sich langsam zunehmend eine gewisse Steifheit mit geringen Schmerzen der Wirbelsäule. Ischisartige Beschwerden. Wirbelbögen „ausradiert". Röntgenbestrahlung. Vgl. Abb. 168. Wirbelbogensarkom.

Abb. 420. 3jähr. ♂. Knochenmetastase eines retroperitonealen Neuroblastoms in der unteren Femurmetaphyse. Erstgewächs inoperabel.

Erstgewächse sind dabei vorwiegend bösartige *Sympathicoblastome des Nebennierenmarkes*. Sie bleiben an Ort und Stelle klein und führen zu ausgedehnten und massenhaften Ablegern. Die Tochterherde sind vorwiegend am Schädel nachweisbar. Auf Grund mehrerer Autopsien hat man den Eindruck, daß die Knochenbeteiligung am Schädel oft eine sekundäre ist, weil die Hauptherde in der Dura sitzen, wohin sie auf dem Blutweg nach Einbruch des Erstgewächses in die Nebennierenvenen befördert sind. Die Prognose ist bei derartigen Kindern mit Schädelmetastasen bei Nebennierengewächsen trostlos; sie sterben binnen weniger Monate. Die Baucherstgeschwulst ist bei den Kindern gelegentlich nachweisbar. In der Hälfte der Fälle soll sie dem klinischen Nachweis entgangen sein. Die Abb. 420 zeigt bei einem Kind eine beginnende osteolytische Metastase oberhalb der Femurmetaphyse. Das Erstgewächs war ein retroperitoneales Sympathicoblastom.

Die Schädelmetastasen führen zu einer Protrusio bulbi, die häufig von Blut-
ergüssen in den Lidern begleitet sind. Auch eine Neuritis optica ist wiederholt
nachgewiesen. Bei Kindern mit Protrusio bulbi und Schädelknochenherden
muß an erster Stelle an Metastasen eines Nebennierenmarkgewächses und an
eine Lipoidgranulomatose gedacht werden (vgl. S. 221).

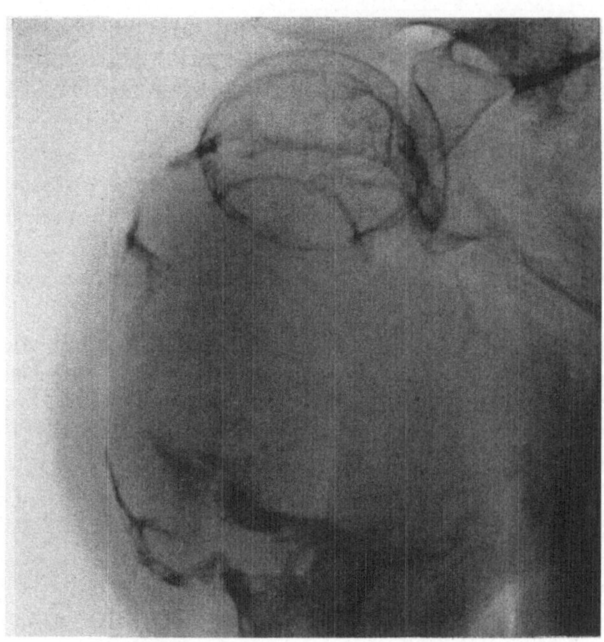

Abb. 421.

Abb. 421 u. 422. 68jähr. ♀. Cystische Metastase eines Schilddrüsenkrebses in der Oberarmmetaphyse.
Seit 15 Jahren bestehende Struma. Röntgenbestrahlung. Lebte mit der bestrahlten Metastase 3 Jahre.

e) Schilddrüsengewächstochterherde.

Die Schilddrüsengewächse haben mit den Hypernephroiden in der Art und
dem Verlauf der Knochenmetastasierung sehr viel Ähnlichkeit. Auch bei ihnen
entgeht das Erstgewächs sehr häufig der klinischen Entdeckung, und erst die
feingewebliche Untersuchung ergab, daß es sich um den Ableger eines Schilddrüsenkrebses gehandelt hat (s. Abb. 423). COPELAND sah bei der malignen
Struma 40% Knochenmetastasen. WEGELIN gibt für 238 Fälle ungefähr 30%
an. Sie sind also kaum weniger häufig als Knochentochterherde beim Brust-
drüsen- und Vorsteherdrüsenkrebs.

Am häufigsten sind Schädel und Wirbelsäule befallen. Aber in fast allen
anderen Knochen sind ebenfalls schon Schilddrüsenkrebsmetastasen beschrieben
worden.

Unter den *malignen Strumen* werden pathologisch-anatomisch verschiedene
feingewebliche Formen unterschieden. Für die Klinik zerfallen diese vom praktischen Gesichtspunkt aus in nur zwei Gruppen:

1. Es besteht klinisch kein Hinweis auf eine bösartige Geschwulst der Schilddrüse. Es wird entweder überhaupt nichts Krankhaftes oder nur eine einfache
Struma nachgewiesen.

2. Es liegen an der Schilddrüse von vornherein die Zeichen der bösartigen Struma vor.

Die erste Gruppe entspricht im großen und ganzen dem, was WEGELIN als „metastasierendes Schilddrüsenadenom" bezeichnet. *Feingeweblich* handelt es sich um ein kleinfollikuläres Adenom. Dieses soll sich *biologisch wie ein Carcinom* verhalten. Alle klinischen Zeichen der malignen Struma, vermehrtes Wachstum,

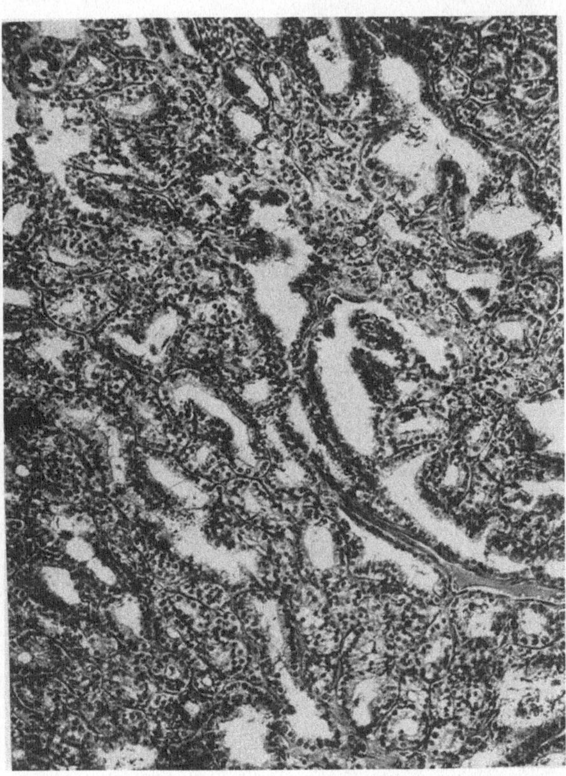

Abb. 422. Zugehörige Probeexcision eines Lymphknotens des Halses. Papilläre Adenocarcinommetastase.

Härtezunahme, Atembeschwerden, Schluckerschwerung, Neuralgien *fehlen* jedoch hierbei. Die Verschleppung erfolgt in der Regel auf dem Blutweg. Es ist der Einbruch in die Blutbahn beim Schilddrüsenadenom von DÖPFNER nachgewiesen. Auch die Verbreitung in den Lymphbahnen ist sicher, schon durch die Tatsache von gleichzeitigen Lymphknotenmetastasen (s. Abb. 422).

Klinisch findet sich bei diesen Schilddrüsengewächsmetastasen häufig Pulsation, besonders bei Befallensein des Brustbeines. Die Fehldiagnose lautet hier oft Aortenaneurysma. Die Patienten sind in der Regel in einem Alter zwischen 40—70 Jahren.

Das *Röntgenbild* (Abb. 421, 423, 425) zeigt meist ein schalig-cystisches oder ein osteolytisches Bild. Differentialdiagnostisch ist bei den schalig-cystischen Formen immer auch die Hypernephroidmetastase und die gutartige Riesenzellgeschwulst in Betracht zu ziehen. Wie beim Hypernephroid gibt es gelegentlich

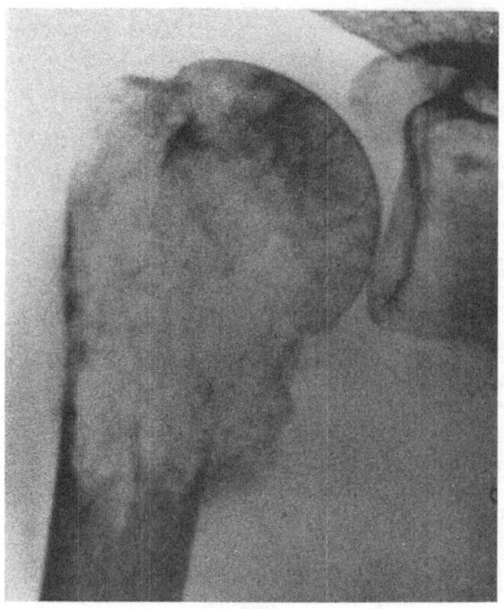

Abb. 423.

Abb. 423 u. 424. 52jähr. ♀. Wabig cystische Strumametastase in der rechten Oberarmmetaphyse.
Schilddrüse klinisch unverändert. Exartikulation
des Armes wegen Spontanfraktur. Nach 2¹/₂ Jahren
an multiplen Knochenmetastasen †.

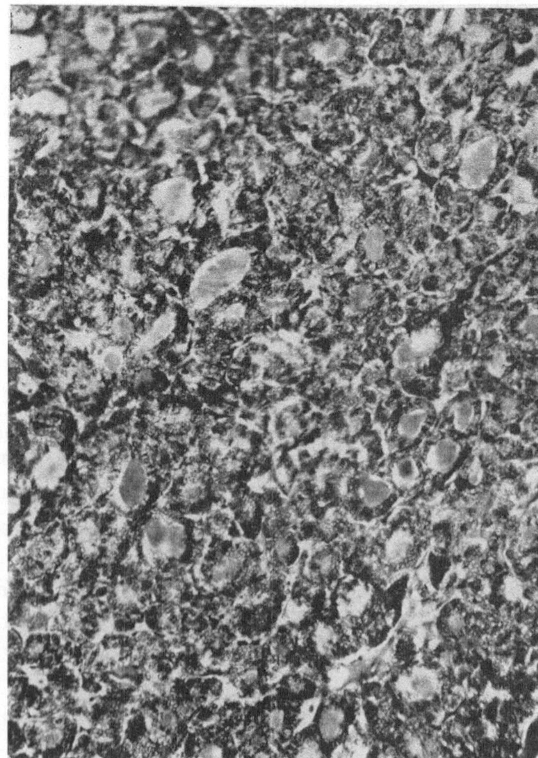

Abb. 424. Zugehöriger Schnitt. Kleinfollikuläres
Schilddrüsenadenom. In den Bläschen Kolloid.

Einzelherde. Zum größten Teil handelt es sich jedoch um scheinbare Einzelherde, die operativ angegangen sind und bei denen der Verlauf nach kurzer Zeit dann doch weitere Tochterherde ergab. Die Feststellung, daß bei Durchsicht der im Schrifttum mitgeteilten Fälle in einem Viertel der Fälle, wo es sich um ein klinisch verborgenes Adenom gehandelt hat, die sichere Krebsnatur des Erstgewächses behauptet werden kann (HELLNER), spricht für die Richtigkeit der *Carcinomtheorie des metastasierenden Adenoms* (LUBARSCH, BORST, HANSEMANN, KAUFMANN, KLINGE, BÉRARD und DUNET, GUTH, HUGUENIN, DELANOY und DHALLUIN, ALESSANDRI, SIMPSON). Auch hier liegt eine mangelhafte Übereinstimmung zwischen Feingewebebild und klinischem Verhalten von Geschwülsten vor (s. Einleitung).

Der Zwischenraum zwischen einer operierten Struma und einer Metastase kann viele Jahre betragen. Ebenso kann eine als einfache Struma angesehene Schilddrüsenvergrößerung Jahrzehnte bestehen, bis es eines Tages zu einer Knochenmetastase kommt (Abb. 421).

Eine operative Behandlung ist von zweifelhaftem Wert. Für die Schädel- und Wirbelmetastasen ist festgestellt, daß sie bei einer Operation nicht besser daran waren, als wenn sie nicht operiert wären (HELLNER).

In der zweiten Gruppe der Knochenmetastasen bei Schilddrüsengewächsen, wo es sich von vornherein um alle Zeichen der malignen Struma, also des Schilddrüsenkrebses an Ort und Stelle handelt, erscheinen die Knochenmetastasen sehr bald nach der klinischen Feststellung der malignen Struma. Die Prognose dieser Kranken ist besonders schlecht, zumal sehr bald auch noch Lungenmetastasen auftreten.

f) Metastasen von Bronchial- und Lungenkrebsen.

Bei Bronchialkrebsen werden bei der Sektion sehr häufig Knochenmetastasen gefunden (33% JUNG-HANNS). Die Knochenherde werden jedoch während des Lebens nur selten entdeckt. Der Grund ist darin zu sehen, daß die Erscheinungen des Erstgewächses gerade beim Bronchialkrebs ganz im Vordergrund des klinischen Bildes stehen. Knochenableger des Bronchialkrebses sind an allen möglichen Stellen nachgewiesen worden (Akromion HAMMER, Handwurzelknochen SELKA, MATTHEWS, Oberarm KORCHOW und MINZ). Die Abb. 426 zeigt die Rippenmetastase eines primären Bronchialkrebses. Das Erstgewächs ist erst nach mikroskopischer Untersuchung der ent-

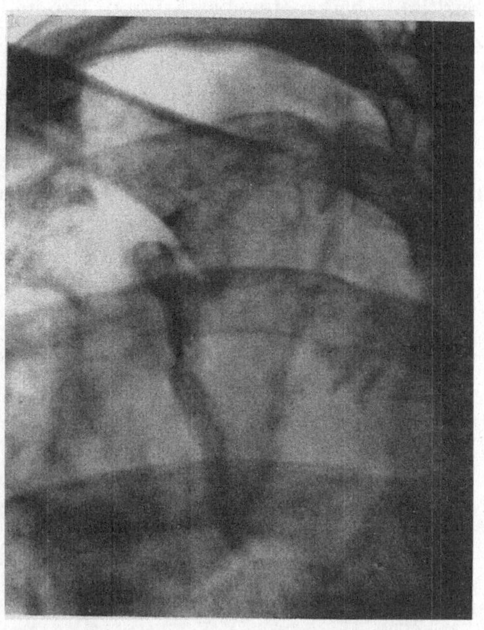

Abb. 425. 59jähr. ♀. Cystische Strumametastase des Sternums. Keine Struma. Diagnose durch Probeexcision. Röntgen- und Radiumbestrahlung. † nach 3¹/₂ Jahren.

Abb. 426 u. 427. 40jähr. ♂. Osteolytische Bronchialcarcinommetastase der 6. Rippe. Als unklarer Rippentumor operiert. Feingeweblich kleinzelliger Krebs. 18 Tage später †. Autopsie: Walnußgroßer Bronchialkrebs, Rippen- und Wirbelmetastasen.

Abb. 427. Zugehöriger Schnitt. Kleinzelliger Bronchialkrebs.

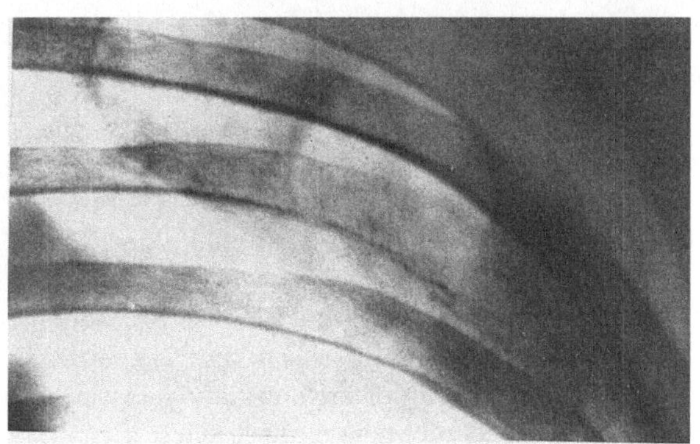

Abb. 426.

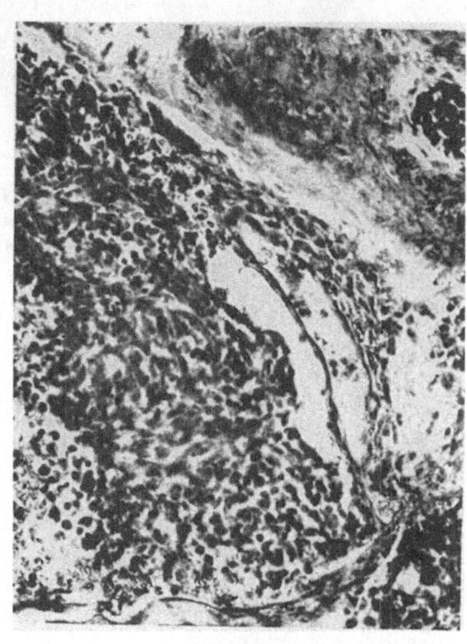

Abb. 427.

fernten Rippengeschwulst (Abb. 427) festgestellt worden. Ehe man heute die Indikation zur Pneumonektomie beim Bronchialkrebs stellt, sollte man unbedingt vorher das Vorhandensein von Knochen- (oder Gehirn!)metastasen auszuschließen suchen.

Für die feingewebliche Erkennung von Bronchialkrebsmetastasen ist die Angabe von HIRSCH und RYERSON von Wichtigkeit, daß die Diagnose ,,EWING-Sarkom'' bei später bestätigten Bronchialkrebsen gestellt worden ist! Kleinzelligkeit ist also ein wichtiges Merkmal.

g) Knochenableger bei bösartigen Gewächsen des Magens, des Darmes und der großen Bauchdrüsen.

Diese Knochenableger treten gegenüber den bisher genannten Knochentochterherden an Zahl zurück. Für Magenkrebse wird eine Häufigkeitszahl von

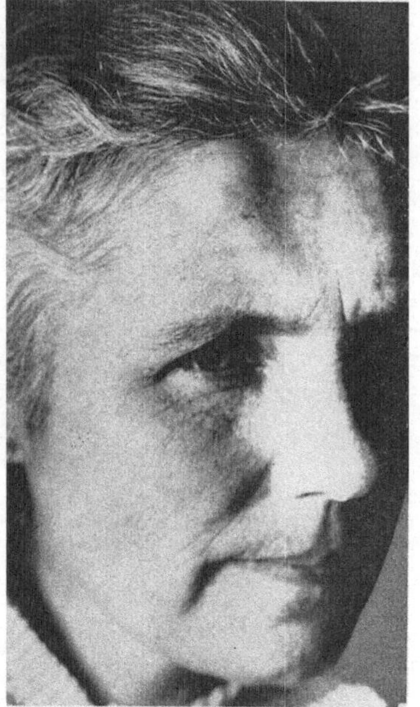

1,03% von COPELAND, von 2% von COLWELL genannt. Die Diagnose von Knochenmetastasen bei Magen-Darmgewächsen ist darum meist nicht schwer, weil Erscheinungen von seiten des Erstgewächses vorliegen. Es sind aber wiederholt

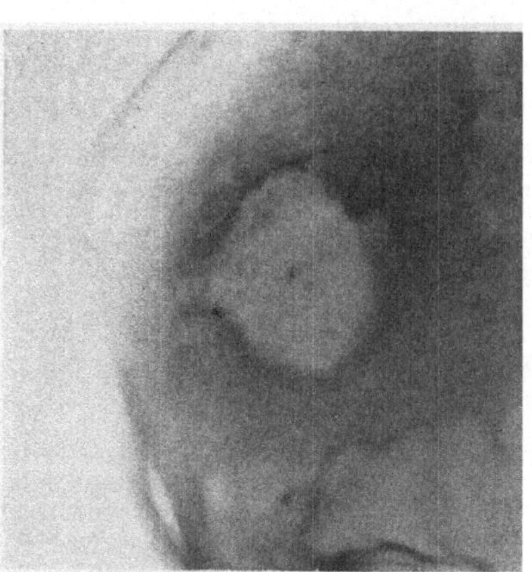

Abb. 428.   Abb. 429.

Abb. 428 u. 429. 48jähr. ♀. Osteolytische Stirnbeinmetastase eines Magencarcinoms. 3 Monate vorher mit Kopfschmerzen, Erbrechen und Eßunlust erkrankt. Beweis der Metastase durch Probeexcision. Röntgenbild des Magens: Funduscarcinom. 2 Monate später †.

Beobachtungen mitgeteilt (ZADE, ESAU), wo das Erstgewächs keine Erscheinungen gemacht hat (s. auch Abb. 434, Kreuzbeinmetastasen eines klinisch nicht entdeckten Magenkrebses). Die Magenkrebsmetastasen sind nach dem *Röntgenbild* in der Regel osteolytisch, desgleichen die der Darmkrebse. Die Abb. 429 zeigt eine osteolytische Stirnmetastase eines Magenkrebses. Wir selbst sahen multiple und herdförmige Wirbelmetastasen bei Magenkrebsen und bei einem primären Gallenblasencarcinom. Die Abb. 430—433 zeigen eine osteoplastische Skeletcarcinose eines klinisch vermuteten, jedoch nicht nachgewiesenen kleinen, scirrhösen Magenkrebses. In der Abb. 397 ist die osteolytische Metastase eines Mastdarmkrebses im Oberarmkopf, in der Abb. 438 die leicht osteoplastische eines solchen im Schienbein wiedergegeben. Die daneben gestellte Aufnahme zeigt die Sklerosierung nach einer therapeutischen Röntgenbestrahlung. Leber-(MOON) und Bauchspeicheldrüsenkrebsmetastasen im Knochen sind ganz selten als Einzelbeobachtungen beschrieben.

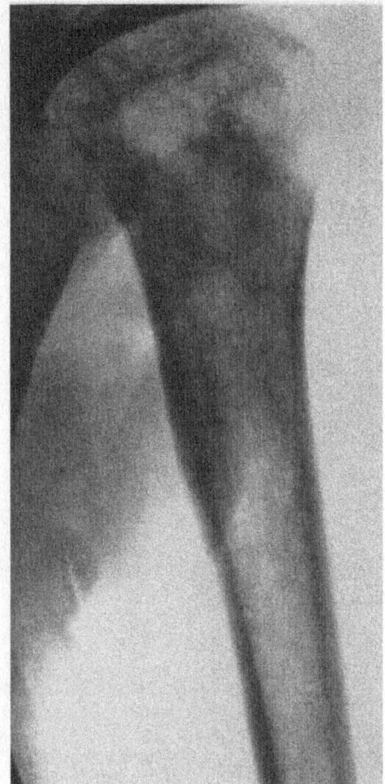

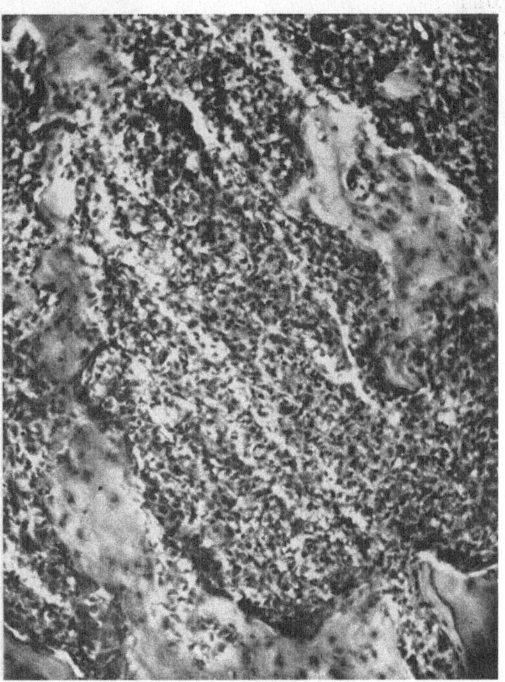

Abb. 430. Sklerose des linken Oberarmes.   Abb. 431. Zusammenbruch des 4. Lendenwirbelkörpers. Verdichtung der Wirbelkörper.

Abb. 430—433. 42jähr. ♂. Osteoplastische Carcinose, ausgehend von einem klinisch nicht nachgewiesenen Scirrhus des Magens.

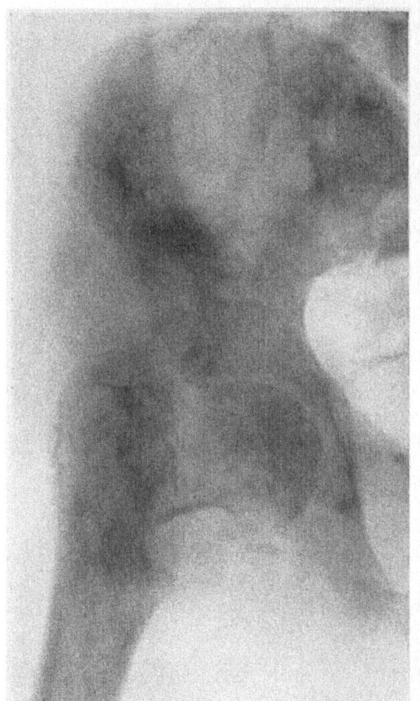

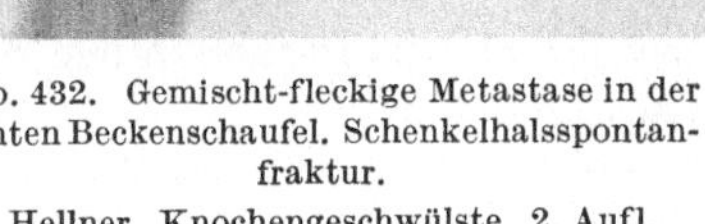

Abb. 432. Gemischt-fleckige Metastase in der rechten Beckenschaufel. Schenkelhalsspontanfraktur.   Abb. 433. Zugehöriges feingewebliches Bild von der rechten Beckenschaufel. Knochenneubildung. Kleinzelliges Carcinom.

Hellner, Knochengeschwülste, 2. Aufl.

18

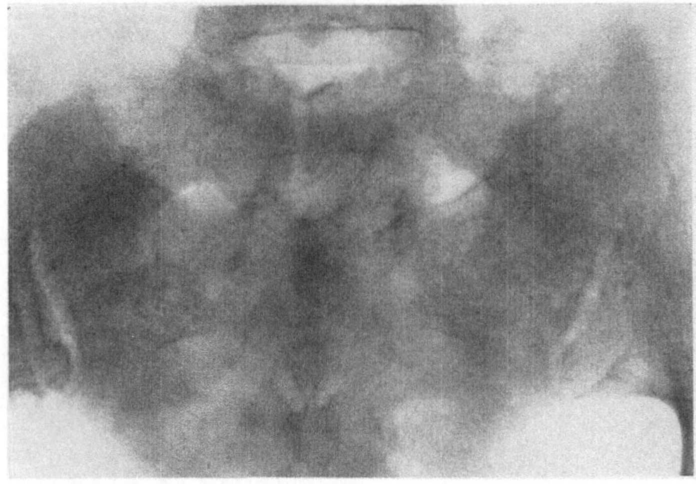

Abb. 434.

Abb. 434—436. 33jähr. ♀. Osteoplastische Metastasen eines Magen-
krebses im Kreuzbein. Wegen heftigster Kreuzschmerzen in die
Nervenklinik eingewiesen. Autopsie: Klinisch nicht festgestellter kleiner
Magenkrebs. Aussaat von Wirbel-Kreuzbeinknochenherden. Vgl.
Prostatakrebsmetastasen Abb. 407 u. 408.

Abb. 435. Röntgenbild der Leichenwirbelkörper. Im 3., 5. und 7.
Brustwirbelkörper osteoplastische Metastasen.

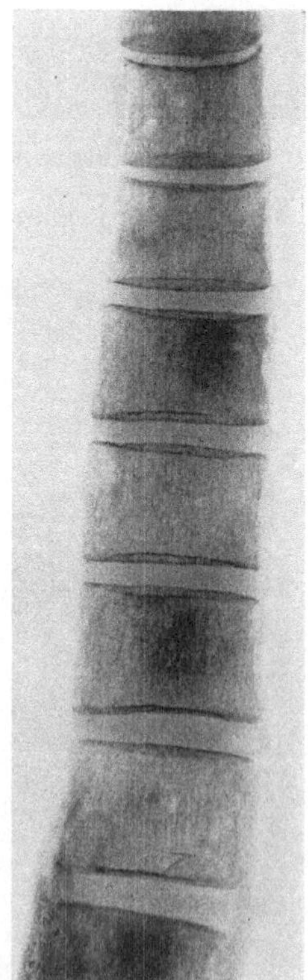

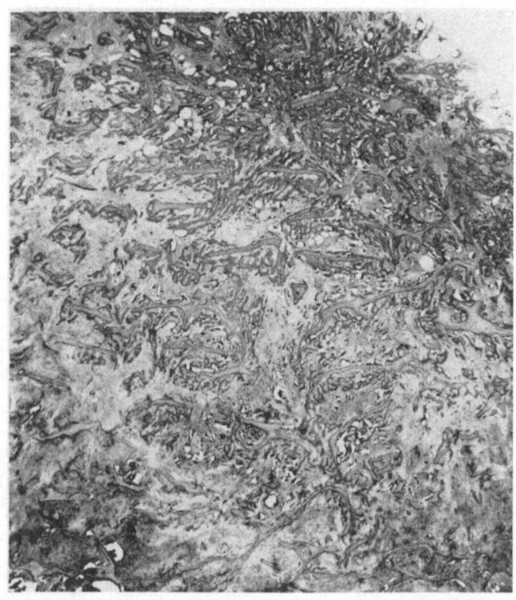

Abb. 435.   Abb. 436. Osteoplastische Wirbelmetastase eines Magencarcinoms.

Bei röntgenologischem Verdacht auf eine metastatische Knochenerkrankung,
deren Erstgewächs noch nicht festgestellt ist, ist selbstverständlich auch der
Magen-Darmkanal sorgfältig röntgenologisch zu untersuchen.

h) Knochenableger von Gesichts-, Mund- und Halskrebsen

sind selten. So sah ich z. B. eine Schenkelhals-Spontanfraktur bei einer Patientin, bei der vor 2 Monaten eine Oberkieferresektion wegen Carcinom vorgenommen worden war. Sehr selten sind Knochenableger eines Hautcarcinoms (Abb. 440). Diese gehen eher kontinuierlich auf den Knochen über. Von bösartigen Melanomen sind Knochenmetastasen bekannt (s. Abb. 398, S. 255).

i) Knochenableger von bösartigen Hoden- und Blasengeschwülsten

sind selten. Sie sind gelegentlich beobachtet worden (COPELAND, SUTHERLAND, DECKER und CILLEY). Die osteolytische Wirbelmetastase eines papillären Blasencarcinoms hatte ich in der 1. Auflage wiedergegeben. Die obere Deckplatte des erkrankten Lendenwirbelkörpers war eingesunken. Von GRAVES und MILITZER sind unter 43 Blasenkrebsen 6mal Knochenmetastasen gefunden worden.

k) Gebärmutter- und Eierstockkrebse

führen meistens auf dem Lymphweg zu Metastasen. Die Ausbreitung des Uteruskrebses in den Lymphbahnen durch die Parametrien bis an die Beckenwandung und dann in die Beckenknochen und das Kreuzbein hinein, sowie über paraortale Lymphknotenmetastasen bis in die Lendenwirbelkörper hinein ist von PHILIPP und SCHÄFER nachgewiesen. Das sich in den Parametrien ausbreitende Carcinom führt bei Annagung des Knochens zu umschriebenen, meist ausgebreiteten osteolytischen Aufhellungen im Darmbein, wobei sich der befallene Knochen nicht zur Wehr setzt. Die schritt-

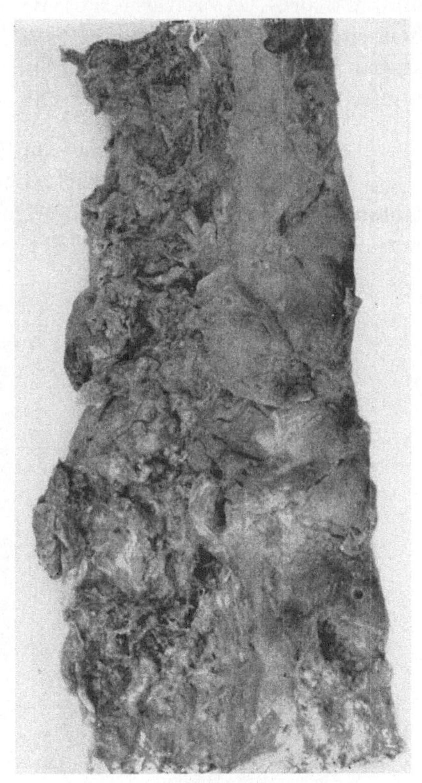

Abb. 437. 40jähr. ♀. Gallenblasenkrebs. Lymphknotenmetastasen um die Wirbelsäule herum. Alle Wirbelkörper von osteolytischen Metastasen durchsetzt.

weise Ausbreitung über iliacale und aortale Lymphknotenpakete führt zum Befallensein von Wirbelkörpern und Kreuzbein, was auf Grund eigener Beobachtungen bestätigt werden muß.

Neben der typischen Ausbreitung in den Lymphbahnen, deren Weg von PHILIPP und SCHÄFER pathologisch-anatomisch bewiesen ist, kommen gelegentlich auch hämatogen bedingte Metastasen vor. Eine solche im Stirnbein und im Schlüsselbein zeigen die Abb. 441 und 442. Eine Eierstockgewächsmetastase unter dem Bilde des Wirbel-Rückenmarktumors ist in Abb. 443 wiedergegeben. Die Erkennung des Erstgewächses war nicht schwer, da sich klinisch bei der gynäkologischen Untersuchung ein faustgroßer derber, höckriger Ovarialtumor tasten ließ, der im Röntgenbild verkalkt war.

18*

l) Metastasen klinisch nicht entdeckter Erstgewächse

bedürfen einer besonderen Erwähnung. Wenn nach dem Röntgenbild der Verdacht auf eine Metastase besteht und der Probeschnitt mit nachfolgender feingeweblicher Untersuchung diese bestätigt, so ist eine sorgfältige Untersuchung sämtlicher innerer Organe vorzunehmen.

Die feingewebliche Untersuchung wird nur selten die Art des Gewächses ergeben, mit einiger Sicherheit nur bei Schilddrüsen- und Hypernephroidmetastasen. Es wird aber immer noch Fälle geben, die klinisch nicht zu klären sind (Abb. 445 und 447).

m) Knochenmetastasen von Knochen- und Weichteilsarkomen

treten gegenüber den so häufigen Knochenablegern von Krebsen zurück. Auch bei osteogenen Sarkomen

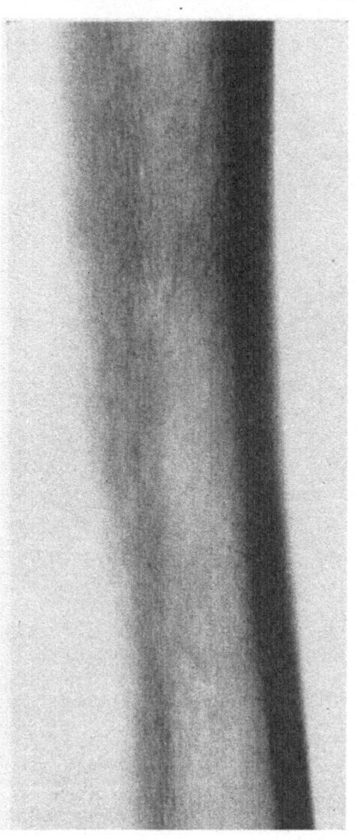

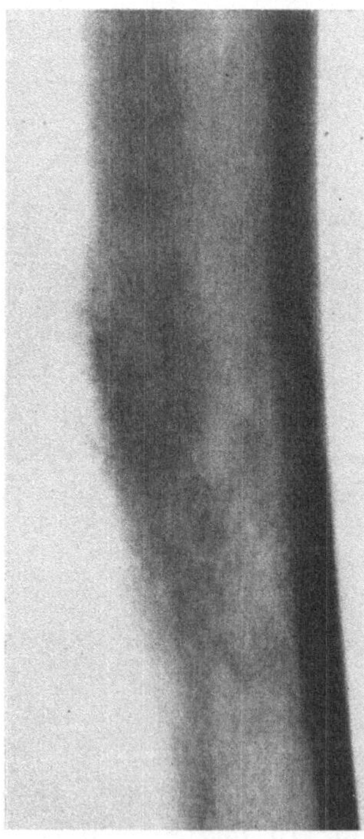

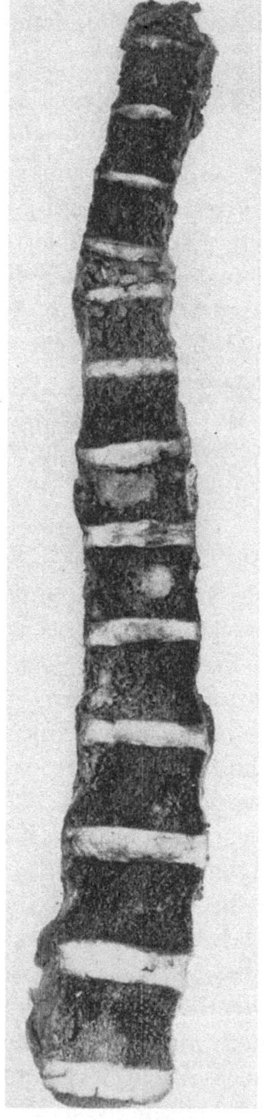

Abb. 438.   Abb. 439.   Abb. 440.

Abb. 438 u. 439. 54jähr. ♂. Schienbeinmetastase eines Mastdarmkrebses. Pflaumengroße Vorwölbung in der Mitte des Schienbeines. Großes ulceriertes Rectumcarcinom mit starken Beschwerden. Anlegung eines Anus praeternaturalis. Röntgenbestrahlung von Erstgewächs und Tochterherd. 9 Monate nach Beginn der Behandlung †.

Abb. 439. Zustand nach Röntgenbestrahlung 3½ Monate später. Leichte Sklerosierung.

Abb. 440. 37jähr. ♀. Primäres Hautcarcinom der Kopfschwarte, vom Kurpfuscher behandelt. Lymphknotenmetastasen am Hals. Dauer der Erkrankung insgesamt 1¾ Jahre. Lymphogene Metastasen der gesamten Wirbelsäule.

werden nicht ganz selten Tochterherde bobachtet (KOLODNY, MATZ). Die Ansicht, daß osteogene Sarkome sich in anderen Knochen nicht absiedeln, ist unzutreffend. In der Abb. 395 ist eine derartige Metastase eines osteogenen Sarkoms im

Oberarm wiedergegeben. Es ist möglich, daß Tochterherde auch durch späteres Übergreifen von metastatisch erkrankten Lymphknotenpaketen auf Kreuzbein und Wirbelsäule verursacht werden. Bei einem von mir beobachteten osteogenen Sarkom des Humerus lagen tatsächlich metastatische Lymphknotenpakete im Becken und eine Beckenschaufelmetastase vor. Auf die größere Häufigkeit von Knochenmetastasen beim EWING-Sarkom gegenüber den osteogenen Sarkomen ist hinzuweisen. Vielfache Knochentochterherde des EWING-Sarkoms haben schon eine Allgemeinerkrankung des Skeletes vorgetäuscht.

Knochenabsiedlungen von Weichteil- und Organsarkomen werden ebenfalls gelegentlich beobachtet. Die Abb. 448 zeigt die osteolytische Metastase eines Tonsillensarkoms mit Spontanfraktur in der Mitte des Oberarmschaftes. Wir sahen ferner Knochentochterherde von Haut- und Weichteilsarkomen und von einem Siebbeinsarkom.

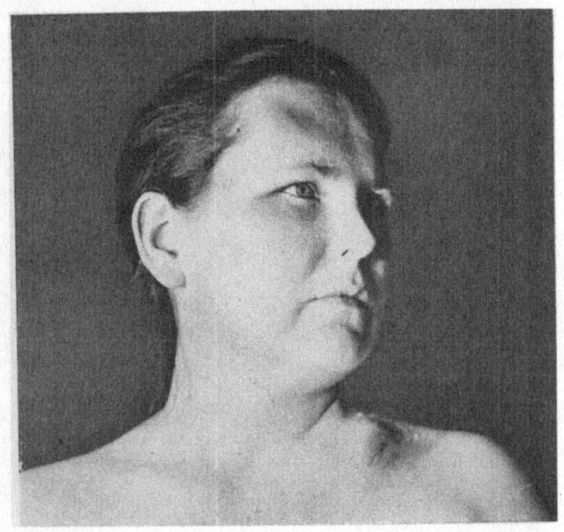

Abb. 441.

Abb. 441 u. 442. 36jähr. ♀. Stirn- und Schlüsselbeinmetastase eines Portiocarcinoms. 1930 wegen Carcinom der Portio mit Radium bestrahlt. Auftreten der Knochenmetastasen nach 2¹/₂ Jahren.

n) Behandlung von Knochenmetastasen.

Eine *Operation* hat nur bei erwiesenen Einzelmetastasen Sinn. Als solche kommen eigentlich nur Hypernephroid- und Schilddrüsengewächsableger in Frage. Trotz gelegentlicher und spärlicher Erfolge sind jedoch die Ergebnisse der operativen Behandlung schlecht. Es muß immer im Auge behalten werden, daß allein schon der Nachweis des einzelnen Knochenherdes nur mit großer Schwierigkeit erbracht werden

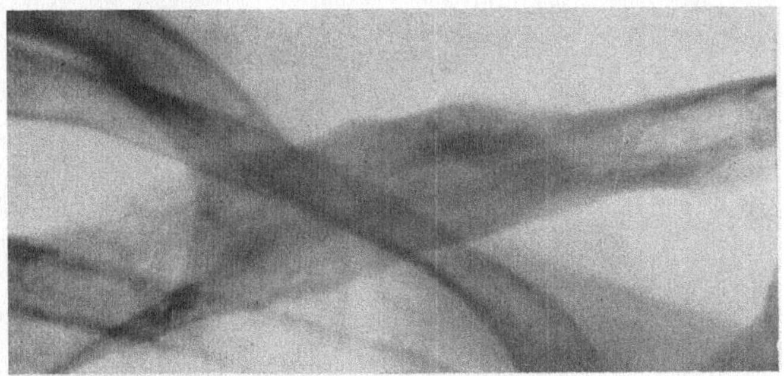

Abb. 442. Osteoplastische Metastase eines Portiocarcinoms im Schlüsselbein, durch Probeexcision bewiesen.

kann, weil kleine Knochenherde wegen ihrer Erscheinungslosigkeit der Erkennung entgehen können, und weil neben den Knochenherden immer auch noch Organmetastasen vorliegen können. Das gilt im besonderen gerade für lymphogen bedingte Metastasen, wo selbstverständlich die Knochengeschwulstentfernung nichts nützt, wenn eine neue Einschwemmung von Geschwulstzellen auf dem Lymphwege nachfolgen kann. Wenn eine Operation von Mamma-,

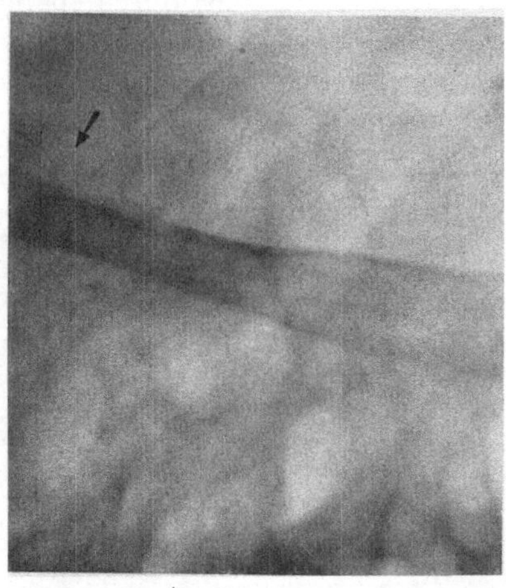

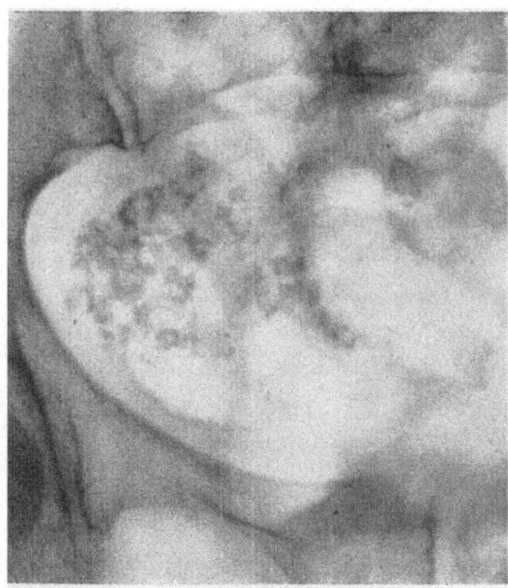

Abb. 443.   Abb. 444.

Abb. 443 u. 444. Wirbelmetastase eines Ovarialcarcinoms. 6. Brustwirbelkörper zusammengesunken. Im November 1946 wegen heftiger Rückenschmerzen als „Rheumatismus" behandelt. Ausbildung eines Gibbus. Unsicherheit beim Gehen mit zunehmender Lähmung der Beine. Im Januar 1947 Querschnittslähmung. Hochgradige Atrophie der übrigen Wirbelsäule. Das Schlüsselbein projiziert sich in die zerstörten Wirbelkörper!

Abb. 444. Verkalktes Ovarialcarcinom, zugehöriges Erstgewächs.

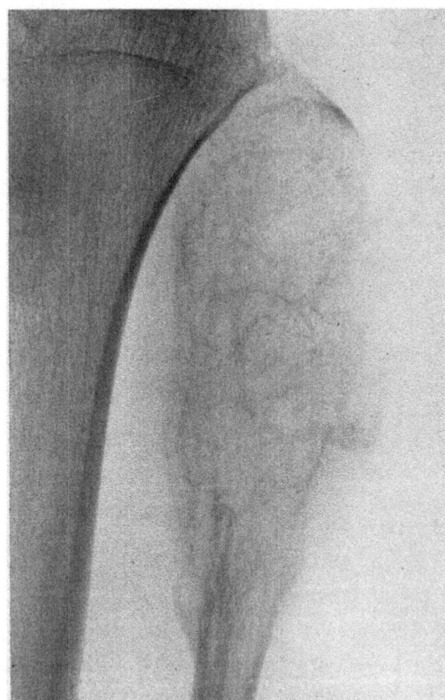

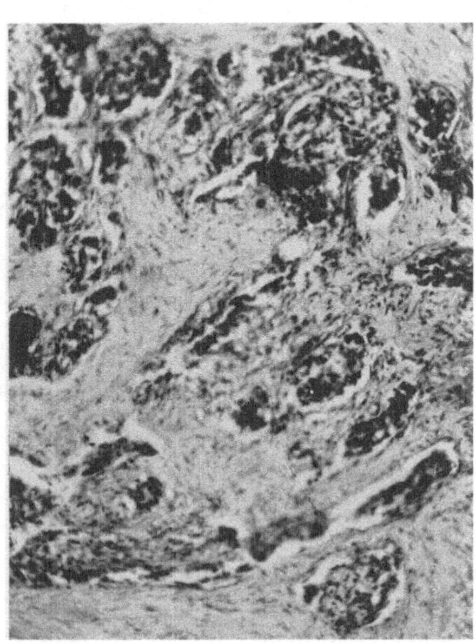

Abb. 445.   Abb. 446.

Abb. 445 u. 446. 16jähr. ♀. Unbekanntes Erstgewächs. Wabig-cystische Auftreibung des oberen Fibuladrittels, Resektion. Pathologisch-anatomische Diagnose: „Sarkom". $^{1}/_{2}$ Jahr später Lungenmetastasen. Röntgenbestrahlung: 1 Jahr später †. Klinisch und röntgenologisch Sarkom sehr unwahrscheinlich.

Abb. 446. 16jähr. ♀. Zugehörige Probeexcision ergibt, daß eine Krebsmetastase vorgelegen hat.

Prostata-, Magen-, Darm- und Bronchialkrebsmetastasen vorgenommen worden ist, so ist sie so gut wie immer unter der *falschen Diagnose Sarkom* ausgeführt worden. Wegen der ungewöhnlichen Seltenheit von Einzelherden bei den genannten Krebsen kann eine günstige Beeinflussung der Erkrankung durch eine Operation nicht erwartet werden.

Für die überwiegende Mehrzahl aller Knochenmetastasen bleibt von vornherein nur die Bestrahlung zur Behandlung übrig. Da meist immer auch noch

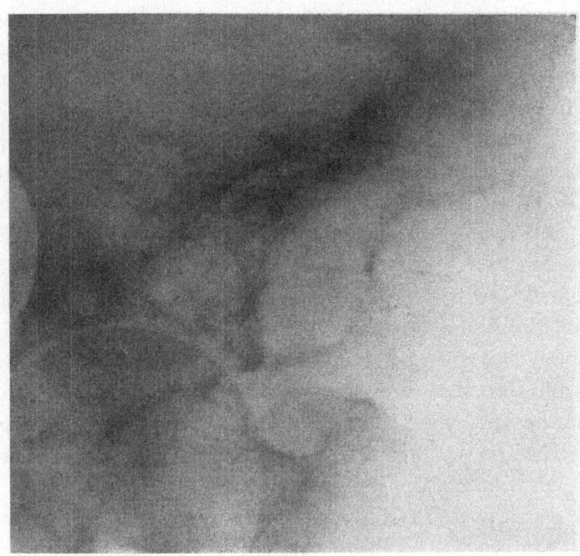

Abb. 447.

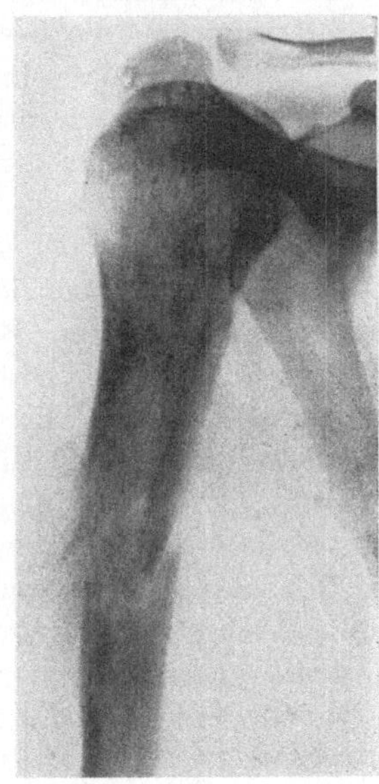

Abb. 448.

Abb. 447. 58jähr. ♀. Osteolytische Carcinommetastase eines unbekannten Erstgewächses im Darmbein. Seit mehreren Monaten ausstrahlende Schmerzen im linken Bein. Probeexcision: großzelliger Krebs. Erstgewächs nicht auffindbar. Vgl. die Abb. 167, osteolytisches Knochensarkom der Beckenschaufel.

Abb. 448. 70jähr. ♂. Osteolytische Metastase eines Tonsillensarkoms in der Mitte des Oberarmschaftes mit Spontanfraktur. Seit 6 Monaten wegen Tonsillensarkoms in Behandlung, seit 1 Monat Radiumbestrahlung. 2 Monate später †.

das Erstgewächs, das von sich aus weiterwuchert, vorliegt, kann auch die Bestrahlung nur von vorübergehendem Erfolg sein. Die klinische Erfahrung hat aber gelehrt, daß auch dann noch ein Bestrahlungsversuch gemacht werden kann, wenn ein verborgenes oder ein der Bestrahlung ebenfalls noch zugängliches Erstgewächs vorhanden ist. Im allgemeinen werden schnell wachsende Erstgewächse, wenn erst einmal Knochenmetastasen da sind, kaum noch zu beeinflussen sein. In einzelnen Fällen kann man bei Patienten, bei denen das Erstgewächs bereits entfernt ist oder bei denen dieses ebenfalls noch der Bestrahlung zugänglich ist, das Geschwulstwachstum der Knochenmetastase günstig beeinflussen. So sind schon Geschwulstkranke mit Knochenmetastasen für viele Jahre geheilt worden (BECK, BORAK, HINTZE, HOLFELDER, JOLLY, MELDOLESI, LEMAITRE, PICKHAN, ROSE, HELLNER). Obwohl bekannt ist, daß sich Knochenmetastasen auch ohne Bestrahlung zurückbilden können, und daß es sehr langsam wachsende Metastasen gibt, daß auch Spontanheilungen von Einzelherden, sogar

von pathologischen Frakturen gesehen sind, ist der günstige Verlauf in vielen
Fällen zweifellos der Bestrahlung zuzuschreiben. Das gilt aber auch nur für
Mammacarcinommetastasen. Prostatacarcinommetastasen verhalten sich da-
gegen der Bestrahlung gegenüber außerordentlich refraktär (HOLFELDER,
STENSTROEM, eigene Beobachtungen). Bei Magen-, Darm-, Luftröhren- und Ge-
bärmuttertochterherden hängt der Verlauf fast nur vom Erstgewächs ab. Auch
Hypernephroidmetastasen gelten im allgemeinen für recht strahlenrefraktär
(HOLFELDER, HERENDEEN, STENSTROEM und ERICKSON, SCHINZ und ZUPPINGER).
Nur HINTZE hält die Bestrahlung der Hypernephroidmetastasen für erfolgreich.
Eine seiner Kranken hielt sich mit einem bestrahlten Unterschenkelableger
$7^1/_2$ Jahre. Bei zwei eigenen Strumametastasen ist bei Bestrahlung ein jahre-
langer Verlauf beobachtet worden (s. Abb. 421, 423).

Einzelne oder wenig verstreute osteolytische Krebstochterherde gelten im
allgemeinen als ziemlich strahlenempfindlich (BORAK, HOLFELDER). Osteoplastische Herde verhalten sich dagegen refraktär. HOLFELDER sieht sich nur bei
heftigen Schmerzen zur Bestrahlung osteoplastischer Krebsmetastasen veranlaßt.

Sehr oft führt die Bestrahlung bei osteolytischen Herden zu einer deutlichen
Knochenneubildung. Vor allem ist ihr aber ein günstiger Einfluß auf bestehende
Schmerzen, besonders bei Wirbelmetastasen nachzurühmen. Die Schmerzbeein-
flussung gilt jedoch auch wieder vorwiegend nur für osteolytische Metastasen.
Von 40 Prostatakrebsmetastasen LEDDIEs und GIANTURCOs wurden nur 3 durch
die Bestrahlung von ihren Schmerzen befreit, 21 gebessert, 16 blieben unbeein-
flußt. Von 15 bestrahlten Patienten STENSTROEMs wurden nur 2 schmerzfrei,
5 vorübergehend schmerzfrei, 8 wurden nicht beeinflußt.

Einen deutlichen Einfluß auf die Lebensverlängerung haben wir bei etwa
50 bestrahlten eigenen Patienten mit Knochenmetastasen aller möglichen Erstgewächse, die vom Beginn des Leidens bis zum Tode beobachtet wurden, nicht
feststellen können. Die gleiche Angabe findet sich bei SCHINZ und ZUPPINGER.

Die Schmerzlinderung durch die Bestrahlung kann nicht für alle Fälle bestätigt werden. Für die Behandlung mit Strahlen wird es weiter von großer
Bedeutung sein, ob Knochenmetastasen *früh* erkannt und bestrahlt werden. Die
frühe Erkennung wird einsetzen, wenn die allgemeine Aufmerksamkeit erst einmal
auf die erschreckende Häufigkeit von Knochenmetastasen gelenkt sein wird.

Während die ganz überwiegende Mehrzahl aller Knochenmetastasen chirurgisch nicht angreifbar sind, gibt es drei Ausnahmen: Einzelmetastasen einer
metastasierenden Struma, Einzelmetastasen einer bereits vor Jahren mit Erfolg
operierten „hypernephroiden" Nierengeschwulst, wenn andere Metastasen, besonders in den Lungen, fehlen, und die pathologische Schenkelhalsfraktur als
Folge einer Krebsmetastase. Die ersten beiden Ausnahmen beziehen sich also
auf die *Art* des Erstgewächses und sind mit den genannten Bedingungen unter
diesen Ausnahmen selbst auch schon wieder Ausnahmen. Sie können also nur
gelegentlich wie eine bösartige Erstgeschwulst radikal beseitigt werden. Die
dritte Ausnahme bezieht sich auf den Ort. Sie ist ziemlich häufig und nicht
so selten wie die eben angeführten, und verlangt zur statischen Festigung, um
die bedauernswerten Kranken wenigstens möglichst bald wieder aus dem Bett
zu bringen und auch um sie schmerzfrei zu machen, die Schenkelhalsnagelung
(s. Abb. 449). Voraussetzung ist dabei nur, daß noch so viel Trochantermasse
da ist, daß sich Schaft und Pfanne ineinanderschlagen lassen. Eine exakte

„Reposition“ und Rücksichten auf den Schenkelhalswinkel sind dabei überflüssig. Ferner verweise ich auf Abb. 461: Sowohl Spontanfrakturen als auch drohende Spontanfrakturen des Schaftes können mit einem KÜNTSCHER-Marknagel ver- hindert, bzw. behandelt werden.

Die oft *unerträglichen Schmerzen* bei manchen Wirbelmetastasen, aber auch bei inoperablen Erstgewächsen mit Druck auf Nervengeflechte beseitigt man am besten und schnellsten durch die *Chordotomie,* die ich für diese Kranken nur anraten und *empfehlen* kann. Sie wird von mir nicht höher als im oberen Brustmark ausgeführt. Im Halsmark kommt die Commissurendurchtrennung nach PUTNAM in Betracht.

Eine wesentliche Bereicherung der Knochenmetastasenbehandlung haben wir beim *Prostata-,* leider geringfügiger und in nicht so überraschendem Grade beim *Mammacarcinom* mit der gegengeschlechtlichen *Hormonbehandlung* zu verzeichnen. Prostatacarcinommetastasen bilden sich im Röntgenbild zurück. Es werden östrogene Hormone gegeben; am besten wirkt die Krystalleinpflanzung. Die *Hormontherapie darf aber auf keinen Fall bei Besserungen unterbrochen werden!* Beim Mamma- carcinom verabreichen wir eben- falls als Krystallimplantation männliche Hormone *(Perandren)* und fügen außerdem die *Röntgenkastration* hinzu. Erstaunlich ist auch die Wir- kung der oestrogenen Hormone beim Prostatacarcinom auf die Schmerzen. Diese können völlig verschwinden!

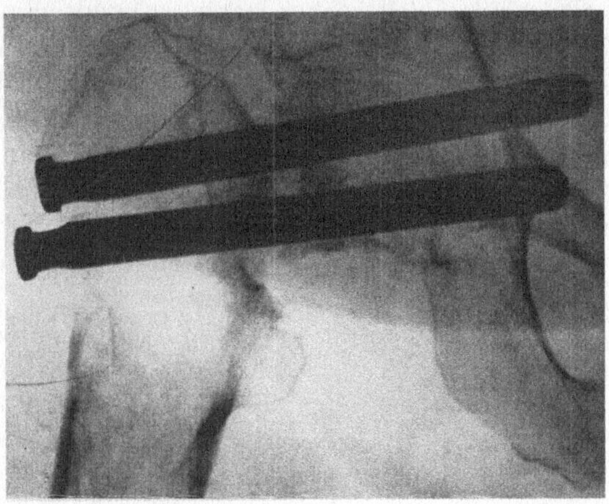

Abb. 449. 63jähr. ♀. Mammacarcinommetastase. Bild nach der Nagelung.

23. Allgemeiner Untersuchungsgang bei der Diagnose der Knochengeschwülste.

Es stehen drei Untersuchungsverfahren zur Verfügung, von denen die ersten beiden von besonderer Wichtigkeit sind, das dritte eine wertvolle Hilfe ist.

1. Der *klinische Befund,*
2. der *röntgenologische Befund,*
3. die *histologische Untersuchung.*

Für den klinischen Befund sind wichtig:

Der *Allgemeineindruck* bei der Gesamtbetrachtung des nackten Körpers. Abmagerung und schlechtes Aussehen weisen auf Bösartigkeit hin. Eine Aus- nahme bilden osteogene Sarkome Jugendlicher, die blühend aussehen können. Lymphosarkome, Lymphogranulomatosen und Metastasen haben oft schon ein kennzeichnendes schlechtes Aussehen, meist verbunden mit einer sekundären Anämie.

Das *Alter* ist für die Diagnose wichtig. Wenn man die Alterskurven osteo- gener Sarkome, des EWING-Sarkoms, der jugendlichen Knochencysten und der

Riesenzellgeschwülste im Kopf hat, so können schon oft eine ganze Reihe von nicht in Betracht kommenden Geschwülsten ausgeschieden werden. Bei Menschen über 40 Jahre denke man an die viel häufigeren Metastasen.

Der *Ort* des Gewächses, Metaphysen müssen an osteogene Sarkome oder Knochencysten denken lassen, Epiphysen an chondroblastische Sarkome oder Riesenzellgeschwülste. Diaphysärer Sitz muß an Ewing-Sarkom mahnen. Atypischer Sitz ist bei Metastasen häufig. Viele Knochengeschwülste haben typische Orte. An der Wirbelsäule sind Metastasen viel häufiger als Erstgewächse.

Es ist schon bei der klinischen Erstuntersuchung darauf zu achten, ob eine einherdige, eine mehrherdige, eine eingliedrige, einseitige oder eine Systemerkrankung vorliegt.

Die Erhebung der Familienanamnese ist von Bedeutung. Erbliches Geschwulstleiden (Osteochondrome, Chondrome, Olliersche Erkrankung, die Marmorknochenkrankheit, die Osteopoikilie) und Erkrankungen, bei denen die Konstitution sicher eine Rolle spielt (Ostitis fibrosa generalisata, Ostitis deformans, sekundäre Osteosarkome, Lymphogranulomatose, Leukämie, Lipoidgranulomatosen) verlangen die genaue Befragung und unter Umständen eine Erbtafel.

Die Angabe von *Schmerzen* ist gerade für Knochengeschwülste nicht sehr gut verwertbar, weil diese oft unklar und unbestimmt ist, oft verlaufen sogar große Gewächse und ausgedehnte Zerstörungen ohne Schmerzen. Bei Schmerzen muß man an Periostdehnung und Durchwucherung denken. Sie sind also meist im Sinne der Malignität zu deuten. „Rheumatische" Schmerzen kommen häufig vor und verlangen auch ohne Seh- und Tastbefund ein Röntgenbild. Wurzelschmerzen und neurologische Ausfälle weisen immer auf eine ernste Wirbelerkrankung hin. Gutartige Geschwülste mit neurologischen Ausfallen (Chondrome Abb. 8, Riesenzellgeschwülste Abb. 85, 87) kommen vor, sind aber seltener. Schmerzen mit Fieber, besonders nächtliche Schmerzen, müssen auch an atypische Formen von Osteomyelitis denken lassen (Brodiescher Absceß Abb. 216—218, Garrès sklerosierende Osteomyelitis Abb. 309, 310, albuminöse Osteomyelitis Abb. 213—215). Schmerzen mit Fieber kommen aber auch bei manchen osteogenen Sarkomen und dem Ewing-Sarkom vor.

Die *Schnelligkeit* der Entwicklung eines Gewächses ist zu erfragen. Wenn länger bestehende Gewächse plötzlich stark wachsen, so weist das wohl immer auf Bösartigkeit hin. Osteogene Sarkome wachsen schneller als Ewing-Sarkome. Metastasen können sich sehr langsam entwickeln.

Die *Betastung* der Geschwulst liefert zahlreiche Anhaltspunkte. Pergamentknittern kommt bei verdünnter Schale über einer Riesenzellgeschwulst, bei Cysten und bei Adamantinomen vor. Osteogene Sarkome haben je nach dem Ausreifungsgrad eine zunehmende Konsistenz. Osteolytische Sarkome mit ihrem oft starken Blutgefäßreichtum sind weich. Bei großen zahlreichen Blutgefäßen und bei Bildung von geschwulstmäßigen capillären Blutseen kann Schwirren bestehen. Auch Hypernephroid- und Strumametastasen können unter verdünnter Knochenschale einen schwammigen Eindruck machen.

Das *Blutbild* ist zunächst auf eine sekundäre Anämie hin anzusehen. Es ist ferner notwendig, um entzündliche Erkrankungen mit in den Kreis der Erwägungen zu ziehen oder auszuschließen, das weiße Blutbild zu verwerten. Dieses ist auch notwendig, um an Lymphogranulomatose zu denken oder leukämische

Erkrankungen zu erkennen. Auch die Senkungszeit läßt sich im Rahmen der anderen Untersuchungsbefunde verwerten. Sarkome haben eine erhöhte Senkungszeit. Die *Sternalpunktion* ist bei multiplen Myelomen und Hämatoblastosen eine die Diagnose maßgeblich fördernde Untersuchungsmethode.

Luesreaktionen sind immer bei unklarer Diagnose notwendig. Ich erinnere nur an die Differentialdiagnose Ostitis deformans-Lues, Ewing-Sarkom-Lues, Metastasen-Lues.

Die Staphylolysinreaktion kann vorteilhaft sein, wenn eine Osteomyelitis in Betracht kommt; sie wird im allgemeinen nicht sehr geschätzt.

Im *Harn* ist auf den Bence-Jonesschen Eiweißkörper zu fahnden, der so gut wie sicher nur für multiple Myelome charakteristisch ist. *Bluteiweiß*bestimmungen sind für die Diagnose Myelome notwendig. Calcium- und Phosphorbestimmung für den Ausschluß einer Ostitis fibrosa generalisata. Der Phosphatasenwert hat in der Diagnosenstellung nicht das gehalten, was man sich von ihm versprach.

Die *Röntgenuntersuchung* ohne klinische Unterlagen schwebt bei den Knochengeschwülsten immer in der Luft. Stets sind vom Krankheitsherd oder der verdächtigen Stelle Aufnahmen in zwei Ebenen zu machen. Wenn schon nach der Art der Veränderungen an eine multiple oder generalisierte Erkrankung zu denken ist, oder wenn eine allgemeine Kalkarmut ausgeschlossen werden muß, so sind sofort mehrere Knochen zu röntgen, und am ehesten diejenigen, wo man erfahrungsmäßig etwas zu finden pflegt. Das richtet sich nach der Art der Vermutungsdiagnose. Wenn sich z. B. eine Riesenzellgeschwulst eines Oberschenkelknochens ergibt und zu entscheiden ist, ob eine einzeln vorkommende Geschwulst oder eine solche bei einer generalisierten Ostitis fibrosa vorliegt, so muß außerdem zunächst einmal eine Schädelaufnahme, eine Beckenübersicht und ein anderer großer Röhrenknochen geröntgt werden.

Wenn sich z. B. eine myelomverdächtige Veränderung zeigt, so ist zum mindesten der Schädel und die Wirbelsäule zu röntgen. Wenn der Verdacht auf ein diaphysäres Ewing-Sarkom besteht, so muß nach Wirbelmetastasen gefahndet werden. Bei Verdacht auf Metastasen muß sich sofort die klinische und weitere Röntgenuntersuchung auf die als Orte eines Erstgewächses am ehesten in Frage kommenden Organe erstrecken. Man spare niemals an genügenden Röntgenaufnahmen, denn sie sind billiger, als wenn erst eine falsche Behandlung eingeleitet wird.

Im Röntgenbild suche man zu unterscheiden zwischen *reaktiven* und *geschwulstmäßigen* Knochenneubildungen. Reaktive Knochenneubildungen (Periostiten, periostale Begleitschatten, verkalkende Myositen, Gelenkkapselverknöcherung, Schleimbeutelverkalkung) werden nach langjähriger Beobachtung gern für Knochengewächse gehalten.

Die Periostitis bei der Osteomyelitis albuminosa und bei Garrès sklerosierender Osteomyelitis kann gelegentlich wie Sarkom aussehen (s. Abschnitt 8c, S. 139, Abb. 213—218). Auch die Knochenbildung in einer Geschwulst liefert charakteristische Bilder und erscheint beim osteogenen Sarkom meist in Form einer Spießbildung, die aber nicht ausschließlich bei diesem Sarkom vorkommt, beim Ewing-Sarkom als Zwiebelschalenbildung, die auch nicht ausschließlich bei dieser Geschwulst vorkommt, wie man sich überhaupt immer wieder sagen muß, daß es röntgenologisch für Geschwülste und Entzündungen *spezifische* Kennzeichen nicht gibt.

Es ist ferner zu unterscheiden zwischen *expansivem* und *destruktivem* Wachstum. Wie immer in der Natur gibt es fließende Übergänge, z. B. bei der

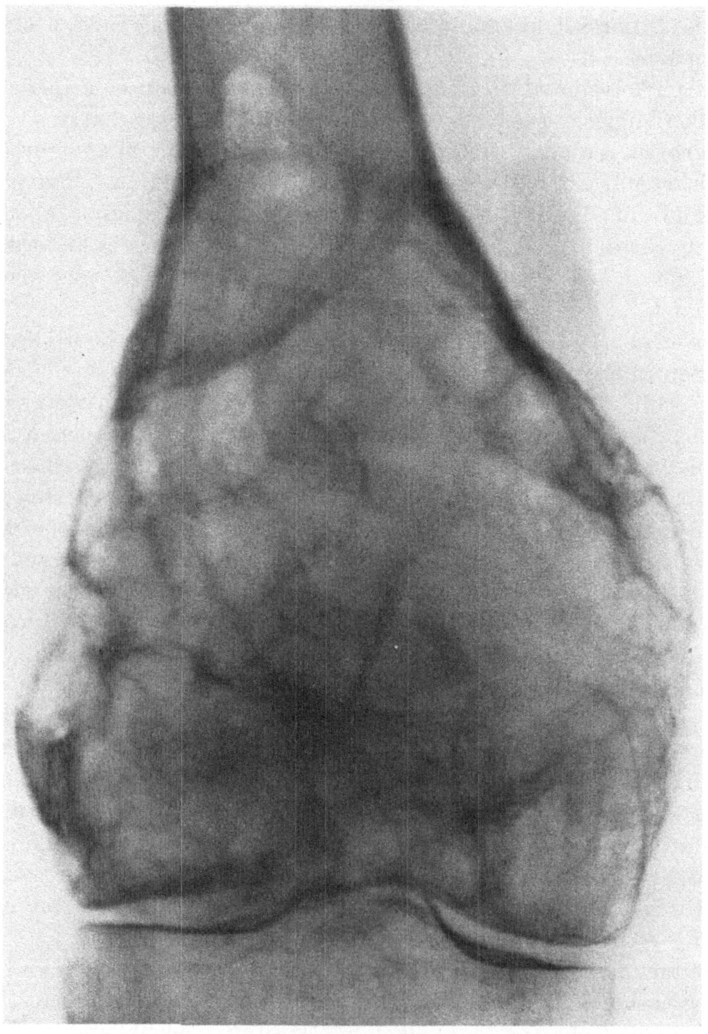

Abb. 450.

Abb. 450 u. 451. 37jähr. ♂. Im Verlaufe von 4 Jahren zum 3. Male rezidivierter, dreimal voroperierter Riesenzelltumor.

Riesenzellgeschwulst (Abb. 69). Auch zeigen zweifellos bösartige Metastasen von Schilddrüsenadenomen und hypernephroiden Nierengewächsen gern ein expansives Wachstum.

Das destruktive Wachstum ist unverkennbar. Es bedeutet Zerstörung bei Aufhebung der an dieser Stelle vorliegenden normalen Knochenarchitektur. Man vergleiche immer die andere Seite. Rinde und Mark sind nicht abzugrenzen.

Die Bälkchenstruktur ist nicht erkennbar, die Rinde wird zerstört, aufgelockert oder aufgeblättert.

Schließlich versuche man aus dem Verhältnis zwischen Zerstörung und Knochenneubildung, die in irgendeiner Form immer miteinander gehen, einen Schluß zu ziehen, was überwiegt. Es läßt bis zu einem gewissen Grade prognostische Schlüsse zu, ist aber immer auch wichtig, um die Frage der Tragfähigkeit, der Funktionsfähigkeit, der Gefahr einer Spontanfraktur zu beurteilen.

Manche Geschwülste haben allerdings so charakteristische Röntgenbilder, daß sich die Diagnose auf Anhieb stellen läßt, so daß sich bei Übereinstimmung mit dem klinischen Befund eine Probeexcision erübrigt.

Die *Probeexcision* ist immer dann notwendig, wenn die klinische und röntgenologische Untersuchung nicht zum Ziele führt. Ihre Unschädlichkeit bei richtigem Vorgehen steht außer Zweifel, ihr Nutzen ist in unklaren Fällen über jeden Zweifel erhaben. Es ist besser, einmal eine Probeexcision zu viel als zu wenig zu machen. Über die technischen Voraussetzungen und ihre Ausführungen verweise ich auf den nächsten Abschnitt.

Die Probeexcision schwebt aber ohne klinischen und röntgenologischen Befund ebensooft in der Luft wie eine Röntgenuntersuchung ohne klinische Unterlagen. Immer wieder muß betont werden, daß der klinische, röntgenologische und histologische Befund in Übereinstimmung zu bringen ist. Die Probeexcision versagt erfahrungsgemäß gern bei der Differentialdiagnose: osteogenes Sarkom — Knochencyste, bzw. Riesenzellgeschwulst — osteogenes Sarkom. Die Gründe dafür sind eingehend in Abschnitt Differentialdiagnose des osteogenen Sarkoms Abschnitt 8 c, Seite 135, dargestellt. Ich verweise auch auf die dort gebrachten Abbildungen.

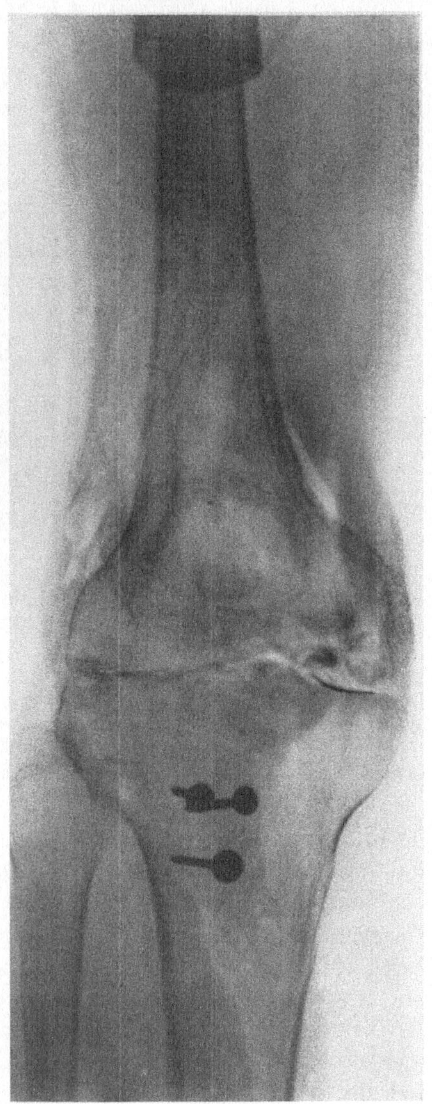

Abb. 451. Umkippplastik vom Schienbein in den 14 cm langen Oberschenkeldefekt, nach Resektion der Geschwulst.

Die Bezeichnung „Ostitis fibrosa" in einer Probeexcision muß nun endlich verschwinden, da sie sich verderblich auswirkt. „Ostitis fibrosa" bedeutet eine unspezifische Reaktion am Rande von entzündlichen oder geschwulstartigen allen möglichen Knochenherden (KONJETZNY). Ich weise auf den Abschnitt 4 und 7 hin. Oft klärt aber letzten Endes die Probeexcision die Diagnose. Auch hierfür habe ich in zahlreichen Abbildungen reichlich Beispiele bringen können.

24. Indikation und Technik der Knochengeschwulstoperation.

Der Operationsplan für eine Knochengeschwulst verlangt zunächst eine wesentliche Sicherung der Diagnose. Wenn diese klinisch und röntgenologisch nicht zu stellen ist, so muß eine *Probefreilegung* vorgenommen werden. Ergibt diese schon genügende Sicherheit, so ist es am zweckmäßigsten, die radikale

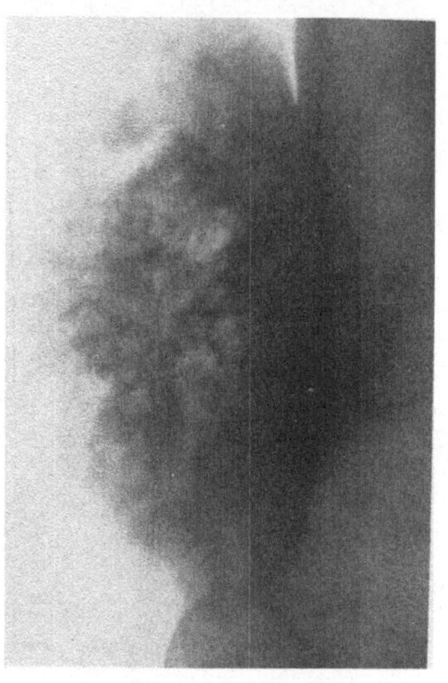
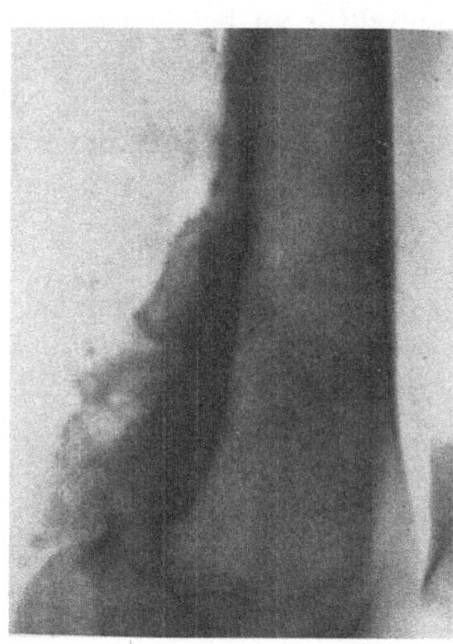

Abb. 452.						Abb. 453.

Abb. 452. 35jähr. ♀. Osteom des Oberschenkelschaftes. Seit 1941 Ausbildung einer Geschwulst oberhalb des Kniekehle, die 1947 faustgroß ist. Abmeißelung des Tumors, wobei das Abpräparieren von den Gefäßen sehr schwer ist. Tumor nicht radikal entfernt. Gute Funktion, keine Beschwerden.

Abb. 453. Zustand nach der Operation. Unvollständige, aber nicht weiter durchführbare Abmeißelung.

Operation sofort anzuschließen. Ein Eingriff ist besser als zwei. Mit der Häufigkeit des Eingriffes wächst die Gefahr der Infektion.

Jeder, auch der kleinste Eingriff am Knochen, verlangt streng aseptisches Vorgehen. Die Infektion bewirkt eine peinliche Verzögerung der Wundheilung durch eine von außen herangetragene Osteomyelitis, die freilich gutartiger als eine hämatogene ist, aber trotzdem wochen-, ja monatelang dauern kann. Außer der Verzögerung der Heilung bedeutet die Infektion für manche Geschwülste aber auch die Begünstigung einer sarkomatösen Umwandlung; das gilt besonders für die so gut wie immer gutartigen Riesenzellgeschwülste, Adamantinome, für Kiefercysten, und in gewissem Grade auch für die sekundären osteogenen Sarkome auf dem Boden gutartiger operierter Osteochondrome und Chondrome. Die unvollständige Operation einer Knochengeschwulst stellt also, wie auch sonst, für den Träger eine Gefahr dar.

Der *Probefreilegung* hat bei *nicht sicherer* Entscheidung, ob gut- oder bösartig, die *Probeexcision* zu folgen. Diese geschieht meist mit dem scharfen Löffel. Der Vorzug ist jedoch dem Schnitt mit dem Knochenmesser oder dem scharfen

Meißel zu geben. Der sog. scharfe Löffel zermantscht das Gewebe und zerstört die Topographie. Die Probeexcision muß groß, breit und tief genug sein. Dem Pathologen muß eine zusammenhängende Scheibe eingeschickt werden, an der durch Markierung „Außen", „Innen", „Oben", „Unten" durch Einstecken einer Stecknadel oder einen durchgezogenen Faden festgelegt sein muß. Ferner muß der Pathologe eine klinische Vermutungsdiagnose mit anamnestischen Angaben,

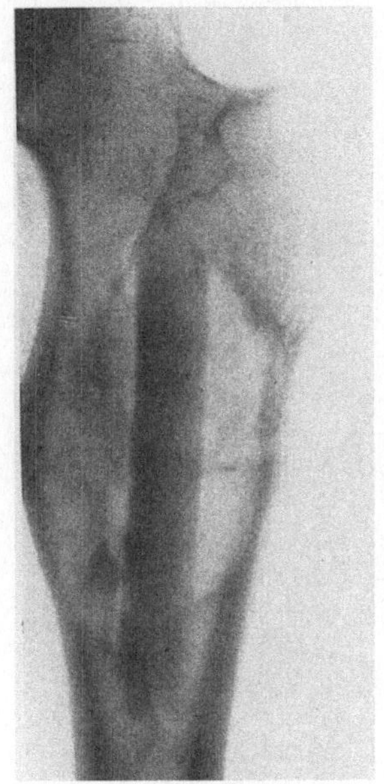

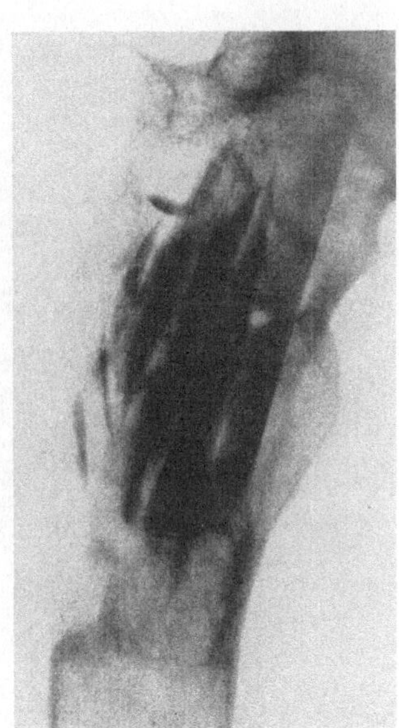

<table>
<tr><td style="text-align:center">Abb. 454.</td><td style="text-align:center">Abb. 455.</td></tr>
</table>

Abb. 454 u. 455. Methoden der Cystenbehandlung.

Abb. 454. 19jähr. ♀. Metaphysäre Knochencyste am Oberschenkel. Nach Auskratzung und Tibiaspaneinpflanzung glatte Heilung.

Abb. 455. 35jähr. ♂. Riesenzellgeschwulst im oberen Oberschenkeldrittel. Im Alter von 20 Jahren Turnunfall am Hochreck. Im November 1944 zur Wehrmacht eingezogen. Falsche Röntgendiagnose: „Alter Schenkelhalsbruch mit Hüftgelenksveränderung." Nach der Entlassung erhebliche Beschwerden im linken Hüftgelenk. — Operative Freilegung: fibrös bzw. myxomatös umgewandelte Riesenzellgeschwulst, Auskratzung, Einlegung von autoplastischen Tibiaspänen. Heilung.

Alter, Ort und klinischer Feststellung bei der Probefreilegung mitgeteilt bekommen. Ohne klinische Angaben schwebt jede histologische Untersuchung des Knochengewebes in der Luft. Wichtig ist schließlich, daß die Probeexcision in einer richtigen Lösung eingeschickt wird, daß das Gewebe nicht zusammengepreßt, gequetscht, oder geschrumpft und eingetrocknet ankommt. An kleinen vertrockneten Bröckeln kann eine histologische Diagnose nicht gestellt werden. Jede Probeexcision muß wie eine richtige Operation angelegt und darf nicht bagatellisiert werden.

Asepsis!

Berücksichtigung der Möglichkeit heftiger Blutungen, besonders bei Riesenzellgeschwülsten, manchen osteolytischen Sarkomen, Hämangiomen, Hämangiosarkomen, hypernephroiden Knochenmetastasen ist erforderlich. Bereitstellung von Konservenblut! Von der exakten Ruhigstellung im Schienen- oder Gipsverband

auch bei Probeexcisionen wird gemeinhin zu wenig Gebrauch gemacht. Probe-
freilegungen und Gewebsentnahmen bei unklaren Knochengeschwülsten sind
keine Anfängeroperationen!

Bei klinisch und röntgenologisch *gesicherter* Diagnose, die unter Umständen
noch mikroskopisch untermauert sein muß, kommen bei *gutartigen* Geschwülsten
folgende Eingriffe in Betracht:

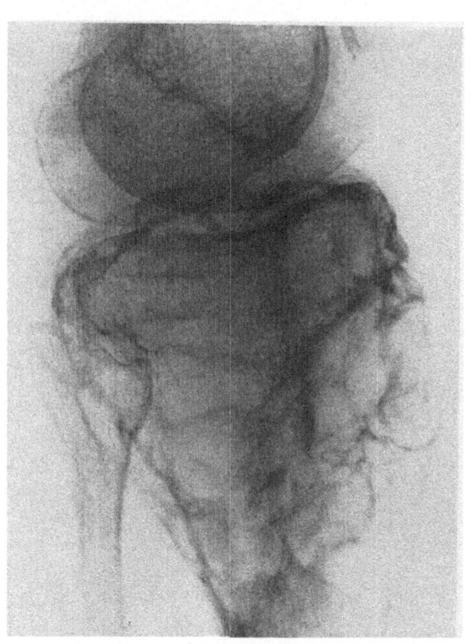

Abb. 456.

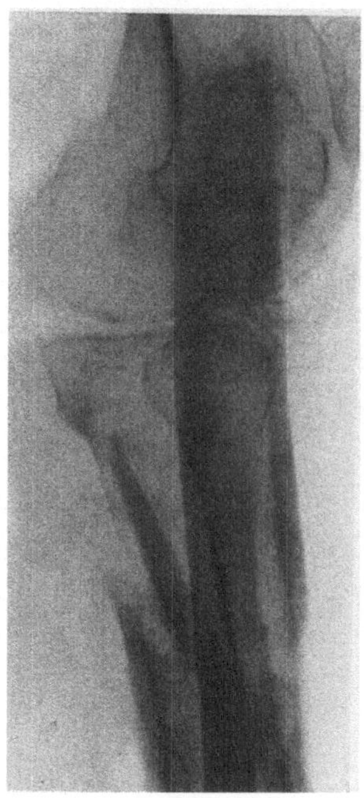

Abb. 457.

Abb. 456 u. 457. 64jähr. ♀. Riesenzelltumor des Schienbeinschaftes. Starke Schwellung unterhalb des Kniegelenkes und Schmerzen bei Bewegungen. Kniegelenk klinisch fast versteift. Behandlung: operative Freilegung,
sorgfältige Auslöffelung, Resektion der Schienbeingelenkfläche, Abschälung des Oberschenkelknorpels.
Einrammung eines kräftigen 17 cm langen Tibiaspanes in die Kondylen. — Nach 1 Jahr gehfähig.

1. Die Auslöffelung.

Cysten, Riesenzellgeschwülste, Chondrome lassen sich nach Abschieben des
Periostes und Fortnahme der auf der Kuppe der Geschwulst meist verdünnten
Rinde mit dem scharfen Löffel oder einem Hohlmeißel im ganzen auslösen oder
auslöffeln. Es empfiehlt sich, nicht zu viel verdünnte Corticalis fortzunehmen,
sondern nur so viel, wie für die genügende Übersicht notwendig ist. Den Rest
der nicht fortgenommenen Rinde bzw. Geschwulstschale kann man mit dem
Finger eindrücken. Als Beispiel hierfür verweise ich auf Abb. 95, 99, 100,
wo das Eindrücken und Einlegen der Corticalis nach Auslaufenlassen der schokoladenfarbigen Flüssigkeit bei einer jugendlichen metaphysären Knochencyste
des Oberschenkels zur Heilung oft genügt. Auf dasselbe läuft die Aufsplitterung
nach KIRSCHNER heraus, bei kleineren Cysten eine vorzügliche und ausreichende
Methode. Die Aufsplitterung nach Auslöffelung genügt aber bei größeren Höhlenbildungen im Knochen, wie sie die Abb. 454 und 455 zeigen, *nicht*, weil diese
viel zu lange Zeit zur knöchernen Ausheilung brauchen, und weil die Gefahr

der Spontanfraktur bei Beteiligung im gesamten Querschnitt der Rinde besteht. Auch das Alter spielt dabei eine Rolle. Hier muß die zusätzliche Knochenplastik erfolgen. Die *Knochenhöhle muß ausgefüllt werden*.

Wenn es auch Heilung selbst großer Riesenzellgeschwülste nach sauberer Excochleation allein gibt, so neigen die meisten Chirurgen und auch ich selbst aus den unten bei der Resektion angeführten Gründen, vor allem der schnelleren Heilung und besseren Festigung wegen, zur Ausfüllung der Höhle mit körpereigenem Knochen. Manche jugendlichen Knochencysten und gelegentlich auch Riesenzellgeschwülste neigen sogar zur Selbstheilung, besonders nach Spontanfrakturen. Trotzdem ist für die Mehrzahl der größeren Cysten und Riesenzellgeschwülste an der Operation festzuhalten.

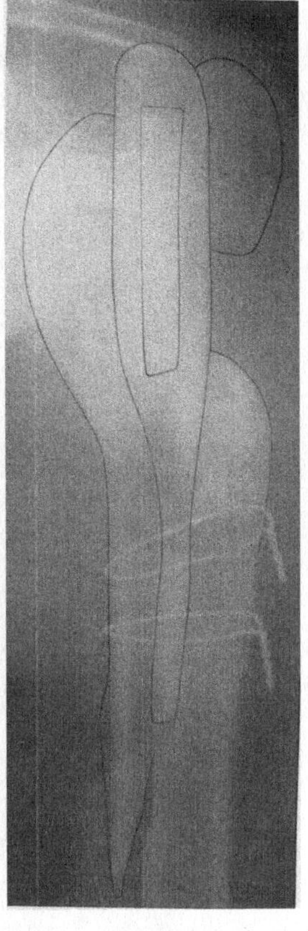

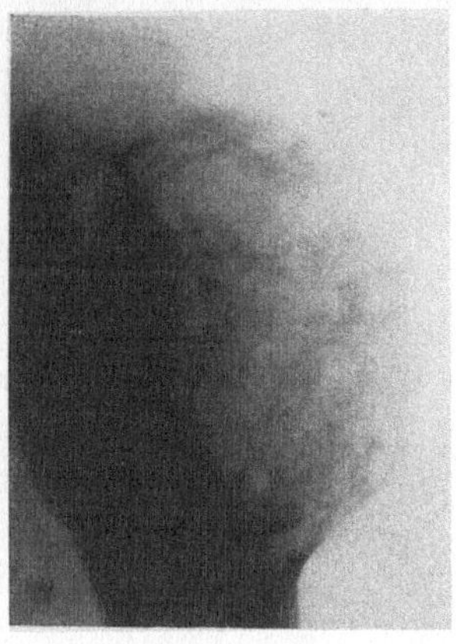

Abb. 458. 18jähr. ♂. Gutartiger Riesenzelltumor der Oberarmepiphyse. Seit 1 Jahr Schwellung der linken Schulter, neuralgische Beschwerden.

Abb. 459. Teilresektion. Einrammung eines geformten Tibiaspanes (Umrisse nachgezogen, in der Mitte). Heilung nach 8 Monaten.

Die chemische Verätzung einer ausgelöffelten Knochenhöhle halte ich für überholt und überflüssig. Auch die Radiumeinlage in eine ausgekratzte einfache Cyste (Abb. 92) oder in eine gutartige Riesenzellgeschwulst ist nicht notwendig. Sie begünstigt unter Umständen eine Infektion.

2. Die Abmeißelung.

Diese ist nur bei den am Knochen *außen* anhaftenden Geschwülsten anwendbar. Sie kommt in Betracht bei Osteochondromen (Abb. 30), corticalen kompakten Osteomen (Abb. 452 und 453) und reaktiven Exostosen. Bei Osteochondromen, der erblichen, früher „cartilaginär" genannten Exostosis, wo man die funktionell oder kosmetisch störenden Exostosen fortnehmen soll, und bei

kompakten Osteomen muß man das *Periost mitentfernen*, um einem Rezidiv
vorzubeugen. Topographische Rücksichten verbieten dabei manchmal ein zu
radikales Vorgehen (Abb. 452). Bei
den schmerzhaften subungualen Exostosen muß das Nagelbett radikal
beseitigt werden. Der Knochen wird
anschließend mit einem KRAUSE-
Lappen gedeckt; denn es fällt wohl
keinem Chirurgen mehr ein, bei einer
aseptischen Knochenoperation Knochen frei liegenzulassen. Auch im
Munde überläßt man beseitigte
Cysten oder nach sonstigen Knochen-

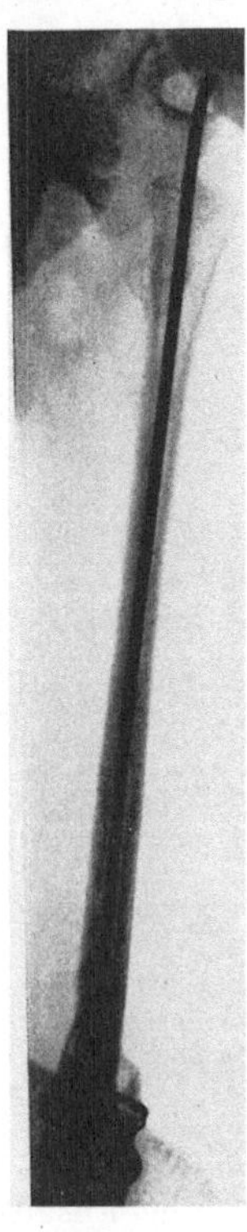

Abb. 460. 7jähr. ♂. Osteogenes Sarkom des Oberarmes. Resektion. Auffädelung des Fibulaschaftes
auf einen KIRSCHNER-Draht und Einrammen in
die untere Humerusdiaphyse nach Resektion der
Geschwulst. ¹/₂ Jahr später Rezidiv!

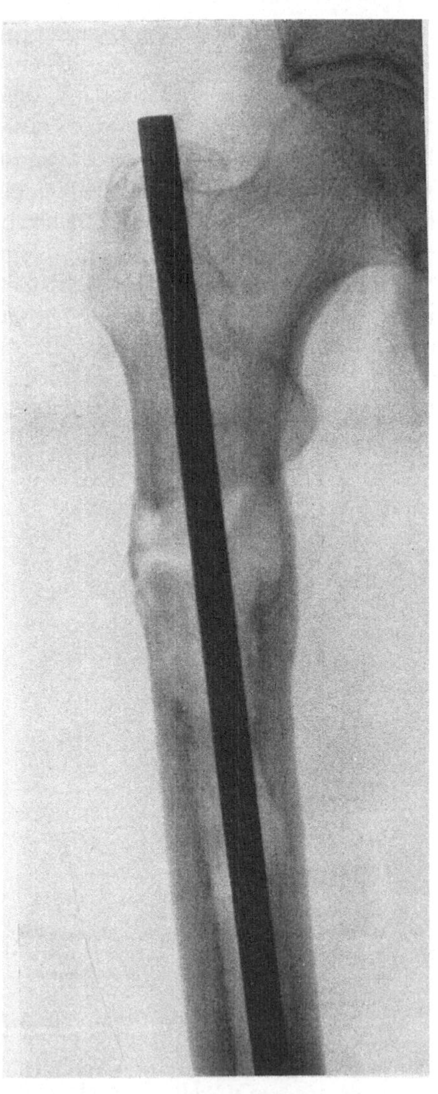

Abb. 461. 49jähr. ♀. Myxosarkom. Metastase im Oberschenkel. Nagelung nach KÜNTSCHER, um einer Spontanfraktur vorzubeugen. Erstgewächs 1922 im Nacken. Rezidiv dort 1942; seitdem mehrfach subcutane Metastasen.
Seit März 1948 Knochenmetastase.

geschwülsten freiliegende Knochen nicht einfach der Granulation, sondern
schlägt einen Schleimhautlappen von der Wangenschleimhaut ein und näht
ihn fest. Das *Knochenwundbett muß bedeckt werden*. Derartige mit Haut oder
Schleimhaut bedeckte Knochenflächen heilen in 14 Tagen, während sie sonst
mehrere Wochen gebrauchen.

3. Die Knochenresektion mitsamt der Geschwulst.

Sie ist für jede gutartige Geschwulst *die* beste Operation. Für eine *Teil*resektion ist Voraussetzung, daß nicht der ganze Knochenabschnitt befallen ist. Besonders auch an den Femur- und Tibiakondylen genügen oft Teilresektionen. Diese sollen aber wirklich das *gesamte* erkrankte Gebiet umfassen (Abb. 54, 458).

Die *vollständige* Resektion besteht am Röhrenknochen in der völligen Entfernung des die Geschwulst tragenden Knochenabschnittes und verlangt immer anschließend eine Knochenplastik, weil die Kontinuität wieder hergestellt werden muß (Abb. 450, 457, 460). Nur manche flache Knochen können ohne anschließende Knochenplastik fortfallen (Schädeldach, Schulterblatt, Schlüsselbein, Rippe, Wirbelfortsätze, Darmbein, Trochanter). Durch die Knochenplastik wird eine Ausfüllung der durch die Fortnahme der Geschwulst entstandenen Höhle bzw. des Defektes bezweckt, eine Abkürzung der Heilung bis zur Festigung bewirkt, und einer Spontanfraktur vorgebeugt. Von *vornherein* soll *jede Knochenplastik* neben der Ausfüllung und dem Ersatz des verlorengegangenen Knochengewebes auch auf eine *möglichste Stabilisierung* hinzielen.

Die *Methoden* der Knochenplastik sind folgende:

a) Zunächst kann das Knochenstück durch Verschiebung aus der Nachbarschaft gewonnen werden; dieses empfiehlt sich aber nur an großen Röhrenknochen bei Teilresektionen (Abb. 54). Zweifellos leidet darunter die Festigkeit; denn es wird neben der schwachen Stelle der entfernten Geschwulst in der Nachbarschaft ebenfalls eine statisch minderwertige Stelle herbeigeführt.

b) Der Knochen zur Ausfüllung kann frei von der Schienbeinkante, vom Wadenbein, vom Beckenkamm oder von der Rippe genommen werden. *Wo* der mit dem Meißel oder mit der Säge zu entnehmende Knochen entfernt wird, ist Gewohnheitssache. Ich selbst bevorzuge bei der freien Übertragung die Schienbeinkante vor allen anderen Knochen (s. Abb. 457). Die besonders gute Bearbeitungsmöglichkeit des Tibiaspanes in der „aseptischen Werkstatt" (REHBEIN) veranlassen mich dazu. Mit Meißel, Feile und Raspel kann man ihm im aseptischen Schraubstock jede Form, Rundung und Dicke erteilen. Am Unterkiefer kann Beckenkamm oder Rippe benutzt werden. Bei freier Plastik unter Benutzung eines Fremdkörperträgers (KÜNTSCHER-Nagel oder Draht, s. unten) eignet sich auch das Wadenbein (s. Abb. 460).

Die Übertragung kann in einzelnen Stücken („bone chips") oder in Form *eines* dicken Knochenprügels erfolgen. Hierfür 3 Beispiele. In Abb. 454 wurde in eine metaphysäre große Oberschenkelcyste *ein* Schienbeinspan eingelegt, in Abb. 455 bei einer noch größeren Cyste, die bis in den Schenkelhals reichte, vier größere und mehrere kleinere, in Abb. 459 wurde zu der Resektion einer großen Riesenzellgeschwulst des Oberarmkopfes die Ausfüllung im wesentlichen mit einem dicken geformten und eingerammten Tibiaprügel bewirkt. In Röhrenknochen bilden sich dabei nach Jahren vollkommene Regenerate.

Die knöcherne Einheilung dauert 4—8 Monate, gegebenenfalls noch länger. Bei den Riesenzelltumoren, welche den Gelenkknorpel erreicht haben, kann dieser nicht erhalten werden. Bei zwei Riesenzellgeschwülsten des unteren Femurendes von über Mannsfaustgröße habe ich nach Resektion der Geschwulst im Gesunden und Entfernung der gegenüberliegenden Schienbeinknorpelfläche eine breite Schienbeinspanplastik gemacht (Abb. 456 u. 457). In einem andern Falle hat

sich eine Umkippplastik sehr bewährt, d. h. es wurde der Defekt von 14 cm
im Femur durch eine ebenso lange horizontal abgesägte Schienbeinstück-
hälfte, die nach oben umgekippt wurde, ausgefüllt (s. Abb. 451). In den
kleinen Knochen bleiben auch nach Ausheilung Strukturveränderungen zurück,
die merkwürdig aussehen, aber doch klinisch vollkommenen Heilungen entsprechen.

In letzter Zeit kombiniere ich gelegentlich eine freie Knochenplastik nach
einer Kontinuitätsresektion mit einem KÜNTSCHER-Nagel, besonders wenn es
sich um Schaftresektionen von größeren Röhrenknochen handelt. Der KÜNT-
SCHER-Nagel wird als Träger für ein aufgespießtes Wadenbeinknochenstück, das
genau die Länge des Defektes haben muß, benutzt. Bei dem kindlichen trans-
plantierten Wadenbein der Abb. 460 ist der Transplattatträger kein KÜNTSCHER-
Nagel, sondern ein dicker KIRSCHNER-Draht. Während ich im allgemeinen bei
einer Knochenplastik größere Fremdkörper vermeide und mich mit der Ver-
riegelung oder Verrammung begnüge, hat sich diese Art des Vorgehens in einigen
Fällen bewährt, ohne daß ich bisher Schädigungen gesehen habe.

In zweiknochigen Gliedabschnitten muß bei Fremdkörpereinfügung immer
auch ein Transplantat eingebaut werden, weil der Knochen sonst nicht heilt
und sich verbiegt. Das körpereigene Transplantat ist dem körperfremden immer
vorzuziehen. Geschwulsttragende Knochenteile, die keine Stützfunktionen haben,
können ohne weiteres reseziert werden, z. B. die ganze Hinterhauptschuppe
mit einer Riesenzellgeschwulst, das ganze Schulterblatt bis zur Gräte, die Darmbeinschaufel bis zur Kreuzfuge, Wirbelbögen und Wirbelquerfortsätze, Rippen-
geschwülste, Schlüsselbeingewächse, um einige Beispiele aus den letzten Jahren
zu nennen.

4. Die Amputation und Exartikulation.

Die *bösartige* Knochenerstgeschwulst verlangt die radikale Entfernung, was
für den Röhrenknochen meist die Amputation oder Exartikulation bedeutet.
Der Entschluß dazu wird dem Chirurgen mit reichlicher Kriegserfahrung ohne
weiteres leicht gemacht, wenn es sich um einen Arm oder ein Bein, wo das Kniegelenk erhalten werden kann, handelt. Der Verlust *eines* Armes ist bei einem
gesunden anderen tragbar, und die Prothesenfrage für aseptische gute Unter-
schenkelstümpfe ist so gelöst, daß es keines Kopfzerbrechens bedarf. Leider
sitzen aber mindestens vier Fünftel, wenn nicht noch mehr, aller jugendlichen
osteogenen Sarkome im Bereich des Kniegelenks, also am unteren Oberschenkel-
oder am oberen Unterschenkelende. Hier wird immer wieder, wie auch am
oberen Oberarmende, die Resektion gegenüber der Amputation vorgeschlagen.
Es wird behauptet, daß eine Amputation bei einem doch bald zu Lungenmetastasen führenden Leiden eine sinnlose „Verstümmelung" bedeutet, und daß die
Ergebnisse der Resektion nicht wesentlich schlechter sind. Die Gründe für und
gegen die Resektion sind in Kapitel 8, S. 142, auseinandergesetzt. Was vor allem
gegen die Resektion spricht, ist die Tatsache, daß Epi- und Metaphyse als Ent-
stehungsort des osteogenen Sarkoms fortfallen müssen, daß Einbruch in das
Gelenk und Durchbrechung des Periostes häufiger sind als der Nichterfahrene
glaubt, und daß vor allem rein technisch bei einer Geschwulst des unteren Ober-
schenkel- und des oberen Schienbeinendes eine so große Strecke bei radikaler

Operation fortfällt, daß die Herstellung der Kontinuität, welche Vorbedingung für den Erfolg einer Resektion ist, nicht gelingt, oder wenn sie gelingt, ein so langes Krankenlager im Gipsbett bedeutet, daß bei der wahrscheinlich doch beschränkten Lebensdauer kein Gewinn für den Kranken dabei erzielt wird. Wer außerdem auch nur einmal das Krankenlager eines Rezidivsarkoms mit geschwulstigem Zerfall in der Haut und Spontanfraktur bewußt miterlebt hat, wird sicher auch einer zwar verstümmelnden, aber ein stark abgekürztes Krankheitslager bedeutenden und wenigstens saubere Verhältnisse schaffenden Amputation den Vorzug geben. Auch ich habe mich vor kurzem wieder einmal zu einer Resektion verleiten lassen, weil mich die Mutter des einzigen Kindes beschwor, ihr Kind nicht zu amputieren. Das Rezidiv nach 3 Monaten belehrte mich eines Besseren.

Wir müssen also vernünftigerweise bei der Amputation der bösartigen Knochengeschwülste bleiben! Bei den nicht sicher oder fraglich bösartigen, selbst sehr ausgedehnten Geschwülsten, wie den Riesenzellgeschwülsten, können wir die radikale Resektion mit einer ausreichenden Knochenplastik (s. Abb. 451 und 457), auch wenn die Kranken ein sehr viel längeres Krankenlager haben, empfehlen.

Es braucht am *Schluß* nicht noch als etwas Besonderes hervorgehoben zu werden, daß wir heute jede größere Knochenplastik unter dem Schutz von *Penicillin* ausführen. Auch die Infektion ist ein Faktor in jener Konstellation der Faktoren, die zur Geschwulstentstehung führen, was besonders für die Riesenzellengeschwülste, diese immer prognostisch unsicher zu beurteilenden Gewächse, gilt.

Literatur.

Einleitung.
Allgemeine Werke, Monographien, Übersichten.

BAENSCH, W.: Über die Grenzen des Knochentumor-Nachweises. Röntgenprax. **3**, 326 (1931). — BOUDREAUX, J.: Les tumeurs primitives du rachis. Paris: Vigot Frères 1936. — BRAILSFORD: The radiological evidence of malignant tumor in bone. Radiology **33**, 476 (1940). — BRAILSFORD, J. F.: Some experiences with bone tumors. Brit. J. Radiol. **20**, 129 (1947). — BRAINE, J.: Discussion sur le diagnostic actuel des tumeurs des os. Mém. Acad. Chir. **62**, 947 (1936). — BUDD, J. W., and I. MacDONALD: Modified classification of bone tumors. Radiology **40**, 586 (1943).

CAHEN, JEAN: Considérations sur la biopsie dans les tumeurs osseuses de diagnostic difficile. J. Chir. et Ann. Soc. belge Chir. **1937**. — COENEN, H.: Die Geschwülste. Die Chirurgie, Bd. 2, S. 1. Berlin u. Wien: Urban & Schwarzenberg 1928. — COLEY, B. L.: Trauma in malignant tumors of bone. Amer. J. Surg. **73**, 300 (1947). — CORYN, G.: A propos de la biopsie dans les tumeurs osseuses. J. Chir. et Ann. Soc. belge Chir. **1936**, No 8, 463.

DRENNAN, A. M.: The pathology of osseous tissue. Brit. med. J. **1935**, No 3912, 1241.

GESCHICKTER, CHARLES F.: (1) The roentgenologic diagnosis of bone tumors. Radiology **16**, 111 (1931). — (2) Bone tumors. Amer. J. Roentgenol. **34**, 1 (1935). — GESCHICKTER, CH., and M. COPELAND: Tumors of bone. Amer. J. Canc. **1936**. — GOOGAN, LEON: Pregnancy complicating bone tumors. Surg. etc. **65**, 145 (1937).

HAGGART, G. E.: Treatment of primary malignant bone tumors of the humerus. Surg. Clin. N. Amer. **27**, 717 (1947). — HAGGART, G. E., and FRANK L. SHIPP: Preoperative management of malignant bone tumors. Surg. Clin. N. Amer. **27**, 729 (1947). — HARRIS, R. L.: (1) Difficulties in the diagnosis of bone tumors. J. Bone Surg. **18**, 631 (1936). — (2) The importance of early and accurate diagnosis in osteogenic sarcoma. Surg. etc. **64**, 1092 (1937). — HELLNER, HANS: Unfall und Knochengeschwulst. H. Unfallheilk. **1939**. — HELLNER, HANS: Indikation und Technik der Knochengeschwulstoperation. Chirurg **19**, 97 (1948). — HERZOG,

GEORG: Die primären Knochengeschwülste. Zbl. Path. **66**, Erg.-H., 141 (1937). — In HENKE-LUBARSCH: Die Knochengeschwülste. Handbuch der speziellen pathologischen Anatomie, Bd. IX/5. Springer: Berlin 1942. — HOUDARD, L., et ALAIN MOUCHET: Considérations sur les difficultés du diagnostic des lésions multiples du squelette. Presse méd. **1936 II**, 1820. — HUET et P. MOULONGUET: Les moyens de diagnostic actuels des tumeurs des os. Mém. Acad. Chir. **62**, 283 (1936).

JÜNGLING, OTTO: Allgemeine Strahlentherapie. Stuttgart: Ferdinand Enke 1939. — JUNGHANNS, HERBERT: Die Pathologie der Wirbelsäule. HENKE-LUBARSCHS Handbuch der speziellen pathologischen Anatomie und Histologie, Bd. 9/14, S. 216. Berlin-Wien: Springer 1939.

KAUFFMANN, E.: Geschwülste der Knochen. Spezielle pathologische Anatomie, Bd. 1, S. 954. 1922. — KIENBÖCK, R.: Differentialdiagnose der geschwulstigen Knochenkrankheiten. Röntgendiagnostik der Knochen- und Gelenkkrankheiten, Bd. I. Berlin u. Wien: Urban & Schwarzenberg 1933. — KOLODNY, A.: Bone Sarcoma. The primary malignant tumors of bone and the giant cell tumor. The Surgical Publishing Company of Chicago 1927.

LERICHE, R., et A. POLICARD: Les problèmes de la physiologie normale et pathologique de l'os. Paris: Masson & Cie. 1926. — LEXER, E.: Allgemeine Chirurgie. Stuttgart: Ferdinand Enke 1928. — LIECHTI, ADOLF: Die Röntgendiagnostik der Wirbelsäule. Wien: Springer 1944. — LÜDIN, MAX: Zur Differentialdiagnose seltener Skeleterkrankungen. Helvet. med. Acta **6**, 291 (1939).

MEYERDING, H. W., F. L. FLASHMANN, F. L. PODILLA, A. R. PILS and J. H. VARNEY: Progress in orthopedic surgery for 1945. III. Tumors of bone. Arch. Surg. **54**, 102 (1947). — MORISON, J. M.: Tumors of bone. Brit. J. Radiol. **7**, 208 (1934). — MUNTEAU, EUGEN: Zur Abgrenzung der malignen Knochengeschwülste gegenüber entzündlichen Knochenerkrankungen. Röntgenprax. **17**, 23 (1948).

NOVÉ-JOSSERAND et TAVERNIER: Les tumeurs malignes des os. Paris: Doin & Cie. 1927.

OESER, HEINZ: Zum röntgenologischen Erscheinungsbild der Knochengeschwülste. Fortschr. Röntgenstr. **59**, 69 (1939).

POMERANZ, MAURICE M.: Roentgendiagnosis of bone tumors. J. Bone Surg. **28**, 795 (1930).

ROHR, K.: Das menschliche Knochenmark, 2. Aufl. Stuttgart: Georg Thieme 1949.

SABRAZÈS, JEANNENEY, et MATHEY-CORNAT: Les Tumeurs des os, Tome 1. Paris: Masson & Cie. 1932. — SCHINZ, H. R., W. BAENSCH u. E. FRIEDL: Lehrbuch der Röntgendiagnostik, Bd. 1. Leipzig: Georg Thieme 1942. — SCHINZ, HANS R., u. ADOLF ZUPPINGER: 17 Jahre Strahlentherapie der Krebse. Leipzig: Georg Thieme 1937. — SCHMIDT, M. B.: Die Knochengeschwülste. Erg. Path. **7**, 281 (1900/01). — SEAR, H. R.: Some notes on the diagnosis of bone tumours. Brit. med. J. **1936**, No 3914, 49. — SIMONS, BERNH.: Röntgendiagnostik der Wirbelsäule. Jena: Gustav Fischer 1939. — SNAPPER, J.: Maladies osseuses. Paris: Masson & Cie. 1938. — SORREL, E.: A propos du diagnostic des tumeurs des os. Mém. Acad. Chir. **62**, 575 (1936).

TAVERNIER, L.: La radiographie et la biopsie dans le diagnostic des tumeurs des os. Presse méd. **1934 II**, 1116. — TENDELOO, N. PH.: Allgemeine Pathologie. Berlin: Springer 1925. — TOUMEY, JAMES W.: Differential diagnosis of cystic lesions of bone. Surg. Clin. N. Amer. **27**, 737 (1947).

ZANOLI, RAFFAELE: Tumori ossei rari. Atti e Mem. Soc. lombarda Chir. **4**, 458 (1936). — ZUPPINGER, A.: Zur Diagnostik und Therapie der Knochentumoren. Fortschr. Röntgenstr. u. Röntgenprax. **71**, 373 (1949).

1. Chondrome.

ALQUIER: Enchondromes multiples des deux mains. J. Radiol. et Electrol. **13**, 619 (1929). — ASCHNER-ENGELMANN: Konstitutionspathologie in der Orthopädie. Berlin: Springer 1928.

BARACK, P. I.: Ossifying enchondroma of head of humerus. Bull. Hosp. Joint Dis. **1**, 3 (1940). — BLOODGOOD: (1) Bone tumors central in the phalanges of the fingers and toes. Chondroma, myxoma, giant-cell tumor. J. orthop. Surg. **2**, 597 (1920). — (2) Bone tumours, benign and malignant. Amer. J. Surg. **34**, 229 (1920). — BRÜTT, H.: Intrakranielles Chondrom als Hirntumor. Dtsch. Z. Chir. **231**, 497 (1931). — BUCY: Chondroma of intervertebral disc. J. amer. med. Assoc. **94**, 1552 (1930).

Canigiani, Th.: Ein Fall multipler Knorpelgeschwülste des Skeletts mit örtlicher sarkomatöser Entartung. Bruns' Beitr. 158, 49 (1933). — Chrysopathes, J. G.: Beitrag zur sogenannten Ollierschen Wachstumsstörung. Z. orthop. Chir. 51, 177 (1929). — Cleveland: Chondrodysplasie. Surg. etc. 47, 338 (1928). — Codman, E. A.: Epiphyseal chondromatous giant cell tumors of the upper end of the humerus. Surg. etc. 52, 543 (1931). — Coley, B. L., and A. J. Santoro: Benign central cartilaginous tumors of bone. Surgery 22, 411 (1947).

Desjacques, M.: Chondrome de la colonne vertébrale cervicale. Lyon chir. 24, 40 (1927).

Engel: Über schwerere Deformitäten durch multiple Exostosen und Enchondrome bei Jugendlichen und ihre Behandlung. Berl. klin. Wschr. 1920 II, 1022.

Felsen, I. C.: Chondroma of the spine with a transverse myelitis. Arch. int. Med. 41, 736 (1928). — Fischer, B.: Pathologie des Chondroms und Osteoms. Erg. Path. 10, 678 (1904/05). — Foederl: Enchondrom der Halswirbelsäule. Dtsch. Z. Chir. 45, 154 (1897). — Fraenkel, Eugen: Über multiple Enchondrome. Fortschr. Röntgenstr. 33, 775 (1925).

Goyanes: Condroma gigante de la columna vertebral. Arch. españ. Oncol. 1, 215 (1930).

Harbitz, F.: Über das gleichzeitige Auftreten mehrerer selbständig wachsender (multipler) Geschwülste. Beitr. path. Anat. 62, 503 (1916). — Hellner, Hans: Multiple Chondrome und Hämangiome in Skelett und Weichteilen mit dem Bilde einer Ollierschen Wachstumsstörung. Bruns' Beitr. 163, 459 (1936). — Hessenthaler, Maria: Olliersche Wachstumsstörung. Fortschr. Röntgenstr. 39, 645 (1929). — Holm, Hans: Über Wirbeltumoren. Dtsch. Z. Chir. 208, 46 (1928). — Hultén, O., u. K. A. Lovén: Ein Fall von multiplen Hämangiochondromen. Acta med. scand. (Stockh.) 10, 173 (1929).

Jaffe, H. L., and L. Lichtenstein: Benign chondroblastoma of bone. Amer. J. Path. 18, 969 (1942). — Jemma, G.: Condrome delle osse a localizzasione multipla. Riforma med. 45, 1445 (1929).

Kahn and Cohn: Diagnosis and treatment of bone lesions of the hand and foot, with special reference to bone tumors. Radiology 8, 289 (1927). — Kast: Ein Fall von Enchondrom mit ungewöhnlicher Multiplikation. Virchows Arch. 118, 1 (1889). — Keiller: Cartilaginous tumors of bone. Surg. etc. 40, 510 (1925). — Krüger, Wilhelm: Zur Behandlung der Ek- und Enchondrome. Z. orthop. Chir. 63, 308 (1935).

Ljachovitzky, M. M.: Enchondrom der Wirbelsäule. Dtsch. Z. Chir. 224, 319 (1930).

Matolcsy, T. v.: Über die Geschwülste der kleinen Knochen an Händen und Füßen. Arch. klin. Chir. 179, 708 (1934). — May, R. J.: Chondroma of the vertebra. Amer. J. Roentgenol. 17, 452 (1927). — Meyerding: Chondromas. J. orthop. Surg. 2, 77 (1920).

Pittoni, E.: Encondroma dell'apofisi transversa della prima vertebra lombare. Riforma med. 44, 1208 (1928).

Raisch, O.: Über Chondrome und sarkomatöse Entartung eines Enchondroms am Daumen. Dtsch. Z. Chir. 245, 161 (1935). — Recklinghausen, v.: Multiple Enchondrome der Knochen in Verbindung mit phlebogenen cavernösen Angiomen der bedeckenden Weichteile. Virchows Arch. 118, 4 (1889).

Schneider, Friedr.: Die Wirkung der Röntgenbestrahlung auf ein Enchondrom. Zbl. Path. 40, 293 (1927). — Schrank: Chondromatose des rechten Kniegelenkes. Zbl. Chir. 1929, 593. — Speiser, F.: Ein Fall von systematisierter Enchondromatose des Skelettes. Virchows Arch. 258, 126 (1925).

Thomson, J. W.: Multiple Chondromata. Brit. J. Surg. 16, 160 (1928). — Torri, O.: Angiomi ed encondromi multipli etc. Clinica chir. 1902, No 2. — Trommer: Zur Lehre der Hämangiome der Wirbelsäule. Frankf. Z. Path. 22, 313 (1919/20).

Welti: Chondrome de la première phalange du cinquième doigt gauche. Bull. Soc. Chir. Paris 50, 1216 (1929).

2. Osteochondrome.

Bauer, K. H.: Zur Konstitutionspathologie der multiplen Exostosen. Zbl. Chir. 1927, 943. — Birkenfeld, W.: Zur Erblichkeit der multiplen kartilaginären Exostosen (Exostosen bei eineiigen Zwillingen). Dtsch. Z. Chir. 226, 397 (1930).

Ehrenfried, A.: Hereditary deforming chondroplasia; multiple cartilaginous exostoses. J. amer. med. Assoc. 68, 502 (1917). — Erler: Osteochondrom an der Talusrolle. Zbl. Chir. 1932, 3160.

Leu, A.: Zur Frage der systematischen Enchondromatose des Skelettsystems. Frankf. Z. Path. **37**, 336 (1929).

Meurer, J.: Zur Differentialdiagnose der Tuberkulose des Talus und des Talo-Crural-gelenkes. Arch. orthop. Chir. **36**, 198 (1935). — Meyerding, H. W.: Exostosis. Radiology **8**, 282 (1927). — Müller, Enno: Über hereditäre multiple kartilaginäre Exostosen und Enchondrosen. Beitr. path. Anat. **57**, 232 (1913).

Pokrowsky: Über die Erblichkeit der multiplen kartilaginären Exostosen. Arch. klin. Chir. **155**, 669 (1929).

Rixford, E.: Osteochondromatosis. Ann. Surg. **92**, 673 (1930). — Roberts, R. E.: Osteochondromata, chondromata, cystic diseases of Bone. Brit. J. Radiol. **10**, 196 (1937).

Schramm, G.: Ein Beitrag zur Pathogenese der kartilaginären Exostosen und Enchon. drome. Arch. f. Orthop. **27**, 421 (1929). — Sjövall, Helge: Über solitäre Exostosen-Chirurg **15**, 1 (1943). — Speiser, F.: Ein Fall von systematisierter Enchondromatose des Skelettes. Virchows Arch. **258**, 126 (1925).

Verschuer, v.: Erbpathologie, 2. neubearb. Aufl. Dresden u. Leipzig: Theodor Stein-kopff 1937.

Wagner: Zum Erbgang der multiplen Exostosen. Chirurg **1933**, 492. — Walter, Hermann: (1) Multiple Exostosen. Zbl. Chir. **1927**, 944. — (2) Untersuchungsergebnisse in einer Exostosenfamilie. Arch. orthop. Chir. **24**, 533 (1927).

3. Osteome.

Literatur siehe auch bei (4.) Riesenzell-, (12.) Kiefergeschwülste und (21). Meningeome.

Armitage, G.: Osteome of the frontalsinus. Brit. J. Surg. **18**, 565 (1931).

Camp, J. D.: Osteoma of the sphenoid bone. Amer. J. Roentgenol. **11**, 523 (1924). — Cohn, Isidore: Tumors of the orbit. Arch. Surg. **20**, 908 (1930). — Cushing, H.: Orbito-ethmoidal osteomata. Surg. etc. **44**, 721 (1927).

Dahmann, H.: Über das Osteom der Nasennebenhöhlen. Z. Hals- usw. Heilk. **1**, 261 (1922).

Echlin, F.: Cranial osteomas and hyperostoses produced by meningeal fibroblastomas. Arch. Surg. **28**, 357 (1934).

Henderson, M. S.: Osteoma of the cervical spine. J. Bone Surg. **4**, 518 (1922).

Jaffe, H. L.: Osteoid-osteoma. Arch. Surg. **31**, 709 (1935).

Kny, Walter, u. Berthold Winckelmann: Zur Differentialdiagnose des sog. Corti-calisosteoids. Chirurg **1949**, 435.

Lindemann, August: Osteom. Handwörterbuch der gesamten Zahnheilkunde, Bd. 3, S. 1896. Leipzig: Johann Ambrosius Barth 1931.

Makrycostas s. Hämangiome. — Marzio, Q. di: Tumori dell'orbita. Riv. otol. ecc. **13**, 1 (1937). — Milch, Henry: Osteoid-tissue-forming tumor simulating annular seque-strum. J. Bone Surg. **16**, 681 (1934). — Moberg, Erik: Die Corticalisosteoide. Arch. klin. Chir. **202**, 553 (1941).

Pende: Hyperostosis frontalis interna. Med. Klin. **1940**, 134.

Richter, L.: Zur Hyperostose des Stirnbeins. Röntgenprax. **11**, 651 (1939).

Schmorl, Georg, u. Herbert Junghanns: Die gesunde und kranke Wirbelsäule im Röntgenbild. Fortschr. Röntgenstr., Erg.-Bd. **43**, (1932).

4. Cysten, Riesenzellgeschwülste.

Abadie, J.: Tumeur à myeloplaxes de la synoviale du genou. Tumeur à myeloplaxes de la rotule. Bull. Soc. nat. Chir. Paris **54**, 341 (1928). — Adson: Ostéitis fibrosa cystica of the spine. Surg. etc. **46**, 684 (1928). — Albertini, A. v.: Gutartige Riesenzellgeschwülste. Leipzig: Georg Thieme 1928. — Anschütz, W.: Klinische Betrachtungen über die Prognose der sogenannten Osteodystrophia fibrosa localisata (Knochenzysten und Knochengranulome). Med. Klin. **1934 I**, 417. — d'Aunoy, Rigney, and J. H. Connell: Osteitis fibrosa localisata of the patelle. J. Bone Surg. **16**, 689 (1934).

Bahls, Günther: Über ein solitäres Xanthom im Knochen. Zbl. Chir. **1936**, 1041. — Beck, C.: Über echte Cysten der langen Röhrenknochen. Arch. klin. Chir. **70**, 1099 (1903). — Bergmann, E.: (1) Ostitis fibrosa und ihre Ausgänge. Arch. klin. Chir. **136**, 308 (1925). — (2) Von der lokalisierten zur generalisierten Ostitis fibrosa. Arch. klin. Chir. **141**, 673 (1926). —

Beswick, W. F., and A. Brunschwig: Site of benign giant cell tumor eleven years after operation. Arch. Surg. **32**, 875 (1936). — Bloodgood, J. C.: (1) Benign giant-cell tumor of bone. Its diagnosis and conservative treatment. Amer. J. Surg. **37**, 105 (1923). — (2) Central sarcoma of bone. J. Bone Surg. **9**, 217 (1927). — Blum, Friedr.: Zur Behandlung der zentralen Knochenzysten. Zbl. Chir. **1939**, 623. — Blumensaat, C.: Die Tumoren der Kniescheibe. Erg. Chir. **29**, 347 (1936). — Boudreaux s. Einleitung. — Bower, O. John, H. Jefferson, Clark and L. Davis: The management of giant cell sarcoma of the vertebra. Arch. Surg. **21**, 313 (1930). — Brodowski, W.: Über den Ursprung sogenannter Riesenzellen und über Tuberkeln im allgemeinen. Virchows Arch. **63**, 113 (1875).

Camurati, Mario: Tumore a mieloplassi del rachide cervicale. Chir. Org. Movim. **6**, 581 (1927). — Chatterton, C. C., and A. E. Flagstad: Peculiar behavior of giant-cell tumors. J. Bone Surg. **9**, 111 (1927). — Christensen, F. C.: Bone tumors. Ann. Surg. **81**, 1074 (1925). — Cole, Wallace H.: Primary tumors of the patella. J. Bone Surg. **7**, 637 (1925). — Coley, B. L., and N. L. Higinbotham: Solitary bone cyst. The localized form of osteitis fibrosa cystica. Ann. Surg. **99**, 432 (1934). — Coley, W. B.: (1) Prognosis of giant cell sarcoma in long bones. Ann. Surg. **79**, 561 (1924). — (2) Prognosis and treatment of giant cell sarcoma based on further study of end results in 69 cases. Ann. Surg. **86**, 641 (1927). — Cotton, A.: Giant cell tumor of the spine with report of a case. Amer. J. Roentgenol. **20**, 18 (1928).

Drerup, Karl: Sarkom und Osteodystrophia fibrosa. Z. Krebsforschg **43**, 386 (1936). — Ducrey, E.: Solitäre Knochencyste des Humerus, geheilt durch Auskratzung und Einpflanzung eines Tibiaspanes. Dtsch. Z. Chir. **247**, 530 (1936). — Dyke, S. C.: Metastasis of the "benign" giant-cell-tumour of bone. J. of Path. **34**, 259 (1931).

Esau: Zystenbildungen im Skelett. Dtsch. Z. Chir. **234**, 561 (1931). — Ewing, J.: Neoplastic diseases. Philadelphia: W. B. Saunders Comp. 1931.

Faltin, R.: (1) Ein Fall von Riesenzelltumor der Patella. Acta chir. scand. (Stockh.) **58**, 36 (1925). — (2) Spätresultat eines vor ca. 5 Jahren operierten Falles von Riesenzelltumor der Patella. Acta chir. scand. (Stockh.) **66**, 259 (1930). — Felten, R., u. F. Stoltzenberg: Traumatische solitäre Knochencysten. Z. orthop. Chir. **30**, 434 (1912). — Fraser, J.: Benign giant-cell tumor of bone. Clin. J. **60**, 20 (1931). — Freund, Ernst: (1) Osteodystrophia fibrosa unilateralis. Arch. Surg. **28**, 849 (1934). — (2) On the different forms of non-generalized fibrous osteodystrophia. Surg. etc. **62**, 541 (1936). — (3) The use of bone chips in the treatment of localized osteitis fibrosa. J. Bone Surg. **19**, 36 (1937). — Fromme: Über die Osteodystrophia fibrosa und ihre Beziehungen zum Sarkom. Arch. klin. Chir. **152**, 601 (1928).

Gaugele, K.: Zur Frage der Knochencysten und der Ostitis fibrosa v. Recklinghausen. Arch. klin. Chir. **83**, 953 (1907). — Geschickter, C. F.: The roentgenologic diagnosis of bone tumors. Radiology **16**, 111 (1931). — Geschickter, C. F., and M. M. Copeland: (1) Osteitis fibrosa and giant cell tumor. Arch. Surg. **19**, 169 (1929). — (2) Bone tumors. Amer. J. Canc. **1936**. — Geschickter, Carl, u. Hans Widenhorn: Über Riesenzellentumoren der Knochen. Arch. klin. Chir. **172**, 694 (1933). — Glauner, R.: Beiträge zur Diagnose und Prognose von Knochengeschwülsten. Arch. klin. Chir. **179**, 672 (1934). — Goforth, J. L.: Giant cell tumor of bone. Arch. Surg. **13**, 846 (1926). — Gold, E.: Über die Riesenzelltumoren der langen Röhrenknochen. Arch. klin. Chir. **140**, 763 (1926).

Haberer, H. v.: (1) Zur Frage der Knochencysten und der Ostitis fibrosa v. Recklinghausen. Arch. klin. Chir. **82**, 873 (1907). — (2) Zur Frage der Knochencysten, zugleich ein Beitrag zur freien Knochentransplantation. Arch. klin. Chir. **93**, 791 (1910). — (3) Zur Frage der Knochencysten. Arch. orthop. Chir. **17**, 1 (1919). — Hammer, H.: Zur Pathogenese, Diagnostik und Therapie der zentralen Riesenzellgeschwülste der Kiefer. Dtsch. Z. Chir. **232**, 224 (1931). — Haslhofer, L.: Gutartige Riesenzelltumoren der Knochen und sogenannten Knochencysten. In Henke-Lubarsch' Handbuch der speziellen pathologischen Anatomie und Histologie, Bd. 9. Berlin: Springer 1936. — Hellner, Hans: (1) Juvenile monostotische tumorbildende Osteodystrophia fibrosa mit seltener Lokalisation. Bruns' Beitr. **140**, 92 (1927). — (2) Zur vergleichenden Pathologie der Osteodystrophia fibrosa der Affen. Virchows Arch. **264**, 238 (1927). — (3) Die lokalisierte Osteodystrophia der Wirbelsäule. Bruns' Beitr. **144**, 42 (1928). — (4) Bewertung der einzelnen Wirbelveränderungen für die Diagnose. Münch. med. Wschr. **1931** II, 1511. — (5) Formen der Ostitis fibrosa des Kiefers.

Arch. klin. Chir. **165**, 229 (1931). — HERENDEEN, R. E.: (1) The roentgen ray treatment of giant-cell tumors. Amer. J. Roentgenol. **12**, 117 (1924). — (2) Results in the roentgen-ray therapy of giant-cell tumors of bone. Ann. Surg. **93**, 398 (1931). — HERTEL, E.: Aufsplitterung als Behandlungsverfahren der lokalisierten Ostitis fibrosa. Chirurg **5**, 932 (1933). — HIMMELMANN, W.: Über endokrine Anomalien und Störungen des Kalkstoffwechsels bei der lokalisierten Ostitis fibrosa. Klin. Wschr. **1930 II**, 2443. — HOFFMEISTER, W.: Ostitis fibrosa-Sarkom. Dtsch. Z. Chir. **236**, 191 (1932). — HOLLAND, C. TH.: The benign giant-cell tumour of bone. Brit. J. Radiol. **7**, 227 (1934). — HOLMES, G. W.: Benign giant cell bone tumors. Acta med. scand. (Stockh.) **6**, 597 (1926).

IMMENKAMP, ALOYS: Zur Pathologie und Therapie des Riesenzellgranuloms. Dtsch. Zahn- usw. Heilk. **5**, 282 (1938).

KIENBÖCK, R., u. A. SELKA: Über die Zystofibrome der Knochen. Fortschr. Röntgenstr. **48**, 324 (1933). — KING, E. S. J.: Malignant giant-cell tumour of bone. Brit. J. Surg. **20**, 269 (1932). — KINZEL, HANS: Ostitis fibrosa der Wirbelsäule. Arch. klin. Chir. **170**, 106 (1932). — KIRKLIN, B. R., and CLAUDE MOORE: Roentgenologic manifestations of giant-cell tumor. Amer. J. Roentgenol. **28**, 145 (1932). — KÖNIG, FRITZ: Lipoidgranulom im Knochen. Zbl. Chir. **1934**, 786. — KOLODNY, ANATOLE: Bone Sarcoma. The primary malignant tumors of bone and the giant cell tumor. The Surgical Publishing Company of Chicago 1927. — Canc. Rev. **4**, 1 (1929). — KONJETZNY, G. E.: (1) Die sogenannte „lokalisierte Ostitis fibrosa". Arch. klin. Chir. **121**, 567 (1922). — (2) Knochensarkome und ihre Begrenzung. Arch. klin. Chir. **176**, 335 (1933). — (3) Riesenzelltumoren der Knochen. Zbl. Chir. **1935**, 2813. — (4) Zur Beurteilung der gutartigen Riesenzellengeschwülste der Knochen. Chirurg **9**, 245 (1937).

LACHARITÉ: Les tumeurs des os à cellules géantes. J. Radiol. et Électrol. **12**, 521 (1928). — LANG, F. J.: (1) Zur Bewertung der Probeexzision bei Knochengeschwülsten. Zbl. Chir. **1932**, 1618. — (2) Osteodystrophia fibrosa und Epulis. Arch. klin. Chir. **172**, 672 (1933). — LANG, F. I., u. L. HASLHOFER: Über die bisher als Ostitis fibrosa bezeichneten Knochenerkrankungen. Klin. Wschr. **1936 I**, 737. — LEWIS, D.: Primary giant cell tumors of the vertebra. J. amer. med. Assoc. **83**, 1224 (1924). — LEWIS, D. D.: Multilocular cysts of jaws. Surg. etc. **10**, 28 (1910). — LOOSER: (1) Über die Zysten und braunen Tumoren der Knochen. Dtsch. Z. Chir. **189**, 113 (1924). — (2) Die pathologische Anatomie der solitären Knochencysten. Schweiz. med. Wschr. **1933 I**, 940. — (3) Über die Riesenzelltumoren. Verh. 4. internat. Kongr. Radiol. **2**, 13 (1934). — LOOSER, E.: In H. R. SCHINZ, W. BAENSCH u. E. FRIEDL, Röntgendiagnostik. Leipzig: Georg Thieme 1932. — LUHMANN, K.: Zur traumatischen Genese der Ostitis fibrosa localisata. Arch. orthop. Chir. **33**, 509 (1933).

MACFARLANE and LINELL: Tumeur à cellules géantes de la 3e vertèbre cervicale. Brit. J. Surg. **21**, 513 (1934). — MACGUIRE, C. J. jr., and MCWHORTER: Sarcoma of bone: An analysis of fifty cases. Arch. Surg. **9**, 545 (1924). — MADELUNG: Riesenzellensarkom der Lendenwirbelsäule. Münch. med. Wschr. **1909 I**, 479. — MAJOR, S. G.: Giant cell tumors of the jaws. Ann. Surg. **104**, 1068 (1936). — MANDL: (1) Klinisches und Experimentelles zur Frage der lokalisierten und generalisierten Ostitis fibrosa. Arch. klin. Chir. **143**, 1, 245 (1926). — (2) Zur Diagnose der lokalisierten Ostitis fibrosa. Dtsch. Z. Chir. **226**, 391 (1930). — MARZIANI: Tumore gigantocellulare di femore. Atti e mens. Soc. lombarda di Chirurgia **5**, No 13 (1937). — MEYER-BORSTEL, H.: Röntgentiefenbestrahlung oder operative Behandlung der lokalisierten Ostitis fibrosa und der Riesenzelltumoren? Chirurg **1929**, 968. — MEYERDING, H. W.: (1) Cystic and fibrocystic disease of the long bones. Amer. J. orthop. Surg. **16**, 253, 367 (1918). — (2) The value of the Roentgen Ray in the Diagnosis and Prognosis of Sarcoma of the Long Bones. J. Bone Surg. **5**, 323 (1923). — (3) X-ray findings in bone tumors; exostosis, chondromas, bone cysts, osteitis fibrosa cystica, giant-cell tumors. Radiology **3**, 216 (1924). — (4) Radiology **7**, 29 (1926). — (5) Bone Tumors. Minnesota Med. **8**, 628 (1925). — (6) The preoperative Differential Diagnosis of Bone Tumors. J. amer. med. Assoc. **88**, 365 (1927). — (7) Tumeur à cellules géantes traitées par radiothérapie. Surg. Clin. N. Amer. **11**, 778 (1931). — (8) Treatment of benign giant-cell tumors. J. Bone Surg. **18**, 823 (1936). — MIKULICZ, v.: Diskussion (über Osteodystrophia cystica). Zbl. Chir. **1904**, 1323. — MILCH: Tumeur à cellules géantes du rachis. Amer. J. Canc. **21**, 363 (1934). — MÖNCKEBERG: Über Cystenbildung bei Ostitis fibrosa. Verh. dtsch. path. Ges., 7. Tagg Berlin, **1904**, 232. — MÖNCKEBERG, J. H.: Zur Frage der sogenannten Riesenzellensarkome der Knochen. Virchows Arch. 246, 106 (1923). — Molineus: Über die multiplen braunen Tumoren bei Osteomalacie. Arch. klin. Chir. 101, 333 (1913). — Mustakallio, Sakari: Untersuchungen über den mikroskopischen Bau und die Natur der Ostitis fibrosa localisata. Arb. path. Inst. Helsingfors (Jena), N. F. 8, 37 (1935).

Nuernbergk, H.: Osteodystrophia fibrosa der Patella. Bruns' Beitr. 153, 406 (1931).

Peirce, C. B.: Giant-cell bone tumor. Radiology 21, 348 (1933). — Peirce, C. B., and I. Lampe: (1) Giant cell bone tumor. J. amer. med. Assoc. 107, 1867 (1936). — (2) Amer. J. Roentgenol. 28, 167 (1932). — Pfahler, G. F., and Parry: Treatment of giant cell bone tumors by roentgenirradiation. Amer. J. Roentgenol. 28, 151 (1932). — Phélip, J. A.: Ostéite kystique vacuolaire juvénile xanthomateuse de l'extrémité inférieure du fémur. Bull. Soc. nat. Chir. Paris 61, 443 (1935). — Platt, Harry: Some remarks on the giant cell tumor of bone. Surg. etc. 60, 318 (1935). — Pollidori, A.: Esiti della cura chirurgica delle cisti ossee. Chir. Org. Movim. 25, 1 (1939). — Pommer, G.: Zur Kenntnis der progressiven Hämatom- und Phlegmasieveränderungen der Röhrenknochen usw. Arch. orthop. Chir. 17, 17 (1919). — Puhl, H.: (1) Über Bau und Wesen der lokalisierten braunen Geschwülste und Cysten des Knochenmarks. Arch. klin. Chir. 186, 506 (1936). — (2) Über Bau und Wesen der lokalisierten braunen Riesenzellgeschwülste des Knochenmarks. Beitr. path. Anat. 98, 335 (1937). — (3) Das solitäre Xanthom des Knochens. Arch. klin. Chir. 199, 559 (1940). — (4) Die primären Knochengeschwülste als mesenchymale Blastome. Arch. klin. Chir. 193, 537 (1938).

Rasch (zit. Boudreaux): Un cas de sarcome à cellules géantes du rachis. Hygiea (Stockh.) 84, 769 (1922). — Richter: Zwei seltene Formen von Ostitis fibrosa. Röntgenprax. 7, 533 (1935). — Ritter: Die Epulis und ihre Riesenzellen. Dtsch. Z. Chir. 54, 1 (1900). — Ruppe, Ch.: Les maladies de Recklinghausen, de Paget et les tumeurs à myéloplaxes (acquisitions récentes). Paris méd. 1935 II, 377. — Rywkind, W. A.: Die Epuliden und deren Beziehung zur Ostitis fibrosa. Virchows Arch. 263, 416 (1927).

Samson, P. C., and C. Haight: Giant-cell bone tumor of the costal origin. J. amer. med. Assoc. 105, 1020 (1935). — Santos, José V.: Giant cell tumor of the spine. Ann. Surg. 91, 37 (1930). — Sauer, H.: Über Ostitis fibrosa. Dtsch. Z. Chir. 170, 95 (1922). — Schaal, A.: Untersuchungen über die räumlichen und entwicklungsgeschichtlichen Beziehungen der Riesenzellen und Gefäße in den Epuliden. Frankf. Z. Path. 44, 566 (1933). — Schinz u. Uehlinger: Zur Diagnose, Differentialdiagnose, Prognose und Therapie der primären Geschwülste und Cysten des Knochensystems. Erg. med. Strahlenforsch. 5 (1931). Schröder, F.: Ein zentraler xanthomatöser Riesenzelltumor der Fibula. Arch. klin. Chir. 168, 118 (1901). — Schürch, O., u. E. Uehlinger: Zur Strahlenbehandlung der Riesenzellgeschwülste der langen Röhrenknochen. Schweiz. med. Wschr. 1944, 220. — Schumann, Gerhard, u. Finsterbusch: Langjährige Beobachtungen der gutartigen Riesenzellengeschwülste der Knochen und Knochencysten. Arch. klin. Chir. 202, 269 (1941). — Siegmund-Weber: Pathologische Histologie der Mundhöhle. Leipzig: S. Hirzel 1926. — Simon, Hermann: Die Sarkome. Neue deutsche Chirurgie, Bd. 43, S. 1—640. 1928. — Simon, W. V.: Die Knochensarkome. Erg. Chir. 16, 364 (1923). — Spring, Karl: Ostitis fibrosa der Kiefer und ihr Einfluß auf die Dentition. Arch. klin. Chir. 149, 385 (1928). — Sprung, H. B.: Zur Histogenese der Epulis. Dtsch. Z. Chir. 251, 64 (1938). — Stewart, M. J.: The histogenesis of myeloid Sarkoma etc. Lancet 1922, 1106. — Strasser, Andrea: Osteodistrofia fibro-cistica vertebrale. Arch. Med. e Chir. 6, Nr 2 (1937). — Stumpf: Über die isoliert auftretende cystische und cystisch-fibröse Umwandlung einzelner Knochenabschnitte. Dtsch. Z. Chir. 114, 417 (1912). — Swift, E., and Hallock: Treatment of localized fibrocystic cavities in bone by curettage and packing with bone chips. J. Bone Surg. 20, 411 (1938). — Szántó, Géza: Zur Pathologie und Klinik der solitären Knochencysten und Riesenzellentumoren. Arch. f. Orthop. 38, 336 (1937).

Tietze, A.: Die Knochencysten. Erg. Chir. 2, 32 (1911). — Troell, A.: Zwei Fälle von Riesenzellentumor in Knochen, beobachtet $3^1/_2$ bzw. 18 Jahre. Acta chir. scand. (Stockh.) 67, 906 (1930). — Tshertkoff (zit. Boudreaux): Les tumeurs à myéloplaxes de la colonne vertébrale. Thèse de Strasbourg 1933. — Turi, F.: Behandlung der Knochencysten mit autoplastischen Transplantaten. Arch. di Ortop. 56, 329 (1941).

Uehlinger: Virchows Arch. 306, 255 (1940). — Osteofibrosis deformans juvenilis. Fortschr. Röntgenstr. 64, 41 (1941).

VECCHIONI, F.: Sui considelti „tumori giganto-cellulari" delle osse. Arch. di Ortop. **52**, 548 (1936). — VOLTERRA, M.: Sopra un caso di xantosarcomatosi. Riv. Chir. Med. **38** (1937).

WALLGREN, J.: Zur Kenntnis des mikroskopischen Baues und der Natur der Riesenzellenepuliden. Arb. path. Inst. Helsingfors (Jena), N. F. **6**, 21 (1930). — WANACH, R.: Über Tumoren der Patella. St. Petersb. med. Wschr. **1910 I**, 308. — WEBER, W.: Ätiologie und Pathogenese solitärer Knochenzysten. Fortschr. Röntgenstr. **53**, 5 (1936).

5. Anhang: *Ostitis fibrosa generalisata.*

ALBRIGHT, AUB and BAUER: Hyperparathyreoidism. J. amer. med. Assoc. **102**, 1276 (1934). — ALBRIGHT, F., and R. ELLSWORTH: J. clin. Invest. **7**, 183 (1929). — ARNESEN, ARNE, J. A.: Zwei Fälle von operierter Ostitis cystica fibrosa. Acta chir. scand. (Stockh.) **76**, 382 (1935). — ASK-UPMARK, E.: A study on the parathyroid enlargement by osteitis fibrosa generalisata. Acta med. scand. (Stockh.) **74**, 284 (1930). — ASSMANN, H.: Die klinische Röntgendiagnostik innerer Krankheiten, Bd. 2. Berlin: F. C. W. Vogel 1934.

BACHMANN, R.: Autoplastik bei Ostitis fibrosa gen. Arch. klin. Chir. **202**, 524 (1941). — BALLIN, M., and P. F. MORSE: Parathyroidism and parathyroidectomy. Ann. Surg. **94**, 592 (1931). — BARR, O. P., and BULGER: The clinical syndrome of hyperparathyreoidism. Amer. J. med. Sci. **179**, 449 (1930). — BAUER, JUL.: Über Hyperparathyreoidismus und verwandte Zustände. Bruns' Beitr. **159**, 583 (1934).

CHRISTELLER: Referat über Ostitis fibrosa. Verh. dtsch. path. Ges. **21**, 7 (1926). — COMPÈRE, E. L.: Bone changes in hyperparathyroidism. Surg. etc. **50**, 78 (1930). — COMPÈRE, EDWARD L.: Pathologie and biochemical changes in skeletal dystrophies: Analysis of results of treatment of parathyroid osteosis. Arch. Surg. **32**, 232 (1936). — COURTY, L., et J. CALLENS: Ostéite fibreuse kystique généralisée avec adénome parathyroïdien (Maladie de RECKLINGHAUSEN). Bull. Soc. nat. Chir. Paris **60**, 777 (1934).

EGER, W.: Osteodystrophia fibrosa gen. Epithelkörperchen und Nieren. Frankf. Z. Path. **56**, 370 (1942). — ENGEL, G.: Über einen Fall von cystoider Entartung des gesamten Skelettes. Inaug.-Diss. Gießen 1864. — ERDHEIM, J.: Über Epithelkörperchenbefunde bei Osteomalacie. Sitzgsber. Akad. Wiss. Wien, Math.-naturwiss. Kl. **116** (1907).

FRANGENHEIM, P.: Korreferat über „die Klinik der Osteodystrophia fibrosa". Verh. dtsch. path. Ges., 21. Tagg **21**, 49 (1926).

GERLACH: Zur Frage der gen. Ostitis fibrosa usw. Virchows Arch. **254**, 461 (1924). — GOHS, WALDEMAR: Knochenveränderungen bei experimentell bei Hühnern erzeugter Osteodystrophia fibrosa. Frankf. Z. Path. **47**, 63 (1934). — GOLD, E.: Über die Bedeutung der Epithelkörperchenvergrößerung bei der Ostitis fibrosa generalisata VON RECKLINGHAUSEN. Mitt. Grenzgeb. Med. u. Chir. **41**, 63 (1928).

HANKE, HANS: (1) Über experimentelle Osteodystrophia fibrosa. Frankf. Z. Path. **48**, 171 (1935). — (2) Osteodystrophische Erkrankungen und ihre Begrenzung. Dtsch. Z. Chir. **245**, 641 (1935). — HARRISON, H. E., and H. C. HARRISON: J. clin. Invest. **20**, 47 (1941). — HASLHOFER, L.: Die ENGEL-RECKLINGHAUSENsche Knochenerkrankung. In HENKE-LUBARSCH' Handbuch der speziellen pathologischen Anatomie und Histologie, Bd. 9/3, S. 342. Berlin: Springer 1937. — HOFF, F.: Störungen im Kalkstoffwechsel und ihre Behandlung. Med. Klin. **1931 I** (Beih.). — HOFFHEINZ: Über Vergrößerung der Epithelkörperchen bei Ostitis fibrosa und verwandten Krankheitsbildern. Virchows Arch. **256**, 705 (1925).

JAFFE, BODANSKY, BLAIR: Ostitis fibrosa und Epithelkörperchenextrakt. Klin. Wschr. **1930 II**, 1717. — J. of exper. Med. **55**, 139 (1932). — JELKE, HUGO: Über Hyperparathyreoidismus. Acta med. scand. (Stockh.) Suppl. **114** (1940). — JOHNSON, GERTRUDE M.: Hyperparathyroidism with VON RECKLINGHAUSENS Osteitis fibrosa cystica generalisata and Hypopituitarism. Amer. J. Surg. **32**, 113 (1936). — JORES, A.: Beitrag zur Differentialdiagnose des multiplen Myeloms und der Ostitis fibrosa generalisata mit besonderer Berücksichtigung des Kalkstoffwechsels. Klin. Wschr. **1931 II**, 2352.

KALLFELZ: Zur Klinik der Ostitis fibrosa generalisata (v. RECKLINGHAUSEN). Zbl. Chir. **1935**, 2988, 2989. — KALLIUS, H. U.: Experimentelle und theoretische Untersuchungen über die Ätiologie der Osteodystrophia fibrosa generalisata. Arch. klin. Chir. **169**, 466

(1932). — KEATING, F. R. jr., and E. N. COOK: The recognition of primary hyperparathyroidism. J. amer. med. Assoc. **129**, 994 (1945). — KIENBÖCK, R.: (1) Über die sogenannte Ostitis fibrosa. Fortschr. Röntgenstr. **41**, 34 (1930). — (2) Über die PAGETsche Knochenkrankheit und Epithelkörperchentumoren. Bruns' Beitr. **159**, 597 (1934). — (3) Röntgendiagnostik der Knochen- und Gelenkkrankheiten. Berlin u. Wien: Urban & Schwarzenberg 1933.

LANG, F. I., u. L. HASLHOFER: Über die genetischen Beziehungen zwischen Osteomalazie, Rachitis und Ostitis fibrosa. Virchows Arch. **257**, 594 (1925). — LANG, F. I., u. K. HAÜPL: Beitrag zur Kenntnis der Entstehung der Ostitis fibrosa. Virchows Arch. **262**, 383 (1926). — LEB, A.: Generalisierte Ostitis fibrosa cystica mit maligner Entartung und Epithelkörperchentumoren. Röntgenprax. **4**, 740 (1932). — LEHNER, A.: Zur Klinik der Ostitis deformans. Dtsch. Z. Chir. **235**, 244 (1932). — LIÈVRE: (1) L'ostéose parathyroidienne et les ostéopathies chroniques. Paris: Masson & Cie. 1932. — (2) Le diagnostic de l'ostéose parathyroidienne. Arch. Électr. méd. **40**, 297 (1932). — LOTSCH, F.: Über generalisierte Ostitis fibrosa mit Tumoren und Zysten usw. Arch. klin. Chir. **107**, 1 (1915).

MANDL: (1) Therapeutischer Versuch bei einem Fall von Ostitis fibrosa generalisata mittels Exstirpation eines Epithelkörperchentumors. Zbl. Chir. **1926**, 260. — (2) Der derzeitige Stand der Therapie bei der RECKLINGHAUSENschen Knochenkrankheit. Wien. med. Wschr. **1931 I**, 601. — (3) Authentischer Bericht über den ersten, mit Epithelkörperchenexstirpation behandelten Fall von RECKLINGHAUSENscher Knochenkrankheit. Bruns' Beitr. **160**, 295 (1934). — (4) Der Kalkstoffwechsel und seine Beziehungen zur Chirurgie der Epithelkörperchen. Bruns' Beitr. **162**, 643 (1935). — (5) Zur Technik der Parathyroidektomie auf Grund neuer Beobachtungen. Dtsch. Z. Chir. **240**, 361 (1935). — MARX: Über die Pathogenese der Ostitis fibrosa gen. Arch. klin. Chir. **172**, 112 (1924). — MERKLEN, PR., et L. ISRAEL: Maladie de RECKLINGHAUSEN avec lésions osseuses multiples. Paris méd. **1934 I**, 411. — MERRIT, E. A.: Roentgen Irradiation of the parathyroid region in cystic disease of the bones etc. Amer. J. Roentgenol. **30**, 668 (1933). — MICHAELIS, L.: Ostitis deformans (PAGET) und Ostitis fibrosa (v. RECKLINGHAUSEN). Erg. Chir. **26**, 381 (1933).

NOTHMANN, M.: (1) Die galvanische Erregbarkeit der menschlichen Skelettmuskulatur nach intravenöser Zufuhr hochkonzentrierter Calciumlösungen. Arch. exper. Path. u. Pharmakol. **91**, 312 (1921). — (2) Ostitis fibrosa cystica generalisata. Handbuch der Neurologie, Bd. 15. Berlin: Springer 1937.

OBERLING, CH., et M. GUÉRIN: Ostéites par carence chez les poules maintenues en cage, leurs rapports avec l'ostéite fibreuse et avec l'hypertrophie des parathyroides. Ann. d'Anat. path. **11**, 97 (1934). — ÖSTLING, KARL: Spontanheilung bei Ostitis fibrosa gen. Acta chir. scand. (Stockh.) **83**, 225 (1939). — OSWALD, WALTER: Beitrag zur Osteodystrophia fibrosa gen. Bruns' Beitr. **175**, 17 (1943).

PERRAS, T.: Über experimentelle Erzeugung von Osteodystrophia fibrosa mit Nebenschilddrüsenhormon und ihre Beziehung zum Vitamin D. Virchows Arch. **296**, 212 (1935).

RECKLINGHAUSEN, F. V.: Die fibröse oder deformierende Ostitis, die Osteomalazie und osteoplastische Carcinose in ihren gegenseitigen Beziehungen. Festschrift RUD. VIRCHOW. Berlin: Georg Riemer 1891. — REISCHAUER, F.: (1) Die RECKLINGHAUSENsche Krankheit. Klinische Fortbildung. Neue Deutsche Klinik, 4. Erg.-H. Wien u. Berlin: Urban & Schwarzenberg 1936. — (2) Ein Fall von halbseitiger polyostotischer Ostitis fibrosa. Zbl. Chir. **1936**, 270. — REUSS, LISBETH, u. DIETRICH ROLLER: Eine Mineralstoffbilanz bei Ostitis fibr. cystica gen. vor und nach der Operation eines Epithelkörpertumors und ihre Beziehungen zum klinischen Verlauf. Wien. klin. Wschr. **1940**, 889.

SCHMORL: Zur Kenntnis der Ostitis fibrosa. Verh. dtsch. path. Ges. **21**, 71 (1926). — SCHOLTZ, H. G.: Die klinische Bedeutung des Nebenschilddrüsenhormons. Spezielle Pathologie und Therapie innerer Krankheiten von KRAUS-BRUGSCH, Erg.-Bd. 8. 1933. — SCHÜLLER: Über circumscripte Osteoporose des Schädels. Med. Klin. **1929 I**, 631. — SCHÜPBACH, A.: Endokrines System und Skelett. Helvet. med. Acta **15**, 537 (1948). — SCHUPP, HEINRICH: Die Ostitis fibrosa RECKLINGHAUSEN, ihre Abtrennung von anderen Knochenerkrankungen. Inaug.-Diss. Tübingen 1931. — SEDGENIDSE, G. A.: Konstitutionelle und vererbliche Faktoren in der Entstehung der fibrösen Osteodystrophieen. Arch. klin. Chir. **184**, 349 (1935). — SHALLOW, THOMAS A.: Tumors of the parathyroid and associated bone pathology. Ann. Surg. **101**, 1275 (1935). — SIMON, W. V.: Ostitis fibrosa generalisata. Z. orthop. Chir.

55, 100 (1931). — Snapper, J.: (1) Parathyroid tumor and changes of the bones. Arch. int. Med. 46, 506 (1903). — (2) Parathyroides et maladies des os. Le Scapel 1930 II, 765. — Sörensen, Anshelm: Un cas de ostéite fibreuse généralisée, traitée par l'enlèvement d'une tumeur parathyroidienne. Acta chir. scand. (Stockh.) 68, 145; 74, 485 (1934). — Speed, Kellogg: Parathyroidism with multiple areas of cystic bone change. Surg. Clin. N. Amer. 14, 859 (1934).

Taylor, Hermon: Osteitis fibrosa: An experimental study. Brit. J. Surg. 22, 561 (1935). — Thüer, Karl: Über das Phänomen der dissezierenden Knochenresorption bei Osteodystrophia fibrosa generalisata von Recklinghausen. Virchows Arch. 295, 591 (1935). — Timpe, O.: Zur Behandlung der generalisierten Ostitis fibrosa. Bruns' Beitr. 164, 146 (1936).

Wanke, R.: (1) Die Ostitis fibrosa. Bruns' Beitr. 136, 664 (1926). — (2) Sarkom bei Ostitis deformans und Osteodystrophia fibrosa. Dtsch. Z. Chir. 237, 198 (1932). — Wernly, M.: Z. klin. Med. 140, 226 (1942). — Wernly, M., u. Berdjis-Chamsi: Helvet. med. Acta Suppl. 19 (1946). — Westhues, H., u. Nägelsbach: Ein Fall von allgemeiner Ostitis fibrosa mit tödlichem Ausgang. Klin. Wschr. 1922 II, 1971. — Wichmann, F. W.: Ostitis fibrosa cystica v. Recklinghausen und Epithelkörperchen. Dtsch. Z. Chir. 235, 619 (1932). — Wilder, R. M.: Hyperparathyreoidism. Endocrinology 13, 231 (1929). — Willich, G. Th.: Spontane Ausheilungsvorgänge bei generalisierter Osteodystrophia fibrosa. Bruns' Beitr. 146, 103 (1928).

6. Anhang: *Ostitis deformans* Paget.

Bachmann: Ein Beitrag zur Ostitis deformans Paget. Röntgenprax. 5, 161 (1933). Erdheim, J.: Über die Genese der Pagetschen Knochenerkrankung. Beitr. path. Anat. 96, 1 (1935).

de Gaetano, L.: Malattia ossea di Paget. (Osteite deformante.) Nota prev. Riforma med. 1928 I, 183. — Gutman, Alexander B., and Haig Kasabach: Paget's disease (Osteitis deformans). Analysis of 116 cases. Amer. J. med. Sci. 191, 361 (1936).

Haslhofer, L.: Die Pagetsche Knochenkrankheit. In Henke-Lubarsch' Handbuch der speziellen pathologischen Anatomie und Histologie. Bd. 9/3. Knochen und Gelenke. — Hellner, Hans: Ostitis deformans Paget. Neue Deutsche Klinik, Erg.-Bd. 8. 1942.

Kienböck u. Sereghy: Ostitis deformans Paget. Röntgenprax. 4, 698 (1932). — Knaggs, R. L.: On Osteitis deformans (Paget's disease) and its relation to Osteitis fibrosa and osteomalacia. Brit. J. Surg. 13, 206 (1925). — Koops, Heinz: Beitrag zur Histogenese der Ostitis deformans. Virchows Arch. 304, 397 (1939). — Kraas, E.: Bedeutung der Spontanfraktur bei Ostitis deformans Paget in der Unfallbegutachtung. Mschr. Unfallheilk. 39, 400 (1932).

Lehner, A.: Zur Klinik der Ostitis deformans. Dtsch. Z. Chir. 235, 244 (1932). — Lièvre, J.-A.: Ostéite déformante de Paget et traumatisme. Le remaniement pagétoide localisé d'origine traumatique. Presse méd. 1936 I, 45. — Looser, E.: (1) Über Ostitis deformans und mit ihr angeblich und wirklich verwandte Knochenerkrankungen. Schweiz. med. Wschr. 1926 I, 598. — (2) Ostitis deformans. Lehrbuch der Röntgenheilkunde von Schinz, Baensch, Friedl. Leipzig: Georg Thieme 1932.

Schwarz, G. A., and S. Reback: Compression of the spinal cord in osteitis deformans. Amer. J. Roentgenol. 42, 345 (1939).

Weiss, K.: Genese der Ostitis deformans Paget cranii. Fortschr. Röntgenstr. 55, 286 (1937). — Radiol. Rdsch. 5, 330 (1937).

6a. Sarkome auf dem Boden der Ostitis deformans (s. auch 8).

Albertini, A.: Virchows Arch. 268, 259 (1928). — Fortschr. Röntgenstr. 41, 443 (1930). Belden, W. W.: Radiology 11, 781 (1928). — Bird, Cl. E.: Arch. Surg. 1927, 1187. — Breslich, P. J.: Arch. Surg. 23, H. 5 (1931).

Carlo, S. G.: Poloclinico 35, 759 (1928). — Coley, B. L., and G. S. Sharp: Arch. Surg. 23, 918 (1931).

Dickson, D. D., J. D. Camp and R. K. Ghormley: Osteitis deformans: Paget's Disease of the Bone. Radiology 44, 449 (1945).

FEDDER, L.: Fortschr. Röntgenstr. **31**, 391 (1923). — FIELDER: Lancet **1896 I**, 1428. — FISCHER, E.: Fortschr. Röntgenstr. **36**, 163 (1926).

GENNER, V., u. H. BOAS: Acta radiol. (Stockh.) **11**, 398 (1930). — GERSTEL, G., u. R. JANKER: Dtsch. Z. Chir. **238**, 577 (1933). — GLICKMAN, I.: PAGET's Disease in the Maxilla, Mandible and Palate. Amer. J. Orthodontics **29**, 591 (1943). — GOLD, E.: Wien. klin. Wschr. **1927**, 1525. — GRIZAUD, J.: Radiol. et Electrol. **19**, H. 3 (1935).

KIENBÖCK u. SELKA: Bruns' Beitr. **162**, 246 (1935). — KNAB, R.: Myelogenes Plasmocytom bei Ostitis deformans. Chirurg **1947**, 408. — KUTSCHA, E.: Arch. klin. Chir. **89**, 758 (1909).

LÉRI, FAURE-BEAULIEU et RUEPP: Bull. Soc. méd. Hôp. Paris **1923**, H. 11.

MARTENS: Med. Klin. **1926**, 391. — MOORE, SH.: Amer. J. Roentgenol. **10**, 507 (1923).

ORBAN, B.: Sclerotic Areas in Skulls Affected with PAGET's Disease. Arch. of Path. **33**, 607 (1942).

SEGALE, G. C.: Arch. ital. Chir. **22**, 482 (1928). — SPEISER, F.: Arch. klin. Chir. **149**, 274 (1928). — STÖHR, F.: Wien. med. Wschr. **1929**, Nr 39, 1231.

WANKE, R.: Dtsch. Z. Chir. **237**, H. 4—6 (1932). — WISSING, E.: Fortschr. Röntgenstr. **40**, 457 (1929). — WOYTEK, G.: Mschr. Unfallheilk. **39**, Nr 12 (1932).

7. Anhang: *Begrenzung der Ostitis fibrosa.*

COLEY, B. L., and F. W. STEWART: Bone Sarcoma in polyostotic fibrous dysplasia. Ann. Surg. **121**, 872 (1945).

HELLNER, HANS: Begrenzung der Ostitis fibrosa. Chirurg **1947**, 145, 199. — HOFF, FERDINAND: Knochendysplasie mit Pubertas praecox. Dtsch. med. Wschr. **1949**, Nr 19, 595.

JAFFE, H. L.: Fibrous dysplasia of bone. J. Mt. Sinai Hosp. **12**, 364 (1945).

SCHOLDER, B. M.: Precocious puberty, fibrocystic bone disease and pigmentation of the skin. Ann. int. Med. **22**, 105 (1945).

UEHLINGER: In SCHINZ, BAENSCH, FRIEDL. Leipzig 1942 (s. Einleitung).

8. *Osteogene Sarkome.*

ALAMARTINE: A propos du traitement conservativ dans certains ostéosarcomes des membres de malignité réduite. Lyon chir. **25**, 585 (1928). — Presse méd. **1928 I**, 409. — ALBEE, FRED H.: The treatment of primary malignant changes of the bone by radical resection with bone graft replacement. J. amer. med. Assoc. **107**, 1693 (1936). — ALBERTINI, A. V.: (1) Tumorartige Osteomyelitis femoris. Zbl. Path. **1926**, 536. — (2) Über Sarkombildung auf dem Boden der Ostitis deformans PAGET. Virchows Arch. **268**, 259 (1928). — (3) Bemerkungen zur sarkomatösen Entartung bei Ostitis deformans. Fortschr. Röntgenstr. **41**, 443 (1930). — ASHHURST: Sarcoma of the long bones. Surg etc. **34**, 333 (1922).

BABONNEIX, L., et A. WIDIEZ: Coexistence d'un ostéo-sarcome du tibia droit avec metastase vertébrale et d'une maladie de PAGET localisée. Gaz. Hôp. **1928 I**, 189. — BANZET, PAUL, JACQUES DELARUE et AL. ELBIM: Ostéite fibreuse déformante de PAGET et sarcome. Presse méd. **1935 II**, 1842. — BARTLETT, EDWIN: Bone tumors. West. J. Surg. **43**, 276 (1935). — BAUMANN, M.: Sarkomentwicklung nach Röntgenbestrahlung wegen Gelenktuberkulose. Strahlenther. **25**, 373 (1927). — BECK, A.: (1) Sarkome nach Röntgenbestrahlung. Zbl. Chir. **1922**, 1752. — (2) Zur Frage des Röntgensarkoms. Münch. med. Wschr. **1922 I**, 623. — (3) Sarkome auf dem Boden chronisch entzündlicher Vorgänge. Dtsch. Z. Chir. **186**, 255 (1924). — (4) Zur Frage des Röntgensarkoms. Arch. klin. Chir. **133**, 191 (1924). — BEHRING, IVAR: Beitrag zur Kenntnis der Tumoren in den langen Röhrenknochen, ihre Diagnose und Therapie. Acta chir. scand. (Stockh.) **66**, 196 (1930). — BIRD, CL. E.: Sarcoma complicating PAGET's disease of the bone. Arch. Surg. **14**, 1187 (1927). — BLOODGOOD, JOSEPH COLT: (1) The treatment of bone sarcoma by toxins, radiations, amputations or resection. Amer. J. Roentgenol. **16**, 253 (1925). — (2) Value of preoperative irradiation in bone tumors. Amer. J. Surg. **27**, 35 (1935). — BORAK: (1) Knochen. In Die Strahlenbehandlung gut- und bösartiger Geschwülste, herausgeg. von FR. HEIMANN. Berlin: Georg Stilke 1927. — (2) Röntgentherapie bei Knochengeschwülsten. Strahlenther. **33**, 435 (1929). — BUSSER, FRITZ: Sarcome et fracture. Bull. pour l'Étude Canc. **19**, 610 (1930).

CAMPBELL, WILLIS C.: (1) Osteogenic sarcoma. Amer. J. Surg. 20, 575 (1933). — (2) Osteogenic sarcoma. J. Bone Surg. 17, 827 (1935). — (3) An Analysis of living patients with primary malignant bone tumors. J. amer. med. Assoc. 105, 1496 (1935). — CHIARI, H.: Zur Lehre von den multiplen kartilaginären Exostosen. Prag. med. Wschr. 1892, 38. — CHRISTENSEN, F. C.: Bone Tumors: Analysis of one thousand cases with special reference to localisation, age and sex. Ann. Surg. 81, 1074 (1925). — CODMAN, E. A.: (1) The nomenclatur used by the registry of bone sarcoma. Amer. J. Roentgenol. 13, 105 (1925). — (2) Bone sarcoma. J. Bone Surg. 23, 945 (1927). — (3) Epiphyseal chondromatous giant cell tumors of the upper end of the humerus. Surg. etc. 52, 543 (1931). — COENEN, HERMANN: (1) Die Geschwülste. In KIRSCHNER-NORDMANN, Bd. 2/1. Berlin u. Wien: Urban & Schwarzenberg 1928. — (2) Die zentralen Knochengeschwülste. Med. Klin. 1929 I, 510, 554, 596. — (3) Über den Wert der Probeexzision bei Knochengeschwülsten, mit praktischen Vorschlägen. Zbl. Chir. 1932, 66. — COLEY and SHARP: Pathological fractures in primary bone tumors of the extremities. Amer. J. Surg. 9, 251 (1930). — COLEY, B. L.: The treatment of osteogenic sarcoma by irradiation. Amer. J. Surg. 27, 43 (1935). — COLEY, W. B.: (1) The differentialdiagnosis of sarcoma of the long bones. J. Bone Surg. 10, 420 (1928). — (2) Sarcoma of the long bones. Amer. J. Surg. 4, 223 (1928). — (3) Results of irradiation in the treatment of operable osteogenic sarcoma of the long bones. Radiology 21, 318 (1933). — (4) The treatment of sarcoma of the long bones. Ann. Surg. 97, 437 (1933). — COLEY, W. B., and B. L. COLEY: Primary malignant tumors of the long bones. Arch. Surg. 13, 779 (1926); 14, 63 (1927). — CONNOR, C. L.: (1) Endothelial myeloma. Arch. Surg. 12, 788 (1926). — (2) Experimental sarcoma of bone. Arch. Surg. 19, 794 (1929). — CROWELL, BOWMAN C.: (1) Registry of bone sarcoma. Surg. etc. 60, 596 (1935). — Amer. J. Surg., N. s. 27, 48 (1935). — (2) Registry of bone sarcoma. Surg. etc. 60, 596 (1935). — CRYSSEL, J., et R. PEYCELON: Maladie osteogénique terminée par l'évolution maligne d'un Chondrom. Lyon chir. 1930, 733. — CZAPEK, HEINZ: Heilung von Sarkomen, speziell Osteosarkomen. Diss. Freiburg i. Br. 1934.

DRERUP, KARL: Sarkom und Osteodystrophia fibrosa. Z. Krebsforschg 43, 386 (1936). — DRIELS: Zur Frage der Behandlung von Knochensarkomen. Arch. f. Orthop. 28, 207 (1930). — DUNLAP, C. E., J. C. AUB, R. D. EVANS and R. S. HARRIS: Transplantable osteogenic Sarcomas induced in Rats by Feeding Radium. Amer. J. Path. 20, 1 (1944). — DYES, OTTO: 5-jahresheilungen bei Sarkomen. Dtsch. Z. Chir. 251, 77 (1938).

EKER, R., u. E. POPPE: Primary bone sarcoma. Acta radiol. (Stockh.) 23, 387 (1942). — ESCHER, A.: Über die Sarkome der Extremitätenknochen. Arch. klin. Chir. 114, 545 (1920). — EWING, J.: Neoplastic diseases, 3. Aufl. Philadelphia: Saunders Co. 1931.

FROMME, A.: Über die Osteodystrophia fibrosa und ihre Beziehungen zum Sarkom. Arch. klin. Chir. 152, 601 (1928).

GARDNER, E. K.: Zwei Fälle diaphysaler Aklasis (multiple Exostosen) mit sarkomatöser Degeneration. Brit. J. Surg. 25, 313 (1937). Ref. Z.org. Chir. 86, 355. — GESCHICKTER, C. F.: (1) Osteogenic Sarcoma. Arch. Surg. 24, 602, 798 (1932). — (2) Bone tumors. Amer. J. Roentgenol. 34, No 1 (1935). — GESCHICKTER, C. F., and M. M. COPELAND: Tumors of bone. Internat. surg. Digest 10, 331 (1930). — GLAUNER, ROLF: Beiträge zur Diagnose und Prognose von Knochengeschwülsten. Arch. klin. Chir. 179, 672 (1934). — GRASHEY, GLAUNER u. MEESE: Zur Strahlenbehandlung der Sarkome, insbesondere der Knochensarkome. Strahlenther. 56, 234 (1936). — GRIZAUD, HENRY: Au sujet d'un ostéosarcome chez un malade atteint de maladie de PAGET. J. de Radiol. 19, 118 (1935).

HAAS: Geheilte Extremitätensarkome. Zbl. Chir. 53, 2853 (1926). — HANKE, H., u. C. NEUHAUS: Geschwulstentwicklung auf dem Boden chronischer Gelenktuberkulose nach Röntgenbestrahlung. Arch. klin. Chir. 158, 685 (1930). — HARDING, WARREN G., and CYRIL B. COURVILLE: Bone formation in metastases of osteogenic sarcoma. Amer. J. Canc. 21, 787 (1934). — HELLNER, HANS: (1) Irrtümer der Diagnose bei Knochensarkomen und der Bedeutung der Probeexzision. Arch. klin. Chir. 169, 423 (1932). — (2) Klinische Einteilung und Abgrenzung der Sarkome und der Riesenzelltumoren des Knochens. Fortschr. Röntgenstr. 47, 1 (1933). — (3) Knochengeschwülste. Zbl. Chir. 1933, 331. — (4) Über Strahlengeschwülste. Münch. med. Wschr. 1937 I, 980. — (5) Experimentell durch Radiumbestrahlung erzeugtes osteogenes Sarkom mit Lungenmetastasen. Arch. klin. Chir. 189, 706 (1927). — (6) Knochengeschwülste des Beckens. Röntgenprax. 9, 521 (1937). — HERZOG,

ARNOLD: Das primäre Sarkom der Rippen, seine Differenzierung und Frühdiagnose. Bruns' Beitr. 159, 505 (1934). — HERZOG, GEORG: Die primären Knochengeschwülste. (Referat-Vortrag.) Zbl. Path. 66, Erg.-H., 141—177 (1937). — HINTZE, ARTHUR: (1) Leitsätze über die Behandlung des Sarkoms und sarkomverwandter Fälle. 54. Tagg dtsch. Ges. Chir. 1930. — (2) Der Heilungsverlauf bestrahlter Geschwülste. Arch. klin. Chir. 162, 75 (1930). — (3) Beweiskräftige Erfolgsstatistik bei Behandlung bösartiger Geschwülste aus 22jähriger Tätigkeit. Zbl. Chir. 1937, 968. — HOFFMEISTER, W.: Ostitis fibrosa — Sarkom. Dtsch. Z. Chir. 236, 191 (1932). — HOLFELDER: (1) Unsere Erfahrungen über 25 Fälle von Knochensarkomen, welche mit Röntgentiefentherapie behandelt worden sind. Strahlenther. 31, 33 (1928). — (2) Handbuch der Röntgentherapie chirurgischer Erkrankungen, Bd. 3, S. 564. Leipzig: Georg Thieme 1928.

JARUSLAWSKY: Kniegelenktuberkulose und Sarkom. Zbl. Chir. 1929, 915. — JÜNGLING: Zur Behandlung des Sarkoms mit Röntgenstrahlen. Strahlenther. 12, 178 (1921).

KIENBÖCK, ROBERT: Über Wirbelsarkome. Bruns' Beitr. 171, 497 (1941). — KIENBÖCK, R., u. A. SELKA: Ein Fall von PAGET-Knochenkrankheit mit multiplen Sarkomen der Knochen. Bruns' Beitr. 162, 246 (1935). — KNAGGS, R. L., and O. C. GRUNER: A contribution to the study of ossification in sarcomata of bone. Brit. J. Surg. 1914/15 II, 366. — KOLODNY, ANATOLE: (1) Bone sarcoma. Surg. etc. 44, 847 (1927). — (2) Bone sarcoma. The primary malignant tumors of bone and the giant-cell tumor. Canc. Rev. 4, 1 (1929). — KÖNIG, FRITZ, u. ERNST SEIFERT: Wesen, Erkennung und Behandlung der Krebskrankheit. Neue Deutsche Chirurgie, Bd. 57. Stuttgart: Ferdinand Enke 1937. — KONJETZNY: (1) Sarkombildung auf der Basis chronischer Entzündungen. Zbl. Chir. 1922, 1773. — (2) Knochensarkome und ihre Begrenzung. Arch. klin. Chir. 176, 335 (1933). — KRABBEL, MAX: Maligne Knochentumoren. Dtsch. med. Wschr. 1933, 1044. — KÜTTNER, H.: (1) Was erreichen wir mit der chirurgischen Behandlung der Sarkome. Arch. klin. Chir. 121, 91 (1922). — (2) Zur Frage der Geschwulstentstehung nach Röntgenbestrahlung von Gelenk- und Knochentuberkulosen. Arch. klin. Chir. 164, 5 (1931).

LANGENSKIÖLD, F.: Über osteosarkomverdächtige, gutartige Erkrankungen. Acta chir. scand. (Stockh.) 87, 223 (1942). — LEDOUX-LEBARD et PIOT: Deux cas de sarcome de l'os iliaque traités par la radiothérapie pénétrante. J. de Radiol. 11, 424 (1927). — LEWIS, D.: Myositis ossificans. J. amer. med. Assoc. 80, 1281 (1923). — LEXER, E.: Erkennungsfehler bei Knochensarkomen. Zbl. Chir. 1931, 2941. — LICHTENSTEIN, L., and H. L. JAFFE: Chondrosarcoma of Bone. Amer. J. Path. 19, 553 (1943). — LIEBLEIN, V.: Über diagnostische Irrtümer bei Knochentumoren. Med. Klin. 1935 II, 1008. — LÖWENSTEIN, S.: Der ätiologische Zusammenhang zwischen akutem einmaligen Trauma und Sarkom. Beitr. klin. Chir. 48, 780 (1908). — LOWELL, S. G., and ROBERT L. CARROLL: Primary bone tumors in children. Radiology 27, 261 (1936). — LÜDIN, M.: Durch Röntgenbestrahlung erzeugtes Knochensarkom. Acta radiol. (Stockh.) 15, 553 (1934).

MACGUIRE, C. J. jr., and J. E. McWHORTER: Sarcoma of bone: An analysis of fifty cases. Arch. Surg. 9, 545 (1924). — MAGNUSSON: The results of radiological treatment in cases of bone sarcoma at Radiumhemmet. Acta radiol. (Stockh.) 12, 101 (1931). — MARSCH, E.: Tuberkulose und Sarkom (Röntgensarkom). Zbl. Chir. 1922, 1057. — MARTLAND, NEWARK and HUMPHRIES: Osteogenic sarcoma in dial painters using luminous paint. Arch. of Path. 7, 406 (1927). — MELAND, ORVILLE N.: Radiation therapy of bone tumors. Radiology 27, 410 (1936). — MEYERDING, H. W.: (1) Sarcoma of the long bones. Surg. etc. 34, 321 (1922). — (2) The surgical aspect of bone tumors. Radiology 7, 29 (1926). — (3) Eleven years cure of sarcoma following amputation. Surg. Clin. N. Amer. 7, 1440 (1927). — (4) Surgical treatment of osteogenic sarcoma. Amer. J. Surg. 27, 29 (1935). — (5) The clinical and surgical aspects of bone tumors. Radiology 26, 417 (1936). — MONDOR et MOULONGUET: De quelques phénomènes réactionnels du tissu osseux au voisinage des ostéosarcomes. Ann. d'Anat. path. 4, 25 (1927). — MOREAU, M.: Dangers de la biopsie dans le sarcome osseux. J. Chir. et Ann. Soc. belge Chir. 1929, Nr 8, 229. — MORTON: Sarcome ostéogénique de l'humérus. Arch. Surg. 21, 444 (1930). — MORTON, J. I., and W. C. DUFFY: A clinical and pathologic study of ten bone tumors. Arch. Surg. 7, 469 (1923).

NECK, KARL: Über das Sarkom der Extremitäten. Arch. klin. Chir. 153, 816 (1928). — NOVÉ-JOSSERAND et TAVERNIER: Tumeurs malignes des os. Paris: Doin et Cie. 1927.

PALMER, M. B.: Roentgen-ray treatment of bone sarcoma. Amer. J. Roentgenol. 11, 550 (1924). — PERLMAN, ROBERT: Sarcoma formation in PAGET's disease of bone. J. Bone Surg. 16, 594 (1934). — PFAHLER, G. E., and L. D. PARRY: Treatment of osteogenic sarcoma by means of irradation. Amer. J. Roentgenol. 25, 761 (1931). — PHEMISTER, D. B.: (1) A study of the ossification in bone sarcoma. Radiology 7, 17 (1926). — (2) Chondrosarcoma of bone. Surg. etc. 50, 216 (1930). — PHILLIPS, CHARLES: Osteogenic sarcoma. Its pathologic characteristic. Radiology 24, 728 (1935). — POLGÁR, FRANZ: Zur Röntgendiagnostik der Knochengeschwülste. Röntgenprax. 3, 963 (1931).

RAPANT, VLAD: Interileoabdominale Amputation bei Oberschenkelgeschwülsten. Chirurg 10, 804 (1938). — REEVES and KASABACH: Sarcoma of the rib. Amer. J. Roentgenol. 24, 262 (1930). — ROHRHIRSCH: Primäres Sarkom der Wirbelsäule. Röntgenprax. 1931, 208. — ROSCHER, FREDRIK: Maligne svulster i de store roerformede ben. Steenske boktrykkeri. Oslo: Johannes Bjørnstad 1933. — RUGGLES and BRYAN: Bone malignancy from the roentgenological aspect. Radiology 7, 24 (1926). — RULAND, L.: Sekundäre osteogene Sarkome. Bruns' Beitr. 174, 148 (1942).

SCHINZ u. UEHLINGER: Zur Diagnose, Differentialdiagnose, Prognose und Therapie der primären Geschwülste und Zysten des Knochensystems. Erg. med. Strahlenforsch. 5, 387 (1931). — SCHULTE, G.: Röntgentherapeutische Erfolge bei Knochentumoren. Strahlenther. 57, 370 (1936). — SCHÜRCH, O., u. E. UEHLINGER: Experimentelles Knochensarkom nach Radiumbestrahlung bei einem Kaninchen. Z. Krebsforschg 33, 476 (1931). — Arch. klin. Chir. 183, 704 (1935). — SEEMEN, H. v.: Schleichende eitrige Osteomyelitis — Myositis ossificans circumscripta — Knochensarkom. (Zusammenhänge und Abgrenzung.) Dtsch. Z. Chir. 239, 160 (1933). — SHATTOCK: Pathological remarks on sarcoma of long bones. Brit. J. Surg. 11, 127 (1923). — SIMON, HERMANN: Die Sarkome. Neue Deutsche Chirurgie, Bd. 43. Stuttgart: Ferdinand Enke 1928. — SIMON, W. V.: Die Knochensarkome. Erg. Chir. 16, 199 (1923). — SJÖVALL, HELGE: Ergebnisse einer Nachuntersuchung von 131 Fällen von Knochengeschwülsten. Bruns' Beitr. 175, 219 (1944). — SORREL, E.: Des aspects radiologiques des sarcomes osseux et des tumeurs osseuses à myéloplaxes. Bull. Soc. nat. Chir. Paris 60, 1333 (1934). — SPEISER, F.: Sarkomatöse Entartung bei der Ostitis deformans. Arch. klin. Chir. 149, 274 (1928). — SURMONT: Sur un cas d'ostéo-chondro-sarcome malin de l'humérus avec myéloplaxes. Bull. Assoc. franç. Étude Canc. 19, 282 (1930).

TAVERNIER: (1) A propos du traitement des tumeurs des os. Bull. Soc. nat. Chir. Paris 52, 204 (1926). — (2) Dix cas d'ostéosarcomes des membres traités par la radiothérapie. Lyon chir. 26, 812 (1929). — (3) Le traitement radiothérapique des ostéosarcomes. Le Cancer 6, 113 (1929). — TAVERNIER, PAITRE et BUFFÉ: Ostéosarcome du tibia traité par radiothérapie. Lyon chir. 24, 411 (1927). — TAVERNIER et RICHER: Pièce d'ostéosarcome traité par radiothérapie. Lyon chir. 27, 367 (1930). — TAYLOR, HENRY K.: Chronic osteitis simulating osteogenic sarcoma. Radiology 10, 62 (1928). — TROELL, ABRAHAM: (1) Sarkome in den langen Röhrenknochen, mit besonderer Berücksichtigung ihrer Behandlung und der Bedeutung des Traumas für die Geschwulstätiologie. Arch. klin. Chir. 163, 199 (1930). — (2) Trauma und Knochensarkom. Virchows Arch. 283, 550 (1932).

VOLKMANN, K.: (1) Zur Differentialdiagnose zwischen Ostitis fibrosa und Sarkom. Zbl. Chir. 1929, 2980, 3074. — (2) Ostitis fibrosa oder Sarkom. Bruns' Beitr. 149, 20 (1930). — (3) Über generalisierte Ostitis fibrosa und ihrem Übergang in Sarkom. Zbl. Chir. 1931, 796.

WANKE, R.: (1) Ostitis fibrosa und Sarkom. Dtsch. Z. Chir. 201, 358 (1927). — (2) Sarkom bei Ostitis deformans und Osteodystrophia fibrosa. Dtsch. Z. Chir. 237, 198 (1932). — WICHTL, OTTO: Wirbelsarkome. Fortschr. Röntgenstr. 64, 1 (1941). — WILSON, R. T.: Osteogenic sarcoma. Roentgenologic characteristics. Radiology 24, 708 (1935). — WISSING: Sarkom bei Osteodystrophia fibrosa. Fortschr. Röntgenstr. 40, 457 (1929).

ZANOLI: Ostéosarcome des arcs vertébraux. Chir. Org. Movim. 16, 142 (1931).

9. Bösartige Riesenzellgeschwülste.

BLOODGOOD, J. C.: The giant-cell tumor of bone and the specter of metastasing giant-cell tumor. Surg. etc. 38, 784 (1924).

COLEY, W. B.: Malignant changes in the so-called benign giant-cell tumor. Amer. J. Surg., N. s. 28, 768 (1935).

DEUTSCHBERGER: Wien. klin. Wschr. 1937, 1504. — DYKE, S. C.: Metastasis of the „benign" giant-cell tumour of bone (Osteoclastoma). J. of Path. 34, 259 (1931).

FINCH, E. F., and H. H. GLEAVE: A case of osteoclastoma with pulmonary metastases. J. of Path. 29, 399 (1926).

GESCHICKTER, C. F., and M. M. COPELAND: Recurrent and so-called metastatic giant cell tumor. Arch. Surg. 20, 713 (1930). — GOLD, E.: Arch. ital. Chir. 52, 484 (1938).

HELLNER, H.: Über Strahlengeschwülste. Münch. med. Wschr. 1937 I, 980. — HOTZ, H. W.: Über das Riesenzellensarkom der langen Röhrenknochen. Virchows Arch. 293, 493 (1934).

KING, E. S. J.: Malignant giant-cell tumour of bone. Brit. J. Surg. 20, 269 (1932). — KONJETZNY s. Abschnitt osteogene Sarkome. — KORCHOW, W. I.: Bösartiger Verlauf bei der Riesenzellengeschwulst des Knochens. Z. Krebsforschg 38, 380 (1933). — KORCHOW, Ws.: Über die Riesenzellgeschwülste der Knochen. Zbl. Chir. 1931, 2694. — KOTIKA: Malignant giant-cell tumor of radius with recurrence and metastases. China med. J. 46, 64 (1932). — KOTZIAN, EDELTRUD: Gibt es Riesenzellensarkome? Inaug.-Diss. Breslau 1931.

ORR, J. W.: Malignant osteoclastoma. J. of Path. 34, 265 (1931).

SCHROEDER, FRANZ: Zur histologischen Unterscheidung echter Riesenzellensarkome von riesenzellreichen Aufsaugungsgeschwülsten am Knochen. Arch. orthop. Chir. 27, 596 (1929). — SIMMONS, CH. C.: Malignant changes occuring in benign giant-cell tumor of bone. Surg. etc. 53, 469 (1931). — STONE and EWING: An unusual alteration in the naturial history of giant-cell tumor. Arch. Surg. 7, 280 (1923).

10. Hämangiome.

ABEL, WALTER: Zur Diagnose und Therapie der gut- und bösartigen Blutgefäßgeschwülste der Knochen und der Glomustumoren. Med. Mschr. 6, 190 (1948). — ALPERS and PANCOAST: Hemangioma of the vertebrae. Surg. etc. 55, 374 (1932).

BAILEY and BUCY: Cavernous Hemangioma of the vertebrae. J. amer. med. Assoc. 92, 1748 (1929). — BAILEY, C., and C. S. CAPP: Primary hemangioma of bones with special references to roentgenologic diagnosis. Amer. J. Roentgenol. 23, 1 (1930). — BALLANCE and SHATTOCK: Intra-medullary capillary angioma of shaft of humerus, leading to spontaneous fracture. Brit. J. Surg. 11, 622 (1924). — BARNARD and VAN NUYS: Primary haemangioma of the spine. Ann. Surg. 97, 19 (1933). — BUCY, P. C., and C. S. CAPP: Primary hemangioma of bone. Amer. J. Roentgenol. 23, 1 (1930).

CHASIN, ADIB.: Die Dimensionen der destruktiven Veränderungen in den Wirbelkörpern, die röntgenographisch bestimmt werden können. Fortschr. Röntgenstr. 37, 529 (1928). — CLAVELIN et GAUTHIER: Un cas d'Angiome vertébral. Rev. de Chir. 51, 308 (1932). — CUSHING: Surgical end-results in general, with a case of cavernous haemangioma of the skull in particular. Surg. etc. 36, 303 (1923).

ENDRISS, WERNER: Über Hämangiome im Skeletsystem. Dresden-A.: Risse-Verlag 1935. — ERÖS: Multiples Hämangiom des Schädelknochens. Zbl. Path. 43, 532 (1928).

FUMAROLA u. ENDERLE: Hémangioma vertébrale. Z. Neur. 150, 411 (1934).

GAÁL, ANDRÉAS: Zur Diagnose des Wirbelhämangioms. Röntgenprax. 6, 195 (1934). — GOLD: Von den Wirbelveränderungen im Falle eines Hämangioms an der Dura spinalis. Arch. klin. Chir. 139, 729 (1926). — GRASHEY: Angiom des 12. Brustwirbelkörpers. Röntgenprax. 6, 198 (1934). — GUILLAIN, DECOURT et BERTRAND: Compression médullaire par angiome vertébral. Ann. Méd. Paris 23, 5 (1928).

HEANEY, F. STRONG and WHITAKER: Haemangioma of the spine. Brit. med. J. 2, 775 (1933).

IRELAND: Hemangioma of the vertebra. Amer. J. Roentgenol. 28, 372 (1932).

JUNGHANNS: Hämangiom des 3. Brustwirbelkörpers mit Rückenmarkskompression. Laminektomie. Heilung. Arch. klin. Chir. 169, 321 (1932).

KIENBÖCK: Röntgendiagnostik der Knochen- und Gelenkkrankheiten. Wien: Urban & Schwarzenberg 1936. — KOLJU, K. J.: Zur Diagnostik und Strahlentherapie des Hämangioms der Knochen. Röntgenprax. 8, 226 (1936). — KOLODNY, ANATOLE: A case of primary multiple endothelioma of bone. Arch. Surg. 9, 636 (1924). — KORNMANN: Die Hämangiome. Ann. Med. Fak. Odessa 6, 1 (1913).

Lièvre: Les angiomes vertébraux. Presse méd. **1934**, Nr 80, 1571. — Litten, Fritz: Hämangiom der Wirbelsäule. Röntgenprax. **4**, 1035 (1932). — Livingstone, S. K.: Primary hemangioma of the third lumbar vertebra. Amer. J. Roentgenol. **33**, 381 (1935).

Makrycostas: Über die praktisch-klinische Bedeutung des Wirbelangioms. Arch. klin. Chir. **155**, 663 (1929). — Makrycostas, K.: Über das Wirbelangiom, Wirbellipom und Wirbelosteom. Virchows Arch. **265**, 259 (1927). — Mauguière: Angiosarcome de la clavicule. J. Radiol. Électrol. **4**, 269 (1920). — Meves, F.: Zur Diagnose und Operation der Wirbelhämangiome. Chirurg **1938**, 44. — Morasca, Luigi: Considerazioni cliniche ed istopatologiche sugli angiomi ossei. Arch. Med. e Chir. **5**, 3 (1936). — Muthmann: Über einen seltenen Fall von Gefäßgeschwülsten der Wirbelsäule. Virchows Arch. **172**, 324 (1903).

Paltrinieri, Mario: L'angioma vertebrale. Chir. Org. Movim. **23**, 1 (1937). — Perman: On haemangiomata in spinal column. Acta chir. scand. (Stockh.) **61**, 91 (1926). — Pohl, Rudolf: Ein Fall von Haemangioma cavernosum der Tibia. Fortschr. Röntgenstr. **39**, 1099 (1929). — Putschar: Über Gefäßgeschwülste in der Wirbelsäule. Z. Kreislaufforschg **172**, 302 (1929).

Reisner, A.: Hämangiom der Wirbelsäule. Röntgenprax. **3**, 900 (1931). — Rix, Robert R., and C. Geschickter: Tumors of the spine. Arch. Surg. **36**, 899 (1938). — Roederer: Angiome vertébral. Paris méd. **1933**, 544. — Roith, O.: Die Beherrschung der Blutung bei Laminektomie wegen kavernösen Angioms der Wirbel. Zbl. Chir. **1931**, 3028.

Sandahl: Angiom im 12. Brustwirbelkörper. Acta chir. scand. (Stockh.) **69**, 63 (1931). — Scherer, Eugen: Beitrag zur Kasuistik der Wirbelangiome mit Kompression des Rückenmarkes. Beitr. path. Anat. **90**, 513 (1933). — Schmorl: Pathologisch-anatomische Befunde an Wirbelsäulen. Klin. Wschr. **1927** I, 523. — Sommer, G.: Über das primäre kavernöse Hämangiom der Schädelknochen. Bruns' Beitr. **168**, 101 (1938). — Sosman: Radiology as an aid in the diagnosis of skull and intracranial lesions. Radiology **9**, 396 (1927). — Stehr, L.: Das Wirbelhämangiom. Fortschr. Röntgenstr. **62**, 179 (1940).

Töpfer: Wirbelangiom. Frankf. Z. Path. **36**, 337 (1928). — Trommer, B.: Zur Lehre der Hämangiome der Wirbelsäule. Frankf. Z. Path. **22**, 313 (1919).

Usadel: Ein seltenes Knochenhämangiom. Zbl. Chir. **1936**, 2569.

Zdansky, Erich: Zwei seltene Fälle von Knochenhämangiom. Fortschr. Röntgenstr. **54**, 263 (1936).

11. Lipome.

Kent: A case of subperiostal lipoma of the femur. Brit. med. J. **1913**, 1, 3.

Makrycostas s. Abschnitt Hämangiome.

Neugebauer, Gustav: Zur Klinik des Osteolipoms. Med. Klin. **1932** II, 1531. — Nienhuis, J. H.: Ein lipoplastisches Sarkom mit Metastasen. Z. Krebsforschg **22**, 434 (1925).

Stammler: Periostales Lipom mit Riesenwuchs einer Rippe. Mschr. Kinderheilk. **28**, 523 (1924). — Stewart, Fred. W.: Primary Liposarcoma of bone. Amer. J. Path. **7**, 87 (1931).

Wehrsig: Lipom des Knochenmarks. Zbl. Path. **21**, 243 (1910). — Werner, Friedrich: Über kongenitale Lipome und schwanzähnliche Bildungen beim Menschen. Virchows Arch. **193**, 109 (1908).

12. Odontogene Kiefergeschwülste.

Angerer, H.: Beitrag zur Kenntnis der Adamantinome. Dtsch. Z. Chir. **205**, 340 (1927).

Bakay, L. v.: Über die Entstehung der zentralen Epithelgeschwülste des Unterkiefers. Berl. klin. Wschr. **1909** I, 590.

Darlington, Ch. G., and L. L. Lefkowitz: A pathological study of "so-called" dental tumors. Amer. J. clin. Path. **6**, 330 (1936).

Esch, A.: Über ein Adamantinom des Oberkiefers. Z. Ohrenheilk. **81**, 248 (1921).

Grandi, Giulio: Die großen Unterkiefercysten. Z. Stomat. **35**, 51 (1937).

Häupl, K.: Beitrag zur Pathologie der Adamantinome. Z. Stomat. **23**, 421 (1925). — Heine, J.: Beitrag zum Kapitel der Odontome. Dtsch. Z. Chir. **212**, 401 (1928).

Immenkamp, A.: Die Bedeutung infizierter Oberkiefercysten für die Pathogenese von Antrumerkrankungen mit einem Beitrag zur Frage der Regeneration des knöchernen Antrumbodens. Dtsch. Zahn- usw. Heilk. **2**, 419 (1935).

Kegel, R. F. C.: (1) Zur Klinik und Behandlung der Adamantinome. Vjschr. Zahnheilk. **1931**, 505. — (2) Adamantine epithelioma. Arch. Surg. **25**, 498 (1932). — Kinoshita, S.:

Über Adamantinome, besonders ihre operative Behandlung. Dtsch. Z. Chir. **102**, 293 (1909). — KROMPECHER, C.: Zur Histogenese und Morphologie der Adamantinome und sonstigen Kiefergeschwülste. Beitr. path. Anat. **64**, 165 (1918). — KÜHN, A.: Über cystische Adamantinome. Dtsch. Zahnheilk. **1931**, H. 81, 3.

LINDEMANN, A.: Zur Pathologie und Therapie der malignen Tumoren des Kiefergebietes. Dtsch. Zahnheilk. **1928**, H. 73, 15. — LUKOMSKY, J.: Das Adamantinom im Zusammenhang mit den odontogenen Kiefergeschwülsten. Arch. klin. Chir. **135**, 233 (1925).

MALASSEZ: Sur le rôle des débris epitheliaux paradentaires. Arch. de Physiol. **5**, 309 (1885). — MANKIN, Z.: Über die Histogenese des Adamantinoms. Arch. klin. Chir. **165**, 336 (1931).

PAPADIMITRIOU, B.: Zur Histologie und Histogenese des Adamantinoms. Bruns' Beitr. **144**, 556 (1928). — PAPAYOANNOU, TH.: Beitrag zur Kenntnis der Adamantinome des Unterkiefers. Dtsch. Z. Chir. **225**, 365 (1930). — PARTSCH: Über weiche Odontome. Dtsch. zahnärztl. Wschr. **1904** II. — PERTHES u. BORCHERS: Verletzungen und Krankheiten der Kiefer. Neue Deutsche Chirurgie, Bd. 53. 1932. — PHEMISTER and GRIMSON: Fibrous osteoma of the jaws. Ann. Surg. **105**, 564 (1937). — PICHLER, H.: Die konservative Behandlung der Adamantinome. Arch. klin. Chir. **140**, 101 (1926). — PORZELT: Spätrezidiv eines Adamantinoms nach 45 Jahren. Arch. klin. Chir. **130**, 142 (1924).

REHBOCK, D. J., and C. G. BARBER: Adamantinoma of tibia. J. Bone Surg. **20**, 3 (1938).— RÖMER, O.: Pathologie der Zähne. Handbuch der speziellen Pathologie. In HENKE-LUBARSCH, Bd. IV/2. 1928. — RYWKIND, A. W.: Beitrag zur Kenntnis der Zementome. Vjschr. Zahnheilk. **46**, 176 (1930). — RYWKIND u. SCHILTZOW: Beitrag zur Pathologie der Odontome. Vjschr. Zahnheilk. **47**, 514 (1931).

SCHÜRMANN-PFLÜGER: Die Histogenese mesoektodermaler Mischgeschwülste der Mundhöhle. Leipzig: Georg Thieme 1931. — SIEGMUND-WEBER: Pathologische Histologie der Mundhöhle. Leipzig: S. Hirzel 1926. — SONNTAG u. ROSENTHAL: (1) Lehrbuch der Mund- und Kieferchirurgie. Leipzig: Georg Thieme 1930. — (2) Odontome. Dtsch. zahnärztl. Wschr. **1931** I, 665. — SPRING, K.: Gibt es maligne Adamantinome? Z. Stomat. **30**, 455, 608 (1932).

THOMA, KURT H.: Cementoblastoma. Internat. J. Orthodont. etc. **11**, 1127 (1937).

WENDRINER, H.: Cystische Geschwülste der Kiefer. Arch. klin. Chir. **145**, 139 (1927). — WINTER, H.: Ein Fall von Adamantinom. Arch. klin. Chir. **122**, 567 (1922). — WOLF, H.: Odontome. Arch. klin. Chir. **140**, 120 (1926).

13. Chordome.

ADSON, A. W., J. W. KERNOHAN, H. W. WOLTMAN: Cranial and cervical chordomas. Arch. of Neur. **33**, 247 (1935). — ANDLER: Die Klinik des sacro-coccygealen Chordoms. Arch. klin. Chir. **143**, 467 (1926).

BOEMKE, FR., u. W. JOEST: Chordome im Bereiche des Schädels. Virchows Arch. **297**, 351 (1936). — BRAITENBERG, H. v.: Zur Kenntnis der Basilar- und Sakralchordome. Frankf. Z. Path. **50**, 509 (1937).

CAPPEL: Chordoma of the vertebral column with three new cases. J. of Path. **31**, 797 (1928). — CHIARI, HERM.: Über ein Chordom der Wirbelsäule. Zbl. Path. **42**, 481 (1928). — COENEN, H.: Das Chordom. Beitr. klin. Chir. **133**, 1 (1925).

DAVIDSON and WEIL: Malignant Chordoma of the lumbar region. Arch. of Neur. **19**, 415. (1928).

EPPLE, S., and E. RUCKENSTEINER: Die Röntgendiagnose des Clivuschordoms. Schweiz. med. Wschr. **1946**, 764.

FELDMANN: Chordoma ossis sacri. Beitr. path. Anat. **48**, 630 (1910). — FISCHER, B.: Über ein malignes Chordom der Schädel-Rückgrathöhle. Beitr. path. Anat. **40**, 109 (1907).

HASS, G. M.: Chordomas of the cranium and cervical portion of the spine. Arch. of Neur. **32**, 300 (1934). — HERRMANN: Malignes Chordom. Z. Laryng. usw. **22**, 171 (1932). — HSIEH and HSIEH: Roentgenologic study of sacro-coccygeal chordoma. Radiology **27**, 101 (1936). — HUTTON and YOUNG: Malignant sacrococcygeal chordoma and a chordoma of the dorsal spine. Surg. etc. **48**, 333 (1929).

JOYCE, T. M.: Chordoma of the 2. and 3. cervical vertebra. Surg. Clin. N. Amer. **13**, 85 (1933).

LINCK: Beiträge zur Kenntnis der menschlichen Chorda dorsalis usw. Anat. H. **42**, 605 (1911).
MABREY, R. E.: Chordoma. A study of 150 cases. Amer. J. Canc. **25**, 501 (1935). — MACHULKO-HORBATZEWITSCH u. ROCHLIN: Klinik. Pathomorphologie und Histogenese der Chordome. Arch. f. Psychiatr. **89**, 222 (1930). — MATHIAS: Beitrag zur Lehre vom malignen Chordom. Verh. dtsch. Ges. Path. **1923**, 198. — MAZZIA, O.: Chordom der Sakralgegend. Zbl. Path. **21**, 769 (1910).

OWEN, HERSHEY and GURDJIAN: Chordoma dorsalis of cervical spine. Amer. J. Canc. **16**, 830 (1932).

PATTARIN: Su di un caso di cordoma sacra-coccigeo. Tumori **9**, 281 (1935). — PENKERT, M.: Das antesacrale Chordom in seinem Frühstadium. Zbl. Gynäk. **1933**, 80. — PETERS, W.: Ein rezidivierendes bösartiges Chordom der sacrococcygealen Gegend mit Metastasen. Dtsch. Z. Chir. **151**, 191 (1919). — PIRAUD: La notocorde. Thèse de Paris **1934**. — PODLAHA u. PAVLICA: Das bösartige sacro-coccygeale Chordom. Virchows Arch. **267**, 363 (1928).

SANDAHL, C.: Case of chordoma malignum sacro-coccygeale. Acta chir. scand. (Stockh.) **72**, 421 (1932). — SCHEINISS: Contribution à l'étude des chordomes. Thèse de Paris **1919/20**. — SIMON, OTTO: Das vertebrale Chordom. Dtsch. Z. Chir. **241**, 805 (1933). — SPIESS, GUSTAV: Tumor der Hypopysengegend, endonasal erfolgreich operiert. Münch. med. Wschr. **1911 II**, 2503. — SYME and CAPPEL: Chordoma of cervical vertebrae with involvement of Pharynx. J. Laryng. a. Otol. **51**, 209 (1926).

WAGNER, ALBR.: Ein Chordom des os sacrum. Dtsch. Z. Chir. **132**, 200 (1915). — WAHLIG, F.: Malignes sacrococcygeales Chordom. Med. Klin. **1932 I**, 645.

ZOLLINGER, ROBERT: Chordoma of the 3e lumbar vertebra. Amer. J. Surg. **19**, 137 (1933).

14. Myelome.

APITZ, K.: (1) Plasmocytom. Virchows Arch. **304**, 65 (1939). — (2) Paraproteinosen. Virchows Arch. **306**, 631 (1940).

BELDEN, W. W.: A case report of multiple myeloma. Amer. J. Roentgenol. **13**, 442 (1925). — BOIDIN, DARBOIS, THÉVENARD et DAVOIGNEAU: Myélomes osseux multiples. Radiothérapie. Bull. Soc. méd. Hôp. Paris **1926**, 807. — BONSDORFF v., GROTH u. PAKALÉN: Fol. haemat. (Lpz.) **59**, 184 (1938).

CHESTERMAN, JUDSON T.: Solitary plasmocytoma of long bones. Brit. J. Surg. **23**, 727 (1936). — CITRON, JULIUS: Zur Symptomatologie der Myelome. Med. Klin. **1921 I**, 808. — COLEY, W. B.: Multiple Myeloma. Ann. Surg. **93**, 77 (1931).

DEUTSCHLÄNDER, CARL: Myelom der Wirbelsäule und Unfall. Mschr. Unfallheilk. **38**, 506 (1931). — DEVINE: Zit. nach WUHRMANN u. WUNDERLY. — DURMAN, D. C.: Myeloma of the spine. Ann. Surg. **88**, 975 (1928).

FESSLER, A., u. R. POHL: Zur Differentialdiagnose des Myeloms. Wien. klin. Wschr. **1929 II**, 1376.

GESCHICKTER, C., and M. M. COPELAND: Multiple Myeloma. Arch. Surg. **16**, 807 (1928). — GESCHICKTER, CH. F.: Multiple Myeloma as a single lesion. Ann. Surg. **92**, 425 (1930). — GRÜNEIS, PAUL: Über ein scheinbar solitäres Myelom. Röntgenprax. **9**, 190 (1937).

HARDING, WARREN and KIMBALL: Solitary myeloma of the femur. Amer. J. Canc. **16**, 1184 (1932). — HARTMANN, FRITZ: Beitrag zur Kenntnis des Verhaltens von Serum- und Urineiweiß beim Plasmocytom. Deutsch. Arch. klin. Med. **196**, 161 (1949). — HEILMEYER, L.: Handbuch der inneren Medizin, 3. Aufl., Bd. II. 1942. — HELLY: Myelom. In Handbuch der speziellen pathologischen Anatomie und Histologie, Bd. I/2, S. 1059. Berlin: Springer 1927. — HORSCH, KURT: Multiple Myelome und metastatische Knochenmarkstumoren. Bruns' Beitr. **161**, 195 (1935).

JACOX and KAHN: Multiple Myeloma with spinal cords involvement. Amer. J. Roentgenol. **30**, 201 (1933). — JEANNENEY et MATHEY-CORNAT: Sur un cas de tumeurs osseuses multiples. J. Méd. Bordeaux **1930**, 583.

KAHLER: Zur Symptomatologie des multiplen Myeloms. Wien. klin. Wschr. **1889**, 33.

LAESECKE: Myelom und Unfallversicherung. Arch. klin. Chir. **149**, 123 (1928). — LIEBMAN, CHARLES, and SOL. E. GOLDMAN: Solitary myeloma of the ilium. Canad. med. Assoc. J. **34**, 511 (1936). — LOMBARD, P., et LE GÉNISSEL: Deux cas de myélomes. Bull. Soc. nat. Chir. Paris **61**, 446 (1935).

Magnus-Lévy, A.: Multiple Myelome. Dtsch. med. Wschr. 1931 I, 703, 751. — Martin,
Dechaume, Levrat: Plasmocytome du col fémoral. Bull. Assoc. franç. Étude Canc. 17,
539 (1928). — Mathey-Cornat: Etude radiologique de quelques types de myélomes osseux.
Bull. Soc. Radiol. méd. France 18, 393 (1930). — Mathias, Ernst: Zur Myelomfrage.
Bruns' Beitr. 161, 79 (1935). — Meyerding, H. W.: Multiple Myeloma. Radiology 5, 132
(1925).

Nida, Siegfried v.: Solitäres Erythroblastom des Schädeldaches. Chirurg 1947, 616. —
Noelle, Reinhard: Myelom. Med. Klin. 1947, 677.

Osgood, R. B.: Myeloma of the vertebra. Boston med. J. 188, 380 (1923).

Palugyay, Josef: Zur Röntgendiagnose der multiplen Myelome. Röntgenprax. 1,
447 (1929). — Pentmann: Beitrag zu den multiplen Myelomen. Virchows Arch. 258, 161
(1925). — Polson and Shires: A solitary plasmocytoma of the femur. Brit. J. Surg. 21,
373 (1933). — Puusepp, L.: Plasmocytome et hypernéphrome du rachis. Folia neuropath.
eston. 6, 5 (1926).

Ritter, A.: Beitrag zum Bilde des myelogenen Plasmocytoms. Schweiz. med. Wschr.
1928 I, 156. — Rogers, H. A.: A case of solitary plasma-celled myeloma. Brit. J. Surg.
17, 518 (1930). — Rosenblum, A. H., and J. D. Kirshbaum: Multiple myelomas with
tumorlike amyloidosis. J. amer. med. Assoc. 106, 988 (1936). — Rosselet, A., et P. Decker:
Sur un cas de myélome plasmocytaire à localisation unique. Rev. méd. Suisse rom. 56,
757 (1936). — Rustitzky: Multiples Myelom. Dtsch. Z. Chir. 3, 162 (1973).

Sabadini, Montpellier et Chechan: Réticulo-plasmocytome ilio-sacré. Bull. Soc.
nat. Chir. Paris 1934, 1302. — Sabrazès, Jeanneney et Mathey-Cornat: Myélo-plasmo-
cytome à évolution lente. Bull. Assoc. franç. Étude Canc. 20, 78 (1931). — Sandkühler,
St.: Eine einfache Probe zum Nachweis von Bence-Jones-Protein. Dtsch. med. Wschr.
1949, 976. — Schmaus, K. A.: Multiples Myelom (Plasmocytom) bei einem Jugendlichen.
Chirurg 1950, 48. — Seemann, G.: Ein Fall von Plasmazellen „Myelom". Zbl. Path. 48,
212 (1930). — Shutschenko: Zur differentiellen Röntgendiagnostik des Myeloms und
Knochencarcinoms. Fortschr. Röntgenstr. 38, 509 (1928). — Spiller, U., u. A. Revetas:
Das multiple Myelom als Ursache kryptogener Anämie. Dtsch. med. Wschr. 1935 II, 1309. —
Symmers: Zit. bei Geschickter u. Copeland, Ann. Surg. 67, 687 (1916).

Tavernier et Leclerc: Solitäres Plasmocytom. J. de Chir. 57, 273 (1941).

Vance: Zit. bei Geschickter u. Copeland, Amer. J. med. Sci. 152, 693 (1916). —
Verebely, T. v.: Über das Myelom. Beitr. klin. Chir. 48, 614 (1906).

Wallgren, Arvid: Untersuchungen über die Myelomkrankheit. Upsala Läk. för.
Förh. 25, 113 (1920). — Witzleben: Pathologie und Klinik der Myelome. Z. Krebsforschg
22, 422 (1925). — Wuhrmann u. Wunderly: Die Bluteiweißkörper des Menschen. 1949. —
Wuhrmann, F., Ch. Wunderly u. F. Hugentobler: Über Bluteiweißuntersuchungen bei
60 Fällen von Plasmocytom und ihre klinische Bedeutung. Dtsch. med. Wschr. 1949, 481.

Zäh, Karl: Über Myelom im kindlichen Alter. Virchows Arch. 283, 310 (1932).

15. Ewing-Sarkome.

Axhausen, G.: Zur Frage der Knochensarkome. Zbl. Chir. 1933, 2594.

Bade, H.: Ewing-Sarkom. Fortschr. Röntgenstr. 59, 558 (1939). — Berg, R.: Experimental production of several varieties of bone sarcoma by intramedullary injections of
the virus of the filterable fowl endothelioma tumor. Amer. J. Surg. 15, 441 (1932). — Bergstrand, Hilding: Four cases of Ewing sarcoma in ribs. Amer. J. Canc. 27, 26 (1936). —
Berkheiser, E. D.: Multiple Myeloma of children. Arch. Surg. 8, 853 (1924). — Borak, I.:
Zur Kenntnis der Ewingschen Knochensarkome. Arch. klin. Chir. 172, 301 (1932). —
Brunner, W.: Ewing-Sarkom ... etc. Dtsch. Z. Chir. 258, 540 (1943). — Brunschwig, A.:
Radioresistant Ewing sarcomas of bone. Radiology 27, 328 (1936). — Brunschwig, A.,
and P. H. Harmon: (1) Studies in bone sarcoma. Surg. etc. 57, 711 (1933). — (2) Studies
in bone sarcoma. Amer. J. Canc. 22, 342 (1934). — (3) Studies in bone sarcoma. Surg.
etc. 60, 30 (1935).

Campbell, W. C.: Endothelial myeloma. J. Bone Surg. 16, 761 (1934). — Campbels,
W. C., and J. R. Hamilton: Graduation of Ewing's tumor. J. Bone Surg. 23, 869 (1941). —
Charache, Herman: Ewings sarcoma. J. Bone Surg. 19, 533 (1937). — Clopton, M. B.,
and N. Womack: The diagnosis of endothelial myeloma. Amer. J. Canc. 16, 1442 (1932). —

CODMAN, E. A.: The nomenclature used by the registry of bone sarcoma. Amer. J. Roentgenol. **13**, 105 (1925). — Symposion on the treatment of primary malignant bone tumors. Amer. J. Surg. **27**, 3 (1935). — COLEVILLE, H. C., and R. A. WILLIS: Neuroblastoma metastases in bones. Amer. J. Path. **9**, 421 (1935). — COLEY, B. L., and N. L. HIGINBOTHAM: Conservative Surgery in Tumors of Bone. Ann. Surg. **127**, 2, 231 (1948). — COLEY, B. L., G. S. SHARP and E. B. ELLIS: Diagnosis of bone tumors by aspiration. Amer. J. Surg. **13**, 215 (1931). — COLEY, B. L., and G. S. SHARP: Primary tumors of the os calcis. Amer. J. Canc. **16**, 1053 (1932). — Pathological fractures in primary tumors of the extremities. Amer. J. Surg. **9**, 251 (1930). — COLEY, W. B.: (1) Endothelial myeloma or EWING's sarcoma. Radiology **16**, 627 (1931). — (2) Endothelial myeloma or EWING's sarcoma. Amer. J. Surg. **27**, 7 (1935). — COLEY, WILL. B., and B. L. COLEY: 5 Jahre Beobachtungen bei malignen Knochentumoren. Surg. etc. **58**, 471 (1934). — CONNER, C. L.: Endothelial myeloma. Arch. Surg. **12**, 789 (1926). — O'CONNOR, CH. L.: A further consideration of EWING's sarcoma. Amer. J. Canc. **22**, 41 (1934). — COPELAND, M. M., and CH. F. GESCHICKTER: (1) EWING's sarcoma, small round cell sarcoma of bone. Arch. Surg. **20**, 246 (1930). — (2) EWING's sarcoma. Arch. Surg. **20**, 258 (1930). — (3) The nature of EWING's tumor. Arch. Surg. **20**, 421 (1930). — CRAVER: Endothelial myeloma of the clavicule. Bull. Mem. Hosp. New York **1929**, 25. — CROWELL, B. C.: (1) Five-years cures of osteogenic sarcoma and of EWING's sarcoma accepted by the registry of bone sarcoma. Amer. J. Surg. **27**, 48 (1935). — (2) Registry of bone sarcoma. Surg. etc. **60**, 596 (1935).

DESJARDINS, A. U.: Radiotherapy for endothelial myeloma. Amer. J. Canc. **16**, 1121 (1932). — DESJARDINS, A. U., H. W. MEYERDING and E. T. LEDDY: Radiotherapie for endothelioma of bone. Amer. J. Roentgenol. **38**, 344 (1937). — DUPON, R., P. FOULON et Y. DUPONT: Réticulo-sarcome du maxillaire inférieur. Bull. pour l'Étude Canc. **20**, 323 (1931). — DUPONT, A., et J. WEIL: Réticulo-sarcome de la moelle osseuse. Bull. de Canc. **19**, 567 (1930).

ELLIS and EWING: Diffuse endothelioma of pubic bone in a child. Bull. Mem. Hosp. New York **1929**, Nr 6, 73. — ENGELSTAD, ROLF BULL: Zur Röntgendiagnose des EWING-Sarkomes. Fortschr. Röntgenstr. **53**, 462 (1936). — EWING: (1) Diffuse endothelioma of bone. Proc. New-York path. Soc. **21**, 17 (1921). — (2) Neoplastic diseases; a treatise on tumors, 3. Ed. Philadelphia and London: W. B. Saunders Company 1928. — EWING, J.: A review and classification of bone sarcoma. Arch. Surg. **4**, 485 (1922). — Report on endothelial myeloma of bone. Proc. N. Y. path. Soc. **24**, 93 (1924). — EWING, JAMES: The place of the biopsy in bone sarcoma. Amer. J. Surg. **27**, 26 (1935).

FOOT, N. C.: Malignant endothelioma. J. med. Res. **44**, 417 (1924). — FOOTE, F. W., and H. R. ANDERSON: Histiogenesis of EWING's tumor. Amer. J. Path. **17**, 497 (1941).

DE GAETANI-A., G.: Considerazioni sui tumori del midollo osseo (Mielomi e reticolosarcomi). Boll. Soc. med.-chir. Catania 1, Nr 4 (1933). — GESCHICKTER, C. F.: The roentgenologic diagnosis of bone tumors. Radiology **16**, 111 (1931). — GESCHICKTER, C. F., and M. M. COPELAND: EWING's sarcoma. Arch. Surg. **20**, 246 (1930). — GESCHICKTER, C. F., and I. H. MASERITZ: EWING's sarcoma. J. Bone Surg. **21**, 26 (1939). — GHARPURE, V. V.: Endothelial myeloma. Amer. J. Path. **17**, 503 (1941). — GLAUNER, ROLF: Beiträge zur Diagnose und Prognose von Knochengeschwülsten. Arch. klin. Chir. **179**, 672 (1934). — GRATZ, C. M.: Endotheliomyeloma. Amer. J. Path. **8**, 424 (1930). — GREENOUGH, R. B., C. C. SIMMONS and T. W. HARMER: Bone sarcoma ... J. orthop. Surg. **3**, 602 (1921). — GUNSETT, A.: A propos de réticulo-endothéliomes, de réticulo-épithéliomes, de réticulosarcomes et d'un sarcome d'EWING traitées au Centre anticancéreux de Strassbourg depuis 1922. Bull. pour l'Étude Canc. **19**, 354 (1930).

HAAKSHORST, WILHELM: Sarkom im Anschluß an traumatische Osteomyelitis der Skapula. Inaug.-Diss. Gießen 1913. — HABERLER, G., u. H. CHIARI: Zur Frage der „EWING-Tumoren". Z. Orthop. u. Grenzgeb. **64**, 33 (1935). — HAMILTON, J. F.: EWING's sarcoma. Arch. Surg. **41**, 29 (1940). — HARRISON, R. S.: EWING's bone sarcoma. Brit. J. Radiol. **7**, 580 (1934). — HELLNER, H.: (1) Irrtümer der Diagnose bei Knochensarkomen und die Bedeutung der Probeexcision. Arch. klin. Chir. **169**, 423 (1932). — (2) Knochengeschwülste. Zbl. Chir. **1933**, 331. — (3) Das EWINGsche Knochensarkom. Arch. klin. Chir. **183**, 672 (1935). — HERENDEEN: Diagnosis and results in the radiation treatment of some medullary bone tumors. Radiology **7**, 140 (1926). — HIRSCH, E. F., and E. W. RYERSON: Endotheliomas of bones. Arch. Surg. **16**, 1 (1928). — Howard, W. T., and G. W. Crile: Endothelioma. Ann. Surg. **42**, 358 (1905). — Huguenin, R., and Auguste S. Nemours: Sarcomes d'Ewing. Bull. mém. Soc. radiol. méd. France **21**, 556 (1933).

Ishihara, K.: Ein merkwürdiger Fall vom Ewingschen Sarkom. Zbl. Chir. **1936**, 2175.

Keatinge, L.: Radiotherapy as the treatment of selection in four types of bone tumors. Austral. a. N. Zeald J. Surg. **1**, 404 (1932). — Kirklin, B. R., and H. M. Weber: Endothelial myeloma. Amer. J. Roentgenol. **21**, 355 (1929). — Kolodny: (1) A case of primary multiple endothelioma of bones. Arch. Surg. **9**, 636 (1924). — (2) Angio-endothelioma of bones. Arch. Surg. **12**, 854 (1926). — (3) Bone sarcoma. Surg. etc. **44**, 126 (1927).

Lang, F. J.: Zur Bewertung der Probeexcision bei den Knochengeschwülsten. Zbl. Chir. **1932**, 1618. — Lattman, I.: A review of Ewing's tumour with case reports. Brit. J. Radiol. **7**, 194 (1934). — Lemonon, J.: Contribution à l'étude clinique et radiologique de sarcoma de Ewing. Lyon 1938. — Léri, A., A. Dupont et J. A. Lièvre: Réticulo-sarcomes de la moelle osseuse (Sarcome de Ewing). Bull. pour l'Étude Canc. **17**, 645 (1928). — Léri, A., et S. Laborde: Sarcome d'Ewing avec décalcification complète d'un cubitus. Bull. pour l'Étude Canc. **18**, 355 (1929). — Reedifikation osseuse aprés curiethérapique. Bull. Assoc. franç. Étude Canc. **18**, 355 (1929). — Lichtenstein, L., and H. L. Jaffé: Ewing's sarcoma of bone. Amer. J. Path. **23**, 43 (1947). — Loepp, W.: Die Ewing-Tumoren. Fortschr. Röntgenstr. **58**, 420 (1938).

MacGuire, C. J., and J. E. McWorter: Sarcoma of bone. Arch. Surg. **9**, 545 (1924). — Melnick, P. J.: Histiogenesis of Ewing's sarcoma of bone. Amer. J. Canc. **19**, 353 (1933). — Meyerding, H. W.: A five-years cure in a case of endothelial myeloma of the left femur. Surg. Clin. N. Amer. **15**, 1219 (1935). — Ewing's tumor. Collected papers of Mayo Clinic **30** (1938). — Meyerding, H. W., and G. A. Pollock: Ewing's tumor. Minnesota Med. **23**, 416 (1940). — Meyerding, H. W., and J. E. Valls: Primary malignant tumors of bone. J. amer. med. Assoc. **117**, 237 (1941). — Morton, J. J., and W. C. Duffy: A clinical and pathological study of ten bone tumors. Arch. Surg. **7**, 469 (1923).

Neely, J. M., and F. T. Rogers: Ewing's tumor of bone. Amer. J. Roentgenol. **43**, 204 (1940).

Oberling, Ch.: (1) Les réticulo-sarcomes et les réticulo-endothélio-sarcomes de la moelle osseuse. Bull. de Canc. **17**, 259 (1928). — (2) Les formations myélo-lipomateuses. Bull. pour l'Étude Canc. **18**, 234 (1929). — Oberling, Ch., et C. Raileanu: Nouvelles recherches sur les réticulosarcomes de la moelle osseuse (sarcomes d'Ewing). Bull. Assoc. franç. Étude Canc. **21**, 333 (1932). — Oberndorfer, S.: Die Sarkome. Dtsch. med. Wschr. **1932 I**.

Parenti, Gian-Carlo: I reticulo-sarcomi del midollo osseo (sarcomi di Ewing). Chir. Org. Movim. **19**, 77 (1934). — Patrick, J., and J. A. H. Burton: The etiology of sarcoma. Glasgow med. J. **18**, 8 (1923). — Pfahler, G.: Irradiation in the treatment of bone tumors. Amer. J. Canc. **18**, 318 (1933). — Phemister, D. B.: Undifferentiated round-cell sarcomas. Ann. Surg. **1931**, 125. — Piney, A.: The relation of the bone narrow to the lymphatic system. Arch. Surg. **13**, 615 (1926). — Pomeranz, M. M.: Endotheliomata of bone. J. Bone Surg. **9**, 524 (1927). — Porter, John L., Robert C. Lonergan and Francis D. Gunn: Ewing's sarcoma. Surg. etc. **62**, 969 (1936). — Pritchard, J. E.: A case of hemangioendothelioma of the bones of the wrist. Canad. med. Assoc. J. **24**, 689 (1931). — Putti: Dell'endotelioma diffuso solitario dello scheletro (tumori di Ewing). Riforma med. **45**, 509 (1929).

Roome, N. W., and P. A. Delaney: Ewing tumor. Amer. J. Canc. **16**, 386 (1932). — Roulet, F.: Das primäre Retothelsarkom der Lymphknoten. Virchows Arch. **277**, 15 (1930).

de Santo, Dominic A.: Ewing's tumor (primary intracortical and subperiosteal lymph-angio-endothelioma). Arch. Surg. **28**, 66 (1934). — Schlopsnies, W.: Über ein systematisiertes angioplastisches Sarkom in Milz, Leber und Knochenmark. Virchows Arch. **274**, 85 (1929). — Sevier, Ch. E.: Ewing's tumor. J. Bone Surg. **28**, 929 (1930). — Shermann, R. S., and R. E. Snyder: The roentgen appearence of primary reticulum-cell sarcoma of bone. Amer. J. Roentgenol. **58**, 291 (1947). — Simmons, C. C.: Bone sarcoma. Surg. etc. **68**, 67 (1939). — Smith, B. C.: Ewing's tumor. Ann. Surg. **115**, 318 (1942). — Snyder, R. E., and B. L. Coley: Studies on the diagnosis of bone tumors by aspiration biopsy. Surg. etc. **80**, 517 (1945). — Soeur, Robert: L'endothéliome osseuse ou sarcome d'Ewing. Rev. d'Orthop. etc. **19**, 197 (1932). — Spitzenberger, O.: Ein bemerkenswerter Fall von Ewing-Sarkom. Röntgenprax. **5**, 590 (1933). — Sternberg, Carl: Zur Frage des sog. Ewings Tumor. Frankf. Z. Path. 48, 525 (1935). — Sternberg, H.: Kalkablagerungen in den Lungen unter dem Bilde von Geschwulstmetastasen bei einem Sarkom des Schienbeines. Zbl. Chir. 1933, 2257. — Stewart-Harrison, R.: (1) Ewing's bone sarcoma. Brit. J. Radiol. 7, 580 (1934). — (2) Zur Behandlung des Ewing-Sarkomes. Röntgenprax. 7, 37 (1935). — Stout, A. P.: Ewing's tumor. Amer. J. Roentgenol. 50, 334 (1943). — Stubenrauch, L. v.: Zur Frage der radikalen Exstirpation primärer maligner Knochengeschwülste bei bestehender Spontanfraktur. Zbl. Chir. 1928, 2562. — Swenson, P. C.: Ewing's tumor of bone marrow. Amer. J. Roentgenol. 43, 204 (1940). — Sycamore and Holmes: Endothelial myeloma. Amer. J. Roentgenol. 28, 223 (1927). — Symmers, D., and M. Vance: Multiple primary intravascular hemangioendotheliomata. Amer. J. med. Sci. 152, 28 (1916).

Tavernier: Sarcome d'Ewing costo-vertébral. Lyon chir. 30, 614 (1933). — Thomas, A.: Vascular tumors of bone. Surg. etc. 74, 777 (1942). — Troell, A.: Ein Fall von Ewing-Sarkom nebst einigen Worten über die Behandlung von Knochensarkomen im allgemeinen. Acta chir. scand. (Stockh.) 72, 501 (1932). — Uehlinger, E., Ch. Botsztejn u. H. R. Schinz: Ewing-Sarkom und Knochenretikulosarkom (Klinik, Diagnose und Differentialdiagnose). Oncologia 1, 193 (1948).

Warren, S. L.: Effect of artificial fever upon hopelees tumor cases. Amer. J. Roentgenol. 33, 75 (1935). — Welin, Sölve: An aid to the Röntgendiagnosis of Ewing's Sarkomas. Acta radiol. (Stockh.) 20, 78 (1939). — Wells, H. G.: Relation of multiple vascular tumors of bone to myeloma. Arch. Surg. 2, 435 (1921). — Wichtl, Otto: Primäre Wirbelsarkome. Fortschr. Röntgenstr. 64, 1 (1941). — Willis, R. A.: Metastatic neuroblastoma in bone. Amer. J. Path. 16, 317 (1940). — Woodard, H. Q., and B. L. Coley: Correlation of tissue dose and clinical reponse in irridation of bone tumors and of normal bone. Amer. J. Roentgenol. 57, 464 (1947).

Zanoli: Périthéliome vertébral. Chir. Org. Movim. 12, 509 (1928). — Zuppinger, A.: Ewing-Sarkom mit Spontanfraktur durch alleinige Röntgenbestrahlung, seit $1^1/_2$ Jahren symptomfrei. Arch. klin. Chir. 174, 397 (1933).

16. Hämoblastosen.

Arnell, S.: Two cases of Hodgkin's disease with bone destruction. Acta radiol. (Stockh.) 8, 259 (1927). — Askanazy, M.: Knochenmark. In Henke-Lubarsch' Handbuch der speziellen pathologischen Anatomie und Histologie, Bd. I/2. Berlin: Springer 1929.

Barron: Uniques features of Hodgkins disease. Arch. of Path. 2, 659 (1926). — Beitzke, H.: Lymphogranulom der Knochen und Gelenke. In Henke-Lubarsch' Handbuch der speziellen pathologischen Anatomie und Histologie, Bd. IX/2. Berlin: Springer 1934. — Bodechtel, G., u. Guizetti: Die Veränderungen der Wirbelsäule bei der Lymphogranulomatose und ihre Beziehungen zu neurologischen Symptomen. Z. Neur. 149, 191 (1933). — Brandt: Beitrag zur metastatischen Lymphogranulomatose. Frankf. Z. Path. 46, 508 (1934). — Breitländer, I.: Zentrales, osteoplastisches Sarkom eines Wirbels im Röntgenbilde. Fortschr. Röntgenstr. 34, 528 (1926).

Craver, Lloyd F., and Murray M. Copeland: (1) Lymphosarcoma in bone. Arch. Surg. 28, 809 (1934). — (2) Changes in the bone in Hodgkin's granuloma. Arch. Surg. 28, 1062 (1934). — (3) Changes of the bones in the leukemias. Arch. Surg. 30, 639 (1935).

Denoyel, Marcel: La myélose ostéomalacique. Lyon: Bosc Frères, M. & L. Riou 1934. — Dresser: Lymphoblastoma (Hodgkins disease) of the sternum. Amer. J. Roentgenol. 15, 625 (1926). — Dresser, Richard: Lymphogranulomatose der Knochen. Strahlenther. 41, 401 (1931).

Fränkel, E.: Lymphomatosis granulomatosa. In Henke-Lubarsch' Handbuch der speziellen pathologischen Anatomie und Histologie, Bd. I/1. 1926. — Freund, L.: Zur Röntgendiagnose und Röntgentherapie der Lymphogranulomatose. Wien. klin. Wschr. 1924 I, 239. — Friedrich, H.: Über Lymphogranulomatose des Knochens. Fortschr. Röntgenstr. 41, 206 (1930). — Funstein, L. W.: Lymphogranulomatose des Knochens. Vestn. Rentgenol. 22, 88 (1940).

Habeler, Gerh.: Lymphogranulomatose und Knochenzysten. Z. orthop. Chir. 57, 483 (1932). — Hempel, H. C.: Primäre Lymphogranulomatose der Beckenschaufel im Kindesalter usw. Kinderärztl. Prax. 13, 91 (1942). — Hultén, O.: Ein Fall von Elfenbeinwirbel bei Lymphogranulomatose. Acta med. scand. (Stockh.) 8, 245 (1927).

Judin, S.: Operativer Eingriff wegen Lymphogranulom des Halsmarkes. Arch. klin. Chir. **150**, 317 (1928).

Kimpel: Localisations osseuses au cours de la granulomatose maligne. Thèse de Paris **1927**. — Kimpel et Belot: Localisations osseuses au cours de la granulomatose maligne. J. belge Radiol. **20**, 237 (1931). — Kremser, Kurt: Über Veränderungen an Knochen bei der Hodgkinschen Erkrankung. Röntgenprax. **2**, 998 (1930). — Kuckuck, Walter: Lymphogranulomatose der Wirbelsäule. Röntgenprax. **3**, 190 (1931).

Lasserre et Poirier: Deux cas de Lymphogranulomatose vertébrale. Arch. franco-belge Chir. **33**, 167 (1932). — Linneweh: Lymphogranulomatose. Münch. med. Wschr. **1932 II**, 1302.

Middleton, W. S., E. A. Pohle and G. Ritchie: Lymphosarcoma of the mediastinum with metastases to the skeleton. Amer. J. Canc. **28**, 559 (1936). — Montgomery: Hodgkins disease of bones. Ann. Surg. **87**, 755 (1928).

Nielson, Jens: Primäres Lymphosarkom in den Knochen. Strahlenther. **69**, 663 (1941).

Paltauf, R.: Lymphogranulomatose, Myelom, Chlorom. Erg. Path. **3**, 1, 652 (1896). — Pfahler and O'Boyle: A case of Hodgkins disease with late development of sacroiliac disease. Amer. J. Roentgenol. **11**, 406 (1924). — Priesel u. Winkelbauser: Plazentare Übertragung des Lymphogranuloms. Virchows Arch. **262**, 749 (1926).

Ravetta u. Cattaneo: Lymphogranulom. Haematologica Arch. **24**, 883 (1942). — Ravič: Zum radiär medullären Syndrom bei der Lymphogranulomatose. Ref. Z.org. Chir. **56**, 198 (1932). — Reisner, A., u. H. Brada: Lymphogranulomatose der Knochen. Röntgenprax. **5**, 182 (1933). — Rohr: Siehe Einleitung.

Saupe, E.: Über Knochenveränderungen bei Lymphogranulomatose. Röntgenprax. **2**, 397 (1930). — Sternberg, C.: (1) Die Lymphogranulomatose. Klin. Wschr. **1925 I**, 529. — (2) Blutkrankheiten. In Handbuch Henke-Lubarsch, Bd. I/1. Berlin: Springer 1926.

Tetzner, Ernst: Lymphogranulomatose in der Wirbelsäule. Frankf. Z. Path. **42**, 545 (1931).

Uspensky, A.: Zur Bedeutung der Röntgenstrahlen für die Diagnose der Lymphogranulomatose. Fortschr. Röntgenstr. **42**, 617 (1930).

Wegener, Ernst: Über die Lymphogranulomatose der Wirbelsäule. Virchows Arch. **89**, 386 (1933).

17. *Lipoidgranulomatose des Knochens.* Hand-Schüller-Christiansche Erkrankung.

Abrikosoff u. Herzenberg: Zur Frage der angeborenen Lipoidstoffwechselstörung. Virchows Arch. **274**, 146 (1929). — Attig, R.: Ein Fall von generalisierter Xanthomatose vom Typus Schüller-Christian. Zbl. Kinderheilk. **134**, 196 (1932).

Bendixen, P. A.: Xanthomatosis or Schüller's disease with cranial defects. West. J. Surg. etc. **41**, 147 (1933). — Berkheiser: Multiple Myeloma of children. Arch. Surg. **8**, 853 (1924). — Bernuth, F. v.: Über einen Fall von allgemeiner granulomatöser Xanthomatose (Schüller-Christiansche Krankheit). Arch. Kinderheilk. **100**, 115 (1933). — Brehme, Rh.: Über hypophysären Landkartenschädel. Z. Kinderheilk. **46**, 401 (1928). — Bürger, M.: Klinik der Lipoidosen. Neue Deutsche Klinik, Handbuch der praktischen Medizin. Berlin: Urban & Schwarzenberg 1934.

Carau, A., y J. A. Praderi: Schüller-Christianscher Symptomenkomplex und Chlorom (span.). An. Fac. Med. Montevideo **19**, 4 (1934). — Ceelen, W.: Über die Lipoidgranulomatose (Hand-Schüller-Christiansche Krankheit). Dtsch. med. Wschr. **1933 I**, 680. — Chester, W.: Über Lipoidgranulomatose. Virchows Arch. **279**, 561 (1930). — Chiari, H.: Die generalisierte Xanthomatose vom Typus Schüller-Christian. Erg. Path. **24**, 396 (1931). — Über Veränderungen im Zentralnervensystem bei generalisierter Xanthomatose vom Typus Schüller-Christian. Virchows Arch. **288**, 3 (1933). — Christian, H. A.: Defects in membranous bones, exophthalmus and diabetes insipidus etc. Med. Clin. N. Amer. **3**, 849 (1920). — Claus, H.: Über differentialdiagnostische Schwierigkeiten bei der Schüller-Christianschen Krankheit. Z. Laryng. usw. **24**, 391 (1933). — Cohen, J. Moreau et J. Murdoch: La dysostose hypophysaire xanthomatose des os du crane. Rev. d'Orthop. **17**, 714 (1930). — Davison, Ch.: Xanthomatosis and the central nervous system (Schüller-Christian's syndrome). Arch. of Neur. **30**, 75 (1933). — Denzer: Defects in the membranous bones, diabetes insipidus and exophthalmos. Amer. J. Diss. Childr. **31**, 480 (1926). — DRAGANESCO et S. TZOVARU: Xanthomatose osseuse généralisée. Rev. de Chir. **58**, 448 (1939).

FASSRAINER, SIEGFR.: Lipoidgranulomatose des hämo-poietischen Systems. Beitr. path. Anat. **94**, 153 (1934). — FRIMAN-DAHL, I., u. R. FORSBERG: Xanthomatosis with defects in the cranial bones. Acta radiol. (Stockh.) **12**, 254 (1931). — Roentgen treatment of Xanthomatosis. Acta radiol. (Stockh.) **14**, 506 (1933).

GAAL, A.: Das Röntgenbild der Knochenveränderungen bei essentieller Xanthomatose (Diathesis xanthomatosa). Fortschr. Röntgenstr. **48**, 292 (1933). — GERSTEL, GUSTAV: Über die HAND-SCHÜLLER-CHRISTIANsche Krankheit auf Grund gänzlicher Durchuntersuchung des Knochengerüstes. Virchows Arch. **294**, 278 (1934). — GESCHICKTER, CH.: Lipoid tumors. Amer. Canc. **21**, 617 (1934). — GLAUNER, R.: Mitteilungen aus dem Gebiete der Behandlung mit Röntgenstrahlen, Licht und radioaktiven Substanzen. Strahlenther. **60**, 58 (1937). — GLOBIG: Über eigenartige Knochenerkrankung mit Tumorbildung im Skelettsystem bei einem Kinde. Jb. Kinderheilk. **125**, 90 (1929). — GREIFENSTEIN: Röntgenologische Veränderungen am Schläfenbein bei zwei Fällen von SCHÜLLER-CHRISTIANscher Krankheit. Z. Laryng. usw. **24**, 384 (1933). — GRIFFITH, I. B.: Xanthoma tuberosum with early jaundice and diabetes insipidus. Arch. of Pediatr. **39**, 297 (1922). — GROSS and STIFEL: Defects in membranous bones, diabetes insipidus and Exophthalmos. Arch. int. Med. **31**, 76 (1923).

HAND, A.: Defects of membranous bones and polyuria in Childhood-Is it dyspituitarism? Amer. J. med. Sci. **162**, 509 (1921). — HAUSMAN, L., and W. BROMBERG: Diabetic Exophthalmic exostosis. Arch. of Neur. **21**, 1402 (1929). — HEINE: Beitrag zur SCHÜLLER-CHRISTIANschen Krankheit. Zbl. Path. **60**, 340 (1934). — HENSCHEN, F.: Über CHRISTIANS Syndrom und dessen Beziehungen zur allgemeinen Xanthomatose. Acta paediatr. (Stockh.) **12**, Suppl. 6 (1931). — HOCHSTETTER, F.: Beitrag zur Klinik der multiplen Blutdrüsensklerose. Med. Klin. **1922 I**, 647.

IGHENTI, W. K.: Zur Frage der allgemeinen granulomatösen Xanthomatose. Virchows Arch. **282**, 585 (1931).

JAENSCH, P. A.: Seltene Augenveränderungen bei SCHÜLLER-CHRISTIANscher Krankheit. Klin. Mbl. Augenheilk. **92**, 158 (1934). — JANSSON, G.: Zur Kenntnis der Skelettveränderungen bei der SCHÜLLER-CHRISTIANschen Krankheit. Acta radiol. (Stockh.) **16**, 59 (1935). — JASON and ABRAHAM: CHRISTIANs Syndrome. A case report. Amer. J. Ophthalm. **3**, 1146 (1931).

KARTAGENER, M., u. H. FISCHER: Lipoid- und Kalziumstoffwechsel in einem Fall von SCHÜLLER-CHRISTIANscher Krankheit. Z. klin. Med. **119**, 421 (1931). — KIENBÖCK, R., u. L. MEWORACH: Multiple Xanthome des Skelettes. Röntgenprax. **4**, 76 (1932). — KIENBÖCK, ROBERT, u. FRITZ SCHNECK: Ein Fall von Xanthomatose des Skeletts. Bruns' Beitr. **156**, 237 (1932). — KLEINMANN, HANS: Beitrag zur Lipoidchemie der granulomatösen Xanthomatose. Virchows Arch. **282**, 613 (1931). — KRAUSS u. BARTH: Beitrag zur Klinik der HAND-SCHÜLLER-CHRISTIANschen Erkrankung. Klin. Wschr. **1934 I**, 876. — KYRKLUND, R.: Beitrag zu einem seltenen Symptomenkomplex (Schädelerweichungen, Exophthalmus, Dystrophia adiposogenitalis usw.). Z. Kinderheilk. **41**, 56 (1926).

LAZAREWA, A.: Die Knochenform der Xanthomatose. Fortschr. Röntgenstr. **45**, 692 (1932). — LEHNDORFF, H.: Zur Frühdiagnose der monosymptomatischen Form der Skelettxanthomatose (SCHÜLLER-CHRISTIANsches Syndrom). Wien. med. Wschr. **1932**, 1513. — Die Splenomegalien im Kindesalter. Wien. med. Wschr. **1934 I**, 291, 349. — LESNÉ, LIÈVRE et BOQIEN: Xanthomatose cranio-hypophysaire (maladie de SCHÜLLER-CHRISTIAN). Bull. Soc. méd. Hôp. Paris **3**, 610 (1932). — Xanthomatose cranio-hypophysaire (maladie de SCHÜLLER-CHRISTIAN). Arch. Méd. Enf. **35**, 598 (1932). — Xanthomatose cranio-hypophysaire (maladie de SCHÜLLER-CHRISTIAN). Presse méd. **1**, 138 (1933). — LETTERER: Xanthöse Lymphogranulomatose. Veröff. Gewerbe- u. Konstit.path. 8, H. 4. — LIVINGSTON, K. S.: SCHÜLLER-CHRISTIAN disease (Xanthomatosis). A case report. J. Bone Surg. **17**, 1035 (1935). — LYON u. MARUM: Die SCHÜLLERsche Krankheit. Fortschr. Röntgenstr. **40**, 463 (1929).

MOREAU: La dysostose hypophysaire. J. de Neur. **1930**. — Maladie de SCHÜLLER, syndrome de CHRISTIAN. Arch. franco-belg. Chir. **32**, 697 (1930). — MORISON, I. M. W.: SCHÜLLER's disease. Brit. J. Radiol. (Arch. of Radiol.) **7**, 213 (1934). — Verh. 4. internat. Kongr. Radiol. **2**, 175 (1934).

NATALI, CLAUDIO: Die Lipoidosis cholesterinica granulomatosa (Typus SCHÜLLER-CHRISTIAN) und die Einteilung der Lipoidosen. Frankf. Z. Path. **47**, 1 (1934).

OBERHOFF, K.: Die ophthalmologischen Symptome der SCHÜLLER-CHRISTIANschen Krankheit. Arch. Augenheilk. **108**, 464 (1934).

PHÉLIP, J.-A.: Ostéite kystique vacuolaire juvénile Xanthomateuse de l'extrémité inférieure du fémur. Bull. Soc. nat. Chir. Paris **61**, 443 (1935). — PICKHAN u. JOEL: Landkartenschädel. Röntgenprax. **1**, 791 (1929). — PIETRA, P.: Ein Fall von SCHÜLLER-CHRISTIANscher hypophysärer Dysostose. Policlinico **51**, 2574 (1928).

RIETSCHEL, H.: Über Lipoidgranulomatose oder allgemeine granulomatöse Xanthomatose. Z. Kinderheilk. **54**, 81 (1932). — ROTHNEM, T. P.: Defects in membranous bones, exophthalmos, and diabetes insipidus (CHRISTIANS syndrome). Case rep. Radiology **15**, 694 (1930). — ROWLAND, R. S.: Xanthomatosis and the reticulo-endothelial system. Arch. int. Med. **42**, 611 (1928). — SCHÜLLER-CHRISTIANS disease. Amer. J. Roentgenol. **30**, 649 (1933).

SCHINDLER: SCHÜLLER-CHRISTIANsche Krankheit. Zbl. Chir. **1933**, 1960. — SCHINZ, BAENSCH u. FRIEDL: Lehrbuch der Röntgendiagnostik. Leipzig: Georg Thieme 1933. — SCHOTTE, M.: Über eine Systemerkrankung des Skeletts. Klin. Wschr. **1930**, 1826. — SCHÜLLER, A.: (1) Über ein eigenartiges Syndrom von Dyspituitarismus. Wien. klin. Wschr. **1921** I, 510. — (2) Erkrankungen der Schädelknochen. Fortschr. Röntgenstr. **40**, 81 (1929). — SCHÜLLER, A., u. H. CHIARI: Ein Fall von Xanthomatose. Wien. klin. Wschr. **1930** I. — SNAPPER, J., and CH. PARISEL: Xanthomatosis generalisata ossium. Quart. J. Med. **2**, 407 (1933). — SNAPPER u. POSTHUMA: Xanthomatosis generalisata ossium. Mschr. Kindergeneesk. **3**, 324 (1934). — SOPHIAN: Diabetes insipidus, Ostitis fibrosa polycystica. J. amer. med. Assoc. **5**, 95 (1930). — SOSMAN, M. C.: Xanthomatosis. Amer. J. Roentgenol. **23**, 581, 628 (1930). — STEWART-HARRISON, R.: Zur Röntgenbehandlung der SCHÜLLER-CHRISTIANschen Krankheit. Röntgenprax. **6**, 305 (1934).

THANNHAUSER, S. I.: Über Lipoidosen. Klin. Wschr. **1934** I, 161. — THOMSON, KEEGAN and DUNN: Defects of membranous bones, exophthalmus and diabetes insipidus. Arch. int. Med. **36**, 650 (1925).

URBACH, ERICH: Über Lipoidosen mit kutanen Erscheinungen. Klin. Wschr. **1934** I, 577.

VEITH, B.: Ein Beitrag zur pathologischen Anatomie der Hypophyse. Frankf. Z. Path. **28**, 1 (1922). — VLAVIANOS, G.: Beitrag zur SCHÜLLERschen Krankheit. Dtsch. Z. Nervenheilk. **127**, 248 (1932).

WHEELER, J. M.: SCHÜLLER-CHRISTIAN disease. Arch. of Ophthalm. **11**, 214 (1934). — WORTH, H. M.: A case of GAUCHER's disease. Brit. J. Radiol. **9**, 753 (1936).

18. Parostale Sarkome.

GESCHICKTER, C. F.: So-called fibrosarcoma of bone. Arch. Surg. **24**, 231 (1932).

HERZOG, G.: Siehe Einleitung (S. 294 oben).

THIBAUDEAU, A. A., and L. C. KRESS: Myxosarcomata. Amer. J. Canc. **23**, 267 (1935).

19., 20. Auf den Knochen übergehende Schleimhautkrebse.
Krebse auf dem Boden versprengter embryonaler Keime. Fistelkrebse.

BAKER, A. H., and L. M. HAWSKLEY: Primary adamantinoma of the tibia. Brit. J. Surg. **18**, 415 (1931). — BATZAROFF: Über die malignen Tumoren des Gesichts. Diss. Zürich 1892. — BERG, ARWED: Ergebnisse operativer Behandlung zum Teil weit vorgeschrittener Fälle von Unterkiefercarcinomen und Sarkomen der letzten 20 Jahre. Wien. Z. Stomat. **35**, 933 (1937). — BOENNINGHAUS, GEORG: Der Drüsenkrebs des harten Gaumens. Beitr. klin. Chir. **111**, 215 (1918). — BRUNN, M. v.: Über den primären Krebs der Extremitäten. Bruns' Beitr. **37**, 227 (1903).

FISCHER, B.: Über ein primäres Adamantinom der Tibia. Frankf. Z. Path. **12**, 422. (1933).

HARLANDT: Beitrag zur Bildung des Carcinoms in Sequesterhöhlen und Fisteln. Inaug.-Diss. Bonn 1919. — HELLNER, H.: (1) Fistelkarzinome auf dem Boden chronischer Osteomyelitis. Fortschr. Röntgenstr. **49**, 109 (1934). — (2) Fistelkrebse. (Karzinom nach Schußverletzung im Weltkrieg.) Münch. med. Wschr. **1936** I, 689. — HOLDEN, E. jr., and J. W. GRAY: Adamantinoma of the tibia. J. Bone Surg. **16**, 401 (1934). — HOLMGREN: Diagnose,

Behandlung und Prognose der malignen Oberkiefertumoren. Zbl. Hals- usw. Heilk. **12**, 401 (1928).

KREY, WALTER: Über Fistelkarzinome. Dtsch. Z. Chir. **215**, 355 (1929).

LOEPP, WILLI: Die Retothelsarkome im Schädelbereich. Fortschr. Röntgenstr. **62**, 211 (1940).

MAIER, CAROLA: Ein primäres myelogenes Plattenepithelcarcinom der Ulna. Bruns' Beitr. **26**, 553 (1900). — MARTENS: Zur Kenntnis der bösartigen Oberkiefergeschwülste und ihrer operativen Behandlung. Dtsch. Z. Chir. **44**, 483 (1897).

NIEBAUER, I.: Entwicklung von Plattenepithelkarzinom bei chronischer Osteomyelitis. J. Bone Surg. **28**, 103 (1946).

OPPIKOFER: Mikroskopische Untersuchung der Schleimhaut von 165 eiternden Nebenhöhlen usw. Arch. f. Laryng. **21**, 422 (1909).

PARTSCH, C.: Die bösartigen Geschwülste der Kiefer, Zunge und Mundhöhle. In ZWEIFEL u. PAYR, Die Klinik der bösartigen Geschwülste, Bd. 1. 1924. — PERTHES, GEORG, u. EDUARD BORCHERS: Verletzungen und Krankheiten der Kiefer. Neue Deutsche Chirurgie, Bd. 53. Stuttgart: Ferdinand Enke 1932. — PETROV, N., u. M. GLAZUNOV: Die sogenannten Knochenendotheliome und die primären epithelialen Knochengeschwülste. Z.org. Chir. **65**, 642 (1934). — PICHLER: Zur Behandlung bösartiger Oberkiefergeschwülste. Arch. klin. Chir. **167**, 769 (1931).

RICHTER, C. S.: Ein Fall von adamantinomartiger Geschwulst des Schienbeines. Z. Krebsforschg **32**, 273 (1930). — RISAK, ERWIN: Zur Klinik und Statistik der bösartigen Kiefergeschwülste. Arch. klin. Chir. **147**, 162 (1927). — RYRIC, B. I.: Adamantinoma of the tibia. Brit. med. J. **1932**, No 3752, 1000.

STENDER, A.: Über fronto-orbitale Dermoidcysten. Zbl. Neurochir. **2**, 114 (1937). — SUDECK-RIEDER: Die malignen Unterkiefertumoren und ihre Behandlung. Erg. orthop. Chir. **22**, 585 (1929).

ZUMBANSEN: Karzinomentwicklung in Knochenfisteln und Sequesterhöhlen. Inaug.-Diss. Münster 1935.

21. Schädelveränderungen bei Hirngeschwülsten.

BAILEY, PERCIVAL: Die Hirngeschwülste. Stuttgart 1936. — BLECHER: Über Cholesteatome (Epidermoide) der Schädelknochen. Dtsch. Z. Chir. **70**, 353 (1903).

COENEN, H.: (1) Ein sanduhrförmiges Neurinom des Schädels. Dtsch. Z. Chir. **227**, 467 (1930). — (2) Zur Hirnchirurgie. Zbl. Chir. **1934**, 1523. — CUSHING, HARVEY: (1) A large epidermal cholesteatoma of the parietotemporal region deforming the left hemisphere without cerebral symptoms. Surg. etc. **34**, 557 (1922). — (2) The cranial hyperostoses produced by meningeal endotheliomas. Arch. of Neur. **8**, 139 (1922). — (3) Die intrakraniellen Tumoren. Berlin: Springer 1935.

DAVID et STUHL: (1) Neoplasies secondaires des parois de l'orbite et de la petite aile du sphenoide. J. belge Radiol. **20**, 226 (1931). — (2) Les meningiomes de la convexité du cerveau. J. de Radiol. **16**, 5 (1932). — (3) Les meningiomes de la petite aile du sphenoide. J. de Radiol. **17**, 193 (1933). — DIBBERN, HANS: Beitrag zur Röntgendiagnostik der Hirntumoren. Fortschr. Röntgenstr. **52**, 425 (1935).

ECHLIN, F.: Cranial osteomas and hyperostoses produced by meningeal fibroblastomas. Arch. Surg. **28**, 357 (1934). — EISELSBERG, v.: Hirntumoren. Wien. klin. Wschr. **1910 II**, 1701, 1863. — ERDÉLYI: (1) Über die Beschattung des Sinus sphenoidalis bei Hypophysentumoren. Fortschr. Röntgenstr. **37**, 674 (1928). — (2) Diagnostische Verwertung der mit Hypophysengeschwülsten zusammenhängenden Röntgenveränderungen. Fortschr. Röntgenstr. **38**, 280 (1928). — (3) Schädelveränderungen bei gesteigertem Hirndruck. Fortschr. Röntgenstr. **42**, 153 (1930). — (4) Die Röntgendiagnostik der Hypophysengeschwülste. Fortschr. Röntgenstr. **51**, 125 (1935). — ERIKSON: Die Röntgendiagnostik der Meningeome des Keilbeinflügels. Nervenarzt **9**, 161 (1936).

FRIEDMANN, LEWIS, I.: Cholesteatoma. Amer. J. Roentgenol. **34**, 37 (1935).

GESCHICKTER, CH.: Primary tumors of the cranial bones. Amer. J. Canc. **26**, 155 (1936). — GRUBER, GEORG B.: Über raumbeengende Neubildungen im Schädel. Fortschr. Röntgenstr. **52**, 319 (1935). — GULEKE: Über die durch Geschwülste der hinteren Schädelgrube hervorgerufenen Druckwirkungen. Zbl. Chir. **1931**, 2988.

HELLNER, H.: (1) Über die diagnostische Wertigkeit der im gewöhnlichen Röntgenbild nachweisbaren mittelbaren Zeichen der Hirngeschwülste. Bruns' Beitr. **164**, 573 (1936). — (2) Die unmittelbaren Zeichen der Hirntumoren im gewöhnlichen Röntgenbild des Schädels. Bruns' Beitr. **164**, 583 (1936).

KEMPMANN: Das Cholesteatom des Schädeldachs und seine entwicklungsmechanische Differenz zu den basalen Perlgeschwülsten. Bruns' Beitr. **139**, 343 (1927).

LIST, CARL FELIX: Die Differentialdiagnose der Kleinhirnbrückenwinkelerkrankungen. Z. Neur. **144**, 54 (1933). — LYSHOLM, E.: Beitr. in OLIVECRONA.

MAYER, ERNST G.: (1) Ergebnisse der röntgenologischen Untersuchungen des Schläfenbeines bei Erkrankungen des Ohres. Fortschr. Röntgenstr. **32**, 39 (1924). — (2) Über destruktive Veränderungen an den Pyramidenspitzen bei basalen Tumoren. Fortschr. Röntgenstr. **32**, 633 (1924). — (3) Zur Röntgenuntersuchung der Schädelbasis bei basalen Tumoren. Methodik, Diagnostik und Kasuistik. Fortschr. Röntgenstr. **35**, 187 (1927). — (4) Zur Diagnose und Differentialdiagnose der Tumoren des Epipharynx. Fortschr. Röntgenstr. **39**, 262 (1929). — (5) Grundlagen der Röntgendiagnostik endokranieller Erkrankungen. Fortschr. Röntgenstr. **40**, 81 (1929). — (6) Über Fortschritte auf dem Gebiet der Schädelröntgenologie. Röntgenprax. **1**, 667 (1929). — (7) Über die röntgenologische Diagnose der Hypophysentumoren. Fortschr. Röntgenstr. **46**, 497 (1932).

OLIVECRONA: Die chirurgische Behandlung der Gehirntumoren. Berlin: Springer 1927.

SOSMAN and PUTNAM: Roentgenological aspects of brain tumors-meningiomas. Amer. J. Roentgenol. **13**, 1 (1925). — STENVERS: Röntgenologie des Felsenbeines. Berlin: Springer 1928. — STENVERS, H. W.: (1) Akustikusneurinome. Dtsch. Z. Nervenheilk. **124**, 11 (1932). — (2) Über Drucksymptome am knöchernen Schädel bei den Hirngeschwülsten. Fortschr. Röntgenstr. **52**, 341 (1935).

WEISER, A.: Zur Kenntnis der Knochenbildung an der zerebralen Fläche der Duraendotheliome. Dtsch. Z. Chir. **192**, 405 (1925). — WIENBECK, JOACHIM: Untersuchungen über Schädelknochenveränderungen bei Meningeomen. Arch. klin. Chir. **174**, 151 (1933). — WOTRUBA: Über ein Cholesteatom im Stirnbein. Wien. klin. Wschr. **1889 I**, 899.

22. Knochentochtergewächse.

ADAIR, FRANK E.: The treatment of metastatic and inoperable mammary cancer. Amer. J. Roentgenol. **27**, 517 (1932). — D'AGATA, G.: Knochenmetastasen des Hypernephroms. Tumori **5**, 272 (1917). — ALBRECHT, PAUL: Beiträge zur Klinik und pathologischen Anatomie der malignen Hypernephrome. Arch. klin. Chir. **77**, 1073 (1905). — ALESSANDRI, R.: (1) Sui tumori pulsante delle osse et in modo speciale sulle metastasi d'ipernefromi nello scheletro. Policlinico **33**, 273 (1926). — (2) Thyreoid and parathyreoid bone tumors without primary lesion of the thyreoid gland. Surg. etc. **45**, 35 (1927). — AMMER, JULIUS: Knochenmetastasen bei Hypernephrom. Diss. Kiel 1932. — ASSMANN, H.: Die klinische Diagnose der multiplen Knochengeschwülste. Med. Klin. **1924 I**, 108, 141. — AUFSES, ARTHUR H.: Skeletal metastases from carcinoma of the rectum. Arch. Surg. **21**, 916 (1930). — AXHAUSEN, G.: Histologische Studien über die Ursachen und den Ablauf des Knochenumbaues im osteoplastischen Carcinom. Virchows Arch. **195**, 358 (1909).

BAENSCH: Über die Beziehung der Metastasen zum Primärtumor in der Röntgentherapie. Fortschr. Röntgenstr. **29**, 499 (1929). — BARTHELS: Struma maligna. Erg. Chir. **24**, 162 (1931). — BECK, A.: Zur Strahlenbehandlung von Knochenmetastasen nach Mammakarzinom. Strahlenther. **35**, 513 (1930). — BELL, F. G.: Structural variations in thyreoid metastases in bone. Brit. J. Surg. **12**, 331 (1924). — BÉLOT et LEPENNETIER: Métastases osseuses des cancers du sein. J. Radicl. et Électrol. **9**, 409 (1925). — BLOODGDOO, I. A.: Bone Tumors. Amer. J. Surg. **34**, 229 (1920). — BORAK, JULIUS: (1) Röntgenbehandlung metastatischer Knochengeschwülste. Arch. klin. Chir. **143**, 185 (1926). — (2) Über die schmerzstillenden Wirkungen der Röntgenstrahlen. Schmerz **2**, 90 (1928). — (3) Röntgentherapie bei Knochengeschwülsten. Strahlenther. **33**, 435 (1929). — BRUNSCHWIG, ALEXANDER: Reaction of bone to invasion by carcinoma. Surg. etc. **63**, 273 (1936). — BUMPUS, H. C.: Prostatacarcinom. Klinische Studien über 1000 Fälle. Surg. etc. **43**, 150 (1926). — BUTTERS: Metastasenbildung gutartiger Strumen. Bruns' Beitr. **168**, 80 (1938).

CAMPBELL, A. M. G.: Carcinomatosis of bone. Lancet **1940 I**, 777. — CANIGIANI, TH.: (1) Ein Fall von universeller Skelett-Metastasenbildung nach Mammakarzinom. Röntgenprax.

1, 255 (1929). — (2) Zur Differentialdiagnose der multiplen osteoplastischen Karzinommetastasen und der Ostitis deformans PAGET. Röntgenprax. 5, 85 (1933). — CARNETT and JOHN C. HOWELL: Bone metastases in cáncer of the breast. Ann. Surg. 91, 811 (1930). — CHRISTENSEN, F. C.: Bone tumors. Ann. Surg. 81, 1075 (1925). — COLVILLE, H. C., and R. A. WILLIS: Neuroblastoma metastases in bones, with a criticism of EWING's endothelioma. Amer. J. Path. 9, 421 (1933). — COPELAND, MURRAY M.: (1) Skeletal metastases arising from carcinoma and from sarcoma. Arch. Surg. 23, 581 (1931). — (2) Bone metastasis. Radiology 16, 198 (1931). — COSIN, L.: Pseudo-myelomatous carcinomatosis. Brit. J. Surg. 23, 110 (1935).

DELANNOY et DHALLUIN: Les goîtres benins dits „métastatiques". Cancer thyroidien latent à métastases. Arch. franco-belg. Chir. 25, 1047 (1921/22). — DELBET: (1) Sur les épithéliomes sécondaires des os. Bull. Assoc. franç. Étude Canc. 14, 10 (1925). — (2) Sur les tumeurs sécondaires des os. Bull. Acad. Méd. Paris 84, 231 (1930). — DIVOUX: Knochenkarzinose unter dem Bilde der Ostitis deformans. Röntgenprax. 13, 84 (1941). — DOEPFNER: Verhalten des Schilddrüsenadenoms und der wuchernden Struma in Kapsel und Blutgefäßen. Frankf. Z. Path. 44, 461 (1933). — DÖHMEN, HELLMUTH: Über Neuroblastome der Nebenniere. Inaug.-Diss. Düsseldorf-Münster 1936. — DOR, J.: Cancers secondaires de l'os. Actualités médico-chirurgicales. Paris: Masson & Cie. 1935. — DOWNS, E. E., and W. S. HASTINGS: Factors influencing the types of metastatic carcinoma of bone. Amer. J. Roentgenol. 29, 1 (1933). — DRESSER: Metastasenbildung von Hypernephromen im Knochen. Amer. J. Roentgenol. 13, 342 (1925).

ERDHEIM, JULIUS: Über Heilungsvorgänge in Knochenmetastasen. Virchows Arch. 163 I, 20 (1901). — ERDHEIM, SIEGMUND: Anatomische und klinische Untersuchungen über Primärgeschwülste vortäuschende Metastasen, insonderheit solcher des Adenocarcinoms der Schilddrüse. Arch. klin. Chir. 117, 274 (1921). — ESAU: Frühzeitige Fernmetastasen bei verborgenem Karzinom. Med. Klin. 1925 II, 1086. — ESCHNER, A. A.: Hypernephroma of kidney with metastasis to manubrium simulating aneurysma of aorta. J. amer. med. Assoc. 1908 I, 1787. — EWING, J.: Neoplastic diseases, S. 755. Philadelphia: W. B. Saunders Co. 1922. — London: Saunders Co. 1928.

FECI, LORENZO: Roentgenterapia delle metastasi ossee da carcinoma della mammella. Arch. di Radiol. 8, 5 (1932).

GESCHICKTER, CHARLES F.: (1) Metastatic carcinoma. Radiology 16, 172 (1931). — (2) Tumors of the suprenal gland. Arch. of Path. 15, 775 (1933). — GIBSON, A., and I. C. BLOODGOOD: Metastatic hypernephroma with special reference to bone metastases. Surg. etc. 37, 490 (1923). — GRAVES and MILITZER: Bone metastases from carcinoma of the urinary bladder. J. of Urol. 31, 769 (1934). — GREIG, DAVID M.: The cephalic metastases of suprarenal blastoma in children. Edinburgh med. J. 36, 25 (1929). — GRIPEKOVEN: Knöcherne Hypernephrommetastasen. J. belge Urol. 4, 366 (1931).

HANDLEY, W. S.: The origin of bone-deposits in breast-cancer. Surg. Clin. N. Amer. 7, 1 (1927). — HATSCHEK, OTTO: Anatomische Heilung einer röntgenbestrahlten Knochencarcinommetastase. Radiol. e Fis. med. I 3, 233 (1936). — HELLNER, HANS: (1) Unfall und Krebsmetastase im Knochen. Unfallheilk. 40, 65 (1933). — (2) Primärtumoren vortäuschende Knochenmetastasen. Zbl. Chir. 1934, 2258. — (3) Knochenmetastasen bösartiger Geschwülste. Erg. Chir. 28, 72 (1935)[1]. — HERENDEEN, RALPH E.: Changes in primary and metastatic bone tumors following various doses of Roentgen ray. Radiology 13, 326 (1929). — HINTZE, A.: (1) Knochenmetastasen beim Mammakarzinom. Zbl. Gynäk. 1932, 547. — (2) Knochenmetastasen des Hypernephroms — Erkenntnis und Schicksal. Fortschr. Röntgenstr. 54, 129 (1936). — HIRSCH, E. F., and F. W. RYERSON: Metastases of the bone in primary carcinoma of the lung. A review of so-called endotheliomas of the bones. Arch. Surg. 16, 1 (1928). — HOLFELDER, HANS: Spezielle Röntgentherapie bei chirurgischen Erkrankungen. Die Röntgentherapie der Karzinome. In PAUL KRAUSES' Handbuch der Röntgentherapie, Bd. 3, S. 485. Leipzig 1928. — HOLZKNECHT, G.: Schilddrüsenkarzinom und Röntgenbestrahlung. Wien. klin. Wschr. 1924 I, 419. — HORSCH, K.: Zur Strahlenwirkung auf Krebsmetastasen der Wirbelsäule. Strahlenther. 47, 698 (1933). — HUTCHINSON, R.: On suprarenal sarcoma in children with metastases in the skull. Quart. J. Med. 1, 33 (1907/08).

---

[1] Dort noch weiterer Schriftennachweis.

INGRAHAM, RUTH: Carcinomatous metastasis to bone. Surg. Clin. N. Amer. 7, 877 (1927).

JENKINSON, E. L.: Primary carcinoma of the gastro-intestinal tract accompanied by bone metastasis. Amer. J. Roentgenol. 11, 411 (1924). — JOLL, C. A.: Metastatic tumours of bone. Brit. J. Surg. 11, 38 (1923).

KALLIUS, H. U.: Experimentelle Untersuchungen über die Lymphgefäße der Röhrenknochen. Bruns' Beitr. 155, 109 (1932). — KANOKY, J. P.: Tyroid tumors of bones. Surg. etc. 22, 679 (1916). — KIENBÖCK: Knochenkarzinose unter dem Bilde der Ostitis deformans. Röntgenprax. 13, 221 (1941). — KIRSCHNER: Die Chordotomie zur Ausschaltung von Schmerzzuständen. Arch. klin. Chir. 162, 95 (1930). — KLINGE, FRITZ: Über die „metastasierende Kolloidstruma". Dtsch. Z. Chir. 187, 317 (1924).

LAMM: Knochenmetastasen nach Rektumkarzinom. Zbl. Chir. 1928, 1687. — LEDDY, E. T., and C. GIANTURCO: The analgetic effect of Roentgen rays in metastasis from carcinoma of the prostate gland. Amer. J. Roentgenol. 29, 667 (1933). — LEHMANN, WALTER: Hypernephrommetastasen des Skeletsystems. Arch. klin. Chir. 170, 331 (1932). — LEVIN, I.: The prognostic and therapeutic significance of skeletal metastasis in cancer of the breast. Ann. Surg. 65, 326 (1917). — LJUNGGREN: Studien über Klinik und Prognose der GRAWITZschen Nierentumoren. Acta chir. scand. (Stockh.) Suppl. 66, 16 (1930).

MATHEY-CORNAT: Le diagnostic radiographique et le traitement des métastases osseuses. Arch. Électr. méd. 40, 97 (1932). — MATTHEWS: Secondary carcinoma of the bone. N. Y. med. J. 101, 1150 (1915). — MELDOLESI, G.: Diagnostica e terapia radiologica dei tumori ossei secondari ad epitelioma della mammella e dell'utero. Radiol. med. 18, 615, 1160 (1931).— MEYER-BORSTEL, H.: Die zystische Knochenmarkskarzinose und verschiedene andere Typen von generalisierter Skelettkarzinose im Röntgenbild. Röntgenprax. 2, 604 (1930). — MOON: Primary carcinoma of the liver with metastases to bone. Arch. of Path. 8, 938 (1929). — MOORE, A. B.: A roentgenological study of metastatic malignancy of the bones. Amer. J. Roentgenol. 6, 589 (1919).

NOVÉ-JOSSERAND u. TAVERNIER: Les tumeurs malignes des os. Paris: Doin & Cie. 1927.

OBERNDORFER, S.: Prostatakrebse. In HENKE-LUBARSCH' Handbuch der speziellen pathologischen Anatomie und Histologie, Bd. 6/3.

SABRAZÈS, I., G. JEANNENEY et MATHEY-CORNAT: Les tumeurs des os. Paris: Masson & Cie. 1932. — SCHILLING, VIKTOR: Das Blutbild und seine klinische Verwertung. Jena: Gustav Fischer 1934. — SCHMORL, G., u. HERBERT JUNGHANNS: Die gesunde und kranke Wirbelsäule im Röntgenbild. Leipzig: Georg Thieme 1932. — SCHOPPE, WERNER: Metastatische Knochengeschwülste. In Handbuch der speziellen pathologischen Anatomie von HENKE-LUBARSCH, Bd. IX/4, S. 581. Wien: Springer 1939. — SICARD, COSTE, BELOT et GASTAUD: Aspects radiographiques du cancer vertébral. J. Radiol. et Électrol. 9, 353 (1925). — SICARD, GALLY, HAGUENAU ét WALLICH: Le cancer vertébral. Revue neur. 35, 489 (1928). — SICARD, LERMOYEZ et LAPLANE: Les signes radiologiques du cancer vertébral. Ann. Méd. 13, 383 (1923). — SIMPSON, WALTER M.: (1) Three cases of thyroid metastases of bones. Surg. etc. 42, 489 (1926). — (2) Diffuse vertebral metastasis of prostatic carcinoma without bony changes. Amer. J. Roentgenol. 15, 534 (1926). — STENSTRÖM, K. W., and L. G. ERICKSEN: Roentgen Therapy in bone metastases of carcinoma. Radiology 18, 741 (1932). — STEWART, FRED. W., and M. M. COPELAND: Neurogenic Sarcoma. Amer. J. Canc. 15, 1235 (1931). — SUTHERLAND, DECKER and CILLEY: Metastatic malignant lesions in bone. Amer. J. Canc. 16, 1457 (1932).

TAVERNIER, L.: Les tumeurs secondaires des os du bassin. Lyon chir. 28, 438 (1931).

VIETHEN, HERM.: (1) Technik und Indikationsstellung der Pneumoradiographie des Nierenlagers. Z. Urol. 25, 1 (1931). — (2) Eine neue Methode zur Gewinnung von Prostatagewebe für die Diagnose. Bruns' Beitr. 161, 361 (1935). — VOGT, L. G.: Hypernephrommetastase nach dem Bild einer Wurzelzyste des Unterkiefers. Röntgenprax. 1939, 99.

WALTHER, H. E.: Krebsmetastasen. Basel: Benno Schwabe 1948. — WEGELIN, C.: Schilddrüse. In HENKE-LUBARSCH' Handbuch der speziellen pathologischen Anatomie, Bd. 8. Berlin: Springer 1926.

ZEMGULYS, I.: Krebsmetastasen im Knochensystem usw. Z. Krebsforschg 34, 266 (1931).

Sach- und Abbildungsverzeichnis.

Die *schrägen* Ziffern bedeuten die Abbildungsnummern.